HANDBOOK OF LIVER DISEASE
Third Edition

Lawrence S. Friedman   Emmet B. Keeffe
Foreword by Jules L. Dienstag

肝病手册

第 3 版

主　编　〔美〕　劳伦斯·S. 弗里德曼
　　　　　　　　艾莫特·B. 希弗
主　译　牛俊奇　丁艳华

ELSEVIER

天津出版传媒集团
天津科技翻译出版有限公司

著作权合同登记号：图字：02-2012-168

图书在版编目（CIP）数据

肝病手册 /（美）劳伦斯·S. 弗兰德曼
（Lawrence S. Friedman），（美）艾莫特·B. 希弗
（Emmet B. Keeffe）主编；牛俊奇，丁艳华主译 .—天
津：天津科技翻译出版有限公司，2018.11
　书名原文：Handbook of Liver Disease
（3rd Edition）
　ISBN 978-7-5433-3863-0

Ⅰ. ①肝… Ⅱ. ①劳… ②艾… ③牛… ④丁… Ⅲ.
①肝疾病－诊疗 Ⅳ. ①R575

中国版本图书馆 CIP 数据核字（2018）第 156071 号

ELSEVIER
Elsevier (Singapore) Pte Ltd.
3 Killiney Road, #08-01 Winsland House I, Singapore 239519
Tel: (65) 6349-0200; Fax: (65) 6733-1817

Handbook of Liver Disease, 3rd edition
Copyright © 2012, 2004, 1998 by Saunders, an imprint of Elsevier Inc. All rights reserved.
ISBN-13: 9781437717259

This translation of Handbook of Liver Disease, 3rd edition by Lawrence S. Friedman, Emmet B. Keeffe
was undertaken by Tianjin Science & Technology Translation & Publishing Co.,Ltd. and is published by
arrangement with Elsevier (Singapore) Pte Ltd.
Handbook of Liver Disease, 3rd edition by Lawrence S. Friedman, Emmet B. Keeffe
由天津科技翻译出版有限公司进行翻译，并根据天津科技翻译出版有限公司与爱思唯尔（新加坡）私人有限公司的协议
约定出版。
《肝病手册》（第3版）（牛俊奇 丁艳华 主译）
ISBN: 9787543338630
Copyright © 2018 by Elsevier (Singapore) Pte Ltd. and Tianjin Science & Technology Translaiton & Publishing Co.,Ltd
All rights reserved. No part of this publication may be reproduced or transmitted in any form or by any means, electronic or
mechanical, including photocopying, recording, or any information storage and retrieval system, without permission in writing
from Elsevier (Singapore) Pte Ltd and Tianjin Science & Technology Translaiton & Publishing Co.,Ltd

Printed in China by Tianjin Science & Technology Translation & Publishing Co.,Ltd. under special arrangement with Elsevier
(Singapore) Pte Ltd. This edition is authorized for sale in the People's Republic of China only, excluding Hong Kong SAR,
Macau SAR and Taiwan. Unauthorized export of this edition is a violation of the contract.

授权单位：Elsevier（Singapore）Pte Ltd.
出　　版：天津科技翻译出版有限公司
出 版 人：刘 庆
地　　址：天津市南开区白堤路 244 号
邮政编码：300192
电　　话：022-87894896
传　　真：022-87895650
网　　址：www.tsttpc.com
印　　刷：北京诚信伟业印刷有限公司
发　　行：全国新华书店
版本记录：710×1000　16 开本　34 印张　400 千字
　　　　　2018 年 11 月第 1 版　2018 年 11 月第 1 次印刷
　　　　　定价：98.00 元

（如发现印装问题，可与出版社调换）

译者名单

主译 牛俊奇　丁艳华

译者（按姓氏汉语拼音排序）

蔡艳俊	胡玉琳	华　瑞	孔　菲	李　杰	潘　煜
庞相军	彭姗姗	祁凌霞	任　娜	任天羿	汪　杨
王　玥	王美霞	王守庆	温晓玉	吴　荻	辛桂杰
辛志英	许　芳	于冬冬	张　鹏	张　婷	张锦前
张凯宇	张明媛	赵　娜	郑锦辉		

编者名单

Jacob Alexander, MD
Fellow in Gastroenterology
University of Washington School of
    Medicine
Seattle, Washington

Armine Avanesyan, MD
Internal Medicine
Loma Linda University Medical Center
Loma Linda, California

Helen M. Ayles, MBBS, MRCP, DTM&H, PhD
Senior Lecturer, Department of
    Clinical Research
London School of Hygiene and
    Tropical Medicine
London, England
Director, ZAMBART Project
University of Zambia
Lusaka, Zambia
Honorary Consultant, Physician
Brighton and Sussex University
NHS Trust
Brighton, England

Jay P. Babich, MD
Fellow, Division of Gastroenterology,
    Hepatology and Nutrition
Winthrop University Hospital
Mineola, New York

Sarah Lou Bailey, BSc, MBChB, MRCP
Clinical Lecturer in Infectious
    Diseases and Global Health
Brighton and Sussex Medical School
Brighton, England

William F. Balistreri, MD
Dorothy M.M. Kersten Professor of
    Pediatrics
University of Cincinnati College of
    Medicine
Division of Gastroenterology,
    Hepatology and Nutrition
Cincinnati Children's Hospital
    Medical Center
Cincinnati, Ohio

Salvador Benlloch, MD
Consultant, Hepatology
Hepatology-Liver Transplantation Unit
CIBEREHD (National Network
    Center for Hepatology and
    Gastroenterology Research)
Hospital Universitario La Fe
Valencia, Spain

Marina Berenguer, MD
Associate Professor of Medicine
Consultant, Hepatology
Hepatology-Liver Transplantation Unit
CIBEREHD (National Network
    Center for Hepatology and
    Gastroenterology Research)
Hospital Universitario La Fe
Valencia, Spain

Martin Black, MD
Clinical Professor of Medicine
Chief, Hepatology Service
Associate Director, Solid Organ
    Transplant Program
Temple University School of Medicine
Philadelphia, Pennsylvania

Christopher L. Bowlus, MD
Professor of Medicine
Division of Gastroenterology and
    Hepatology
University of California Davis School
    of Medicine
Sacramento, California

**Catherine Petruff Cheney, MD,
AGAF**
Assistant Clinical Professor of Medicine
Harvard Medical School
Division of Gastroenterology
Beth Israel Deaconess Medical Center
Boston, Massachusetts

Sanjiv Chopra, MBBS, MACP
Professor of Medicine
Faculty Dean for Continuing Education
Harvard Medical School
Senior Consultant in Hepatology
Beth Israel Deaconess Medical Center
Boston, Massachusetts

Raymond T. Chung, MD
Director of Hepatology
Vice Chief, Gastroenterology
Massachusetts General Hospital
Associate Professor of Medicine
Harvard Medical School
Boston, Massachusetts

**Jeremy F.L. Cobbold, PhD,
MRCP**
Clinical Lecturer in Hepatology
Imperial College London
London, England

**Albert J. Czaja, MD, FACP,
FACG, AGAF**
Professor Emeritus of Medicine
Mayo Clinic College of Medicine
Rochester, Minnesota

**Adrian M. Di Bisceglie, MD,
FACP**
Professor of Internal Medicine
Chief of Hepatology
Chairman, Department of Internal
    Medicine
Saint Louis University School of
    Medicine
St. Louis, Missouri

Anna Mae Diehl, MD
Professor of Medicine
Chief, Division of Gastroenterology
Duke University Medical Center
Durham, North Carolina

Lawrence S. Friedman, MD
Professor of Medicine
Harvard Medical School and Tufts
    University School of Medicine
Chair, Department of Medicine
Newton-Wellesley Hospital
Assistant Chief of Medicine
Massachusetts General Hospital
Boston, Massachusetts

Wolfram Goessling, MD, PhD
Assistant Professor of Medicine
Assistant Professor of Health Sciences
    and Technology
Harvard Medical School
Harvard Stem Cell Institute
Genetics and Gastroenterology
    Divisions
Brigham and Women's Hospital
Gastrointestinal Cancer Center
Dana-Farber Cancer Institute
Boston, Massachusetts

Eric Mathew Goldberg, MD
Assistant Professor of Medicine
Director of Endoscopic Training and
    Research
University of Maryland School of
    Medicine
Baltimore, Maryland

John L. Gollan, MD, PhD, FRACP, FRCP, FACP
Dean, College of Medicine
University of Nebraska Medical
    Center
Omaha, Nebraska

Stevan A. Gonzalez, MD, MS
Division of General and Transplant
    Hepatology
Baylor Regional Transplant Institute
Baylor All Saints Medical Center
Fort Worth, Texas

Norman D. Grace, MD
Director of Clinical Hepatology
Brigham and Women's Hospital
Professor of Medicine
Tufts University School of Medicine
Lecturer in Medicine
Harvard Medical School
Boston, Massachusetts

Mónica Guevara, MD, PhD
Clinical Research Associate
Hospital Clinic de Barcelona
Institut d'Investigacions
Biomediques August Pi i Sonyer
    (INIBAPS)
Barcelona, Spain

E. Jenny Heathcote, MBBS, MD, FRCP, FRCP(C)
The Francis Family Chair in
    Hepatology Research
Professor of Medicine
University of Toronto
Head, Patient Based Clinical Research
Toronto Western Research Institute
Toronto Western Hospital
Toronto, Ontario, Canada

Alexander T. Hewlett, DO, MS
Assistant Professor of Medicine
Division of Gastroenterology
University of Nebraska Medical
    Center
Omaha, Nebraska

Gideon M. Hirschfield, MB, BChir, MRCP, PhD
Liver Centre
Toronto Western Hospital
Toronto, Ontario, Canada

Michael G. House, MD
Assistant Professor of Surgery
Department of Surgery
Indiana University School of Medicine
Indianapolis, Indiana

Ke-Qin Hu, MD
Associate Professor of Clinical
    Medicine
Director of Hepatology Services
Division of Gastroenterology
University of California Irvine
    Medical Center
Orange, California

Christine E. Waasdorp Hurtado, MD
Assistant Professor of Pediatrics
University of Colorado
Aurora, Colorado

Ira M. Jacobson, MD
Vincent Astor Professor of Clinical
    Medicine
Chief, Division of Gastroenterology
    and Hepatology
Weill Medical College of Cornell
    University
New York, New York

Janice H. Jou, MD
Division of Gastroenterology
Duke University
Durham, North Carolina

Emmet B. Keeffe, MD, MACP
Professor Emeritus, Medicine
Stanford University Medical Center
Stanford, California

Raymond S. Koff, MD
Clinical Professor of Medicine
University of Connecticut School of
    Medicine
Farmington, Connecticut

Kris V. Kowdley, MD, FACP
Director, Center for Liver Disease
Virginia Mason Medical Center
Clinical Professor of Medicine
University of Washington School of
    Medicine
Seattle, Washington

Michelle Lai, MD, MPH
Instructor in Medicine
Harvard Medical School
Department of Medicine
Beth Israel Deaconess Medical Center
Boston, Massachusetts

Jay H. Lefkowitch, MD
Professor of Clinical Pathology
Department of Pathology
College of Physicians and Surgeons
Columbia University
New York, New York

Keith D. Lillemoe, MD, FACS
Chairman, Department of Surgery
Surgeon-in-Chief
Massachusetts General Hospital
Professor of Surgery
Harvard Medical School
Boston, Massachusetts

Vincent Lo Re III, MD, MSCE
Assistant Professor of Medicine
    and Epidemiology
Division of Infectious Diseases
Department of Medicine
Center for Clinical Epidemiology
    and Biostatistics
University of Pennsylvania School
    of Medicine
Philadelphia, Pennsylvania

Peter F. Malet, MD
Director, Center for Liver Diseases
Division of Gastroenterology,
    Hepatology and Nutrition
Department of Medicine
Winthrop University Hospital
Mineola, New York

Paul Martin, MD, FRCP, FRCPI
Professor of Medicine
Chief, Division of Hepatology
University of Miami Miller School of
    Medicine
Miami, Florida

Mack C. Mitchell, Jr, MD
Professor of Medicine
Vice-Chairman of Internal Medicine
University of Texas Southwestern
    Medical School
Dallas, Texas

Kevin D. Mullen, MB, FRCPI
Professor of Medicine
Gastrointestinal Division
MetroHealth Medical Center
Cleveland, Ohio

Santiago J. Muñoz, MD, FACP, FACG
Professor of Medicine
Director, Clinical Hepatology
Medical Director, Liver Transplant
    Program
Temple University School of Medicine
Temple University Hospital
Philadelphia, Pennsylvania

Brent A. Neuschwander-Tetri, MD
Professor of Internal Medicine
Division of Gastroenterology and
    Hepatology
Saint Louis University School of
    Medicine
St. Louis, Missouri

Jacqueline G. O'Leary, MD, MPH
Medical Director of the Inpatient
    Liver and Transplant Unit
Baylor Simmons Transplant Institute
Baylor University Medical Center
Dallas, Texas

Vishal Patel, MD
Assistant Professor of Medicine
Temple University School of Medicine
Temple University Hospital
Philadelphia, Pennsylvania

Ravi K. Prakash, MD, MRCP (UK)
Division of Gastroenterology
MetroHealth Medical Center
Cleveland, Ohio

James Puleo, MD
Consultant
Albany Memorial Hospital
Albany, New York

Rania Rabie, MD, FRCP(C)
Hepatology Fellow
University of Toronto
Toronto, Ontario, Canada

K. Rajender Reddy, MD, FACP
Professor of Medicine
Director of Hepatology
Medical Director of Liver
    Transplantation
University of Pennsylvania
Philadelphia, Pennsylvania

Juan Rodés, MD, FRCP
Professor of Medicine
University of Barcelona
General Manager
Hospital Clinic de Barcelona
Barcelona, Spain

Hugo R. Rosen, MD, FACP
Waterman Endowed Chair in Liver
    Research
Professor of Medicine and
    Immunology
Division Head, Gastroenterology and
    Hepatology
University of Colorado School of
    Medicine
Aurora, Colorado

Bruce A. Runyon, MD
Professor of Medicine
Chief of Liver Service
Loma Linda University Medical
    Center
Loma Linda, California

Thomas D. Schiano, MD
Professor of Medicine
Medical Director, Adult Liver
    Transplantation
Director of Clinical Hepatology
Division of Liver Disease
The Mount Sinai Medical Center
New York, New York

Ronald J. Sokol, MD
Professor and Vice Chair of Pediatrics
Arnold Silverman MD Chair in
    Digestive Health
Director of Colorado Clinical and
    Translational Sciences Institute
Chief, Section of Pediatric
    Gastroenterology, Hepatology and
    Nutrition
University of Colorado School of
    Medicine and The Children's
    Hospital
Aurora, Colorado

Elena M. Stoffel, MD
Lecturer in Medicine
Division of Gastroenterology
University of Michigan Medical
    Center
Ann Arbor, Michigan

John A. Summerfield, MD, FRCP
Consultant in Gastroenterology
St. Mary's Hospital
London, England

Bernadette Vitola, MD
Assistant Professor of Pediatrics
Division of Pediatric Gastroenterology,
    Hepatology and Nutrition
Medical College of Wisconsin
Children's Hospital of Wisconsin
Milwaukee, Wisconsin

Douglas M. Weine, MD
Fellow in Gastroenterology and
    Hepatology
Weill Medical College of Cornell
    University
New York, New York

Jacqueline L. Wolf, MD
Associate Professor of Medicine
Harvard Medical School
Division of Gastroenterology
Beth Israel Deaconess Medical Center
Boston, Massachusetts

Florence S. Wong, MD, FRACP, FRCP(C)
Professor of Medicine
University of Toronto
Staff Hepatologist
Toronto General Hospital
Toronto, Ontario, Canada

译者前言

《肝病手册》（*Handbook of Liver Disease*）由美国哈佛医学院 Lawrence S. Friedman 教授和斯坦福大学医学院 Emmet B. Keeffe 教授主编,组织美国及其他国家 62 位有丰富实践经验的消化系统疾病专家和肝病专家共同编写完成。第 1 版和第 2 版分别于 1998 年和 2004 年出版,此后数年间肝病领域的知识无论在实践还是理论方面都有了许多进展,因此在 2012 年经过重新组织,出版了第 3 版。

本书共 34 章,总结了目前肝胆领域几乎所有的主要疾病,如病毒性肝炎、肝硬化和肝癌等,而且介绍了特殊状态下的肝病,如妊娠肝脏病、心力衰竭肝脏病、儿科肝脏疾病、老年肝脏疾病等。内容覆盖面广,章节简明且有深度。全书文辞生动简洁,逻辑清晰连贯,图表精美到位,为我们阐述了各种肝胆疾病的流行分布、发病机制、临床表现、诊断步骤、治疗方法及最新进展。由于作者均为业内临床及科研第一线的权威专家学者,对这些疾病有深刻的了解,因此本书内容翔实、观点新颖、重点突出,对关键问题的阐释深入浅出、鞭辟入里,且能做到娓娓道来、图文并茂。我们翻译出版此书,不仅为读者提供一些肝胆专业的基础知识,且意在以一种简洁、明了的形式介绍当前有关肝病的最新理论体系,对消化系统疾病和肝病专业的实习医生、住院医生、进修医生、研究生及专科医生亦将大有裨益。

在原书出版说明中,编者强调他们所选的药物及其剂量与当时的医学建议和实际使用情况相一致,但要求读者用药时应核对每种药物包装内的说明书以策安全。

由于译者的水平所限,译文难免存在纰漏,望广大读者不吝指正,同时在临床实践中对患者的诊治应以原著为准。

我们曾经完成了该书第 2 版的翻译和出版工作。该书英文版第 3 版出版后,我们又邀请大部分的原来章节的译者,以及部分新的译者进行了翻译和校对。翻译和校对者多为吉林大学白求恩第一医院传染病诊治中心(含肝胆胰内科和感染科)的医生。少数研究生参加了初稿的翻译,然后导师加以校对。这部书的出版凝聚了全体译者、校者的辛勤劳动和心血。上海同济大学附属同济医院杨长青教授承担了本书大量的校对、审核工作,在此表示衷心感谢。在本书和以前我们翻译的《肝胆系统疾病》(作者 Sheila Sherlock)、《病毒性肝炎》(作者 Harword Thomas)过程中,得到了天津科技翻译出版有限公司的刘子媛女士、白玖芳女士的鼓励和帮助,在此也表示衷心的感谢。值此《肝病手册》(第 3 版)中文译本出版之时,该书英文主编之一 Emmet B.

Keeffe 教授不幸已经去世，他是我国医生熟悉的乙肝核苷类抗病毒治疗线路图的原创者，也是原版书 *Handbook of Liver Disease*(Second Edition)的主创之一。同时，我的硕士生导师张清泉教授也已离开了我们。在此对两位教授表示深切怀念。

于吉林大学白求恩第一医院

2018 年 7 月 6 日

序 言

在 20 世纪 70 年代,肝病科学被拿来与神经学科比较:这两个学科都用"损伤"这一术语,但是都对它们毫无办法。可供医师们选择的有几个冒险的方法(例如,门体分流术)和针对特殊门类的肝病的治疗方法(例如,糖皮质激素治疗自身免疫性肝炎,放血治疗血色素沉着病)。但是对绝大多数肝脏病变,医师们能做的只是密切关注,因为该病会无情地持续进展。在过去的 30 年内(这差不多是一代人还多的时间),肝病科学的进展都是缓慢的。

在 20 世纪 70 年代,对于慢性病毒性肝炎毫无办法(使用皮质激素类药物完全为误导),对急性肝衰竭或末期肝病也没有挽救办法。对于胆囊炎和肝病肿瘤的诊断,我们应用放射性同位素方法,目前这种成像方法已经几乎被忘却;我们曾经辩论过它的价值,如今放弃了糖皮质激素用于急性重型肝炎和药物性肝损伤(DILI);我们思考过是否脾肾分流优于门腔静脉分流(在亚特兰大答案为是,而在波士顿为否);我们对胆囊结石尝试药物溶解疗法,后来尝试碎石术;我们辩论无症状的原发性胆汁性肝硬化是否会缩短生存期(在纽黑文为否,在罗切斯特为是);我们抓住了很多假线索来解释当时被称为"非 A 非 B"肝炎;而非酒精性肝病还没有出现在我们视野中。

在 20 世纪 70 年代之前的黑暗求索中,我们认为只存在两种病毒性肝炎,而如今我们已经分类出五种明晰且特点各异的病毒性肝炎。自乙型肝炎包膜蛋白和乙型肝炎疫苗的发现(这期间在 1976 年诺贝尔医学奖授予了 Baruch Blumberg)过去了不到 20 年。早期干扰素的尝试到现在新一代高度有效的口服药物的应用研究用了不到 30 年。如今,我们虽然不能完全治愈乙型肝炎,但我们可以治疗它并且防止并发症的发生。20 世纪 70 年代的人不会想象到乙肝治疗对于慢性乙型肝炎病情进展的影响(减缓纤维化,甚至逆转肝硬化,肝功能代偿不全的挽救治疗和预防),在引入口服抗病毒药不到 5 年的时间内,等待肝移植的患者减少了 30%。

回顾性看来,输血相关肝炎,绝大多数是由丙型肝炎引起的。在 20 世纪 70 年代之前 30% 的受血者会发展成肝炎;随着 70 年代初商业输血转变为自愿献血,这个数字降到了 10%,替代性标记物出现后降到了 5%,随着出现了敏感性核酸可筛查捐献的血液,这个数据降到几乎为零(230 万献血者中仅有 1 例)。谁能在 20 世纪 70 年代之前预言,丙型肝炎不再是重要的输血相关性疾病,急性丙型肝炎在 20 世纪 90 年代年发病率下降了几乎 90% 呢?

虽然疫苗仍然空白，我们依然可以欢呼这 23 年来的成就，从在 1988 年发现的丙型肝炎病毒（HCV）到 2011 年蛋白酶抑制剂联合聚乙二醇干扰素和利巴韦林抗病毒治疗达到将近 80% 的治愈率。在 2000 年莱斯克奖（Lasker Award）授予了 Michael Houghton 和 Harvey。目前两种丙型肝炎蛋白型抑制剂已在美国批准上市，关注点已转向 20 多种新的蛋白型抑制剂、聚合酶抑制剂、NS5A 抑制剂和其他具有前景的药物，我们甚至看到了全口服药物可以治疗丙肝的曙光。

也许肝病学科具有最大影响的进展就是肝移植这个"激进者"。肝移植在 20 世纪 70 年代最初只是试验性、死马当作活马医的疗法；而由于更好的时机把握和更合理的器官分配，更新的免疫抑制药物和策略以及手术技巧的进展，在 10 年多一点的时间里，使这一疗法成为了常规。目前，我们可以更好地运用免疫抑制疗法使其长期免于排异反应，且同时避免感染，降低了在某些疾病的复发概率（如乙肝），但这不包括其他一些疾病（如丙型肝炎）。仍在困扰我们的是供肝的短缺，以前很少触及的活体肝脏移植、劈离式肝移植以及边缘型肝移植取得了长足的进步。针对捐赠肝脏的短缺，我们未来可依赖于异种移植、人造肝脏和干细胞，不过目前还是一个遥远的梦。

过去我们对秋水仙碱和甲氨蝶呤对于 PBC 的价值存在争议——如今基本上已放弃，我们已了解了线粒体抗体靶抗原和 PBC 的遗传基因变化。现在已经确认了熊去氧胆酸（UDCA）的价值，以及它对疾病自然病程的长期影响，至少在患者亚组分析中，PBC 患者肝移植率的下降，与 UDCA 疗法的广泛使用相一致。

脂肪肝已经从我们的懵懂未知进展到最常见的肝病之一，目前的关注点主要集中在和胰岛素抵抗、代谢综合征的相关性，以及促进肝纤维化和作为隐源性肝硬化的主要原因。脂肪肝目前被认为是经常伴发于丙型肝炎并导致治疗应答不良。实际上，脂肪肝与丙型肝炎之间的联系是密切的；和脂质依赖于相同的低密度脂蛋白组装和分泌通道。基本上是通过伪装成脂蛋白，劫持脂质代谢途径，丙肝病毒减少了暴露，而逃避宿主的适应性免疫应答导致其成为人类的致病原。对于脂肪肝的肝病损伤机制仍解释不明，虽然非三酰甘油－脂毒性的假说正在引起更多的重视。针对脂肪肝的治疗仍需重视。

以往难以想象可以在内镜下诊断和治疗胆道疾病，以及完成复杂的数字化肝胆管成像，但目前这一技术已经成为了常规的手段。对于静脉曲张出血，非选择性 β 受体阻滞剂是预防的重要手段；内镜下套扎联合药物治疗已经被普遍接纳用于治疗急性出血。内镜监测、套扎及 β 受体阻滞剂在首次出血后预防再出血的管理中意义重大；经颈静脉肝内门体静脉分流术（TIPS）已经取代了门静脉系统分流手术（这一手术通常针对难治性出血，是作为肝移植的桥接治疗手段）。TIPS 手术在难治性腹水、肝性胸水、肝肾综合征（HRS）和肝静脉闭塞中也可以发挥作用。目前已经有药物用于治疗 1 型肝肾综合征（特利加压素联合清蛋白）、预防（诺氟沙星或复方新诺明）和治疗（第三代头孢菌素和静脉注射清蛋白）自发性细菌性腹膜炎（SBP），以及治疗肝性脑病（乳果糖及抗生素，如利福昔明）。血管内液体容量的扩张的重要性现已被公认为治疗顽固性腹水和 SBP 的主要手段。

每 10 年的肝细胞癌发病率都在持续增加（这与慢性丙型肝炎患者的老龄化相一致），对于肝细胞癌（HCC）的治疗，目前已经从上一代人的偶尔进行肝脏切除，发展为包括化疗（近期获批的口服多激酶抑制剂索拉非尼，靶向作用于丝氨酸/苏氨酸激酶及受体酪氨酸激酶）、手术切除、动脉化疗栓塞和经皮消融等更为全面的当代治疗策略。

所有这些进展都在这一版的《肝病手册》的相关章节中给予了简明扼要的、详尽的描述。此外，该版本也体现了近期我们对于胆红素结合排泄障碍、家族性肝内胆汁淤积症、威尔逊病、血色病、α_1 抗胰蛋白酶缺乏症、酒精代谢相关酶、丙型肝炎患者对干扰素治疗应答、利巴韦林相关性溶血的易患性、妊娠期急性脂肪肝、药物性肝损伤（DILI）风险等情况的遗传学基础的思考。此外，该手册还包括了其他重要的肝脏疾病，如，药物性肝损伤、急性肝衰竭、自身免疫性肝炎，自身免疫性胆道疾病和重叠综合征；急性和慢性酒精性肝病；终末期肝病的多系统表现；孕期肝脏疾病；肉芽肿性疾病；除病毒性肝炎以外的肝脏相关的感染；影响肝脏的血管疾病；系统性疾病的肝脏表现；肝病患者手术和术后黄疸发生的风险；胆囊和胆管系统疾病。在 21 世纪的今天，肝脏疾病的覆盖范围如果不包括人类免疫缺陷病毒（HIV）/获得性免疫缺陷综合征（AIDS）相关的多种肝脏疾病，那就是不完整的。因此，这本书囊括了机会性感染和恶性肿瘤、病毒性肝炎、脂肪肝、抗逆转录病毒药物肝毒性和艾滋病胆管病。这部分章节通过指导性的说明、方便应用的表格以及推荐的诊断及治疗方法而进一步强化。此外，贯穿于所有章节的阐述都以其诊断和治疗的病理生理学基础为主线，以便于理解。

在 20 世纪 70 年代，医学信息的传播主要是通过教科书和期刊。如今的医学信息可以通过丰富的网络空间获得。只要轻轻点击，即便从未接触过相关书籍，无论是医生或是患者都可以获得大量最新的前沿信息。那为什么我们仍要出版一本肝脏疾病手册呢？答案很简单，就像基础讲座一样，这本手册提供了结构化的框架以及对这一领域更为深刻的概述。主题统一、学术性强、简洁、讲究论证，无论对于初学者或是专家，对全科医师或是专科医师，该书都是一本非常好的入门教材。有些教科书为了使总结更容易理解而过于简单化，这会降低内容的精确性和深度；还有一些教科书则过于复杂，细节涣散，使读者不知所云。这本肝病手册在深度和简化之间找到了一个理想的平衡。当然，书本的内容只能与它的出版日期同步。随着步伐的不断加快，在书籍印刷时，可能已经出现了可预测或不可预测的进展。恰恰如此，书本内容的过时也正意味着知识的快速进步。在下一代，肝脏疾病仍给我们留下了难以想象的空间。

Jules L. Dienstag, MD

致我们的妻子、孩子和孙辈

特别致辞

令人悲痛的是，正值《肝病手册》中文版第3版出版之际，Emmet Keeffe教授却不幸辞世，Emmet Keeffe教授生前极其关注第3版的发布，同前两版一样，也常引以为傲。他曾耗费巨大的精力致力于本书的编写，是一位杰出的编者。他在肝病领域学识渊博，深得其要，他有一种天赋，可以将文章的内容清晰地、有条理地、更充实地展现给读者，而且深知对于肝病学从业者或是对患者来说，什么才是重要的。他总是会持以尊重的礼仪与各位编写者开诚布公地进行讨论，他热衷于探讨肝脏疾病的每个细节，以及编写内容的规范。我们都曾感受到他这种对医学和学术的热情。

Emmet教授的学术生涯取得了重大的成就，但作为一位懂得爱和奉献的丈夫、父亲、祖父，一位富有同情心以及技艺精湛的医生，一位温暖、慷慨、真诚待人、可以让所有人感觉舒适的绅士，他值得我们更多怀念。Emmet教授在他的职业生涯中体现了他的人道主义关怀、为他人奉献的道义，以及致力于对新知识不断探索和交流的职业精神。

Emmet教授是一位完美的"四面手"，他在临床、学术研究、教育及管理方面都很擅长。他的成就涵盖胃肠病学和肝病学，从灵活的乙状结肠直肠吻合术到肝移植，而且在诸多领域都有所建树。他对于病毒性肝炎的治疗与预防的研究特别感兴趣。Emmet教授主持并协助开展了三项成功的肝移植项目——分别是在俄勒冈医疗科技大学、加利福尼亚太平洋医疗中心和斯坦福医学中心。他曾多次担任过学会主席以及主编的职务，包括1995—1996年美国胃肠道内镜协会会长、2004—2005年美国胃肠病学协会会长，他还是美国内科学会（ABIM）的主席之一、胃肠病学分会会长和2007年ABIM的理事会成员。作为《肝病手册》的编写者，直至离世，Emmet教授还一直担任《消化疾病与科学》（*Digestive Diseases and Sciences*）杂志主编。

Emmet教授生前在国际上交友广泛，他们都曾称颂他的温暖、热情、他的通情达理，也赞扬他的职业操守、正直、优雅的风范和他的睿智。他是一位与生俱来的领导者，他经常以身作则，以集体利益为重，他乐于鼓励他人，但对自己的成就总是保持谦逊，这些是如此的难能可贵。他是国际胃肠病学和肝病学的大使，凡是与他相识的人，都真挚地爱戴他。这本《肝病手册》也只是他对于医学界数之不尽的巨大贡献之一。

Lawrence Friedman, MD

前　言

　　我们很高兴能成为《肝病手册》(第3版)的主编。自2004年第2版出版以来，肝病学领域一直在不断进展。目前，我们已经迎来了应用蛋白酶抑制剂治疗慢性丙型肝炎的新时代，在不久的将来，蛋白酶抑制剂的治疗方案会被迅速推广。得益于恩替卡韦和替诺福韦的应用，慢性乙型肝炎的治疗也取得了不断进步，与之前的核苷酸或核苷类似物相比，恩替卡韦和替诺福韦有更好的抗病毒作用，同时耐药的发生率更低。

　　近年来，随着检测IL28B基因型来预测患者对聚乙二醇干扰素的治疗应答以及检测ITPA基因型来预测应用利巴韦林治疗的患者出现贫血风险的研究，使遗传药理学相关检测受到了越来越多的关注。基因水平的研究进展使对肝病学其他领域的探索成为可能，如预测药物的肝脏毒性，多种代谢性肝病，或胆结石的易患性。

　　我们对一些临床问题，如门静脉高压症的发病机制及其相关并发症；在潜在病因无法去除的情况下，如何逆转肝纤维化的思考变得更为复杂。随诊外科手术技术的不断完善，筛选和确定肝移植候选人的机制更加完善。对于致力于急、慢性肝脏疾病诊治领域的研究者来讲，这些消息是振奋人心的。

　　本版《肝病手册》的编写目的与前两版相同，即致力于为肝病科学生和临床医生提供一部精炼、准确、跟随时代进展、易于查阅的诊疗指南。我们仍继续使用大纲、目录、表格和彩图展示的形式来更好地阐述主旨，也保存了对于该领域研究的深度与丰富的知识内容。对于本书中某些最先进的概述是简洁的，但一些和制订临床重要决策方面必要的相关基础知识没有省略。

　　这一版本列出了由知名专家所提出的针对每一章节的关键问题，这部分内容是由斯坦福大学医学院胃肠病学和肝病学医师参与编写的。我们相信这些要点明细会对计划获取胃肠病学和肝病学学位的相关人士非常有帮助。

　　幸运的是，在这一版手册的编写中仍有很多位之前编写团队的知名专家的参与，他们在各自领域都久负盛名。在这一版本中，我们还邀请了两位新的作者：Marina Berenguer教授和Christopher Bowlus教授，同时我们还邀请很多的共同作者，增加了本书的多样性和价值。与以往一样，我们相信这本书将会是一部对胃肠病学及肝病学医生、内科医生、家庭医生，以及其他领域的专家和胃肠肝病学或内科学实习医生非常有价值的指南。

Lawrence S. Friedman

Emmet B. Keeffe

致 谢

　　对于所有参与本书创作的专家以及他们的专业知识、悉心创作和及时交稿，我们深表感激。很幸运，我们可以向肝病界的最高权威们学习。在此特别鸣谢我们的策划编辑 Druanne Martin 和 Kate Dimock，感谢他们的支持与建议，感谢我们在 Elsevier Saunders 的助理编辑 Kate Crowley，他们的努力促使了此版手册的成书。感谢我们的朋友、导师 Jules Dienstag，及他所著洋洋洒洒的序言。感谢斯坦福医学院胃肠科和肝脏科的同仁，他们为此版手册准备了评审问题。感谢助理 Alison Sholock 和 Karen Ely 的组织工作。最后，衷心感谢家人们在这段日子里对我们始终如一的支持。

目 录

第1章 肝脏功能检查和诊断性研究

要 点

1. 肝功能检查(LFT)用来全面评价肝功能。这个常见术语所描述的检查包括合成功能（如血清蛋白）和排泄功能（如胆红素），以及反映肝脏炎症活动的检查（如血清氨基转移酶）及胆汁淤积检查（如碱性磷酸酶）。

2. 肝功能检查结果的异常经常是肝病的首发表现，包含上述检查的常规血液生化学检查，可以发现许多未曾意识到肝功能异常的患者。

3. 肝脏功能检查正常或是轻微异常不能排除严重肝病，甚至不能排除肝硬化。

4. 实验室检查结果可以评估肝脏病变的严重程度和预后，连续监测可以用来评价治疗效果。

5. 肝脏活组织检查既是评价肝脏病变严重程度，也是确诊某些肝脏疾病的金标准。最新的非侵入式诊断方法包括肝纤维化的血清标志物和瞬时弹性成像，是对肝脏活组织检查的一个补充。

6. 各种影像学检查的手段在检测肝脏的局灶性病变、门静脉高压以及胆道异常是很有价值的。

一、常规肝脏生化学检查

血清胆红素

1. 黄疸

黄疸常是肝病首先出现的体征，一般当血清胆红素超过 3 mg/dL 时出现。一般在结膜黄疸前，患者可见尿液变深或灰便。

2. 血清胆红素的代谢

- 血清胆红素主要来源于血红蛋白降解产物，部分来源于含血红素的酶；95% 的胆红素来源于衰老的红细胞。

- 红细胞在网状内皮系统中被分解后,血红素在内质网结构中被血红素氧化酶降解。
- 胆红素释放入血,与清蛋白紧密结合,游离或非结合胆红素是脂溶性的,不能被肾小球滤过,因而不会在尿液中出现。
- 非结合胆红素通过一种载体介导的转运过程被肝脏摄取,吸附于胞内贮存蛋白(配体)上,并且在尿苷二磷酸(UDP)葡萄糖醛酸转移酶作用下形成结合胆红素(二葡萄糖苷酸胆红素及少量单葡萄糖苷酸胆红素)。
- 结合胆红素呈水溶性,因此能在尿中排泄。
- 当血清结合胆红素升高时,一部分与清蛋白结合,导致高结合胆红素血症但无胆红素尿,这种现象可解释为在急性肝病恢复期黄疸消退的延迟,这是需要等待与清蛋白结合的胆红素的降解。
- 结合胆红素通过主动转运穿过小胆管膜进入胆汁。
- 在胆汁中,胆红素进入小肠,在远端回肠和结肠中,胆红素被 β-葡萄糖醛酸酶水解成非结合胆红素,随之被肠道菌群还原为无色的尿胆原。少量的尿胆原通过肠肝循环被重吸收,大部分通过胆汁排泄,还有少量由尿排出。
- 尿胆原或其有色的衍生物尿胆素在粪便中排泄。

3. 血清胆红素测定

a. 目前采用的方法是范登白反应

- 血清总胆红素是在乙醇(一种加速剂)存在下 30 分钟内反应的所有胆红素。
- 血清直接胆红素是 1 分钟内在水性溶剂中与重氮化试剂反应的那部分胆红素,相当于结合胆红素。
- 总胆红素减去直接胆红素为间接胆红素。

b. 一些更特异的方法(如高压液相色谱法)提示范登白反应是不精确的,常过高估计结合胆红素的量,但范登白反应依然是诊断实验室使用的标准方法。

4. 高胆红素血症的分类

a. 高非结合胆红素血症(胆红素通常 < 7 mg/dL)

- 生成过量,即胆红素的量超过了肝脏摄取和结合能力,如溶血、无效造血、血肿吸收。
- 胆红素摄取和结合障碍,如 Gilbert 综合征(特发性高非结合胆红素血症)。

b. 高结合胆红素血症

- 遗传性疾病,如 Dubin-Johnson 综合征、Rotor 综合征;胆汁传输蛋白不足。
- 胆汁淤积(胆红素不是反映肝功能下降的敏感指标)

  —肝内型,如肝硬化、肝炎、原发性胆汁性肝硬化、药物诱发的相关病变。

  —肝外胆道梗阻,如胆总管结石病、狭窄、肿瘤、胆道闭锁、硬化性胆管炎。

c. 超高水平的胆红素

- 胆红素＞ 30 mg/dL,常表示溶血同时并发实质性肝病或胆道梗阻,通过尿中结合胆红素的排泄可以预防高胆红素血症的进一步加重。
- 胆红素＞ 60 mg/dL:可见于发生梗阻性黄疸或急性肝炎的患有血红蛋白病(如镰状细胞性贫血)的患者。

5. 尿胆红素和尿胆原

- 胆红素尿表示血清结合(直接)胆红素升高。
- 尿中尿胆原升高(目前极少测定)见于以下疾病:溶血(胆红素生成增加)、胃肠道出血或肝细胞性疾病(血中尿胆素原的清除障碍)。
- 尿中尿胆原呈阴性表明胆色素肠肝循环中断,如完全性胆道梗阻。
- 尿胆原检测和定量对评估肝脏功能异常的诊断价值有限。

血清转氨酶(表 1.1)

1. 血清转氨酶是从损伤的肝细胞中释放的细胞内酶,是最有价值的肝脏损伤(炎症或细胞坏死)标志物。

a. 天冬氨酸氨基转移酶(AST,SGOT)

- 存在于细胞液和线粒体中。
- 分布于肝脏、骨骼肌、心脏、肾、脑和胰腺。

b. 丙氨酸氨基转移酶(ALT,SGPT)

- 存在于细胞液中。
- 在肝脏中含量最高(判定肝脏炎症和肝细胞坏死较 AST 更为敏感和特异)。

表 1.1　血清转氨酶升高的原因 *

轻度升高(小于 5 倍正常值)	显著升高(大于 15 倍正常值)
肝源性:ALT 升高为主	急性病毒性肝炎(肝炎病毒 A-E,疱疹)
慢性病毒性肝炎	药物性肝炎
急性病毒性肝炎(肝炎病毒 A-E,EB 病毒,巨细胞病毒)	缺血性肝炎
非酒精性脂肪肝	自身免疫性肝炎
血色病	肝豆状核变性
药物性肝炎	急性胆道梗阻
自身免疫性肝炎	急性柏 - 查综合征
α₁ 抗胰蛋白酶缺乏症	肝动脉结扎
肝豆状核变性	

(待续)

（续表）

乳糜泻
肝源性：AST 升高为主
酒精性肝损伤（AST 与 ALT 比值大于 2）
肝硬化
非肝源性
剧烈运动
溶血
肌肉病变
甲状腺疾病
巨 AST

* 几乎任何肝病都可表现为 ALT 水平在 5~15 倍正常值之间。

2. 临床意义

- ALT 正常水平在男性 >30 U/L，在女性 >19 U/L。
- ALT 水平随体重指数（BMI）上升，并可能与冠状动脉疾病及其死亡率的风险有相关性。
- ALT 水平可因高热量饮食或口服对乙酰氨基酚 4 g/d 而急剧上升；喝咖啡可降低其水平。
- 对于病毒性、自身免疫性或药物性因素诱发的肝炎，首先出现异常的生化指标通常是转氨酶升高，其升高的程度可能与肝损伤程度有相关性，但通常没有提示预后的价值。
- 在酒精性肝炎患者中，AST 通常不高于正常值上限的 2~10 倍，ALT 正常或接近正常，ST 与 ALT 的比值大于 2；比较低 ALT 水平可能是 5- 磷酸吡哆醛（一种肝脏合成 ALT 必需的辅助因子）的缺乏所致；相反，在非酒精性脂肪性肝病患者中，ALT 的水平通常高于 AST。
- 对于急、慢性病毒性肝炎或药物诱发的肝损伤患者，其转氨酶水平可能高于 3000 U/L，急性肝衰竭或缺血性肝炎（休克肝）时，其转氨酶水平可能更高（>5000 U/L）。
- 在慢性病毒性肝炎、自身免疫性肝炎、血色病、α₁ 抗胰蛋白酶缺乏症、Wilson 病及乳糜泻患者中常可见到轻度或中度的转氨酶水平的升高。
- 在梗阻性黄疸患者中，转氨酶水平常 <500 U/L；在急性胆石症患者中，极少数转氨酶水平达到 1000 U/L，在急性胆囊炎患者中，极少数可达到 3000 U/L，随后快速降至正常。

3. ALT 升高患者的检查流程见图 1.1。

4. 轻度转氨酶异常的检查流程见图 1.2。

5. 转氨酶水平低于正常的情况可能与尿毒症和长期透析有关；对于这一类人群

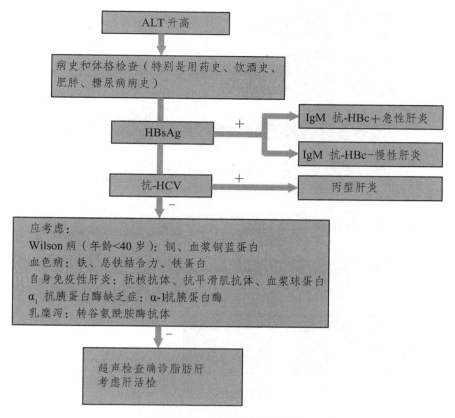

图 1.1　ALT 升高患者检查流程。

中并发有慢性病毒性肝炎的患者,可能不会出现转氨酶水平的升高。

血清碱性磷酸酶

1. 碱性磷酸酶在肝脏中存在于肝小管膜,肝碱性磷酸酶是在人体中发现的几种碱性磷酸酶同工酶之一;血清碱性磷酸酶可以通过多种实验室检查手段进行测定,因而不同检测手段所得到的测量结果可能会有误差。

2. 碱性磷酸酶检查是反映胆道梗阻的敏感指标(在严重的胆道梗阻患者中,正常值极少见),受肝内或肝外胆汁排泄的影响。

• 碱性磷酸酶升高是由于肝脏合成此酶的增加,而不是从胆管细胞漏出或体循环中的碱性磷酸酶清除障碍所致;因为它的合成是对胆道梗阻的反应,在急性化脓性胆管炎早期,当血清转氨酶已升高时,碱性磷酸酶水平仍可能正常。

• 胆汁酸浓度增加可能促进碱性磷酸酶合成。

• 血清碱性磷酸酶半衰期为 17 天,在胆道梗阻解除和胆红素恢复正常后,碱性磷酸酶水平仍可持续 1 周高于正常。

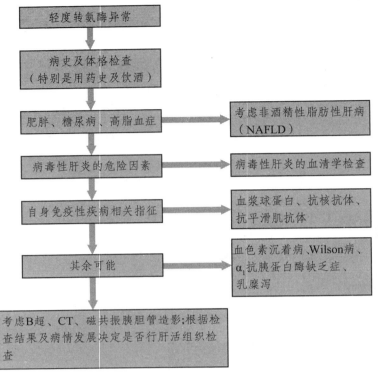

图 1.2　轻度转氨酶异常患者的检查流程。

3. 单独的碱性磷酸酶升高

- 可能提示浸润性肝病,包括肿瘤、脓肿、肉芽肿、淀粉样变。

- 碱性磷酸酶水平异常升高与胆道梗阻、硬化性胆管炎、原发性胆汁性肝硬化、脓毒症、获得性免疫缺损综合征、胆汁淤积性药物反应和其他原因所致的胆管消失综合征有关。在危重患者,其水平升高可提示继发性硬化性胆管炎,并迅速进展为肝硬化。

- 非肝脏来源的碱性磷酸酶:骨、肠、肾、胎盘(不同的同工酶)。显著升高见于 Paget 骨病、成骨细胞转移瘤、小肠梗阻、正常妊娠。

- 碱性磷酸酶与血清 5'- 核苷酸酶(5NT)或 γ- 谷氨酰转肽酶(GGTP)同时升高提示肝源性碱性磷酸酶升高。

- 肝碱性磷酸酶较骨碱性磷酸酶的热稳定性好,但受限于其交联的程度,其应用价值低于 GGPT 或 5'- 核苷酸酶(5NT)。

- 诊断程序见图 1.3。

4. 碱性磷酸酶轻度升高常见于肝炎、肝硬化。

5. 碱性磷酸酶水平降低可见于甲状腺功能低下、恶性贫血、锌缺乏、先天性磷酸酶过少及暴发性 Wilson 病。

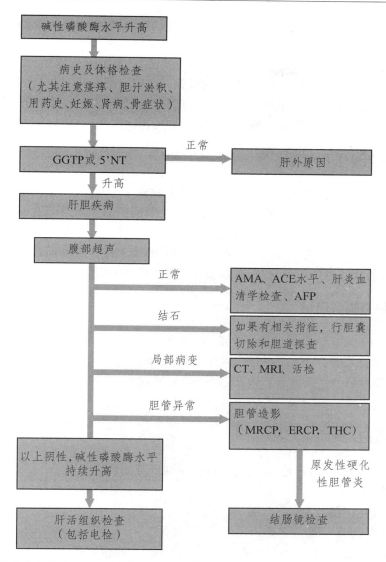

ACE，血管紧张素转换酶；AMA，抗线粒体抗体；GGTP，γ- 谷氨酰转肽酶；ERCP，内镜逆行胰胆管造影；MRCP，磁共振胰胆管造影；THC，经肝胆管造影

图 1.3　单独碱性磷酸酶升高患者的检查流程。

γ- 谷氨酰转肽酶（GGTP）

1.γ- 谷氨酰转肽酶存在于许多不同的器官，胆小管上皮细胞中 GGTP 含量最高。

2.GGTP 是一项非常敏感的提示肝胆疾病的指标，但不具有特异性，在其他情况下其水平也可以升高，如肾衰竭、心肌梗死、胰腺疾病或糖尿病。

3. GGTP 是可诱导的,在没有其他的临床肝病证据时,其升高的原因可以是摄入苯妥英或酒精。

4. 因其半衰期长达 26 天,所以它作为一个检测饮酒的指标其价值有限。

5. 其主要临床意义是排除骨源性血清碱性磷酸酶水平升高。

6. 许多患者单项血清 GGTP 升高而没有其他的肝病证据,一般不需要进一步检查,建议在不饮酒及不服用其他肝毒性药物几周后再次检测。

5' – 核苷酸酶(5NT)

1. 5NT 分布于肝脏内,与小胆管和肝窦的浆膜有关。

2. 虽然 5NT 也分布于其他器官,但通常认为血清中的 5NT 是胆盐对浆膜的去垢过程中产生,并经肝胆系统释放入血的。

3. 血清 5NT 水平与血清碱性磷酸酶有很好的相关性。伴随碱性磷酸酶升高的 5NT 升高对肝胆病变的诊断有特异性,在这一点上优于 GGTP。

乳酸脱氢酶(LDH)

检测 LDH 及其更为特异的同工酶(LDH5)在评估肝功能异常方面的价值不大。高水平的 LDH 可见于肝细胞坏死、休克肝、癌症和溶血。ALT:LDH 比值可用于鉴别急性病毒性肝炎(比值 ≥1.5),休克肝及对乙酰胺基酚(扑热息痛)中毒(比值 <1.5)。

血清蛋白

大部分血浆中的蛋白是由肝脏合成的,反映肝脏的合成能力。

1. 清蛋白

- 占血清蛋白的 65%。
- 半衰期约为 3 周。
- 血中浓度取决于清蛋白合成率(正常 12 g/d)和血浆容量。
- 低清蛋白血症可能由于血浆容量增加或清蛋白合成减少,常与腹水和血管外清蛋白池扩大进而造成血管内清蛋白池消耗有关;低清蛋白血症通常见于慢性肝病(提示严重程度的指标);在急性肝病中少见,不是肝病特异的,也可以反映肾小球或胃肠道的蛋白质丢失。

2. 球蛋白

a. 常在慢性肝病中升高但非肝病特异。

b. 升高的类型可以提示肝病的病因:

- IgG 升高提示自身免疫性肝炎。
- IgM 升高提示原发性胆汁性肝硬化。

- IgA 升高提示酒精性肝病。

3. 凝血因子

a. 大部分凝血因子由肝脏合成。包括因子 I（纤维蛋白原）、II（凝血酶原）、V、VII、IX 和 X，它们的半衰期明显短于清蛋白的半衰期。

- 因子 VII 因其半衰期最短而最早出现下降，随后是因子 X 和 IX。

- 因子 V 是非维生素 K 依赖性的，其检测可以帮助鉴别凝血酶原时间延长的原因是维生素 K 缺乏还是肝功能异常；连续监测因子 V 已被用于评估急性肝衰竭患者的预后。如果不接受肝移植，其值低于正常的 20% 提示预后不良。

- 因子 II（脱 -γ- 羧基凝血酶原）检测也可用于评价肝功能，肝硬化、肝细胞癌和使用华法林（一种维生素 K 拮抗剂）的患者，因子 II 水平升高；服用华法林的患者给予维生素 K 可使因子 II 水平正常化，但肝硬化患者没有这种效应。

b. 凝血酶原时间可有效地评价急性肝脏病变的严重程度和预后。一期凝血酶原时间（ one-stage prothrombin time ）是在组织激活物（促凝血酶原激酶）和 Ca^{2+} 离子存在下体外凝血途径激活后，检测凝血酶原转换成凝血酶的转换率。一种或多种肝脏合成的凝血因子的缺乏都可导致凝血酶原时间延长。

c. 胆汁淤积性肝病的凝血酶原时间延长可能是由于维生素 K 缺乏。

- 除了肝细胞疾病或维生素 K 缺乏外，凝血酶原时间延长的其他原因包括消耗性凝血病、某种凝血因子的遗传缺陷或药物对凝血酶原复合物的拮抗作用。

- 凝血酶原时间延长是否由维生素 K 缺乏引起可以通过皮下注射维生素 K 10mg 来确定，在 24 小时内凝血酶原时间至少纠正或改善 30% 意味着肝脏合成功能是完好的。

- 国际标准化比值（ INR ）用于标准化不同实验室确定的凝血酶原时间，但其结果在肝病患者中不如试用华法林对照组稳定，应使用肝病患者作为对照。

- 凝血酶原时间（ 和 INR ）与疾病严重程度相关，但与出血风险无关，这是由于肝病患者中抗凝因子（ 如蛋白 C、蛋白 S 及抗凝血酶 ）水平下降的相互抵消以及纤维蛋白溶解的增强。

二、肝脏代谢功能检测

不同种类的完全经肝脏代谢并可预测生物利用度的药物来评价肝脏的代谢功能。通常在静脉给药或口服之后，检测其在血浆、尿液或呼出气体中的代谢产物。但这些检测方法还没有被广泛应用。

安替比林清除率

1. 安替比林通过细胞色素 P450 氧化酶代谢，口服后吸收良好并完全经肝脏清除。

2. 在慢性肝病的患者中,安替比林半衰期延长和经 Child 分级(见第 10 章)评价所提示的疾病严重程度之间有良好的相关性。

3. 在急性肝病和梗阻性黄疸的患者中,安替比林清除障碍较轻。

4. 本试验不足之处包括安替比林在血浆中半衰期较长,这就需要多个血液标本,与体外肝脏微粒体功能试验相关性差,并且安替比林的代谢过程因年龄增长、饮食、酒精、吸烟和环境暴露等因素而改变。

氨基比林呼吸试验

1. 该试验的原理为口服 $[^{14}C]$ 标记的经肝脏代谢的氨基比林之后,检测 2 h 后呼吸中的 $[^{14}C]O_2$。

2. 在急性肝脏病变和肝硬化的患者中,其排泄减少。

3. 可以用来评价酒精性肝炎和术后的肝硬化患者的预后。

4. 该试验的局限性是其对胆汁淤积或肝外梗阻所致的肝功异常缺乏敏感性。

咖啡因清除试验

1. 在口服咖啡因后检测其在唾液或血清中的水平,其准确性与氨基比林呼吸试验相似,不需要使用放射性同位素。

2. 在严重肝病时,咖啡因清除率明显异常,但在轻度肝功能异常时,该试验并不敏感。

3. 咖啡因清除率在年龄增长或使用西咪替丁时下降,吸烟可使其升高。

半乳糖清除试验

1. 在静脉注射或口服半乳糖后,经肝脏的磷酸化,半乳糖从血液中清除;半乳糖清除试验通常在静脉内一次性注射半乳糖后的 20~50 min 内获得连续的血清半乳糖水平,并用尿半乳糖排泄量校正。

2. 当半乳糖血浆浓度超过 50 mg/dL 时,半乳糖清除率反映肝脏功能,但当半乳糖血浆浓度在此水平之下的清除率反映肝血流情况。

3. $[^{14}C]$ 半乳糖分布于细胞外液,因而受血容量改变的影响。

4. 半乳糖清除率在急、慢性肝病及转移性肝癌的患者中下降,但是在梗阻性黄疸时通常不受影响。

5. 口服半乳糖耐量试验包括半乳糖呼吸试验,该试验是对呼吸中含有 $[^{14}C]$ 标记 CO_2 的量进行测量,该呼吸试验的结果与 $[^{14}C]$ 氨基比林试验结果有相关性。

6. 半乳糖清除试验在评估慢性肝病患者预后时,其准确性并不优于标准的肝功能试验。

利多卡因试验

1. 单乙甘氨酸二甲基胺(MEGX),是一种肝脏内利多卡因的代谢产物,在一次性静脉内注射利多卡因 15 min 之后可用偏振免疫荧光法检出。

2. 本试验可以为肝硬化患者是否会出现危及生命的并发症提供预后信息。

3. 该试验也被用于评估肝移植供肝的存活能力。

4. 虽然对于某些心脏病患者其应用受限,但本法简单易行,副反应少。同时使用被细胞色素 P-450 3A4 代谢的药物和高胆红素水平可能会影响试验结果;其他影响因素有年龄、体重,其检测值在男性中高于女性。

吲哚菁绿

这种染料在静脉注射后被肝脏清除。在注射后 20 分钟,其血液中的浓度开始显现。与磺溴酞钠 (BSP) 相比,计算吲哚菁绿的肝脏清除更为有效,并且不含有毒性。它在评估肝功能失代偿方面的准确性并不优于标准的 Child-Pugh 评分。它的主要作用是测量肝脏血流。

非侵入性的肝脏纤维化的血清学标志物

不同种类的检测方法已经被用于评估慢性肝病患者肝纤维化的严重程度,以减少对肝活检的需要。

直接标志物

这些标记包括血清透明质酸、Ⅲ型胶原蛋白和基质金属蛋白酶。一般来说,他们在确认肝硬化和排除严重肝脏疾病伴有轻微肝脏纤维化的情况通常是准确。

间接标志物

结合纤维化的血清学标志物,常规的实验室检测,如,血小板计数、INR 和血清转氨酶所设计的多种公式可以用于肝纤维化的描述。

* 例如: Fibrosure, Fibrospect, 和门冬氨酸氨基转移酶与血小板的比值 (APR)。

* FibroSure 在美国应用最为广泛,包括 α_2 巨球蛋白、结合珠蛋白、载脂蛋白 A_1、胆红素和 GGTP: 它对排除肝纤维化 (低分数) 或提示肝硬化 (高分数) 最有帮助;位于中间的分数可以反映出不同程度的肝纤维化。

三、其他肝功能检查

血清胆汁酸

1. 血清胆汁酸在肝脏中由胆固醇合成，与甘氨酸或牛磺酸结合，并通过胆汁排泄，可促进脂肪在小肠内的消化和吸收；胆汁酸通过肠肝循环被重吸收，在肠道菌群的作用下生成次级胆汁酸。

2. 血清胆汁酸升高是肝胆功能异常的一个敏感性指标。

3. 多种方法可以用来检测单项和总胆汁酸；检测单项胆汁酸可能与检测总胆汁酸浓度一样有价值。

4. 目前可进行多种不同的胆汁酸实验，包括空腹及餐后胆汁酸水平，以及在口服或静脉滴注后测试胆汁酸水平。

5. 高胆红素血症条件下胆汁酸水平正常可提示溶血或 Gilbert 征。

尿素合成

1. 蛋白质中的氮在肝脏内代谢后生成尿素，尿素分布于全身的体液中，在尿中排泄或进入肠腔，在肠腔内被生成尿素酶的细菌水解为 CO_2 和氨。

2. 尿素合成率可通过体液校正后的尿中尿素排泄和血尿素氮计算，并考虑胃肠道对尿素的水解作用。

3. 肝硬化时尿素合成率明显降低并与 Child 评分相关，但对于检测代偿良好的肝硬化不敏感。

磺溴酞钠（BSP）试验

在静脉注射 BSP 后，计算出 BSP 清除率，在过去曾被用于肝功能的检测。45 min 潴留试验和首次清除比率可准确反映 BSP 清除率。由于有严重过敏反应的报道，不能准确鉴别肝细胞性和梗阻性黄疸，且有其他更简便的肝功能测试，此法已逐渐淘汰。

肝纤维化的非侵入性血清学指标

为了避免肝活检，多项测试可用于确认慢性肝病患者的纤维化程度。

• 直接指标：包括血清透明质酸盐、Ⅲ型前胶原氨基末端肽，以及基质金属蛋白酶。这些指标在确认硬化及排除轻微纤维化患者中严重肝病时一般较为准确。

• 间接指标：各种包含纤维化血清指标及常规实验室指标（如血小板计数、国际标准化比值、转氨酶)的公式,例如 FibroSure、Fibrospect 和 APRI。FibroSure 在美国最常用,涉及 α_2 巨球蛋白、结合珠蛋白、载脂蛋白 A_1、胆红素和 γ- 谷氨酰转肽酶,可用于排除纤维化(低评分)或提示肝硬化(高评分),中评分反应了纤维化多样的严重度。

四、肝活组织检查

尽管血清学及影像学检查有了很大进步,肝活组织检查仍为某些特殊肝病的确诊手段,如 Wilson 病、小导管原发性硬化性胆管炎或非酒精性脂肪性肝炎,可用于评价各种形式的实质性肝病如慢性病毒性肝炎的预后,以及在肝移植受者中,评价移植的肝脏功能是否正常。

适应证

表 1.2　肝活组织检查适应证

评价肝生化检查异常和肝大的原因
慢性肝炎的评估及其分期
酒精性肝病的确诊和分期
鉴别系统性炎症和肉芽肿疾病
评价不明来源的发热
药物引发的肝损伤的类型及严重程度
确定肝脏肿块的性质
诊断多系统的浸润性疾病
胆汁淤积性肝病的评价及分期(原发性胆汁性肝硬化,原发性硬化性胆管炎)
筛查家族性疾病
为传染源培养获取组织标本(如分枝杆菌)
评价治疗效果(如 Wilson 病、血色病、自身免疫性肝炎、慢性病毒性肝炎)
评价肝移植后肝脏检查异常的原因

禁忌证

肝活组织检查的禁忌证见表 1.3。肾功能不全的患者若有血小板功能异常,应在活组织检查前用精氨酸加压素(DDAVP)(0.3 μg/kg,溶于生理盐水 50 mL 后静脉注射)来纠正。在择期进行肝活组织检查前的 7~10 天患者应注意避免使用阿司匹林或非甾体抗炎药物,因为这些药物也可导致血小板功能异常。

技术

1. 如果没有表 1.3 中所提到的禁忌证,肝活组织检查可在门诊安全施行。患者在肝穿后需留观至少 3 h,必要时需要收住院(大约 5% 的患者需要住院)。

2. 局部麻醉包括浸润皮下、肋间肌和腹膜内,可用短效镇静剂减轻焦虑。通过床旁叩诊确定肝脏浊音区最明显的部位。

3. 常规应用超声标记穿刺点或指引穿刺越来越广泛。对于弥漫性肝脏病变,超声引导下的肝活组织检查比盲穿成功率高而且并发症少,超声的常规应用是符合成本效益的。

4. 标准途径是经胸廓进行操作,肋骨下途径只能在超声引导下尝试。

5. 活组织检查在呼气末进行,可以使用多种针头(Trucut,Vim-Silverman)或吸引器(Menghini,Klatskin,Jamshidi),或一种被称为活检“枪”的器材。

6. 穿刺后让患者右侧卧位,使用填塞法压迫活组织检查部位。

7. 当标准途径的实施存在禁忌时(如有凝血机制障碍),可考虑经颈静脉途径进行操作。该技术还可测定肝静脉楔压梯度(见第 10 章)以确定门脉高压,评估 β-受体滞剂治疗的反应和测定预后。

8. 局部肝病变最好在影像学指导下进行活组织检查。

9. 合适的标本至少 1.5 cm 长,包含至少 6 个汇管区。

表 1.3　肝活组织检查的禁忌证

绝对禁忌证	相对禁忌证
原因不明的出血病史	腹水
治疗后凝血酶原时间 >3~4 s	右侧胸腔内感染
血小板 <60 000/mm³	右膈下感染
出血时间延长(超过 10 min)	可疑包虫病
不能提供输血支持	病态肥胖
可疑血管瘤	
不合作的患者	

并发症

1. 1/3 的患者有活组织检查后活检部位疼痛,伴有或不伴有右肩放散痛,血管迷走神经反应也较常见。严重的并发症较少见(小于 3%),通常在活组织检查后数小时内出现。死亡率是 0.03%~0.32%。

2. 腹腔内出血是最严重的并发症。高龄、肝脏恶性肿瘤以及穿刺针通过的次数是可能出血的危险因素,因而宁可使用切割针,不要使用抽吸针。

3. 有明显出血临床表现的患者、止痛药不能缓解的持续疼痛或有其他严重并发症的患者需要住院治疗。气胸可能需闭式引流,严重出血可行血管造影选择性栓塞,如果必要的话,需要结扎右侧肝动脉或进行肝脏切除。

4. 恶性肿瘤活组织检查有 1%~3% 经穿刺通路种植的风险。

五、肝脏影像学检查

用于评价肝实质、血管系统及胆道系统的影像学检查手段包括:计算机断层扫描(CT)、磁共振成像(MRI)、磁共振胰胆管成像(MRCP)及内镜下超声(EUS)。合理的先后流程应该是根据临床情况确定(表 1.4)。对于一些主诉不明确的患者,如定位模糊的腹部疼痛,通过腹部的影像学检查常可检查到肝脏的包块,这些包块大部分是良性的,符合患者的主诉但需要行进一步的评价。

表 1.4　影像学检查方法的应用

临床问题	首选影像学检查	补充影像学检查(如有必要)
黄疸	US	CT:如胆管扩张,为寻找梗阻部位,或是怀疑胰腺和肝门处存在可疑团块;ERCP:确定胆管扩张的位置及原因
肝实质性疾病	US CT MRI	多普勒 US、彩色多普勒 US、或 MRI(可疑血管异常和门静脉高压时)
筛查肝脏包块	US	CT,MRI
确定已发现的肝肿物	CT、MRI	
可疑恶性肿瘤	US 或 CT 引导下活组织检查	CT 门静脉造影、术中 US
可疑良性病变	放射性药物扫描(如 ^{99m}Tc 标记红细胞扫描用于可疑血管瘤)、US、CT 或 MRI	US 或 CT 引导下活组织检查
可疑脓肿	US 或 CT US 或 CT 引导下吸引	放射性药物扫描(镓或 ^{111}In 标记白细胞扫描)
可疑胆管异常	US 检测胆管扩张、胆石或团块,ERCP 或 THC 以确定胆管解剖	CT 或内镜下超声检查检测胆石或外部的压迫原因

US,超声;CT,计算机断层摄影;MRI,磁共振成像;ERCP,内镜逆行胰胆管造影;THC,经肝胆管造影术

腹部 X 线平片和钡餐透视

1. 腹部 X 线平片对肝脏的诊断价值不大。但偶尔可检出钙化,常源于胆石、包虫囊、陈旧性结核或组织胞浆菌病钙化,肿瘤或血管损伤也可以出现钙化。

2. 钡餐试验检查静脉曲张的敏感性比内镜差得多。

3. 无线胶囊内镜检查也可用于筛查食管静脉曲张。

超声

因其价格低廉、无电离辐射、携带方便及可在床头使用,超声是许多肝胆疾病首选的影像学检查方法。超声显示不同声学性质的组织界面,造影剂的应用进一步增加了超声检查的精确性,这些手段包括探测分离病变的微泡技术和用于探测血管的半乳糖对比剂。

1. 超声波不能穿透气体或骨骼,阻碍了对内脏的精确充分检查,而且分辨率提高常伴随组织穿透性的降低。

2. "实时"超声可显示生理活动如动脉搏动。

3. 超声检测局灶性损伤优于实质性病变,是检测胆管扩张的首选检查手段。

4. 可检测出肝脏内 1 cm 大小的肿块,并可以鉴别囊性与实质性肿块损伤。

5. 超声检查对实质性肝脏肿块的经皮活组织检查、肝脓肿的引流或分隔腹水的放液穿刺术也有帮助。

6. 多普勒超声技术可用于评价肝移植候选者和受者肝脏及门静脉的血管情况。

计算机断层摄影(CT)

1. 在确定肝脏解剖呈正常状态或病态时,CT 常比超声更为精确。

2. 口服造影剂确定肠腔,静脉内给造影剂使血管结构显示增强,可以使解剖结构更加明确。

3. 螺旋 CT 是一种更加精密的仪器,在静脉注射造影剂高峰时快速成像。更新的 CT 是多探测器 CT,在屏气一次的时间内完成肝脏血管及胆道系统的三维重建。

4. 静脉注射造影剂的增强 CT 是鉴别和确定肝脏肿块性质的很好方式,能可以区分囊性和实质性肿块,也可鉴别脓肿。静脉内一次注射造影剂的增强作用可以足够准确地鉴别有特征性表现的肝细胞癌(图 1.4),肝细胞癌可以呈现出血管的快速强化,并在静脉期呈现出肝动脉血供的快速消退而不足门脉系统的表现,也可鉴别肿瘤的血管浸润。

5. CT 门静脉造影术(在肠系膜上动脉经导管给予静脉内对比剂)可提高检测肝内病变的敏感性。

6. 碘化油可优先被肝癌细胞摄取和保留,也可作为检测小的肿瘤病灶(≤ 5 mm)的对比剂。

7. CT 也可显示肝硬化和门静脉高压症、脂肪肝和血色病的改变。

8. CT 检查的局限性在于费用高、有辐射和可携带性差。

磁共振影像(MRI)

1. MRI 可提供一系列的平面图像,对包含不同含量的脂肪和水的组织有良好的分辨率。与 CT 不同,MRI 不产生电离辐射,但对于肾功能不全的患者,在使用含有造影剂后出现肾源性纤维化的现象需要引起关注。

2. MRI 是一种很好的评价血流的检查手段,并可以检测肝脏铁的超负荷。

3. 不足之处有不能携带、价格昂贵、成像时间较慢,所以某些生理现象如蠕动可能导致成像模糊。体内有起搏器或其他金属装置的患者不能行 MRI 检查。有幽闭恐惧症的患者在密闭的空间进行。扫描的过程极其不适,很多人还需要进行镇定。

4. 对于血管病变和血管瘤的确诊,MRI 是一种可选择的检查方法(图 1.5),它也可用于鉴别肝血管瘤和再生的结节,在 T2 加权成像时,再生结节的信号强度与肝脏实质相等,而肿瘤的信号强度高于正常的肝脏。

5. MRCP 可以作为内镜逆行胰胆管造影术的一种替代手段。

6. 钆处理可以强化正常组织和肿瘤组织信号强度的不同。

7. MRI 造影已成为在肝切除前了解血管结构的有效的检查手段。

8. 应用肝脏特异性的对比剂可以进一步增强 MRI 评估肝脏肿块特征的准确性。

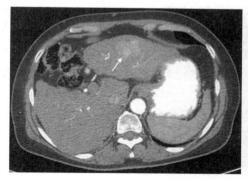

图 1.4　肝细胞癌的 CT 影像。

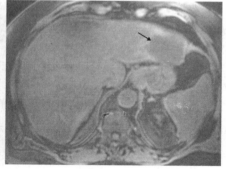

图 1.5　肝血管瘤的 MRI 影像。

放射性核素扫描

1. 进入体内的特殊核素会被肝细胞、库普弗细胞、肿瘤或炎性细胞优先摄取。虽然对于实质和局灶肝疾病,超声和 CT 已代替了放射性核素扫描,但对于鉴别可疑的急性胆囊炎,放射性核素扫描仍有其独特的价值。

2. 锝 99m(^{99m}Tc)标记的硫胶体可用来了解肝脏的解剖学结构,该物质可被库普弗细胞摄取。肿瘤、囊肿或脓肿之中因为没有库普弗细胞因而表现为一个"冷"区域,直径 >2 cm 的病变通常可以被检出。

3. 导致肝血流紊乱和网状内皮组织功能低下的弥漫性肝病使肝摄入放射性核素减少,并使核素转移至骨髓和脾。

4. 肝脏尾叶因为有独立的静脉,在柏-查综合征时,不会受阻塞的肝静脉的影响,因而可能会优先摄入核素。

5. 铟标记的胶体也可以被库普弗细胞摄取,但释放出的放射线比锝多。较新技术包括单光子发射计算机断层摄影(SPECT),这一技术实现了放射性同位素横截面分布的可视化;正电子发射断层摄影术(PET),该技术可提供关于血流和组织代谢的信息。

正电子发射断层摄影(PET)

这种技术可以检测到肝脏肿瘤时特征性的糖代谢的增加。

1. 其临床应用包括原发性肝脏肿瘤的检测和分期,评价转移性疾病,区分良性和恶性肿瘤。

2. 由于分化较好的肿瘤对常用的放射性药物(FDG)摄取不良,PET 在诊断肝细胞癌方面的精确性受到了限制。

瞬时弹性成像

这项技术包括一个安装在振动器上的超声传感器探头,通过产生弹性剪切波来测量肝脏的硬度,通过对宽为 1cm、长为 4cm 的面积的测定来评价肝脏的纤维化。该结果可以用千帕(kPa)的形式表示,值域为 2.5~75kPa,正常值大约 5.5kPa。

1. 它在评价晚期肝纤维化和肝硬化时最为准确;当非严重肝纤维化时,各阶段之间存在相当一部分的重叠。

2. 从技术上讲,对于肥胖患者或有腹水存在时,诊断上有难度。

3. 它可以作为肝脏活组织检查的补充,但无法替代。

4. 磁性弹性成像是利用磁共振的方法来测定肝脏的硬度。

Paul Martin, Lawrence S.Friedman 著

牛俊奇 译

参考文献

Castéra L, Foucher J, Bernard PH, et al. Pitfalls of liver stiffness measurement: a 5-year prospective study of 13,369 examinations. *Hepatology* 2009; 51:828–835.

Castéra L. Transient elastography and other noninvasive tests to assess hepatic fibrosis in patients with viral hepatitis. *J Viral Hep* 2009; 16:300–314.

Chand N, Sanyal AJ. Sepsis-induced cholestasis. *Hepatology* 2007; 45:230–241.

Friedman LS. Controversies in liver biopsy: who, where, when, how, why? *Curr Gastroenterol Rep* 2004; 6:30–36.

Goessling W, Friedman LS. Increased liver chemistry in an asymptomatic patient. *Clin Gastroenterol Hepatol* 2005; 3:852–858.

Green RM, Flamm S. AGA technical review on the evaluation of liver chemistry tests. *Gastroenterology* 2002; 123:1367–1384.

Jang HJ, Yu H, Kim TK. Imaging of focal liver lesions. *Semin Roentgenol* 2009; 44:266–282.

Kechagias S, Ernersson A, Dahlqvist O, et al. Fast-food-based hyper-alimentation can induce rapid and profound elevation of serum alanine aminotransferase in healthy subjects. *Gut* 2008; 57:649–654.

Kim WR, Flamm SL, Di Bisceglie AM, et al. Serum activity of alanine aminotransferase (ALT) as an indicator of health and disease. *Hepatology* 2008; 47:1363–1370.

Rockey DC, Caldwell SH, Goodman ZD, et al. Liver biopsy. *Hepatology* 2009; 49:1017–1044.

Ruhl CE, Everhart JE. Elevated serum alanine aminotransferase and γ-glutamyltransferase and mortality in the United States population. *Gastroenterology* 2009; 136:477–485.

Shaked O, Reddy KR. Approach to a liver mass. *Clin Liver Dis* 2009; 13:193–210.

Tripodi A, Caldwell SH, Hoffman M, et al. Review article: the prothrombin time test as a measure of bleeding risk and prognosis in liver disease. *Aliment Pharmacol Ther* 2007; 26:141–148.

Tripodi A, Chantarangkul V, Primignani M, et al. The international normalized ratio calibrated for cirrhosis (INRliver) normalizes prothrombin time results for model for end-stage liver disease calculation. *Hepatology* 2007; 46:520–527.

Watkins PB, Kaplowitz N, Slattery JT, et al. Aminotransferase elevations in healthy adults receiving 4 grams of acetaminophen daily: a randomized controlled trial. *JAMA* 2006; 296:87–93.

第 2 章 急性肝衰竭

要　点

1. 急性肝衰竭是快速进展性肝脏功能失代偿的综合征,死亡率很高。
2. 急性肝衰竭的定义性特征有:肝性脑病、凝血功能障碍、没有基础肝脏疾病的黄疸患者。
3. 对乙酰氨基酚肝毒性是美国导致急性肝衰竭的主要原因;大约一半的病例是出乎意料。
4. 急性肝衰竭的治疗策略包括: ICU 监测,根据病因实施具体治疗,积极治疗包括感染、肾衰竭、代谢紊乱和脑水肿等并发症。
5. 急性肝衰竭的病因是生存率的最强预测因子,对判断患者是可能恢复还是死亡,以及是否需要肝移植有重要意义。
6. 肝移植对高死亡率的急性肝衰竭患者有显著疗效。

一、定义

急性肝衰竭

急性肝衰竭(ALF)是一种高死亡率伴有肝脏合成功能迅速下降的综合征。急性肝衰竭的定义为以既往无肝病史者出现黄疸、肝性脑病及凝血功能障碍(国际标准化比值 INR 大于 1.5)。根据从出现肝病或黄疸到肝性脑病的时间间隔,分为以下几类。

暴发性肝衰竭(FHF)

1. 最早的分类是由 Trey 和 Davidson 提出的,通过急性肝脏疾病发病到发展成肝性脑病的时间来定义暴发性肝衰竭(FHF):

- 于发病 8 周内出现肝性脑病。
- 既往没有肝脏疾病病史。

2. 另一种定义是由 Bernuau 等提出的,根据首次黄疸检出至肝性脑病出现之间的时间定义暴发性肝衰竭(FHF)。

- 最长时间限度为 2 周。
- 既往无肝病病史。

亚急性暴发性肝衰竭

1. 从出现肝病或黄疸到肝性脑病的时间,比急性肝衰竭间隔时间更长的称为亚急性暴发性肝衰竭。

2. 对于亚急性暴发性肝衰竭的各种定义如下:

a. 迟发性肝衰竭,由 Gimson 等提出,定义为:首发肝病至发展成为肝性脑病之间的间隔时间为 8~26 周,称为迟发性肝衰竭。

b. 亚急性暴发性肝衰竭,由 Bernuau 等提出,定义为:首发黄疸至出现肝性脑病的间隔时间为 2~12 周,称为亚急性暴发性肝衰竭。

亚急性暴发性肝衰竭具有以下特征:
– 药物性或不明原因的肝损伤。
– 预后差。
– 脑水肿发生率下降。
– 并发门静脉高压症表现增多。

急性肝衰竭

1.O'Grady 等进一步提出根据临床出现黄疸到发生肝性脑病的间隔时间将急性肝衰竭分为超急性肝衰竭、急性肝衰竭和亚急性肝衰竭。

- 超急性肝衰竭:间隔时间在 7 d 以内。
- 急性肝衰竭:间隔时间为 8~28 d。
- 亚急性肝衰竭:间隔时间为 29 d~12 周。

2. 超急性表现可能意味着:
- 可能是由对乙酰氨基酚中毒或暴发性甲型或乙型肝炎引起。
- 预后较好。
- 脑水肿发生率增高。
- 无临床黄疸。

二、流行病学

1. 在美国,急性肝衰竭大约每年发生 2000 人,死亡率约是 3.5/100 万;在住院患者中的死亡率约是 31.2/100 万。

2. 虽然急性肝衰竭发病率很罕见,但死亡率高。急性肝衰竭占所有因肝病患者死亡比例的 6%,需肝移植者比例的 6%。

3. 自 2000 年以来,在美国,急性肝衰竭患者的临床预后已经得到改善,可能因为在病因趋势方面有所改变(表 2.1);从美国急性肝衰竭研究组的前瞻性数据中发现:急性肝衰竭的自然恢复率(没有进行肝移植的情况下)为 45%;总体死亡率为 30%;约 25% 的患者接受了肝移植。

表 2.1　急性肝衰竭的最常见病因

病因	百分比(%)
对乙酰氨基酚中毒	46
不确定因素	14
特异性药物性肝损伤	11
乙型肝炎	8
自身免疫性肝炎	6
缺血性肝炎	4
甲型肝炎	3
Wilson 病	2
布加综合征	1
妊娠相关性	1
其他因素	5

* 妊娠相关的急性肝衰竭包括妊娠急性脂肪肝和以溶血、肝酶升高和血小板下降为表现的 HELLP 综合征。

引自:Lee WM. Etiologies of acute liver failure. Semin Liver Dis 2008; 28:142–152; based on 1213 cases of acute liver failure prospectively enrolled in the U.S. Acute Liver Failure Study Group (1998–2007).

三、病因

急性肝衰竭最常见的原因是药物所致的肝损伤和急性病毒性肝炎;很多急性肝衰竭的病因并不清楚。

1. 从美国急性肝衰竭研究组从 1998—2007 年超过 1000 多例患者的前瞻性数据中发现,对乙酰氨基酚中毒是急性肝衰竭最常见的病因,其次是病因不清的肝衰竭,特异性药物引起的肝损伤,急性乙型肝炎,自身免疫性肝炎(见表 2.1);其他急性肝衰竭的原因见表 2.2。

表 2.2　急性肝衰竭的病因

病毒性肝炎	甲、乙、丙、丁、戊型肝炎病毒
	疱疹病毒 1、2、6
	水痘 - 带状疱疹病毒
	腺病毒
	EB 病毒
	巨细胞病毒
	细小病毒 B19
药物引起的肝损伤	对乙酰氨基酚过量
	特异性体质药物反应
	可卡因
	兴奋剂（亚甲二氧基甲基苯丙胺）（摇头丸）
毒素	伞形菌中毒
	有机溶剂
	磷
代谢紊乱	急性妊娠脂肪肝
	Reye 综合征
血管因素	急性循环衰竭、缺血性肝炎
	布加综合征
	静脉闭塞性肝病
	HELLP 综合征
	中暑
其他因素	Wilson 病
	自身免疫性肝炎
	巨细胞性肝炎
	肿瘤广泛浸润
	肝移植后移植物无功能

HELLP：溶血、肝酶升高、血小板减少

引自：Keeffe EB. Acute liver failure. McQuaid KR, Friedman SL, Grendell JH, eds. Current Diagnosis and Treatment in Gastroenterology, 2nd edn. New York: Lange Medical Books/McGraw-Hill; 2003:536–545.

2. 自 2000 年以来,美国因对乙酰氨基酚中毒而导致急性肝衰竭病例的比例有所上升,而急性病毒性肝炎导致肝衰竭的比例有所下降。

四、病理生理学

1. 绝大多数急性肝衰竭病例的特点是大量肝细胞坏死导致肝衰竭;也可见出现急性肝衰竭但并无肝细胞坏死组织学证据的病例,如在妊娠急性脂肪肝和 Reye 综合征的患者中。

2. 急性肝衰竭可能同时存在肝细胞坏死和细胞凋亡;在三磷腺苷(ATP)耗尽之后,细胞肿胀,细胞膜破裂,发生肝细胞坏死。细胞凋亡是由外源性或内源性机制触发的程序性细胞死亡过程,导致半胱氨酸天冬氨酸蛋白酶活化、遗传物质降解和细胞皱缩。

五、临床表现

药物或毒素导致的急性肝衰竭

药物引起的急性肝损伤可表现为特异性反应性或呈剂量依赖型;在美国超过半数的急性肝衰竭案例可以归因于药物性肝损伤,对乙酰氨基酚是最常见的药物。

1. 对乙酰氨基酚(见第 8 章)

a. 对乙酰氨基酚的肝毒性与服用剂量相关,至少服用 15~20g 的对乙酰氨基酚才能引起急性肝衰竭。

b. 因对乙酰氨基酚肝毒性所致急性肝衰竭的患者多数出现在有自杀倾向的人群(表 2.3),或者是在有严重或致命的不良结局的人群中(表 2.4)。

表 2.3　对乙酰氨基酚过量的临床表现

对乙酰氨基酚肝中毒的阶段
初期(0~24 小时):食欲缺乏、恶心、呕吐
潜伏期(24~48 小时):胃肠道症状缓解、血清转氨酶升高
明显肝细胞坏死阶段(>48 小时):
凝血异常、黄疸、肝性脑病
酸中毒
肾衰竭

表 2.4　对乙酰氨基酚肝毒性的危险因素

以下因素会增高患病风险
大量饮酒
大量服用巴比妥类药物
营养不良
慢性疼痛需要多种止疼药或麻醉药
年龄 >40 岁
并发病毒性肝炎
服用抗抑郁药
自杀未遂者

c. 对乙酰氨基酚在肝脏的主要代谢途径是葡糖醛酸化和硫酸化,少数药物由细胞色素 P450 系统代谢。N- 乙酰 -P- 苯醌亚胺(NAPQI)是由细胞色素 P450 系统代谢对乙酰氨基酚过程中产生的一种有毒的中间产物。清除 N- 乙酰 -P- 苯醌亚胺需要与谷胱甘肽结合;然而,在超量使用时会耗竭谷胱甘肽的储存,导致由 NAPQ 介导的直接肝细胞损伤。

• 长期饮酒或使用巴比妥类药物会诱导细胞色素 P450 系统代谢,会增加对乙酰氨基酚的肝毒性和急性肝衰竭的风险。

• 酒精滥用与非有意的对乙酰氨基酚中毒(治疗意外事故)具有相关性;低剂量对乙酰氨基酚(小于 4 g/d)可与急性肝衰竭的发展有关。

• 营养缺乏会使肝脏中谷胱甘肽的储存减少,可能会增加对乙酰氨基酚肝毒性的风险。

2. 其他毒素或药物

a. 抗生素,抗真菌药,抗结核药物包括异烟肼、吡嗪酰胺、四环素、呋喃妥因、酮康唑和磺胺类。

b. 抗抑郁药如苯妥英钠、丙戊酸和卡马西平。

c. 蘑菇中的扑蝇蕈属含有两种毒素:

• 鹅膏菌毒素抑制 RNA 聚合酶 II 的环状八肽,导致肝细胞坏死和肾小管损伤。

• 鬼笔菌毒素是肌动蛋白的聚合 / 解聚环状七肽抑制剂,导致细胞膜失去功能。

d. 有机溶剂中含有氯的碳氢化合物,发生肝毒性的严重性与接触程度和时间长短相关。

e. 不同形式的中草药。

f. 非法药物,包括可卡因和亚甲二氧基甲基苯丙胺 (MDMA),也被称为摇头丸,导致急性肝衰竭,可能是由于缺血性肝损伤。

g. 其他药物 (部分清单):丙硫脲嘧啶 (PTU),二硫酸铁,非甾体抗炎药 (NSAIDs),氨苯砜,曲格列酮,氟烷胺,胺碘酮,氟他胺,丙咪嗪,赖诺普利和烟酸。

病毒性肝炎（见第 3 章）

1. 甲型肝炎病毒（HAV）

- 该病毒通过粪－口途径传播，并通过检测血清中甲肝病毒抗体（anti-HAV）免疫球蛋白 M (IgM) 来诊断。
- 在美国，急性有症状病例的发病率约为 1/10 万，死亡率为 0.3%。
- 有急性肝衰竭风险的人群包括慢性肝病患者、注射吸毒者和老年人。
- 甲型肝炎可以应用疫苗预防；在美国，自从 1995 年疫苗上市以来，甲型肝炎的发病率下降了 92%。

2. 乙型肝炎病毒（HBV）

- 该病毒通过肠外途径、黏膜接触或围生期暴露传播。
- 大多数急性乙型肝炎感染患者无症状。在美国，急性感染发病率为 1.5/10 万，死亡率为 0.5%~1%。
- 乙型肝炎表面抗原（HBsAg）和乙肝病毒核心抗体 IgM (anti-HBc) 可能在急性感染的初期于血清中检测到；在急性肝衰竭患者中，血清 HBV DNA 是最可靠的检测。
- 急性肝衰竭危险因素包括：年龄大于 60 岁，同时感染丙型肝炎病毒（HCV），或同时感染丁型肝炎病毒（HDV）。
- 对于急性重型乙型肝炎起始阶段，可以考虑口服核苷酸或核苷类似物进行抗病毒治疗，尽管支持这种治疗的数据有限。
- 接受化疗或免疫抑制治疗的非活动性乙肝表面抗原携带者有乙型肝炎再激活的风险，甚至可出现急性重型肝炎；建议这些患者进行预防性抗病毒治疗。
- 乙肝是可以通过疫苗接种进行预防的，在美国，自 1991 年以来，乙型肝炎新发病例的发病率下降了近 82%。

3. 丙型肝炎病毒（HCV）

- 该病毒主要通过肠外途径传播。
- 急性丙型肝炎感染极少见，因为大部分病例是无症状的。
- 即使罕见，急性丙型肝炎病毒感染可能会导致急性肝衰竭。
- 急性丙型肝炎感染的诊断有赖于血清 HCV RNA 的检测。
- 慢性丙型肝炎感染可能与其他因素如重叠感染急性 HAV、对乙酰氨基酚所致肝毒性起协同作用，导致发生急性肝衰竭的风险增加。

4. 丁型肝炎病毒（HDV）

- 该病毒也被称为 δ 肝炎病毒，是一种有缺陷的病毒，它的组成和传染性需要乙型肝炎的感染和 HBsAg 的存在。
- 传播途径主要包括肠外途径或黏膜接触。
- 感染可能表现为与急性 HBV 共感染或在慢性乙型肝炎感染的基础上发生共感染，这两种情况都与急性肝衰竭的发生相关。

- 可以通过检测血清中丁型肝炎病毒抗原（HDAg）和抗体（anti-HD）诊断丁型肝炎。
- 核苷和核苷酸类似物对丁型肝炎无效。

5. 戊型肝炎病毒（HEV）

- 该病毒通过粪－口途径传播，是流行地区发生急性肝衰竭的一个主要原因，在发达国家也可能发生戊型肝炎病毒感染。
- 在孕妇中，急性戊型肝炎病毒感染的发病率增加，该人群发生急性肝衰竭和死亡的风险增加；据报道，患有急性戊型肝炎的孕妇发生急性肝衰竭的发病率高达69%，在孕晚期妇女中死亡率高达 20%。

6. 疱疹病毒

- 单纯疱疹和带状疱疹病毒可能会导致急性肝衰竭；免疫抑制的人群更易发生暴发性进程。可能出现皮肤病变和弥散性血管内凝血。
- 肝活检有助于可疑病例的确诊，标本中可发现特征性病毒包涵体，一旦确诊，应立即开始静脉注射无环鸟苷（阿昔洛韦）治疗。

7. 巨细胞病毒（CMV）

- CMV 感染是导致肝移植受者死亡的主要原因（见第 31 章）。
- CMV 血清学反应阴性的肝移植受体在接受 CMV 阳性的供肝后，最易发生暴发性 CMV 肝炎。预防性的抗病毒治疗策略在前面已经介绍过。一旦确诊，应立即开始静脉注射更昔洛韦治疗。

8. 其他病毒

其他病毒，包括微小病毒 B19，EB 病毒（EBV）、腺病毒在急性感染起始阶段可导致急性肝衰竭。微小病毒 B19 感染常并发再生障碍性贫血；急性肝衰竭是急性 EBV 感染主要死亡原因。急性腺病毒性肝炎所致的急性肝衰竭，在免疫缺陷的患者中更为常见。

自身免疫性肝炎（见第 5 章）

1. 一些血清学标志物如抗核抗体（ANA）、抗平滑肌抗体（SMA）、免疫球蛋白定量（特别是 IgG），以及肝活检标本，可能有助于诊断。

2. 继发于自身免疫性肝炎的急性肝衰竭也可能与急性自身免疫性溶血性贫血并存。

3. 糖皮质激素可以考虑用于治疗暴发性自身免疫性肝炎；一些数据表明皮质类固醇激素治疗提高了治愈率。

Wilson 病（见第 17 章）

1. 暴发性 Wilson 病可能表现为转氨酶水平中度升高，天冬氨酸氨基转移酶（AST）与丙氨酸氨基转移酶（ALT）之比大于 2.2，且碱性磷酸酶与胆红素之比低于 4；这些实验室指标对于继发与 Wilson 病的急性肝衰竭诊断具有高度的敏感性和特异性。

2. 提示 Wilson 病的其他实验室研究包括:低血清铜蓝蛋白水平(低于 5 mg/dL),血清铜升高(大于 200 μg/dL),24 小时尿铜定量升高(大于 40 μg/ 24 h,在急性肝衰竭中通常高 125 μg/ 24 h);肝活检标本中肝铜定量含量增加(至少 250 μg/g 干重),以上均支持 Wilson 病的诊断。

3. 眼裂隙灯可用于评估 K-F 环的存在;然而,在高达 50% 的急性肝衰竭患者中 K-F 环不存在。

4. 由于血清铜水平的升高,在急性重型 Wilson 病患者中,可出现 Coombs 阴性溶血性贫血和急性肾衰竭。

5. 由 Wilson 病导致的急性肝衰竭与高死亡率有关;降低血清铜的措施无效,而螯合疗法可能引起超敏反应。因此,一旦确诊,应行紧急肝移植。

布 – 加综合征和窦性阻塞综合征(见第 19 章)

1. 布 – 加综合征是由继发于血栓性疾病的急性肝静脉流出道梗阻所导致的,可能会引起急性肝衰竭;所有患布 – 加综合征的患者均应评估是否存在潜在的高凝疾病或骨髓增生性疾病。

- 所有患者均应开始抗凝治疗。
- 可以考虑肝静脉血管成形术、支架置入术或经颈静脉肝内门体分流术(TIPS),特别是对于那些抗凝治疗无效的患者。

2. 肝窦阻塞综合征,即静脉闭塞性疾病,被认为是造血干细胞移植的患者大剂量化疗的并发症,该综合征可引起伴有疼痛的肝大。

缺血性肝炎(见第 20 章)

1. 也被称为休克肝,该病最常见于心衰导致的低血压、低血容量或心源性休克;肝缺血常见于心衰、瓣膜性心脏病、或心包疾病中。

2. 缺血性肝炎很少引起急性肝衰竭;死亡与潜在的心脏病有关。

瑞氏综合征

瑞氏综合征是导致急性肝衰竭的罕见病因,最常见于儿童。通常见于近期病毒感染、经常服用阿司匹林的患者,随后伴发的是剧烈的呕吐和急进性进展的肝脏疾病,以急性小泡性脂肪变性为特征,有较高的出现高颅压和脑水肿的风险。

妊娠相关急性肝衰竭(见 21 章)

1. 急性病毒性肝炎、妊娠急性脂肪肝和溶血、肝酶升高和低血小板(HELLP)综合征发生可能在妊娠期间出现,并导致急性肝衰竭。

2. 妊娠急性脂肪肝和 HELLP 综合征最常发生于妊娠期的第 3 阶段。

3. 所有患有急性肝衰竭的育龄期妇女均应监测血清 β-绒毛膜促性腺激素（hCG）水平。

急性肝衰竭的不确定性原因

高达 14% 的 ALF 病例的病因是不明确的；对 ALF 患者的血清中对乙酰氨基酚蛋白加合物进行测量的结果表明，对乙酰氨基酚可能是许多不确定因素所致急性肝衰竭的病因。

六、并发症

感染

1. 一项常见的并发症；高达 80% 的患者可能会出现细菌感染，高达 30% 可能出现真菌感染。
2. 急性肝衰竭患者应该监测血液、痰液和尿液的培养。
3. 尽管应在下列任何一种情况下均应启动经验性抗菌药物治疗，但预防性应用抗菌药物可能不会改善所有患者的临床结局。
- 监测培养的结果阳性或发热。
- 3 到 4 期脑病。
- 血流动力学不稳定或全身炎症反应综合征（SIRS）。
- 计划进行肝移植手术的患者。

肾衰竭

1. 这是一个关键的早期预后指标，特别是在对乙酰氨基酚肝中毒的患者中，肾衰竭或酸中毒对于死亡率有高度的预测性。
2. 可能是低血容量，急性肾小管坏死或肝肾综合征导致的。
3. 在出现循环功能障碍伴严重低血压时，应启动血管加压素，如去甲肾上腺素或多巴胺的治疗。
4. 一旦发生肾脏或循环功能障碍，连续静脉血液透析（CVVHD）肾替代疗法是首选。

代谢紊乱

电解质和代谢紊乱使肝性脑病和脑水肿的风险增加，因此必须及时纠正。

1. 低血糖

可能是由于肝糖原生成减少和葡萄糖合成受损所致。必须经常连续测量血糖水平,如果出现低血糖,应给予连续输注 10%~20% 的葡萄糖。

2. 低磷血症

在 ALF 中,由于肝细胞快速再生,大量 ATP 的消耗,可能出现低磷血症,据报道,这可能与较好的预后相关。但严重的低磷血症也可能危及生命,应该经常监测血磷水平,并及时适当补充。

3. 酸中毒

是死亡率最重要的预测指标之一。pH 值低于 7.3 的未行肝移植的对乙酰氨基酚过量的代谢性酸中毒的患者,其死亡率高达 95%。

4. 碱中毒

可能出现在急性肝衰竭的患者中。常见的是过度通气。

5. 低氧血症

可能由急性呼吸窘迫综合征(ARDS),误吸或肺出血所导致;同时有 3 或 4 期肝性脑病的患者应行气管内插管。

凝血异常

凝血异常是急性肝衰竭的重要特征,也是一个重要的预测指标;尽管凝血功能异常表现突出,但严重的出血事件并不常见。

1. 由于有出现消化道出血伴进行性凝血障碍和机械通气有关的消化性溃疡的潜在可能性的风险,所有患者均建议使用质子泵抑制剂或 H_2 受体阻滞剂。

2. 血小板输注,血浆和冷沉淀可以降低与侵入性手术有关的出血风险;除非出现临床上显著的出血,否则常规上不推荐纠正凝血异常。尽管可能与血栓形成风险增加有关,但重组 VIIa 因子的使用是可以考虑的。

3. 如果怀疑营养不良,可以考虑给予维生素 K。

脑病

脑病是急性肝衰竭的特征,可能迅速进展,增加脑水肿、颅内高压和死亡的风险。

1. 脑水肿的风险随着脑病的严重程度而增加;高达 35% 和 75% 的患者分别在脑病 3 期和 4 期发展为脑水肿。

2. 在 3 期或 4 期时应考虑行头部的计算机断层扫描(CT)去评估脑水肿或颅内出血。

3. 乳果糖治疗似乎对急性肝衰竭患者的预后没有显著影响,特别是对于进展期脑病的患者。

脑水肿

颅内高压性脑水肿是急性肝衰竭死亡的最常见原因。

1. 超急性期患者发生脑水肿的风险更高。

2. 动脉血中血氨水平升高超过 200μmol/L 可能预示发生颅内高压风险增加。

3. 导致急性肝衰竭脑水肿的因素包括缺氧、全身性低血压、降低脑灌注压（CPP）和星形胶质细胞的肿胀，这是由于血氨水平升高和脑内谷氨酰胺产生增多；颅内水肿可能最终导致颅内压增高（ICP），缺血性脑损伤和脑疝形成。

4. 体检发现乳头反射异常，肌肉僵硬，去大脑强直，可能提示发生颅内高压。

5. 脑水肿的治疗包括采取措施尽量减少 ICP 升高，配置 ICP 监测装置，维持 ICP 低于 25 mmHg（1mmHg=0.133KPa）和 CPP 超过 50 mmHg（表 2.5）。

表 2.5　脑水肿的管理

一般管理
最大限度地减少周围的刺激
床头升高到 30°
3 期脑病行气管插管、给予镇静
如果循环功能障碍或肾衰竭，启动血管加压药治疗和 CVVHD
特殊治疗
考虑放置 ICP 检测仪
目标 ICP <25 mmHg，CPP> 50 mmHg
过度通气诱导的低二氧化碳血症促进脑血管收缩
目标 PCO_2 30~40 mmHg
静脉注射甘露醇
对于 ICP ≥ 25mmHg，静脉注射 0.25~0.5 g/kg，时间 > 10 min
重复持续 ICP 升高输注
保持血液渗透压 <320 mOsm/L

CVVHD，持续性血液滤过；CPP，颅内灌注压；ICP，颅内压

七、治疗

急性肝衰竭的早期识别，确定病程和暴露风险，实施针对性治疗以及积极的重症监护对于有效的管理是至关重要的；所有患者均应考虑肝移植，并在疾病的早期阶段就应该与肝移植中心进行联系。

最初评估和治疗

1. 既往的信息可提示急性肝衰竭的潜在原因，包括暴露风险，抑郁症或自杀的病史，使用非法药物或酗酒，或摄入肝毒性药物。

2. 诊断性研究应包括：毒理学筛查，病毒血清学试验，自身免疫标志物和肝脏影像（表2.6）；腹部超声检查可显示肝实质面凹陷和再生结节形成。

表2.6　急性肝衰竭的实验室和影像学初步评估

完整的代谢指标，PT/INR，CBC；淀粉酶，脂肪酶，铜蓝蛋白，凝血因子V，妊娠试验，尿常规，血型，监测血培养

血气分析；乳酸测定，血氨测定

尿毒性筛检，对乙酰氨基酚水平

自身免疫性肝炎标志物：ANA，SMA，免疫球蛋白定量

病毒血清学检查：IgM抗体、抗HBc IgM抗体、HBsAg、抗HCV、抗HEV IgM抗体、抗单纯疱疹病毒（1和2）IgM抗体、抗水痘带状疱疹病毒IgM抗体、HIV检测

影像学：腹部多普勒超声、胸片、头颅CT扫描（如3~4级脑病）

其他检测：各种病毒性肝炎的PCR检测：HBV DNA、HSV DNA、HCV RNA、EBV DNA、CMV DNA、VZV DNA、腺病毒DNA的PCR检测；血清铜，24小时尿铜水平

ANA：抗核抗体；抗-HBc：乙型肝炎核心抗原抗体；CBC：全血细胞计数；CMV：巨细胞病毒；CT：计算机断层摄影术；EBV：EB病毒；HAV：甲型肝炎病毒；HBsAg：乙型肝炎表面抗原，HBV：乙型肝炎病毒；HCV：丙型肝炎病毒；HEV：戊型肝炎病毒；HIV：人类免疫缺陷病毒；HSV：单纯疱疹病毒；Ig：免疫球蛋白；INR：国际标准化比值；PCR：聚合酶链反应；PT：凝血酶原时间；SMA：平滑肌抗体；VZV：水痘-带状疱疹病毒

3. 肝活检结果很少影响临床治疗，对预后无影响。除疑似自身免疫性肝炎，急性单纯性疱疹肝炎或恶性疾病外，如果需要获得肝活检，优选经颈静脉途径。

4. 一旦出现脑膜炎，应将患者转入重症监护病房（表2.7）。重症监护对预防和治疗诸如休克、败血症、肾衰竭和脑水肿等并发症至关重要。

表2.7　急性肝衰竭的重症监护治疗

血流动力学监护（动脉导管、中心静脉和肺动脉导管）

气管插管（3~4级脑病）

肾脏替代治疗（CV VHD）

神经监测

低血糖监测

在规律的时间监测实验室参数，纠正代谢紊乱

肠内营养

定期监测细菌和真菌培养物（血、痰、尿）

药物：
质子泵抑制剂或H_2受体阻滞剂
对有感染风险的患者经验性抗生素治疗

（待续）

（续表）

若出现低血糖 10%~20% 葡萄糖输注	
循环衰竭血管活性药物的管理	
脑水肿的管理和 ICP 监测的考虑（见表 2.5）	

CVVHD：连续性静脉 - 静脉血液透析；ICP：颅内压

特殊疾病的治疗

1. 确定急性肝衰竭的潜在病因来指导特定疗法的应用，其中一些可能对临床预后产生重大影响（表 2.8）。

表 2.8　根据急性肝衰竭的病因进行特异性治疗

病因	治疗
对乙酰氨基酚的肝毒性 或 任何原因引起的伴有轻度至中度 　肝性脑病的急性肝衰竭	N- 乙酰半胱氨酸 静脉注射（优选）：起始剂量：150mg/kg 剂量，溶于 5% 葡萄糖，超过 1h 注入，然后 12.5mg/（kg·h）超过 4h，然后 6.25mg/（kg·h） 口服：起始剂量 140mg/kg，然后 70mg/（kg·4h）
鹅膏蕈中毒	洗胃与使用药用炭 静脉注射青霉素 1g/（kg·d）
单纯疱疹病毒性肝炎	静脉注射阿昔洛韦 30mg/（kg·d）
巨细胞病毒感染 急性乙型肝炎	更昔洛韦 5mg/kg，12h 静脉注射 口服核苷或核苷酸类似物（首选恩替卡韦 0.5mg/d 或替诺福韦 300mg/d）
自身免疫性肝炎	静脉注射甲泼尼松龙 60 mg/d
妊娠急性脂肪肝或 HELLP 综合征	胎儿分娩
布 - 加综合征	考虑抗凝治疗与 TIPS 放置

HELLP：溶血，肝酶升高和血小板降低综合征；TIPS：经颈静脉肝内门体分流术

2. 前瞻性资料显示,给予 N- 乙酰半胱氨酸(NAC)可能为非对乙酰氨基酚相关的急性肝衰竭同时伴有 1 级或 2 级肝性脑病的患者提供生存获益;因此,无论病因如何,NAC 被推荐用于所有轻度至中度肝性脑病的患者,直到有肝功能改善的证据。

3. 在对乙酰氨基酚所导致的肝中毒病例中,肝细胞谷胱甘肽合成的恢复依赖于半胱氨酸,这可以以 NAC 的形式输入;不论血清中对乙酰氨基酚水平如何,在所有怀疑有对乙酰氨基酚过量的病例中,N- 乙酰半胱氨酸(NAC)都推荐被应用。

肝移植(见第 31 章)

1. 肝移植对生存有重大影响,总体 3 年生存率可达 78%;所有急性肝衰竭患者均应考虑肝移植。

2. 对于评估自然恢复的可能性或出现进展性肝功能障碍,并有较高的死亡率风险,目前已经提出了几种预后标准:

a. 许多研究一致表明:急性肝衰竭最重要的预后指标是病因;对乙酰氨基酚中毒和急性甲型肝炎有最好的自发缓解率,分别为 68% 和 65%。

b. 急性肝衰竭最广泛研究的标准是 King College 标准(表 2.9);这些标准的特点是对于评价死亡率的特异性高;但是,未达到这些标准并不能保证生存。

表 2.9 急性肝衰竭预后评估(King College 标准)

对乙酰氨基酚过量引起的急性肝衰竭	与对乙酰氨基酚无关的急性肝衰竭
pH 值 < 7.30 或 3 级或 4 级脑病患者 INR > 6.5(PT > 100 秒),血肌酐 > 3.4mg/dL(> 300μmol/L)	INR > 6.5(PT > 100 秒) 或 下列 3 项之一: 　年龄 < 10 岁或 > 40 岁 　非甲、非乙型肝炎的原因,或特殊的药物反应 　脑病前黄疸持续时间 > 7 天 INR > 3.5(PT > 50s) 　血清胆红素 > 17.6mg/dL(> 300μmol/L)

INR,国际标准化比值;PT,凝血酶原时间

引自:O' Grady JG, Alexander GJ, Hayllar KM, Williams R.Early indicators of prognosis in fulminant hepatic failure. *Gastroenterology* 1989;97:439–445.

c. 预测急性肝衰竭死亡率的其他预后标准包括:

- 存在肝性脑病;<30 岁的患者 V 因子水平低于正常值的 20%;或 ≥ 30 岁的患者 V 因子水平低于正常值的 30%(Clichy 标准)。

- 终末期肝病模型(MELD)评分至少为 30 分(见第 10 章)。

- 急性生理学和慢性健康评估(APACHE)Ⅱ评分高于 15~20。

　　3. 高死亡率的和达到器官共享的联合网络（UNOS）定义标准的急性肝衰竭的患者可能被划分为 1A 级状态并优先接受肝移植；暴发性 Wilson 病的患者也可能会因为该病的高死亡率而被划分为 1A 级状态。

　　4. 急性肝衰竭肝移植禁忌证

　　a. 严重心肺疾病或多器官功能衰竭。

　　b. 感染性休克。

　　c. 肝外恶性疾病。

　　d. 广泛血栓性疾病。

　　e. 不可逆性脑损伤或脑死亡。

　　• CPP 小于 40mmHg 超过 2 小时。

　　• 持续 ICP 高于 50 mm Hg。

　　f. 仍存在滥用药物、反复试图自杀或社会支持不足而不能接受移植。

未来的治疗

　　体外肝脏辅助装置，辅助肝移植和肝细胞培养系统已被研究用以改善急性肝衰竭的临床预后，虽然某些生理参数的改善已经被观察到，但这些方法并没有显示出对改善生存率方面具有明显的影响。生物或非生物的人工肝辅助装置正在进一步研究中，如分子吸附再循环系统（MARS）和组织工程肝细胞培养体系的建立可能是有效的支持急性肝衰竭患者康复或作为等待肝移植的过渡治疗手段。

Stevan A. Gonzalz, Emmet B. Keeffe　著

张明媛　译

参考文献

Keeffe EB. Acute liver failure. In: McQuaid KR, Friedman SL, Grendell JH, eds. *Current Diagnosis and Treatment in Gastroenterology*, 2nd edn. New York: Lange Medical Books/McGraw-Hill, 2003:536–545.

Larsen FS, Wendon J. Prevention and management of brain edema in patients with acute liver failure. *Liver Transpl* 2008; 14(Suppl 2):S90–S96.

Larson AM, Polson J, Fontana RJ, et al. Acetaminophen-induced acute liver failure: results of a United States multicenter, prospective study. *Hepatology* 2005; 42:1364–1372.

Lee WM, Hynan LS, Rossaro L, et al. Intravenous N-acetylcysteine improves transplant-free survival in early stage non-acetaminophen acute liver failure. *Gastroenterology* 2009; 137:856–864.

Lee WM, Squires Jr RH, Nyberg SL, et al. Acute liver failure: summary of a workshop. *Hepatology* 2008; 47:1401–1415.

Lee WM. Etiologies of acute liver failure. *Semin Liver Dis* 2008; 28:142–152.

Liou IW, Larson AM. Role of liver transplantation in acute liver failure. *Semin Liver Dis* 2008; 28:201–209.

O'Grady JG, Alexander GJ, Hayllar KM, et al. Early indicators of prognosis in fulminant hepatic failure. *Gastroenterology* 1989; 97:439–445.

O'Grady JG, Schalm SW, Williams R. Acute liver failure: redefining the syndromes. *Lancet* 1993; 342:273–275.

Polson J. Assessment of prognosis in acute liver failure. *Semin Liver Dis* 2008; 28:218–225.

Polson J, Lee WM. AASLD position paper: the management of acute liver failure. *Hepatology* 2005; 41:1179–1197.

Rutherford A, Chung RT. Acute liver failure: mechanisms of hepatocyte injury and regeneration. *Semin Liver Dis* 2008; 28:167–174.

Stravitz RT, Kramer AH, Davern T, et al. Intensive care of patients with acute liver failure: recommendations of the U.S. Acute Liver Failure Study Group. *Crit Care Med* 2007; 35:2498–2508.

第3章　急性病毒性肝炎

要　点

1. 病毒性肝炎是当今世界最常见的肝脏疾病的病因,每年急性感染后遗症会导致1~2百万人死亡。

2. 甲型肝炎病毒和戊型肝炎病毒(HAV和HEV)是无被膜、经消化道传播的肝炎病毒,一般是自限性感染,但一些病例可能发生重型肝炎。尽管罕见,仍然有器官移植受体为慢性戊型肝炎的报道。血液传播的肝炎病毒(HBV、HDV和HCV)是有被膜的,导致持续感染和长期的病毒血症,发展为慢性肝脏疾病及其后遗症。

3. 文献报道急性病毒性肝炎的临床表现多种多样,范围从无症状的、无黄疸性感染到急性肝衰竭(暴发性肝炎)。除了急性丙型肝炎外,对急性病毒性肝炎没有有效的特异性治疗方法。当急性肝衰竭无治愈希望时则考虑肝移植。

4. 高效而安全的疫苗在接触病毒前可有效预防HAV、HBV感染;暴露于HAV后的免疫预防方法优先选择甲型肝炎疫苗,也可应用免疫球蛋白;暴露于病毒后的乙型肝炎免疫预防,乙型肝炎高效免疫球蛋白和乙型肝炎疫苗都需使用。

5. 预防HCV、HEV感染目前还没有免疫球蛋白可用;尚没有预防丙型肝炎感染的疫苗。有效的戊型肝炎疫苗还没有商业化,但已在研发中。乙型肝炎疫苗接种可以预防丁型肝炎感染,但是在已感染HBV的患者,还没有能预防丁型肝炎重叠感染的疫苗。

一、重要性

1. 世界范围内,肝炎病毒感染是肝病最常见的原因。
2. 全球人口的7%慢性感染HBV,3%感染HCV。
3. 许多肝炎发作时是无黄疸、无症状、亚临床的,或被忽略的。
4. 肝炎的其他表现形式是严重的,并可能导致急性肝衰竭。
5. 病毒性肝炎是全球持续性病毒血症最常见的原因。

6. 慢性感染的结局包括肝硬化、终末期肝病、肝细胞癌和过早死亡。

7. 由于其后遗症,病毒性肝炎每年会导致 1~2 百万人死亡。

二、病毒性肝炎的病原学

急性病毒性肝炎的致病病毒可以分为两类:经消化道传播的和经血液传播的。

经消化道传播的病毒

这些病毒称为甲型肝炎病毒(HAV)和戊型肝炎病毒(HEV)。

- 无被膜病毒;
- 可在胆汁、洗涤剂内存活;
- 随粪便排出;
- 不会导致长期病毒血症或肠道携带者状态;
- 仅有 HEV 与慢性感染相关,但少见;
- 第三种肠道传播肝炎病毒存在,通过黑猩猩传播;
- 肝内复制,诱发免疫反应,但机制还不完全明确。

1. 甲型肝炎病毒(HAV)

a. 归类为微小病毒,"肝病毒"亚类;

b. 直径为 27~28 nm,呈立体对称;

c. 单股线性 RNA 分子,7.4 kb 在一个开放阅读框架内;

d. 在人类中有一种血清型,3 种或 3 种以上的基因型;

e. 包含一个单独的免疫决定簇中和位点;

f. 在衣壳体中包含 4 种病毒粒子多肽;

g. 在感染的肝细胞胞浆中通过 RNA 依赖的 RNA 聚合酶复制,没有在肠道中复制的证据;

h. 高度化学和温度失活抵抗;

i. 在灵长类和人类细胞系中繁殖。

2. 戊型肝炎病毒(HEV)

a. 肝炎病毒科,戊型肝炎样病毒属;

b. 直径 27~34 nm;

c. 线性 RNA 分子,7.2~7.4 kb;

d.RNA 基因组有三个相互重叠的开放读码框架,编码 HEV 的结构蛋白及与 HEV 复制有关的非结构蛋白,其中包括 RNA 依赖的 RNA 聚合酶、解旋酶(helicase)、半胱氨酸蛋白酶和甲基转移酶;

    e. 在人类仅确定了 1 种血清型,4 种主要基因型;

    f. 结构蛋白中的免疫决定簇中和位点由二级开放读码框架编码;

    g. 在转染的人肝癌细胞系和人胚胎肺的二倍体细胞中复制。

3. 其他经肠道传播的病原体

偶尔暴发的肠道传播肝炎,无 HAV 或 HEV 的血清型标志;可感染黑猩猩,在肝脏内复制。

经血液传播的病原体

    包括乙型肝炎病毒(HBV)、丁型肝炎病毒(HDV)、丙型肝炎病毒(HCV)和庚型肝炎病毒(HGV)。其共同特点是:

- 有被膜的病毒;
- 暴露于胆汁和洗涤剂后被破坏;
- 不在粪便中排出;
- 与慢性肝脏疾病相关;
- 与持续性病毒血症相关。

1. 乙型肝炎病毒(HBV)

a.HBV 是人类感染的嗜肝 DNA 病毒,肝炎病毒科。

b.8 个基因型(A~H),基因型 C 表现为与更严重的慢性肝病有关,基因型 D 对干扰素治疗反应差。

c. 直径为 42 nm 的球形颗粒,即 Dane 颗粒由直径 27 nm 的电子致密的核壳体核心和外边为 7 nm 厚的脂蛋白被膜组成。

d.HBV 核心内含环状部分形成双链的 DNA(长 3.2 kb),有逆转录酶功能的 DNA 聚合酶蛋白,HBcAg(核衣壳结构蛋白)及 HBeAg(非结构分泌蛋白,与 HBV 复制不完全相关)。

e.HBV 外层脂蛋白被膜包括:HBsAg,有 3 种被膜蛋白,即主要、大和中蛋白;少量类脂和糖类成分;除了完整的 HBV 颗粒,HBsAg 还可以以 22 nm 球形和管形非感染颗粒存在。

f.HBV 有一种主要的血清型,根据 HBsAg 蛋白的不同有多个亚型。

g.HBV 突变病毒是逆转录酶缺少校正读码功能和耐药的结果,例如:HBeAg 阴性的前核心 / 核心驱动子变异;HBV 疫苗诱导的逃逸突变;核苷类药物诱导的抵抗变异。

h. 通过前基因组 RNA 逆转录复制。

i. 肝脏是 HBV 复制主要的但不是唯一的器官。

j. 在原代成人和胎儿肝细胞有限体外复制。

2. 丁型肝炎病毒（HDV）

a. 是有缺陷的 RNA 卫星病毒（类病毒样），它的表达和致病性需要 HBV 的辅助，但其复制不需要 HBV 的辅助。

b. 目前仅已知一个血清型，8 个基因型。

c. 35～37 nm 的球形颗粒，由 HBV 脂蛋白外膜包裹（HBsAg），19 nm 的类核心结构。

d. 病毒包含一个有抗原性的磷蛋白核心（HDV 抗原），其中有结合 RNA（binds RNA）；两种异构体蛋白，195 个氨基酸的小蛋白和 214 个氨基酸的大蛋白；小型的 HDV 抗原将 RNA 传送进胞核，这是 HDV 复制所必需的；大型的异戊二烯化的 HDV 抗原抑制 HDV RNA 复制及参与 HDV 装配。

e. HDV RNA 为 1.7 kb 的单链、共价、闭合、环状 RNA。

f. HDV 抗原基因组是一个互补的基因组，环状 RNA 见于已感染的肝脏细胞中，在纯化的 HDV 颗粒中少见。

g. HDV DNA 是动物病毒中最小的 RNA 基因组，类似于植物卫星病毒。

h. RNA 基因组可以通过分子内的碱基配对自身折叠形成一种不分枝的类似杆状的结构。

i. 仅在肝细胞内复制。

j. 转染 HDV cDNA 的原代黑猩猩、土拨鼠和人肝细胞癌细胞株可以表达 HDV RNA 和 HDV 抗原。

3. 丙型肝炎病毒（HCV）

a. 有被膜的单链 RNA 病毒。

b. 55 ～ 60 nm 的球形颗粒，33 nm 核壳体核心。

c. 分类属于黄病毒属，丙肝病毒属类别。

d. HCV 基因组包含约 9.4～9.6 kb 的核苷酸，编码一个约 3000 个氨基酸的聚合蛋白。

- 其中 1/3 的多聚蛋白为一系列结构蛋白 [一个内部核壳体或核心（C）蛋白，两个糖基化被膜蛋白，称为 E1 和 E2，存在于含脂质的病毒被膜中]；
- 包膜蛋白可以产生中和抗体；
- 高变异区位于 E2；
- 剩余 2/3 多聚蛋白为非结构蛋白（NS2、NS3、NS4A、NS4B、NS5A、NS5B）与 HCV 复制有关，其中 NS2/3 有锌依赖的金属蛋白酶，NS3 有三磷酸核苷酶及解旋酶，NS3-4A 有糜蛋白酶样的丝氨酸蛋白酶，NS5B 有 RNA 依赖的 RNA 聚合酶，NS5A 有干扰素敏感区和离子通道 P7。

e. 目前仅确认一种 HCV 血清型，存在 6 种主要的 HCV 基因型，在全世界的分布不同。

f. 基因型与慢性感染对抗病毒治疗的反应和治疗的持续时间有关。

三、流行病学和危险因素

甲型肝炎病毒（HAV）

1. 潜伏期 15~50 d（平均约 30 d）。

2. 世界性分布，在发展中国家高度流行。

3. 在发病前 1~2 周和发病至少 1 周后从感染患者的粪便中排出 HAV。

4. 有短期病毒血症，通常不超过 3 周，在迁延和复发感染的患者可长达 90 d。

5. 据报道，受感染的新生儿粪便中排出病毒的时间延长（数月），排出病毒的频率及水平的流行病学意义还不明确。

6. 主要传播途径为粪－口途径及家庭传播，共用水源及食物污染可引起暴发流行，如污染的食物、有壳软体动物和水。

7. 其他危险因素包括婴幼儿和带尿布儿童的看护中心，设备不良的公共场所，到发展中国家旅行（在美国最常见的风险因素），口－肛同性恋行为或多重性关系，以及共用注射器吸毒。

8. 目前尚无母婴传播的证据。

9. 流行与卫生情况和家庭成员之间传播有关。

10. 经血液传播罕见。

11. 在美国 30%～40% 的病例没有明显的风险因素。

12. 总体上在美国的分子流行病学调查显示由于疫苗的普及，感染率低于 30% 并且有快速下降趋势，发病之前有基础肝病或 40 岁以上个体疾病严重程度增加。

戊型肝炎病毒（HEV）

1. 潜伏期平均约为 40 d（范围：15～65 d）。

2. 广泛分布，流行或地方性发病，在美国有症状的感染少见，尽管如此，美国人口的血清流行率大约 21%。

3. HEV RNA 在急性期存在于血清和粪便中。

4. 最常见于发展中国家的较年轻的成年人中的散发性肝炎。

5. 在亚洲、非洲和美洲中部，暴发流行主要是经水源传播。

6. 家庭内部传播及继发病例不常见。

7. 已有文献报道存在母婴途径传播。

8. 在美国输入病例多见于返回的旅行者、流行地区的新移民；散发病例很少见，通过未煮熟的猪肉制品、肝脏或其他器官的肉类、贝壳类或鹿肉传播，或输血传播。

9. 延长的病毒血症和粪便病毒排出不常见；在慢性肝炎器官移植受体，少数病例可表现为持续的病毒排出。

10. 基因型 1 和 2 型见于人类散发病例和水源暴发；3 型和 4 型见于猪和其他动物，呈明显动物传染性传播。

乙型肝炎病毒（HBV）

1. 潜伏期范围为 15~180 d（平均 60~90 d）。

2. HBV 的病毒血症在急性感染后持续数周至数月。

3. 1%~5% 的成人、90% 的新生儿和 50% 的婴儿发展为慢性感染或持续病毒血症。

4. 持续感染与慢性肝炎、肝硬化、肝癌以及过早死亡有相关性。

5. 持续感染与急性坏死性血管炎、膜性肾小球肾炎有关。

6. 全球性分布：HBV 携带者在美国少于 1%，在亚洲、撒哈拉沙漠以南的非洲为 5%~15%，在疫苗普及应用的地区发病率下降。

7. HBV 存在于血液、精液、子宫颈阴道分泌物、唾液和其他体液中。

8. HBV 感染的风险与 HBV DNA 水平和 HBeAg 相关。

9. 基础肝病存在的个体疾病严重程度增加。

10. 传播方式包括：

a. 血液传播：输入血 / 血制品、静脉吸毒、血液透析患者、护理患者和其他暴露于血液的人员。

b. 性传播：在美国，50% 的急性病例归因于性传播。

c. 经皮肤或经黏膜传播：针刺意外、共用剃须刀、文身、针刺疗法、共用牙刷。

d. 母婴、母幼儿传播。

e. 没有粪－口传播的证据。

f. 25% 的病例没有风险因素。

丁型肝炎病毒（HDV）

1. 潜伏期估计为 4~7 周。

2. 流行于地中海盆地、巴尔干半岛、欧洲中部、非洲的一部分、中东以及亚马孙盆地。

3. 在美国由于乙型肝炎疫苗的应用，发病率下降。

4. 在美国 2% ～ 5% 的慢性乙型肝炎患者存在 HDV 感染。

5. 病毒血症可短期存在（急性感染时）或持续（慢性感染）。

6. HDV 感染仅发生于有 HBV 感染危险的个体（共同感染或重叠感染）。

7. 传播方式：

　　a. 血液传播：注射吸毒是在美国的主要传播方式；接受高危血制品的患者。

　　b. 性传播：同性恋和双性恋的青少年和成人；性伴侣。

　　c. 母婴传播，但发生率不确定。

丙型肝炎病毒（HCV）

1. 潜伏期范围为 15~160 d（主要高峰期约在 50 d）。

2. 病毒血症时间延长和持续存在感染常见（55%~85%），在全球广泛分布。

3. 病因持续感染与慢性肝炎、肝硬化、肝癌和过早死亡有相关性。

4. 在美国既往和目前感染的血清流行率为 1.3%，意大利和日本某些地区接近 20%，在埃及尼罗河三角洲一些村庄高达 40%。

5. 传播方式

　　a. 血液传播（主要传播形式）：静脉吸毒（美国 85% 新发病例的发病原因）；输入血 / 血制品（目前在美国已很少发生，估计发生情况为 1：2 000 000 输血单位）；透析患者；文身、身体穿孔；医疗机构无菌技术不过关或其他感染控制缺陷；吸食可卡因。

　　b. 性传播：少见。

　　c. 母婴传播：少见。

　　d. 没有粪 - 口传播的证据。

　　e. 10% 的病例没有风险因素。

四、病理生理学

1. 肝细胞损伤的机制为：细胞介导肝细胞免疫损伤（包括细胞退化和凋亡），与 $CD8^+$ 及 $CD4^+T$ 淋巴细胞反应及肝脏和全身的细胞因子有关。

2. 病毒对肝细胞的直接效应：免疫抑制的患者有高水平病毒复制支持这一机制，但没有直接证据证明。

五、临床特点

自限性疾病

1. 严重程度的范围从无症状、隐性感染到致死性的急性肝衰竭，在有基础肝病和 40 岁以上的人群中严重程度增加。

2. 所有病毒引起的临床症状都开始于非特异性的全身前驱期症状和胃肠症状，如不适、厌食、恶心和呕吐；类似流感的症状，如咽炎、咳嗽、鼻炎、畏光、头痛和肌痛。

3. HAV 和 HEV 症状常为突然发作,其他型则常为隐性发病。

4. 除 HAV 感染外发热并不常见。

5. 免疫复合物介导的类血清病症状,在 HBV 感染患者中少于 10%,在其他型中更为少见;包括多发性关节炎、多发性关节痛、神经性水肿、荨麻疹、斑丘疹暴发、紫癜、瘀斑,以及更少见的血尿、蛋白尿,皮肤及系统性血管炎。

6. 出现黄疸时前期症状减少或消失,但仍有厌食、不适、虚弱仍可持续。

7. 深色尿及大便颜色变浅预示黄疸(黄疸期),瘙痒(常见轻微的和短暂的)可在黄疸加重时发生。

8. 黄疸期持续 1~3 周;随后的康复期可能持续数月,期间黄疸和症状消退, HBsAg、HBeAg、HBV DNA 消失。

9. 体格检查显示肝脏轻微的增大和触痛。

10.15%~20% 的患者有轻微脾大和颈淋巴结肿大。

急性肝衰竭(见第 2 章)

1. 精神状态的改变(脑病)为特征:昏睡、嗜睡、昏迷,睡眠周期颠倒,性格改变。

2. 脑水肿(通常没有视乳头水肿)。

3. 凝血机制障碍 [凝血酶原时间延长,国际标准化比值(INR)1.5 或更高]。

4. 多器官衰竭:成人呼吸窘迫综合征、心律不齐、肝肾综合征、代谢性酸中毒、败血症、胃肠道出血、低血压。

5. 腹水、全身水肿。

6. 不进行肝移植死亡率 60% ～ 80%;肝移植一年生存率 65%~70%。

7. 连续的体格检查可见肝脏缩小和进展性黄疸。

8. 在患戊型肝炎的怀孕妇女中,特别是在妊娠的后 3 个月中,发病率异常高,接近 10%~20%,母婴死亡率高。

胆汁淤积性肝炎

1. 最常见于 HAV 感染。

2. 瘙痒症状可能很明显。

3. 在少数患者中存在持续厌食和腹泻。

4. 在完全康复之前,可能一直有明显的黄疸,并持续存在数月。

5. 不进行特殊治疗,预后良好,可完全康复。

复发性肝炎

1. 在病情改善和明显恢复数周至数月之后,疾病症状和肝功能检查异常复现。

2. 最常见于 HAV 感染,抗 HAV IgM 可能持续阳性,并且 HAV 可能再次由粪便排出；

　3. 可见关节炎、脉管炎和冷球蛋白血症；

　4. 即使是在多次复发之后的完全恢复，预后也是良好的（特别常见于儿童）。

六、实验室特征

自限性疾病

　1. 最突出的生化特征是血清转氨酶水平（ALT 和 AST）显著升高。

　2. ALT 和 AST 峰值范围为 500~5000 U/L，ALT 水平通常高于 AST 水平。

　3. 血清胆红素水平很少超过 10 mg/dL，除非在重型肝炎、急性肝衰竭和胆汁淤积性肝炎（见下文）。

　4. 血清碱性磷酸酶水平正常或轻度升高。

　5. 凝血酶原时间正常或延长 1~3 s。

　6. 血清蛋白水平正常或轻度下降。

　7. 外周血计数：正常或轻度的白细胞减少，伴有或不伴有相对的淋巴细胞增多。

急性肝衰竭（见第 2 章）

　1. 明显的凝血机制障碍（INR1.5 或更高）。

　2. 常见白细胞增多、低钠血症和低钾血症。

　3. 低血糖。

　4. 血清胆红素和转氨酶显著升高，随着疾病进展，后者也可下降而后趋于正常。

　5. 中到重度低清蛋白血症。

胆汁淤积性疾病

　1. 血清胆红素水平可以超过 20 mg/dL。

　2. 尽管胆汁淤积，血清转氨酶水平可以下降而趋于正常。

　3. 血清碱性磷酸酶不同程度升高。

　4. 正常或接近正常的清蛋白水平。

　5. 凝血酶原时间延长，可以给予维生素 K 治疗。

复发性肝炎

　1. 在恢复期，血清转氨酶和胆红素水平在正常或接近正常之后再次升高。

　2. 偶见峰值可能超过最初发作的水平。

七、组织学

肝活组织检查极少用于急性自限性病毒性肝炎。

自限性疾病

1. 主要表现为肝细胞损伤,表现为局灶性肝细胞坏死、肝细胞消失(细胞消失)、气球样变、康斯尔曼样体凋亡(干瘪、透明变性、肝细胞坏死、浸润肝窦)。

2. 静脉内膜炎,影响中央静脉。

3. 弥漫性单核细胞(CD8+ 和自然杀伤细胞)浸润:在增宽的汇管区内,界板被部分侵蚀;肝实质内部库普弗细胞增生、肿大;可见脂褐质片段和碎屑,为受损肝细胞的残余物。

急性肝衰竭

1. 常因存在凝血机制障碍而不进行肝活组织检查。

2. 可见广泛融合的肝细胞消失。

3. 网状组织框架塌陷。

4. 肝小叶炎症。

5. 不同程度的胆汁淤积。

胆汁淤积性疾病

1. 肝细胞变性,类似于自限性肝炎中的炎症。

2. 扩张的肝细胞小管中胆栓突出和肝细胞的胆红素染色。

3. 肝细胞形成多发的、散在的管道样结构(假腺性改变)。

复发性肝炎

改变与自限性疾病相似。

八、诊断

鉴别诊断

药物和毒素诱发肝脏疾病(见第 8 章),局部缺血性肝炎(见第 20 章),自身免疫性肝炎（见第 5 章），酒精性肝炎（见第 6 章），急性胆道梗阻（见第 33 章），慢性乙型肝炎和丙型肝炎再激活（见第 4 章）。

血清学诊断

血清学诊断见表 3.1。

表 3.1 急性病毒性肝炎诊断的血清学模式

病因	急性期	恢复期
HAV	抗 HAV（＋）（总抗体）	抗 HAV IgG 出现
	抗 HAV IgM（＋）	抗 HAV IgM 消失
HEV	抗 HEV IgM（＋），粪便、血清 HEV RNA	HEV RNA 消失；抗 HEV IgG 出现，抗 HEV IgM 消失
	抗 HEV IgG 可能存在	抗 HEV IgM 消失
HBV	HBsAg（＋）和抗 -HBc-IgM（＋）	HBsAg 消失；后期抗 HBc IgM 消失，出现抗 HBc IgG；后期出现抗体 HBs
HDV	在 HBsAg 阳性患者中 HDV RNA 阳性，抗 HDV IgM（＋）	HDV RNA 或抗原消失；出现抗 HDV IgG 或抗 HDV 消失
HCV	早期存在 HCV RNA；同时有抗 HCV 或后来出现抗 HCV	HCV RNA 消失（在少数患者中）；抗 HCV 持续存在几十年

1. 肠道传播感染

a. 甲型肝炎病毒（HAV）（图 3.1）

• 在急性期和随后 3~6 个月可检出 HAV IgM 抗体（抗 HAV IgM），少数在 24 个月内仍为阳性。

• 抗 HAV IgG 阳并且抗 HAV IgM 阴性提示既往感染。

b. 戊性肝炎病毒（HEV）

• 目前还没有被 FDA 批准的商业化血清检测试剂。

• 在一些研究性实验中早期可检出 HEV 的 IgM 和 IgG 抗体（抗 HEV）。

• 抗 HEV IgA 可用于诊断抗 HEV IgM 阴性的急性 HEV 感染。

• 抗 HEV IgM 可以在疾病高峰期之后至少存在 6 周，在自限性感染患者 20 个月内可以查到抗 HEV IgG。

• 粪便或血清中检测到 HEV RNA 是确诊性实验，但通常不需要，除非在随访中怀疑慢性戊性肝炎的诊断。

2. 血液传播感染

a.HBV（图 3.2）

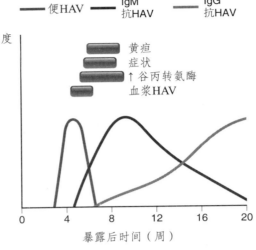

图 3.1　HAV 的血清学变化过程。（见彩插）

- 检测到 HBcAg IgM 抗体和 HBsAg 可确定血清学诊断：抗 HBc IgM 和 HBsAg 两者均常见于症状开始时，HBsAg 常先于抗 HBc IgM 出现，HBsAg 是第一个 HBV 感染的常规检测血清学标志。在 HBsAg 出现后数周至数月内，且在抗 HBc IgM 阴转之前，HBsAg 可以消失。

- HBV DNA 和 HBeAg：血浆中的 HBV DNA 是第一个可检测到的 HBV 感染的标志，但不是常规检查。HBeAg 通常在 HBsAg 出现后可检出。HBV DNA 和 HBeAg 在自限性感染中数周至数月后消失，相应的抗 HBs 和抗 HBe 长期存在，诊断一般不

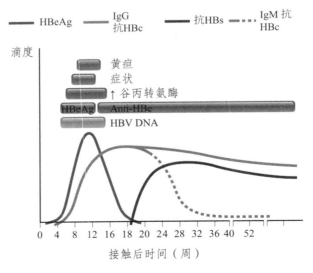

图 3.2　HBV 的血清学变化过程。（见彩插）

需要这两项检查。

• 抗 HBc IgG：在感染的恢复期取代抗 HBc IgM，提示过去有感染或持续感染，不能被 HBV 疫苗诱导。

• HBsAg 抗体（抗 HBs）：最后出现的抗体，是一种中和抗体，常提示恢复和对再感染有免疫力，HBV 疫苗可诱导。

b. 丁型肝炎病毒（HDV）

• HBsAg（＋）个体伴有 HDV 抗体（抗 HDV）或环状 HDV RNA，抗 HDV IgM 可以一过性存在。

• HBV/HDV 急性感染：HBsAg（＋）；抗 HBc IgM（＋）；抗 HDV 或 HDV RNA（＋）。

• HBV 携带者的 HDV 的重叠感染：HBsAg（＋）；抗 HBc IgG（＋）；抗 HDV 或 HDV RNA（＋）。

• 感染恢复后抗 HDV 效价降至不能测出的水平。

c. 丙型肝炎病毒（HCV）（图 3.3）

• 血清学诊断：重组 HCV 抗原的结构区和非结构区抗体阳性（抗 HCV），有 60% 的患者在疾病的急性期可检出抗 HCV，其余患者在随后数周及数月内出现抗体；少于 5% 的 HCV 感染患者不出现 HCV 抗体（并发 HIV 感染的患者多数检测不到 HCV 抗体）；目前正在研究抗 HCV IgM 检测；自限性疾病和慢性 HCV 感染在急性感染期之后抗 HCV 一般长期持续存在。

• HCV RNA：急性 HCV 感染的最早标志物，在暴露后的数周内出现。价格昂贵，常用于研究目的，不用于诊断常规检查。用于确诊新生儿感染，慢性 HCV 感染时阳性。

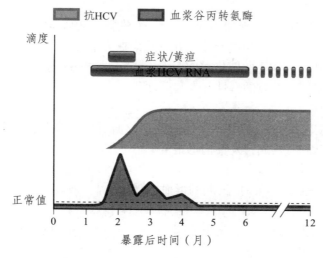

图 3.3　HCV 的血清学变化过程。（见彩插）

九、自然病程和结果

肠道传播的感染（HAV 和 HEV）

1. 临床的、组织学的和生化的异常在 3~6 个月内完全恢复；少数慢性感染见于免疫抑制的器官移植患者。

2. 偶有急性肝衰竭病例，随年龄增加 HAV 感染的死亡率增加（年龄大于 40 岁以上，危险性升高），HEV 感染的妊娠期妇女危险性升高，之前肝脏疾病的人群危险性升高。

3. 无慢性肝病或长期病毒携带者。

血液传播感染

1. HBV

a. 持续感染的风险取决于年龄，随年龄增长进行性下降：

新生儿感染，90% 将成为携带者；成人感染，1%~5% 将发展为慢性 HBV 感染。

b. 急性感染中肝衰竭发生率 ≤ 1%。

c. 持续感染（HBsAg 阳性，伴有或不伴有活动性 HBV 复制）。

• 无症状、非活动性的携带者伴有正常或非特异性的肝脏组织学改变。

• 慢性肝炎、肝硬化、肝细胞癌。

• 伴有膜性肾小球肾炎、结节性多动脉炎，可能伴有混合冷球蛋白血症。

2. HDV

• 急性 HDV/HBV 并发感染常是自限性的，恢复后无后遗症。

• 暴发性 HDV 肝炎在重叠感染比并发感染更为常见。

• 感染 HBV 的个体重叠感染 HDV 可引起在慢性 HBV 感染基础上的慢性 HDV 重叠感染，以致发展为严重的慢性肝炎和肝硬化。

3. HCV

• 自限性感染占 15%~45%（在感染儿童数据更高）；有症状的病例及白细胞介素（IL）28ccB 基因型，疾病自发性消退更常见。

• 极少发生急性肝衰竭。

• 在持续性 HCV 感染时，长期病毒血症伴随升高、波动或正常的转氨酶水平是常见的。

• HCV 持续感染的组织学改变是：慢性肝炎——轻、中、重度炎症，小叶中央及汇管区纤维化，肝硬化。

• 发生肝细胞癌的风险限于桥接纤维化和肝硬化。

• 与混合的冷球蛋白血症、皮肤脉管炎、膜性增生性肾小球肾炎、B 细胞非霍奇金淋巴瘤、2 型糖尿病有关。

十、治疗

自限性感染

1. 可以院外治疗,持续呕吐或严重厌食导致脱水需住院治疗。

2. 维持充足的热量和水的摄入,无特殊的饮食推荐,大量的早餐可能是最好的可耐受的食物,急性期应禁酒。

3. 应当避免过量的或长期的体力活动。

4. 限制日常活动并根据疲劳和不适的严重程度决定休息时间。

5. 对于甲型、戊型、丁型肝炎没有特异性的药物治疗。对于发病 12 ~ 16 周未能清除 HCV RNA 的急性丙型肝炎患者,干扰素 α 单用或联用利巴韦林可减少慢性感染的危险。核苷类药物尚未用于无并发症的急性乙型肝炎。

6. 停用所有的非必须药物。

急性肝衰竭(见第 2 章)

1. 一旦确定诊断或怀疑诊断立即住院治疗,最好在肝移植中心治疗。

2. 早期静脉应用 N- 乙酰半胱氨酸明显获益,皮质类固醇没有治疗价值。

3.HBV 感染急性肝衰竭可试用快速起效的核苷类药物(替诺福韦、恩替卡韦、拉米夫定),但疗效不明确。

4. 治疗目标:维持重要功能;持续监护和支持治疗,等待感染的自然消退和肝功能恢复;早期发现和治疗有生命危险的并发症;如不可能恢复,应准备肝移植。

5. 早期肝移植的存活率 65%~75%。

胆汁淤积性肝炎

1. 泼尼松或熊去氧胆酸的短期治疗可缩短病程,但没有临床试验的疗效证据。

2. 考来烯胺可以控制瘙痒症状。

复发性肝炎

治疗同自限性感染。

十一、预防

HAV

免疫预防是有效预防的基础。

1. 暴露前的免疫预防法

a. 灭活的 HAV 疫苗：高效（预防有效率 95%~100%）；高度的免疫原性（在健康受试者中几乎为 100%）；85%~90% 在首剂后 15 日内诱导出保护性抗体；安全，耐受性好；保护期限 20~50 年，可能维持终身；主要的不足之处是注射部位疼痛。

b. 灭活 HAV 疫苗的剂量与使用方法：19 岁及以上成人，两次给药方案（1440 ELISA 单位），第一次注射后 6~12 个月第 2 次注射；12 月龄以上的儿童，HAVRIX 两次给药方案（720 ELISA 单位），首次给药后 6~12 个月第二次给药；19 岁及以上成人，VAQTA（Merck）两次给药方案（50 单位）第一次给药后 6~18 个月第二次给药；12 月龄以上儿童，VAQTA（Merck）两次给药方案，25 单位，第一次给药后 6~18 个月第二次给药。

c. 灭活 HAV 疫苗的适应证：所有 12~23 月龄的儿童；到高危险区旅游（对那些马上离开的人，在不同注射部位可同时给予免疫球蛋白，尽管疫苗单独应用也可能是有效的）；同性恋和双性恋者男性成人或青少年；注射吸毒者；美洲和阿拉斯加土著人；在暴发流行社区的儿童和年轻人；在发病率高于本地的其他地区的儿童和年轻人；对慢性肝病的易感患者；接触 HAV 的实验室人员；食品相关从业者，对他们来说当地健康部门提供的疫苗价格昂贵；看护中心的职员；污水废水处理工人。

2. 暴露后的免疫预防法

• 对于 2 ~ 40 岁的人群，2 周内应用 HAV 疫苗的有效性在暴露后预防中同免疫球蛋白一样有效，推测对年龄更小或更大的人也有效果，但尚未经研究证实。

• 疫苗诱导的免疫反应长期存在，因此效果优于免疫球蛋白。

• 第二次疫苗应用在 6~18 个月之后，可继续提供长期保护作用。

• 免疫球蛋白的疗效已确认，但供应量有限，只能发挥短期保护作用。

免疫球蛋白的应用程序和剂量：

—0.02 mL/kg，三角肌注射，在暴露之后尽早使用。

—良好的耐受性，但有注射部位疼痛。

—适用于拒绝或不能用 HAV 疫苗的，与急性 HAV 感染的个体密切接触的家庭成员和密切接触者。

HEV

抗 HEV IgG 可能有保护作用,但是含 HEV 抗体的免疫球蛋白的效果尚不明确。

- 有报道 HEV 疫苗在疫区 II 期临床试验中疗效很好,但 FDA 尚未批准。
- 有待于发展高滴度、高免疫性球蛋白。

HBV

暴露前应用 HBV 疫苗是免疫预防的基础。

1. 暴露前使用 HBV 疫苗作为免疫预防

a. 重组酵母疫苗

- 包含 HBsAg 作为免疫原。
- 免疫原性强,健康年轻者(40 岁以下)接受 3 次注射后 95% 以上可产生保护水平的抗 -HBs。
- 预防 HBV 感染或临床乙型肝炎的有效率可达 85%~95%。
- 主要不良反应:短暂的注射部位疼痛,占 10%~25%;短期的轻度发热,发生率低于 3%。
- 首次免疫后长达 20 年内不考虑加强免疫(可能有终身保护作用)。
- 加强免疫仅用于每年检测抗 -HBs 效价低于 10 mU/mL 的免疫缺陷个体。
- 对于已经感染 HBV 的个体,没有免疫治疗的价值。

b.HBV 疫苗剂量和程序

- 成人肌内(三角肌)注射 20 μg HBsAg 蛋白(Engerix-B GlaxoSmithKline);婴儿和 19 岁以下的儿童 10 μg;初次、1 个月和 6 个月共注射 3 次。血液透析的患者剂量为 40 μg(20 μg 规格的双倍),初次、1 个月、2 个月和 6 个月注射。
- 成人肌内(三角肌)注射 10 μg HBsAg 蛋白(Recombivax HB Merck),19 岁以下儿童 5 μg,1 个月和 6 个月后重复注射。11~15 岁的儿童初次注射 10 μg HBsAg 蛋白(Recombivax HB),4~6 个月后加强一次,血液透析的患者 40 μg 3 次注射。

c.适应证

- 推荐普及婴幼儿出生后短期内接受免疫。
- 找出所有 19 岁以下的青少年,以前没有进行过免疫接种的,均须接种。
- 目标性的高危人群:密切接触 HBV 携带者的家人和配偶,阿拉斯加原住民、太平洋岛民、美国原住民,接触血液的健康看护和其他工作者,注射毒品者,同性恋者和双性恋成人和青少年,有多个性伴侣的个体,孤残儿童机构的工作者,接受高危血制品、持续血液透析的患者和工作人员,监狱中的同住者(可能发生注射使用毒品和同性恋行为),有慢性肝病病史的个体(如慢性丙型肝炎),收养疫区儿童的家庭成员。

2. 暴露后使用 HBV 疫苗和乙型肝炎免疫球蛋白的免疫预防法

a. 适应证

- 与急性 HBV 感染患者易感的性接触。

在暴露后尽早使用 0.04~0.07 mL/kg 高效价免疫球蛋白(HBIG),在另一位置(三角肌)在同一时间或数天内给予 HBV 疫苗首剂,在 1 个月和 6 个月后给予第 2 和第 3 次疫苗。

- 在妊娠期间确认 HBsAg(＋)母亲的新生儿。

在出生后 12 h 内大腿前外侧肌肉给予 0.5 mL 的 HBIG,在出生后 12 h 内(在另一位置)给予剂量为 5~10 μg 的 HBV 疫苗,在 1 个月和 6 个月后重复。防护有效率超过 95%。

HDV

- 既无包含免疫球蛋白的特异的高效价抗 HDV,亦无 HDV 疫苗可供使用。
- 其免疫预防依赖于 HBV(HDV)疫苗提供的对 HBV(HDV)的预防。

HCV

- 虽然已明确中和抗体,但尚没有 HCV 感染免疫预防,HCV 疫苗的研制工作正在进行。
- 血液的抗 HCV 抗体筛查、HCV RNA 核酸检测,以及严格选择供血者使得输血传播相关的丙型肝炎的危险降低(低于 2 百万单位有 1 个感染者)。
- HCV 感染的个体与多性伴的接触,采取安全措施是合适的。
- 静脉吸毒者更换针头可减低感染的风险。

十二、预防甲型和乙型肝炎的联合疫苗

联合疫苗(Twinrix-GlaxoSmithKline)含 20μg HBsAg 蛋白(Engerix-B)和 >720 Elisa 单位的灭活甲型肝炎疫苗(Havrix),注射 3 次(0、1、6 个月)可起到双重保护作用。初次、7 天、21~30 天 的 3 次注射可提供更快速的保护,也可进行一年强化注射;适用于 HAV、HBV 均易感的个体,加速程序提供早期保护,仅批准用于成人。

Raymond S. Koff 著

牛俊奇 译

参考文献

Armstrong GL, Wasley A, Simard EP, et al. The prevalence of hepatitis C virus infection in the United States, 1999 through 2002. *Ann Intern Med* 2006; 144:705–714.

Centers for Disease Control and Prevention. Update: Prevention of hepatitis A after exposure to hepatitis A virus and in international travelers: updated recommendations of the Advisory Committee on Immunization Practices (ACIP). *MMWR Morbid Mortal Wkly Rep* 2007; 56:1080–1084.

Centers for Disease Control and Prevention. A comprehensive immunization strategy to eliminate transmission of hepatitis B virus infection in the United States: recommendations of the Advisory Committee on Immunization Practices (ACIP). Part II: immunization of adults. *MMWR Recomm Rep* 2006; 55:1–25.

Centers for Disease Control and Prevention. A comprehensive immunization strategy to eliminate transmission of hepatitis B virus infection in the United States: recommendations of the Advisory Committee on Immunization Practices (ACIP). Part 1: immunization of infants, children, and adolescents. *MMWR Recomm Rep* 2005; 54:1–23.

FitzSimons D, Hendrickx G, Vorsters A, Van Damme P. Hepatitis A and E: update on prevention and epidemiology. *Vaccine* 2010; 28:583–588.

Khuroo MS, Khuroo MS. Hepatitis E virus. *Curr Opin Infect Dis* 2008; 21:539–543.

Liang JT. Hepatitis B: the virus and disease. *Hepatology* 2009; 49(Suppl):S13–S21.

Shih HH, Jeng KS, Syu WJ, et al. Hepatitis B surface antigen levels and sequences of natural hepatitis B virus variants influence the assembly and secretion of hepatitis D virus. *J Virol* 2008; 82:2250–2264.

Tang H, Grise H. Cellular and molecular biology of HCV infection and hepatitis. *Clin Sci* 2009; 117:49–65.

Victor JC, Monto AS, Surdina TY, et al. Hepatitis A vaccine versus immune globulin for post-exposure prophylaxis. *N Engl J Med* 2007; 357:1685–1694.

Vogt TM, Wise ME, Bell BP, Finelli L. Declining hepatitis A mortality in the United States during the era of hepatitis A vaccination. *J Infect Dis* 2008; 197:1282–1288.

第4章 慢性病毒性肝炎

要　点

1. 乙、丙型肝炎是引起慢性肝炎的主要原因。
2. 慢性肝炎的长期并发症包括:肝硬化、肝衰竭、门静脉高压和肝细胞癌。
3. 迄今,聚乙二醇干扰素联合利巴韦林是唯一获准治疗丙型肝炎的方法;总体上,使用此二联疗法的患者 50% 以上无法完成病毒清除。
4. 直接抗病毒药博赛匹韦和特拉匹韦 2011 年 5 月被美国食品与药物管理局(FDA)批准用于联合聚二乙醇干扰素及利巴韦林治疗基因型 1 型丙型肝炎感染。在聚乙二醇干扰素和利巴韦林治疗的基础上,加用这一种或两种蛋白酶抑制剂,持续病毒学应答率分别达到 66% 和 79%。另外,约 1/2~2/3 的患者可在 24~28 周的治疗后达到这样的高病毒清除率。
5. 已被批准用于慢性乙型肝炎的药物有 7 种:干扰素和聚乙二醇干扰素,3 种核苷类似物(拉米夫定、替比夫定和恩替卡韦),两种核苷酸类似物(阿德福韦酯和替诺福韦);恩替卡韦和替诺福韦是目前的一线用药。
6. 乙型肝炎病毒(HBV)会随抗病毒药治疗而变异,产生耐药、交叉耐药和多药耐药,因此此类患者需要长期治疗。
7. 慢性病毒性肝炎所致的终末期肝病,是肝移植的主要指征。

一、概述

1. 慢性肝炎定义为初次感染或初次检测出肝病后 6 个月或更长时间持续存在肝脏炎症。

2. 慢性病毒性感染的主要病因是乙型、丙型和丁型肝炎病毒感染,在某些情况下,还有戊型肝炎病毒感染。

3. 慢性肝炎的并发症有肝硬化、门静脉高压、肝衰竭和肝细胞癌(HCC)。

二、慢性乙型肝炎

临床表现和自然史

1. 慢性肝炎的症状从无症状到非特异性症状（乏力、右上腹痛），再到肝硬化并发症。

2. 多达 20% 的慢性乙型肝炎患者出现肝外表现，包括关节痛、结节性多动脉炎、肾小球肾炎、混合性原发冷球蛋白血症，及其他少见的综合征。

3. 乙型肝炎感染的慢性化风险与年龄和免疫功能相关，慢性感染发生于：
- 90% 的感染婴儿在 1 岁以内。
- 30%~50% 的感染儿童在 1~4 岁。
- 5% 的健康成人。
- 超过 50% 的免疫缺陷的成人。

4. 儿童时期感染慢性化的成年患者中，约 25% 死于乙型肝炎感染相关的肝硬化或肝癌。

5. HBV 慢性感染的 4 个分期概括于表 4.1。

表 4.1　HBV 慢性感染的分期

	HB-sAg	抗HBS	抗HBc	HB-eAg	抗HBe	ALT	肝活检	建议治疗	HBV DNA（IU/mL）
免疫耐受期	+	-	+	+	-	正常	正常或极少炎症	否	$2 \times 10^{8-11}$
免疫活跃期（HBeAg+CHB）	+	-	+	+	-	升高	活动性炎症	是	$2 \times 10^{4-10}$
激活期（HBeAg-CB）	+	-	+	-	+	升高	活动性炎症	是	$2 \times 10^{3-8}$
非活动性携带者	+	-	+	-	+	正常	正常或极少炎症	否	<200

6. 乙型肝炎病毒 e 抗原（HBeAg）的阳性率随着年龄而下降，每年有 7%~20% 的患者 HBeAg 自发消失。

7. 乙型肝炎病毒表面抗原（HBsAg）自发消失少见（每年 0.5%~1%），大多数患者产生抗 HBs。

8. 慢性乙型肝炎的自然史概括在图 4.1。

9. 与慢性乙型肝炎进展相关的因素包括：

高龄（感染时期更长），基因型 C 型，酒精滥用，HBV DNA 高水平，同时感染其他病毒 [人类免疫缺陷病毒（HIV）、丙型肝炎病毒（HCV）、丁型肝炎病毒（HDV）]，环境因素（吸烟、黄曲霉素）、肥胖及糖尿病。

血清学和病毒学检查（见第 3 章）

1. HBV 感染的诊断大多依赖于检测 HBsAg。

2. 当查出 HBsAg 时，可进行进一步实验室检查，以评估疾病状态和治疗需求：

• HBV DNA 定量的敏感性试验：若水平波动则动态监测。

• 丙氨酸氨基转移酶（ALT）：水平可波动；若 ALT 水平持续正常，则每 3~6 个月检测 1 次，若 ALT 升高则须加大频率。

• HBeAg 和抗 HBe：确定乙型肝炎分型（如 HBeAg 阳性或 HBeAg 阴性）及治疗终点（即在 HBeAg 阳性患者 HBeAg 转阴）。

• 肝病严重程度的检测：包括血小板计数、总胆红素、清蛋白及凝血酶原时间 / 国际标准化比值（INR）。

• 肝活检：可选，有助于决定组织学分级和疾病分期，以及确定共存的肝脏疾病，如脂肪性肝炎、铁超载或自身免疫性肝炎；肝纤维化的非介入性检测（如血清纤维化标志物和瞬时弹性成像）还须经过更多研究评估。

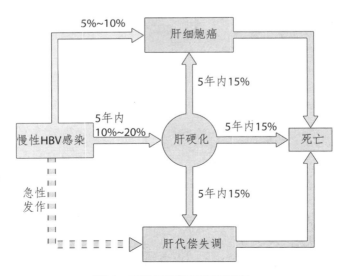

图 4　慢性乙型肝炎的自然史。

病理学和发病机制

1. HBV 是一种嗜肝病毒,其导致的肝损伤大部分是由宿主的免疫应答引起,细胞介导免疫应答直接针对细胞乙型肝炎病毒核心抗原(HBcAg)。

2. 细胞毒性 T 淋巴细胞(CTL)是介导细胞损伤的效应细胞。

3. 非抗原特异性免疫应答,例如炎症细胞因子(肿瘤坏死因子 α、γ 干扰素)介导的免疫应答,在病毒清除中可能比 CTL 所介导的机制更加重要。

4. 超强的宿主应答可导致急性重型肝炎,而宿主应答过低会增加慢性感染的危险。

5. 无法清除病毒的患者中,$CD4^+$ 和 $CD8^+$ 的 T 淋巴细胞都显著减少。

6. 非特异性组织学表现包括淋巴细胞显著浸润,局限或不局限在汇管区。

7. 慢性乙型肝炎的特征性组织学表现包括:毛玻璃样肝细胞,细胞质被苏木精和伊红染为粉红色,反应产生了大量的 HBsAg。HBcAg 在肝细胞核中,也存在于细胞质中和细胞膜上。

8. 慢性乙型肝炎的分级和分期:有许多评分系统可用于炎症坏死严重程度(分级)和纤维化程度(分期)的评估;纤维化分期是最具相关性的组织学预后因素。

治疗

1. 治疗目标

• 持续抑制血清 HBV DNA 以预防远期并发症(肝硬化、HCC)及降低死亡率。

• 初级治疗终点:血清 HBV DNA 持续下降直至低水平或无法检出(<10~15 IU/mL)。

• 次级治疗终点:血清 ALT 下降或正常,肝脏组织学改善,诱发 HBeAg 消失或血清学转换,避免感染的二次传播。

2. 慢性乙型肝炎的治疗标准(见表 4.2)

临床和实验室参数并不与肝脏组织学持续相关,目前的治疗指南仅推荐依据患者的年龄、HBV DNA 水平和 HBeAg 状态选择性采取肝组织活检。

3. 乙型肝炎治疗的指征(见表 4.3)

表 4.2　慢性乙型肝炎治疗标准

指南 *HBV DNA	HBeAg 阳性		HBeAg 阴性	
	IU/mL	ALT	HBV DNA, IU/mL	ALT
EASL(欧洲肝脏研究协会)2009	>2000	> 正常上限值	>2000	> 正常上限值
APASL(亚太地区肝病学会)2008	≥ 20 000	>2 倍正常上限值	≥ 2000	>2 倍正常上限值

（待续）

（续表）

指南 *HBV DNA	HBeAg 阳性		HBeAg 阴性	
	IU/mL	ALT	HBV DNA, IU/mL	ALT
AASLD（美国肝脏病研究协会）2009	>20 000	>2 倍正常上限值或活检异常	≥ 20 000	≥ 2 倍正常上限值或活检异常

* 虽然 ALT 和 HBV DNA 是用于确定患者是否需要接受治疗的主要试验，但研究人员对值得考虑治疗的指标不完全认同。

实验室正常值：男性：30 U/L；女性：19 U/L。

年龄超过 40 岁的患者，HBV DNA >2000 IU/mL 应当考虑接受治疗。

AASLD，美国肝脏疾病研究协会；ALT，丙氨酸氨基转移酶；APASL，亚太肝脏研究协会；EASL，欧洲肝脏研究协会；HBeAg，乙型肝炎 e 抗原；ULN，正常值上限。

数据来源：European Association for the Study of the Liver. EASL clinical practice guidelines: management of chronic hepatitis B. J Hepatol 2009; 50:227–242; Liaw YF, Leung N, Kao JH, et al; Asian-Pacific consensus statement on the management of chronic hepatitis B: a 2008 update. Hepatol Int 2008; 2:263–283; and Lok ASF, McMahon BJ. Chronic hepatitis B: update 2009. Hepatology 2009; 50:661–662.

表 4.3　HBV 治疗的适应证

证据表明：需要治疗	不需要治疗
失代偿期肝硬化患者	免疫耐受期
HBV DNA 阳性的肝硬化患者	非活动期的 HBV 慢性携带者
暴发性肝衰竭	急性乙型肝炎
免疫抑制的 HBsAg 阳性患者	
ALT 水平升高、HBV DNA >2000 UI/mL 的慢性乙型肝炎患者	

ALT，丙氨酸氨基转移酶；HBsAg，乙型肝炎表面抗原；HBV，乙型肝炎病毒

4. 药物

a. 当前一线药物

- 聚乙二醇干扰素 α-2a（禁忌证：妊娠、化学预防、肝硬化失代偿）
- 恩替卡韦
- 替诺福韦

b. 首选为核苷 / 核苷酸类似物或聚乙二醇干扰素。

c. 核苷 / 核苷酸类似物和聚乙二醇干扰素 HBeAg 应答的相关因素一致。

d. 1 年治疗后 HBeAg 血清学转换，HBV DNA 无法检出及 ALT 正常的发生率见表 4.4。

表 4.4 非对比随机临床试验中 HBV 抗病毒治疗的反应率

		Peg-IFN（%）	LAM（%）	ADV（%）	ETV（%）	LdT（%）	TDF（%）
HBeAg 阳性	HBeAg 血清转化	30	22	24	22	26	21
	不可检测的 HBV DNA	24	39	21	67	60	74
	正常 ALT 水平	39	66	48	68	77	69
HBeAg 阴性	不可检测的 HBV DNA	63	72	51	90	88	91
	正常 ALT 水平	38	74	72	78	74	77

Peg-IFN：聚乙二醇干扰素；LAM：拉米夫定；ADV：阿德福韦酯；ETV：恩替卡韦；LdT：替比夫定；TDF：泰诺福韦

数据来源：European Association for the Study of the Liver. EASL clinical practice guidelines: management of chronic hepatitis B. J Hepatol 2009; 50:227–242.

e. 特异性药物

• 聚乙二醇干扰素：在低 HBV DNA 水平、高 ALT 水平及适宜基因型（适宜的基因型 A>B>C>D）的年轻非肝硬化患者中选用。治疗包括 48 周每周 180μg 皮下注射。

— 优势：有限治疗；无耐药；HBeAg 阳性患者 48 周治疗后血清学转换率达 32%；6% 的患者 HBsAg 清除。

— 不足：不良反应多，皮下注射，常有禁忌证。

• 核苷 / 核苷酸类似物：尽管抗病毒能力强（较干扰素），但无法清除 HBV，但可持续性抑制病毒复制。

— 优势：高效；可忽略不良反应；口服给药；全年龄安全有效；适用于肝硬化或同时感染 HIV 的患者。

— 不足：HBeAg 和 HBsAg 血清学转换率更低；须长期治疗，因此病毒耐药风险增高。

• 拉米夫定（核苷类似物）：剂量 100 mg/d；高效，低基因屏障和高耐药率。拉米夫定耐药的最常见突变是 HBV 聚合酶保守性 YMDD 模序上的特异性点突变。

• 阿德福韦酯（核苷酸类似物）：效能较低，但基因屏障高、耐药率低；剂量 10 mg/d；有潜在肾毒性。

• 恩替卡韦（核苷类似物）：高抗病毒能力，高基因屏障，低耐药率；剂量 0.5~1 mg/d。

• 替比夫定（核苷类似物）：效能与恩替卡韦类似，但治疗第 2 年的耐药率为 22%；替比夫定的耐药突变与拉米夫定交叉耐药；剂量 600 mg/d；极低概率导致肌病和周围神经病。

- 替诺福韦（核苷酸类似物）：高效，高基因屏障、低耐药；肾毒性较阿德福韦酯低；剂量 300 mg/d；不良反应包括范科尼综合征（少见）和骨密度降低。

5. 核苷/核苷酸类似物治疗乙型肝炎的疗程

- HBeAg 阳性：治疗直至 HBeAg 血清学转换，且在稳固 6~12 个月后停药。
- HBeAg 阴性：无明确疗程，因停药后常见复发。

6. 抗病毒药物耐药

a. 耐药诊断

- 与最低点相比，病毒反弹至少为 $1.0 \log_{10}$；重复检测 HBV DNA 以确定。
- 排除非 HBV 相关的失效原因（如依从性差）。
- 若可行，行 HBV 突变检测确认基因型耐药。
- 基因型耐药：检测到与耐药相关的 HBV 聚合酶突变。
- 表型突变：在体外药敏实验中比在依从性良好的患者中减低。

b. 抗病毒药物耐药的累计发生率（表 4.5）

c. 耐药的监测

- 重复测量 ALT 和血清 HBV DNA。
- 选用并持续使用相同的敏感性 HBV DNA 试验。
- 评估的频率应依据病变的严重程度（肝脏轻度病变：至少每 6 个月 1 次；进展性病变或肝硬化：每 3 个月 1 次）。

d. 耐药的治疗（表 4.6）；口服抗病毒药的慢性乙型肝炎患者治疗的流程图（图 4.2）

表 4.5　HBV 抗病毒药物耐药性的累积发病率

治疗年数	拉米夫定（%）	阿德福韦酯（%）	恩替卡韦（%）	替比夫定（%）	替诺福韦（%）
第 1 年	24	0	0.2	4	0
第 2 年	38	3	0.5	22	0
第 3 年	49	11	1.2	—	0
第 4 年	67	18	1.2	—	0
第 5 年	70	29	1.2	—	—

ADV：阿德福韦酯；ETV：恩替卡韦；HBV：乙型肝炎病毒；LAM：拉米夫定；LdT：替比夫定；Peg-IFN：聚乙二醇 - 干扰素；TDF：替诺福韦

表 4.6　抗 HBV 病毒药物耐药的管理

耐药	补救疗法
拉米夫定	加入阿德福韦酯或替诺福韦 *

（待续）

（续表）

耐药	补救疗法
	改用恩替卡韦（增加恩替卡韦耐药风险）
	改用恩曲他滨 / 替诺福韦 #
阿德福韦酯	加拉米夫定或替比夫定
	改用或添加恩替卡韦（如果既往对拉米夫定没有耐药）
	改用恩曲他滨 / 替诺福韦 #
恩替卡韦	添加或改用阿德福韦酯或替诺福韦 *
	改用恩曲他滨 / 替诺福韦 #
替比夫定	加入阿德福韦酯或替诺福韦 *
	改用恩替卡韦（增加恩替卡韦耐药风险）改用恩曲他滨 / 替诺福韦 #

* 如果有的话，首选替诺福韦

\# 恩曲他滨

HBV：乙型肝炎病毒

数据来源：Lok ASF, McMahon BJ. Chronic hepatitis B: update 2009. Hepatology 2009；50：661–662；Keeffe EB, Dieterich DT, Han SH, et al. A treatment algorithm for the management of chronic hepatitis B virus infection in the United States: 2008 update. Clin Gastroenterol Hepatol 2008; 6: 1315-1341; and European Association for the study of the Liver. EASL clinical guidelines: management of chronic hepatitis B. J Hepatol 2009; 50: 227-242.

预防（见第 3 章）

1. 自 1982 年以来即有乙型肝炎疫苗；乙型肝炎疫苗预防 HBV 感染及其长期影响的有效率是 95%，它是第一个针对人类主要癌症的疫苗。

2. 普遍接种是推荐策略。

3. 保护至少持续 15 年；抗 HBs 滴度 <10 IU/mL 的免疫抑制患者须接种加强针。

肝移植（见第 31 章）

1. 是终末期慢性肝病患者的治疗选择。

2. 若无预防措施，乙型肝炎复发很普遍，移植后生存率会减低。

3. 围术期和术后乙型肝炎免疫球蛋白减少复发率，提高生存率。

4. 预先（移植前后）或预防术后复发给予核苷 / 核苷类似物。

5. 最常用的预防策略是乙型肝炎免疫球蛋白结合口服抗病毒药（优先选用耐药屏障高的）；此疗法将移植物乙型肝炎复发率减低至 <10%。

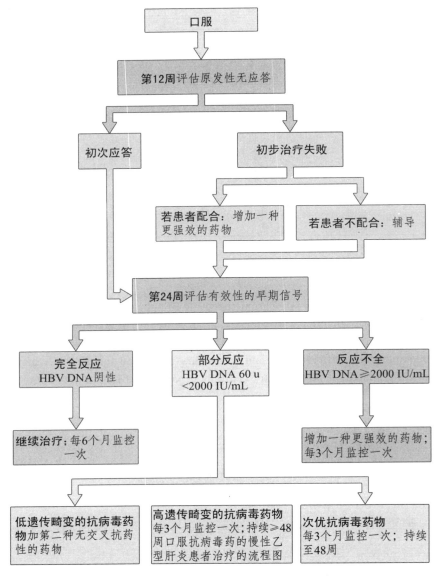

图 4.2　口服抗病毒药的慢性乙型肝炎患者治疗的流程图。

三、丙型肝炎

临床表现与自然史

1. 大多数慢性丙型肝炎患者有持续或间断 ALT 水平升高, 但有 1/3 的患者 ALT 维持正常。

2. 大多数患者无症状；当症状出现时，最常见为乏力；其他症状包括肌肉骨骼痛、瘙痒、干燥综合征、抑郁、焦虑、腹部不适、注意力集中困难、生活质量下降；症状的强度与肝病严重程度无关。

3. 一旦肝硬化形成，患者即有门静脉高压并发症的易感性；肝脏失代偿之前少见黄疸。

4. 肝外表现：多达 40%~74% 的患者在病程中产生至少一项肝外表现；风湿和皮肤表现最常见。

5. 自然史

• 疾病典型性隐匿进展。

• 只有少部分患者在感染的前 20 年产生严重后果。至少需要感染 20~30 年才能发展为临床症状体征明显的疾病。

• 一旦发展为肝硬化，在没有临床失代偿的情况下，5 年生存率为 83%~91%，10 年生存率为 79%。

• 发展为临床失代偿的患者 5 年生存率减至 50%；发展为失代偿期的累积可能性在第 1 年仅为 4%~5%，在 10 年增至 30%。

• 一旦肝硬化形成，发展为 HCC 的风险每年为 1%~4%。

• 慢性丙型肝炎进展的相关因素包括：男性，40 岁后感染，每日饮酒量 >50 g，免疫抑制，高 ALT 水平，活检见显著炎性坏死和纤维化及肥胖或糖尿病的胰岛素抵抗。

血清学和分子检测（见第 3 章）

1. 血清学检测

• 检出抗 HCV 提示暴露，但不能确定为活动性感染，因为抗 HCV 持续存在无法确定为自发消退或治疗后消退。

• 抗 HCV 敏感性为 97%~100%；阳性预测值为 50%~95%；免疫抑制患者、HIV 阳性患者及慢性肾衰竭透析患者中更易出现假阴性结果。

2. 分子检测

用于确定活动性感染；两项临床常用的病毒复制标志物为 HCV RNA 和外周血核心抗体；以下情况应检测 HCV RNA：

• 所有检出抗 HCV 阳性的患者。

• 考虑抗病毒治疗的患者（定量检测）。

• 免疫抑制或疑似急性丙型肝炎的患者，抗 HCV 阴性且肝病无法解释。

3. 以实时定量聚合酶链反应为基础的试验，对 HCV 的定量有很宽的线性范围，且敏感性与定量检测相似；这类检测更适合抗 HCV 阳性的随访。

筛查与辅导

1. 当前不推荐人群普查。

2. 风险因素的筛查包括 HCA 感染高危人群的确定（见第 3 章）。

3. 一旦患者确定有感染风险，须行 HCV 检测。

4. 应对已感染 HCV 的患者进行辅导以避免传播：

- 避免共用牙具或剃须刀。
- 包裹流血伤口以免接触他人。
- 停止不正当药物注射。
- 勿捐献血液、器官、组织或精子。
- 单一性伴侣之间无需屏障保护。
- 戒酒。
- 可疑人群应接种甲型肝炎、乙型肝炎疫苗。

病因、肝脏活检和非侵入性检测

1. 已提出的 3 条 HBV 相关肝损伤的发病机制：直接细胞损伤、免疫介导的肝细胞破坏、病毒诱导的自身免疫；证据权重表明免疫机制最主要，伴有效应 T 细胞破坏肝细胞。

2. 病因特点可从最小的汇管区淋巴细胞炎症到伴桥接纤维化、肝细胞坏死和肝硬化的活动性肝炎；常见脂肪变性、淋巴聚集和胆管损伤；这些表现与其他病毒或非病毒性肝病相似。

3. 肝脏活检的价值

- 评估肝脏损伤的严重程度（炎症坏死分级和纤维化分期）。
- 检测其他潜在共存的疾病，如血色病、酒精性损伤和非酒精脂肪性肝炎。
- 确定已知感染时长或先前曾行肝脏活检患者的疾病进展速度。

4. 评估肝脏纤维化程度的非侵入性方法：依据肝脏纤维化直接或间接标志物（单独或联合）的几项非侵入性检测；瞬时弹性成像（FibroScan）测量肝脏硬度，并精确预测显著纤维化和肝硬化；当前的非侵入性检测和技术不应取代常规临床实践中的肝活检。

5. 肝活检的指征见表 4.7。

表 4.7　慢性丙型肝炎肝活检的适应证

适应证	非适应证
基因型 1, 4, 5, 6（推荐）	患者的治疗期望（即使没有纤维化）
前期的治疗应答或治疗后复发	治疗的禁忌证
	基因型 2 或 3
	高度怀疑肝硬化

治疗

治疗可中断疾病进展,减少 HCV 相关肝硬化的并发症。

1. 治疗目标

- 治疗的主要目标是在病程早期清除感染,以避免进展为终末期肝病或 HCC;持续的生化和病毒应答,常伴有组织学改善,它们是目前标准的治疗终点。
- 其他目标为防止病毒传播,减少肝外表现以及提高生存质量。

2. 指征

- 所有可检出 HCV RNA 且 ALT 水平持续升高的慢性丙型肝炎患者都应考虑为潜在的抗病毒治疗候选人。
- 基因型 1 型和 4 型:中度或重度坏死性炎症活动,或纤维化超过门脉。
- 混合症状的冷球蛋白血症。
- 争议:组织学表现轻的慢性丙型肝炎患者。

3. 禁忌证(表 4.8)

表 4.8　慢性丙型肝炎抗病毒治疗的禁忌证

	绝对禁忌证	相对禁忌证
聚乙二醇干扰素	无法控制的精神疾病(特别是抑郁症)	糖尿病控制不佳
	失代偿期肝硬化(即将除非肝移植)	全血细胞减少
	肝脏以外的实体器官移植	慢性阻塞性肺疾病
		酒精或静脉注射药物滥用
	心律失常	年龄 ≥ 75 岁
	活动的自身免疫性疾病	不受控制的癫痫症
利巴韦林	肾衰竭	严重的高血压
	贫血(血红蛋白 < 10mg/dL)	
	严重冠心病	
	怀孕风险	
	母乳喂养	

4. 可用药物

包括聚乙二醇干扰素 α-2a(每周 1 次, 180 μg)或聚乙二醇干扰素 α-2b(1.5 μg/kg)与利巴韦林联用,基因型 1 型剂量依体质量而定(与聚乙二醇干扰素 α-2b 联用依体质量每天 800~1400 mg, 75 kg 以下每日 1000~1200 mg, 75 kg 以上联合聚乙二醇干扰素 α-2a),基因型 2 型及 3 型固定剂量每日 800 mg。

5. 治疗应答的定义

- 急性病毒学应答(RVR):4 周无法检出 HCV RNA。

- 早期病毒学应答（EVR）：12周内HCV RNA减少2个或以上数量级。
- 治疗终点（EOT）应答：治疗结束时无法检出HCV RNA。
- 部分病毒学应答：12周内HCV RNA减少2个或以上数量级，但24周仍可检出HCV RNA。
- 持续病毒学应答（SVR）：治疗结束后HCV RNA阴性12~24周。
- 无应答：治疗的任何时间点都无法达到HCV RNA阴性。
- 复发：治疗终点应答后停止治疗，HCV RNA再次出现。

6. 疗程

a. 基因型1型：48周
- 12周停药原则：没有EVR的患者不可能实现SVR。
- 达到RVR且病毒载量低（<600 000 IU/mL）的1型患者采用更短的疗程（24周）是可能的；这仍需要更多数据验证。
- 更长的疗程（72周）可能对应答缓慢的患者有利。

b. 基因型2、3型：24周
- 达到RVR的2、3型患者采用更短的疗程（12~16周）是可能的；但这仍需要更多数据验证。

7. 效用

- 基因型1、4型：总体SVR率42%~52%。
- 基因型2、3型：总体SVR率75%~82%。
- 治疗应答的相关特点见表4.9。

表4.9　影响慢性丙型肝炎疗效的因素

因素	增加疗效	降低疗效
年龄	<40岁	≥40岁
HCV RNA水平	<800 000 IU/mL	≥800 000 IU/mL
性别	女性	男性
丙氨酸氨基转移酶	++	+
基因型	2、3	1
肝纤维化程度	轻度	重度
肝脂肪变	无	有
人种	白种人	非洲裔美国人
体重指数	正常	>30
IL28B基因多态性	CC基因型	TT/CT基因型

ALT：丙氨酸氨基转移酶；BMI：体重指数；HCV：丙型肝炎病毒

8. 不良反应的治疗

- 不良反应的常见分类包括流感样症状、精神障碍、骨髓抑制和溶血性贫血。

9. 长期随访

- 达到 SVR 的非肝硬化患者:每年检测血清 ALT 水平。
- 达到 SVR 的肝硬化患者:每半年进行一次全血计数、肝脏生化检查和肝脏超声。
- 未达到 SVR 的患者:若无肝硬化,每年进行全套实验室检查和肝脏超声;若有肝硬化,每半年 1 次。

10. 肝移植(见第 31 章)

- 慢性丙型肝炎是肝移植的最常见指征。
- 移植后 HCV RNA 再现很普遍。
- 移植后 1 年,约 50% 的患者表现出肝损伤的组织学证据,且此比例随随访而升高。
- 血清学检查易低估移植后 HCV 感染的发生率,病毒学检查是诊断所必须的。
- 移植后 HCV 感染的典型组织学表现包括:脂肪浸润,门脉和实质单核细胞浸润,以及肝细胞肿胀坏死。
- 短期生存率与非病毒性肝病而移植的患者相似,但长期生存率可能因丙型肝炎复发而减少。
- 以干扰素为基础(联合或不联合利巴韦林)的疗法用于治疗移植后丙型肝炎复发;可见血清 HCV RNA 水平迅速降低,但少见持续生化或病毒学应答(1/3 或更少)。

11. 丙型肝炎治疗的步骤(见图 4.3 和图 4.4)

12. 慢性丙型肝炎未来可能的疗法

- 包括蛋白酶抑制剂、聚合酶抑制剂、亲环蛋白抑制剂、免疫调节剂以及有其他作用机制的分子在内的许多新药正在研究中,以作为加入标准疗法的第 3 种药物。它们的目标是提高 1 型丙型肝炎患者的 SVR 率。
- 2011 年 5 月两种直接抗病毒药被美国食品与药物管理局批准用于治疗 1 型慢性丙型肝炎。这两种新药,博赛匹韦和特拉匹韦,是 NS3/4A 蛋白酶抑制剂。它们有望在 2011 年末被欧洲及其他管理机构批准。

a. 特拉匹韦

- 在特拉匹韦联合聚乙二醇干扰素 α_2a 及利巴韦林的Ⅲ期研究中,两项研究中未接受过治疗的患者总体 SVR 率达 72%~75%。大量患者的总疗程仅需 24 周,这是治疗中另一项重要的改善。
- 在针对采用原先疗法失败患者的研究中,使用特拉匹韦联合聚乙二醇干扰素及利巴韦林后的总体 SVR 率,复发组患者达 86%,部分无应答组为 51%,完全无应答组为 31%。
- 在针对未接受过治疗患者和无应答患者的Ⅲ期研究中,特拉匹韦治疗 12 周,

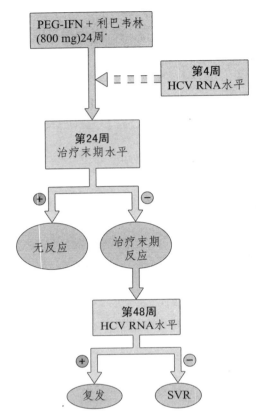

图 4.3   丙型肝炎基因 2、3 型的治疗。* 对基因 2、3 型感染可选择肝活检。

结合聚乙二醇干扰素 α_2a 及利巴韦林 24 周或 48 周,分为不同的治疗组。

• 使用特拉匹韦会增强不良反应,主要为皮疹和贫血,且终止治疗率比接受标准疗法的对照组更高。

b. 博赛匹韦

• 在Ⅲ期研究中,博赛匹韦联合聚乙二醇干扰素 α-2b 及利巴韦林治疗的 SVR率,在未接受过治疗的患者为 66%,在先前采用聚乙二醇干扰素加利巴韦林疗法失败的患者亦为 66%。

• 非洲裔美国人与非非洲裔美国人的 SVR 率分别为 69% 和 53%。

• 聚乙二醇干扰素联合利巴韦林 4 周导入后,博赛匹韦联合聚乙二醇干扰素 α-2b 加利巴韦林须用药 44 周。而接受免疫应答治疗的患者中,先前未接受治疗组的患者可在 28 周停药,先前治疗失败的患者可在 36 周停药。

• 使用博赛匹韦也会增强不良反应,最主要为贫血。

许多问题仍有待解决:未接受治疗的患者应采用添加蛋白酶抑制剂的三联疗法还是聚乙二醇干扰素联合利巴韦林的标准疗法? 执业医师能否适当处理增强的不良

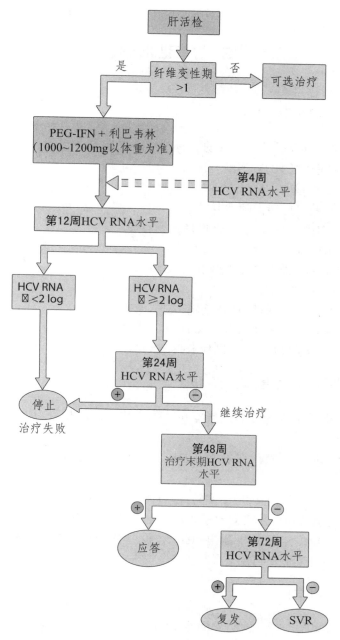

图 4.4 基因 1 型丙型肝炎治疗流程图。

反应以避免低 SVR 率疗法的早期终止？抗病毒药物对这些药物表面产生抵抗是否会有问题？患者在现实生活中能否坚持每日 3 次定量特拉匹韦或博赛匹韦的疗法？患者及医疗体系如何承受特拉匹韦和博赛匹韦的高昂价格？

四、丁型肝炎

临床表现和自然史

1.HDV 感染的症状是非特异性的。

2. 以下情况应怀疑 HDV 感染

• 暴发性 HBV 感染。

• 急性 HBV 感染好转但随后复发。

• 无活动性 HBV 复制的进行性慢性乙型肝炎。

3.HBV 与 HDV 同时感染

• 比单独 HBV 感染更易发生严重的急性疾病。

• 暴发性肝衰竭的风险更高。

• 慢性化的发生率与单独 HBV 感染类似（<5%）。

4. 慢性 HBV 感染的患者重叠感染 HDV 可加速慢性 HBV 的自然病史。

5. 丁型肝炎与 HCC 负相关（机制未明）。

血清学和病毒学检查（见第3章）

1. 目前检测抗 HDV 和 HDV 抗体 IgM 的方法是酶联检查（EIA）和免疫放射检查（RIA）。

2. 抗 HDV IgM 持续存在或抗 HDV IgG 滴度大于 1∶1000，提示存在病毒复制。

3. HDV RNA 检测目前仅用于实验，但可用于区分进行感染与慢性感染。

4. 区分共同感染和重叠感染的标准是有无抗 HBc IgM。

5. 肝组织的免疫组化分析测出 HDV 抗原是诊断持续 HDV 感染的金标准；但 HDV 抗原染色仅在实验室可用。

病理和发病机制

1. 坏死性炎症活动常常是严重的，但慢性 HDV 感染的组织学表现不是特异性的。

2. 常常可见 HDV 抗原存在于感染细胞的细胞核中，但在细胞质中较少。

3.HDV 抗原和 HDV RNA 表现出直接的细胞致病性；其他的细胞损伤机制为免疫介导；几种自身抗体与慢性 HDV 感染相关。

治疗

1. 药物

- 高剂量干扰素 α（9MU，每周 3 次）和聚乙二醇干扰素 α 一年治疗是唯一获准用于丁型肝炎的疗法。
- 24 周时应检测 HDV RNA 水平以评估干扰素 α 的疗效。
- 疗程可能应大于 1 年，但其效果未被证实。
- 一部分患者 HDV RNA 转阴甚至 HBsAg 转阴，并伴有组织学特征的改善。
- 核苷（酸）类似物不影响 HDV 复制和相关疾病。

2. 肝移植（见第 31 章）

- 慢性 HDV 感染的患者，HBV 感染复发的风险比那些单独慢性 HBV 感染的患者低。
- 可在 HBV 再活动症状出现之前先查出 HDV 的复发。
- HDV 肝硬化复发率减少和生存率提高可能是由于 HDV 对 HBV 复制的抑制作用。
- 预防移植后 HDV 复发，尚无确切疗法。但对于单独 HBV 感染的患者，拉米夫定联合 HBIG 疗法似乎有效。

五、戊型肝炎

1. 戊型肝炎病毒（HEV）是一种球形无囊膜正单链 RNA 病毒，直径 32~34nm。

2. 分为 4 种基因型（1~4 型）。

3. 在发展中国家流行。

4. 经粪 - 口途径传播。

5. 感染为自限性，然而孕妇感染的疾病表现尤为严重，且致死率高。

6.HEV 导致的急性肝炎不会进展为慢性肝炎。

7. 美国和欧洲出现过几例慢性戊型肝炎的报道，主要为免疫抑制的患者，如实质器官移植的受体（大多数感染 3 型戊型肝炎）。

8. 利巴韦林治疗可能有效，但仍需更多数据支持。

Salvador Benlloch, Marina Berenguer 著

任天羿　任天棋 译

参考文献

Aggarwal R. Hepatitis E: does it cause chronic hepatitis? *Hepatology* 2008; 48:1328–1330.
Berg T, von Wagner M, Nasser S, et al. Extended treatment duration for hepatitis C virus type 1: comparing

48 versus 72 weeks of peginterferon-alfa-2a plus ribavirin. *Gastroenterology* 2006; 130:1086–1097.

Centers for Disease Control and Prevention. Hepatitis C information for health professionals. Accessed March 1, 2010 at www.cdc.gov/hepatitis/HCV/.

Dienstag JL, McHutchison JG. American Gastroenterological Association technical review on the management of hepatitis C. *Gastroenterology* 2006; 130:231–264.

European Association for the Study of the Liver. EASL clinical practice guidelines: management of chronic hepatitis B. *J Hepatol* 2009; 50:227–242.

Ghany MG, Strader DB, Thomas DL, et al. Diagnosis, management, and treatment of hepatitis C: an update. *Hepatology* 2009; 49:1335–1374.

Goodman ZD. Grading and staging systems for inflammation and fibrosis in chronic liver diseases. *J Hepatol* 2007; 47:598–607.

Kamar N, Rostaing L, Abravanel F, et al. Pegylated interferon-alpha for treating chronic hepatitis E virus infection after liver transplantation. *Clin Infect Dis* 2010; 50:e30–e33.

Keeffe EB, Dieterich DT, Han SH, et al. A treatment algorithm for the management of chronic hepatitis B virus infection in the United States: 2008 update. *Clin Gastroenterol Hepatol* 2008; 6:1315–1341.

Liaw YF, Leung N, Kao JH, et al. Asian-Pacific consensus statement on the management of chronic hepatitis B: a 2008 update. *Hepatol Int* 2008; 2:263–283.

Lok AS, McMahon BJ. Chronic hepatitis B: update 2009. *Hepatology* 2009; 50:661–662.

Mangia A, Santoro R, Minerva N, et al. Peginterferon alfa-2b and ribavirin for 12 vs. 24 weeks in HCV genotype 2 or 3. *N Engl J Med* 2005; 352:2609–2617.

Meng XJ. Recent advances in hepatitis E virus. *J Viral Hepat* 2010; 17(3):153–161.

Sorrell MF, Belongia EA, Costa J, et al. National Institutes of Health consensus development conference statement: management of hepatitis B. *Ann Intern Med* 2009; 150:104–110.

Veldt BJ, Heathcote EJ, Wedemeyer H, et al. Sustained virologic response and clinical outcomes in patients with chronic hepatitis C and advanced fibrosis. *Ann Intern Med* 2007; 147:677–684.

第 5 章　　自身免疫性肝炎

要　点

1. 自身免疫性肝炎诊断标准已确定,对疑难病例有两个评分系统。
2. 自身免疫性肝炎基于两种特异性血清标志物分为两型。
3. 疾病谱包含从急性重型肝炎至非典型的轻度异常等各种类型。
4. 在北美白人和北欧患者中, DRB1*0301 及 DRB1*0401 这对等位基因决定易感性、临床表型及治疗结果。
5. 通过对肝脏生化指标及组织学表现正常患者的治疗、有问题患者的早期识别及首次复发之后常规硫唑嘌呤维持治疗,发现患者结局得到改善。
6. 变异型常见,相应的变异型针对其主要症状进行经验性治疗。
7. 如有肝移植后移植物功能障碍,新发和复发自身免疫性肝炎级应排除。

一、定义

1. 自身免疫性肝炎是原因不明的自身持续存在的肝脏炎症,特征为界面炎症、高丙种球蛋白血症和在血清中出现与肝脏相关的自身抗体。

2. 同时排除有相似表现的其他慢性疾病,包括 Wilson 病、慢性病毒性肝炎、α_1 抗胰蛋白酶缺乏病、血色病、药物性肝损伤、腹部疾病、非酒精性脂肪性肝炎和免疫性胆管病,如原发性胆汁性肝硬化(PBC)、原发性硬化性胆管炎(PSC)(表 5.1)。

表 5.1　自身免疫性肝炎的基本诊断性试验

诊断性检查	临床价值
血清 AST 和 ALT、胆红素、碱性磷酸酶和丙种球蛋白水平	评价炎症活动的严重性及肝损伤的主要特征
血清蛋白水平和凝血酶原时间	评价肝脏合成功能的损伤
抗核抗体（ANA）、平滑肌抗体（SMA）、肝肾微粒体 1 抗体（抗 LKM1）、抗线粒体抗体（AMA）	证明免疫活动的存在和性质
血清免疫球蛋白水平	主要证实 IgG 水平升高
肝组织学检查	提供支持诊断的组织学特征,可除外其他诊断
HBsAg、抗 HBc、抗 HAV IgM 和抗 HCV	提供无症状病毒感染的证据
血浆铜蓝蛋白水平	排除 Wilson 病
α_1 抗胰蛋白酶表型	排除 α_1 抗胰蛋白酶缺乏病
血清铁、转铁蛋白和铁蛋白水平	排除血色病

术语命名

1. 自身免疫性肝炎这一术语取代自身免疫性肝病和自身免疫性慢性活动性肝炎这些术语。

2. 自身免疫性肝炎 1 型和 2 型依据自身抗体反应能力来定义。

诊断标准

1. 一个国际专门小组制订了确诊和疑诊标准（表 5.2）。

表 5.2　自身免疫性肝炎确诊或疑诊的国际标准

诊断要素	确诊	可疑诊断
排除其他疾病的危险因素	平均每天酒精摄入 <25 g 近期没有接触肝毒性化学物质 α_1 抗胰蛋白酶表型正常 血浆铜蓝蛋白正常 铁和转铁蛋白水平正常 没有活动性甲、乙、丙型肝炎	平均每天酒精摄入 <50 g 近期没有接触肝毒性化学物质 杂合的 α_1 抗胰蛋白酶缺乏 血清铜或血清铜蓝蛋白异常 除外 Wilson 病 非特异性的铁和（或）转铁蛋白水平异常 没有活动性甲、乙、丙型肝炎
炎症指数	转氨酶水平升高 极轻或轻度瘀胆性改变	转氨酶水平升高 极轻或轻度瘀胆性改变

（待续）

（续表）

诊断要素	确诊	可疑诊断
自身抗体	ANA、SMA 或抗 LKM1 滴度 >1∶80（成人）和 >1∶20（儿童）；AMA 阴性	ANA、SMA 或抗 LKM1 滴度 >1∶40（成人）；其他自身抗体
免疫球蛋白	球蛋白、丙种球蛋白或 IgG 水平 > 正常上限 1.5 倍	不同程度的高丙种球蛋白血症
组织学发现	中到重度的界面炎症 没有胆管损伤、肉芽肿或其他疾病的明显病变	中到重度的界面炎症 没有胆管损伤、肉芽肿或其他疾病的明显病变

2. 慢性诊断需要 6 个月病程已排除，存在急性暴发型。

3. 界面炎症（图 5.1）是诊断的必要条件，但组织学改变也包括小叶炎症和界面炎症同时存在（图 5.2）。

4. 浆细胞浸润（图 5.3）是特征性的，但不是特异性的，也不是诊断所必须。

5. 小叶中央坏死很少见，可能是早期和急性期的组织学改变。

6. 突出的胆汁淤积组织学变化（包括胆管损伤和胆管消失）或其他疾病的特征性组织学改变（脂变、肉芽肿、铜或铁过量）可排除诊断。

7. 常规的自身免疫性肝炎血清学标志物是抗核抗体（ANA）、平滑肌抗体（SMA）、肝肾微粒体 1 抗体（anti-LKM1）。

8. 其他非标准的血清标志物包括：可溶的肝抗原（抗 SLA）抗体、肝胞质 1 型（抗 LC1）抗体、抗中性粒细胞核周抗体（pANCA）。在常规血清标志物阴性时，上述抗体阳性支持可疑诊断。

9. 针对诊断疑难病例有两套评分系统：①原有国际自身免疫性肝炎小组（IAI-HG）诊断标准修订版。对于症状少或症状不典型患者的诊断最为适用（表 5.3）；②国

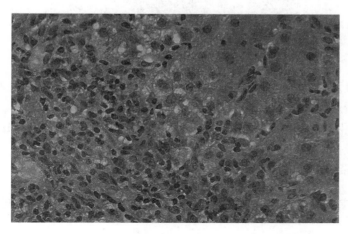

图 5.1 自身免疫性肝炎中界面炎的组织病理学表现。图示为单个核细胞炎性浸润，延伸至腺泡，破坏汇管区界板（HE 染色，400 倍）。（见彩插）

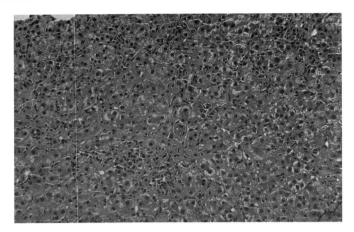

图 5.2   自身免疫性肝炎中小叶肝炎的组织病理学表现。与肝脏细胞变性和再生相关的单个核炎性细胞排列在肝窦中（HE 染色，100 倍）。（见彩插）

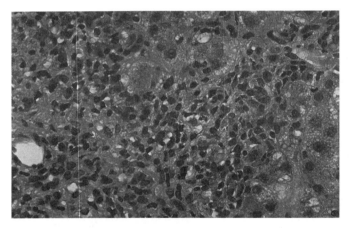

图 5.3   自身免疫性肝炎浆细胞浸润的组织病理学表现。以核周胞质光晕为特征的浆细胞促进了汇管单个核细胞炎性浸润（HE 染色，400 倍）。（见彩插）

际自身免疫性肝炎小组诊断标准简化版。该标准对同时并发其他存在自身免疫性特征的疾病诊断最为适用（表 5.4）。

10. 自身免疫性肝炎检验的金标准是应用间接免疫荧光法（IIF）；IIF 检验法与临床相关性未经基于重组抗原的酶联免疫吸附试验（ELISAs）证实。

表 5.3   自身免疫性肝炎国际诊断评分系统修订版

因子	评分	因子	评分
女性	+2	酒精 < 25 g/d	+2

（待续）

（续表）

因子	评分	因子	评分
碱性磷酸酶水平＞3 倍正常值上限	-2	酒精 >60 g/d	-2
ALT/AST 比率＜1.5	+2	HLA DR3 或 DR4	+1
γ 球蛋白或 IgG 水平＞2 倍正常值上限	+3	同时患免疫性疾病	+2
1.5~2.0 倍正常值上限	+2	其他肝脏相关的自身抗体	+2
1.0~1.4 倍正常值上限	+1	界面炎症	+3
ANA、SMA 或抗 -LKM1 ＞1∶80	+3	浆细胞浸润	+1
1∶80	+2	玫瑰花结	+1
1∶40	+1	没有特征性的变化	-5
＜1∶40	0	胆管改变	-3
AMA 阳性	+4	其他特征(脂肪变、肉芽肿)	-3
病毒标志　　　　　阳性	-3	完全的治疗应答	+2
阴性	+3	复发	+3
肝毒性药物　　　　是	-4		
否	+1		
治疗前积分：确定诊断＞15；可疑诊断 10~15		治疗后积分：确定诊断＞ 17；可疑诊断 12~17	

表 5.4　国际自身免疫性肝炎小组诊断标准简化版

指标	结果	得分
自身抗体		
ANA 或 SMA	≥1∶40	+2
ANA 或 SMA	≥1∶80	+2
抗 LKM1	≥1∶40	+2
抗 SLA	阳性	+2
免疫球蛋白水平		
IgG	＞ULN	+1
	＞1.1 倍 ULN	+2
组织学检查		
形态学特征	相似	+1
	典型	+2
病毒性肝炎标志物		
无病毒性肝炎	未检测出肝炎病毒标志物	+2
预治疗：总评分		
确诊		≥7
疑诊		6

ANA：抗核抗体；抗 LKM1：肝肾微粒体 1 型抗体；抗 SLA：可溶性肝抗原抗体；SMA：平滑肌抗体；ULN：正常值上限

二、发病机制

主要的假说

1. 自身抗原驱动的细胞介导假说需要以下条件

- 一种触发病毒、药物、毒物或者类似于自身抗原的环境因素（分子模拟）。
- 人类白细胞抗原（HLA）DR 分子递呈抗原肽由易感性等位基因编码 [DRB1 * 0301 和（或）DRB1 * 0401 在北美白种人和北欧人中]。
- 6 个编码为 LLEQKR（亮氨酸—亮氨酸—谷氨酸—谷氨酰胺—赖氨酸—精氨酸）的氨基酸基序存在于一个抗原结合槽内，位于 DRβ 多肽链的第 67~72 位，将在北美白种人和北欧的患者中优化自身抗原显示。
- 位于 DRβ71 位的赖氨酸可以促进 HLA DR 分子、抗原肽和 CD4 细胞的 T 淋巴细胞抗原受体之间的联系并且增加其易感性。
- 其他自身免疫性启动子基因与主要易感等位基因存在协同（异位显性）作用，包括细胞毒性 T 淋巴细胞抗原 4（CTLA4）、肿瘤坏死因子 α 和 Fas（肿瘤坏死因子受体超家族 -6 ）基因的多态性。
- Th1 型细胞因子 [白细胞介素（IL）12、IL-2、肿瘤坏死因子 α 内环境活化的 CD4 淋巴细胞和自身抗原激活的细胞毒性 T 淋巴细胞的克隆增殖]。
- 调节性 T 淋巴细胞（$CD4^+CD25^+$ 细胞）数量和功能的缺陷将减弱对 CD8+T 淋巴细胞增殖的抑制，促进肝损伤进展。
- 组织浸润的细胞毒性 T 淋巴细胞将造成肝细胞破坏。

2. 抗体依赖的细胞介导的细胞毒性假说需要以下条件

- 一种触发病毒、药物、毒物或者类似于自体抗原的环境因素（分子模拟）。
- Th2 型细胞因子（IL-4、IL-10）内环境活化的 CD4 淋巴细胞。
- 抑制子活性缺陷或者细胞因子稳态紊乱（例如，组成性或可诱导性 IL-10 数量或功能的增加增强），支持 B 淋巴细胞免疫球蛋白 G（IgG）的产生。
- IgG 把目标对准正常的肝细胞膜成分。
- 肝细胞表面的抗原抗体复合物被作为自然杀伤细胞的 Fc 受体的目标。
- 自然杀伤细胞与抗原抗体复合物的连接反应触发细胞溶解。
- HLA A1-B8-DRB1*03 与抑制子活性缺陷有关。编码的人类白细胞抗原（HLA）DR 分子抗原多肽表达。

其他的假说

1.shared motif 假说

- 不同易感等位基因编码了相同或者相似的、包含了 6 个氨基酸的基序,它们处于 HLA DR 分子抗原结合凹槽内部,具体位于 DRβ 多肽链第 67~72 位。
- DRB1*0301 和 DRB1*0401(白种北美人和北欧人患者),DRB1*0404(墨西哥混血人患者),DRB1*0405(日本、中国大陆和阿根廷患者)编码 LLEQKR 或 LLE1RR(DRβ 的第 67~72 位)。
- DRB1*0302,*0303,*0409,*0413,*0416,*1303 和 DRB3*0101,*0201,*0202,*0301 编码 DRβ 第 71 位的赖氨酸,且有助于通过增加赖氨酸的"剂量"增强敏感性。

2. 自身免疫启动子假说

- 主要组织相容性复合物内部或者外部基因多态性以非疾病特异模式协同提高敏感性("允许基因池"),这种协同关系包括多态性本身之间或者与主要易感等位基因之间两种形式。
- 肿瘤坏死因子 α 基因(TNFA-308)、细胞毒性 T 淋巴细胞抗原 4 基因(CTLA4*G)以及肿瘤坏死因子受体超家族 6 基因(TNFRSF6 *G,G 或 *A,G)的多态性可以影响白种北美人和北欧患者的疾病发生率。
- 多个相似启动子存在及多态性基因交互作用参与了疾病的发生、敏感性和结局。

3. 分子"印记"假说

- 局部或种族特异敏感性基因有利于感染本地固有病原体或对其产生反应,定位基因便是触发因素的一个"印记"。
- 在阿根廷和巴西人群,特别是儿童患者中,DRB*1301 是一个自身免疫肝炎的易感等位基因,它编码一个由 6 个氨基酸残基组成的序列 ILEDER(位于 DRβ 第 67 至 72 位)。DRβ 第 71 位谷氨酸替换为赖氨酸,使分享基序假说失效。
- DRB*1301 与持续的甲型肝炎病毒相关联,而长期暴露于病毒抗原可能诱发此地域内的自身免疫性肝炎。
- 其他的本地固有病原体可能通过筛选遗传易感个体在其他区域引发疾病。

三、分类

分型

1.1 型自身免疫性肝炎

- 1 型自身免疫性肝炎的特点是存在血清 SMA 和(或)ANA。

- 辅助标记物(即,非典型的 pANCA 常常阳性,抗 SLA 16% 阳性)。
- 在美国是最常见的类型,可发生在任何年龄,包括婴儿。
- 大多数(78%)是女性(女性：男性 =3.6：1)。
- 38% 同时存在肝外的免疫性疾病,包括自身免疫性甲状腺炎(12%)、Grave 病(6%)、慢性溃疡性结肠炎(CUC)(6%)、风湿性关节炎(1%)、恶性贫血(1%)、进展性系统性硬化(1%)、Coomb 阳性的溶血性贫血(1%)、特发性血小板减少性紫癜(1%)、白细胞破裂性脉管炎(1%)、肾炎(1%)、结节性红斑(1%)、纤维性肺泡炎(1%)。
- 并发慢性溃疡性结肠炎(CUC)时必须胆管造影以排除 PSC。
- 40% 急性发病,急性重型肝炎少见。
- 相关的 HLA：DRB1*0301(北欧人群),DRB1*0401(北欧人群),DRB1*0404(墨西哥人),DRB1*0405(日本人),DRB*1301(南美人),DRB1* 1501(保护性的)。
- 相关的多态性自身免疫启动子(所有北美人群)：TNFA-308*A,CTLA4 *G,TNFRSF6 *G,MICA *008。
- 自身靶抗原尚不清楚。
- 北美和北欧白人中,DRB1*0301(主要的易感等位基因)和 DRB1*0401(次要但独立的易感等位基因)。
- 25% 表现为肝硬化,呈缓慢亚临床进展。

2.2 型自身免疫性肝炎

- 以血清中肝/肾微粒体 1 型(抗 LKM1)抗体为特征。
- 辅助标记物(即抗 LC1 约 32%);无非典型的 pANCA。
- 主要累及儿童(年龄范围 2~14 岁)。
- 欧洲的患者 20% 是成人。
- 北美的成人自身免疫性肝炎患者抗 LKM1 阳性仅 4%。
- 普遍伴有其他的免疫性疾病,包括白斑、胰岛素依赖性糖尿病或自身免疫性甲状腺炎。
- 常常出现器官特异的自身抗体,包括针对壁细胞、甲状腺或胰岛的抗体。
- 可能表现为急性或急性重型肝炎。
- 主要的基因风险因子 DQB1*0201 与 DRB1*07 和 DRB1*03 二者间存在强连锁不平衡。
- 细胞色素单氧化酶 CYP2D6 是自身靶抗原。
- 重组 CYP2D6 内有 5 个抗原位点。193-212 位氨基酸是抗 LKM1 主要的抗原决定簇。
- 重组 CYP2D6 与 HCV、巨细胞病毒、1 型单纯疱疹病毒基因组有相同的部分。
- 美国之外的 10% 的慢性丙型肝炎患者有抗 LKM1。
- 欧洲慢性丙型肝炎患者中有 10% 抗 LKM1 阳性,但在美国极低。

- 对皮质类固醇治疗与 1 型效果一样。

变异

1. 与 PBC 重叠综合征

- 重叠综合征的定义是自身免疫性肝炎的表现加上 AMA 血清阳性、胆管损伤或缺失的组织学改变。
- 大多数（88%）AMA 滴度 ≤ 1∶160；极少数病例 M2 自身抗原的抗体血清阳性（8%）（见第 14 章）。
- AMA 呈假阳性可能是由于应用间接免疫荧光法，易同抗 LKM1 混淆。
- 如果以自身免疫特征为主并且血浆 ALP 水平低于正常值 2 倍，泼尼松单独（20 mg/d）或泼尼松（10 mg/d）联合硫唑嘌呤（50 mg/d）经验性治疗 3~6 个月有效。
- 如果 PBC 表现突出，ALP 水平高于正常的 2 倍，应给予泼尼松（20 mg/d）联合熊去氧胆酸[13~15 mg/(kg·d)]治疗。

2. 与 PSC 重叠综合征

- 定义是自身免疫性肝炎的表现结合胆汁淤积的生化改变、胆汁淤积、胆管损伤或缺失的组织学证据、内镜逆行胰胆管造影（ERC）及磁共振胆道造影（MRC）有胆管异常表现。
- 如果有炎症性肠病，胆管造影是必要的。
- 组织学有如下特点：胆管损伤、肝门区水肿和（或）肝内胆管减少，正常的胆管造影，与小胆管 PSC 表现一致。
- 诊断的线索是炎症性肠病，对皮质类固醇激素治疗反应不佳，血清碱性磷酸酶水平升高。
- 泼尼松（20 mg/d）联合熊去氧胆酸[13~15 mg/(kg·d)]经验性治疗合理。
- 自身免疫性肝炎同时胆管造影异常但没有炎症性肠病（"自身免疫性硬化性胆管炎"）的儿童通常对皮质类固醇治疗有反应。相较胆管正常成人患者，非移植生存率低。
- 典型自身免疫性肝炎患者 MRCP 发现 8% 存在胆管改变（而非自身免疫性肝炎患者中上述比例相同），这可能错误地提示了 PSC 诊断。

3. 自身免疫性肝炎和慢性病毒性肝炎

- 同时有活动性病毒感染，高滴度自身抗体，界面炎症伴或不伴汇管区浆细胞浸润的组织学特征。
- 符合国际评分标准的确诊及可疑自身免疫性肝炎，定义为病毒血症基础上自身免疫为主的疾病。
- 非诊断性的自身免疫特征伴活动性病毒血症确定为病毒为主的疾病同时伴自身免疫特征。
- 慢性病毒性肝炎免疫表现常见，11% 有 SMA，28% 有 ANA，62% 有种类不同的自身抗体（SMA、ANA、甲状腺抗体、类风湿因子和双链 DNA IgG 抗体），23% 同时存在免疫疾病。

在慢性病毒性肝炎，SMA 和 ANA 滴度通常低（89% ≤ 1∶80，仅 11% 血清滴度 ≥ 1∶160，很少有滴度 ≥ 1∶320）；同时 SMA 和 ANA 血清阳性（4%）；在自身免疫性肝炎，SMA 和 ANA 的中位数血清滴度分别是 1∶160 和 1∶320，仅 6% 滴度 ≤ 1∶80。

• 肝组织学评价对于区分自身免疫为主的疾病和病毒性肝炎为主的疾病很有必要。自身免疫为主的疾病与病毒性肝炎相比，中到重度汇管区浆细胞浸润（66% 比 21%）、小叶炎症（47% 比 16%）和界面炎症更常见（23% 比 0）；在病毒为主的疾病（慢性丙型肝炎），汇管区淋巴细胞积聚（49% 比 10%）、脂肪变（72% 比 19%）和胆管损伤或缺失（91% 比 20%）更常见（图 5.4）。

• 治疗针对主要疾病，对自身免疫为主的疾病用皮质类固醇激素，对病毒为主的疾病用聚乙二醇干扰素和利巴韦林（慢性丙型肝炎）。

• 治疗 3 个月后评价治疗结果，如反应不好改变治疗。

4. 自身免疫性肝炎与胆汁淤积综合征

• 有自身免疫性肝炎和 AMA 阴性的 PBC 或小胆管 PSC 混合的临床表现。

• 女性患者中，存在胆汁淤积生化改变、AMA 阴性、胆管造影结果正常和（或）胆管损伤或缺失的组织学发现，ANA 和（或）SMA 通常阳性。

• 可能类似于 PBC 或自身免疫性肝炎。

• 对经验性皮质类固醇激素、熊去氧胆酸或二者的联合治疗反应常不同。

• 治疗改善临床和实验室结果，组织学无变化。

5. 隐源性（自身抗体阴性）的慢性肝炎

• 符合自身免疫性肝炎诊断的一致标准，但缺乏特征性的自身抗体（SMA，ANA，抗 LKM1）。

• 在发病年龄、性别以女性为主、常常同时存在免疫性疾病、组织学特征、同时存在

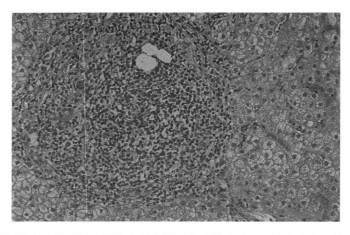

图 5.4　慢性丙型肝炎汇管区淋巴细胞堆积的组织病理学表现。汇管中密集的单个核淋巴细胞堆积可区分慢性丙型肝炎与自身免疫性肝炎（HE 染色, 200 倍）。（见彩插）

HLA B8、DRB1*03 和 A1-B8-DRB1*03 及实验室发现均与典型的自身免疫性肝炎相似。

- 对皮质类固醇治疗的应答与自身抗体阳性的患者一致。
- 可能存在传统的免疫血清学分析未能检出的标志物。
- 可能是常规的自身抗体出现较晚,可能是存在非标准自身抗体(非典型的 p-ANCA,抗 LKM1)。
- 通过测定抗 SLA(18%)和抗 LP(33%)和连续测定那些常用的自身抗体,对自身免疫性肝炎可能再分类,可能是迟发或变异的表现。
- 鉴别出隐源性慢性肝病十分必要,因为它是一种隐匿的、进展的、可失代偿甚至需要肝移植的慢性肝病。
- 确定为"自身抗体阴性的自身免疫性肝炎"应予以常规皮质类固醇治疗方案。

四、流行病学

1. 在西欧(或其他种族相同的人群)1 型自身免疫性肝炎平均年发病率 1.9/100 000,最高的发病率是 16.9/100 000。

2. 2 型自身免疫性肝炎少见,发病率 3/1 000 000,年发病率 0.16/1 000 000。

3. 在美国占慢性肝病的 11%~23%,患病人口 100 000~200 000。

4. 占欧洲肝移植人口的 2.6%,美国肝移植人口的 5.9%。

5. 北欧、北美和 HLA DRB1*03 和 DRB1*04 出现频率较高的澳大利亚白种人发病率最高。

6. 有些人种易感,包括非洲裔美国人、阿拉斯加人、日本人、中国大陆人、西班牙人、印度次大陆印第安人、土耳其人和阿拉伯人。

五、预后

炎症严重性

1. 生化指标

- 血清 AST、ALT 和 γ- 球蛋白水平在评价炎症活动严重程度上最有意义。
- 持续的血清 AST/ALT 超过 10 倍正常值上限,或为正常值上限 5 倍以上同时血清 γ- 球蛋白为正常值上限 2 倍以上的患者,3 年死亡率为 50%,10 年死亡率为 90%。
- 实验室检查轻度异常,患者 10 年死亡率为 10%,肝硬化的发生率也低(15 年后为 49%)。
- 不管疾病是否活动,有 13%~20% 的患者自发缓解。

- 最初病情较重未经治疗的患者如果在两年后没有死亡,将长期存活,尽管 41% 可能伴有静止性肝硬化。
- 炎症活动的实验室指标可在轻微至严重之间波动。
- 血细胞下降表现,尤其是血小板下降提示肝硬化。

2. 组织学指标

- 只有界面肝炎:可有正常的 5 年生存率,有 17% 的概率发展为肝硬化。
- 桥接坏死或多小叶坏死:5 年死亡率为 45%,在 5 年内 82% 发展为肝硬化。
- 肝硬化 5 年死亡率 58%。
- 54% 的肝硬化患者有食管静脉曲张,20% 有静脉曲张的患者死于出血。
- 炎症活动的组织学特征可从汇管区炎症到融合性坏死自发转变,不存在轻微病变的"安全"稳定模式。
- 小叶中心坏死是一种罕见的急性严重的表现,可以过渡到界面炎症。
- 孤立的胆管改变可与明显的炎症活动同时存在,通常是短暂性的,与诊断或治疗无相关性。

3. 临床指标

- 存在腹水或肝性脑病表现提示晚期重症肝病,预后不良。
- 如果没有及时的皮质类固醇治疗,急性重症(暴发性)表现可发生,可危及生命。
- 25%~34% 的患者是无症状的,但后续会有 26%~70% 的患者出现症状,最初的无症状并不能阻止疾病进展。
- 25% 的患者体格检查正常,但不能排除肝硬化或晚期肝病。
- 终末期肝病(MELD)评分达到 12 分时,患者皮质类固醇治疗失败率 97%,治疗失败的特异性为 68%。
- 存在炎性肠病同时并发胆道造影 PSC 改变比例为 41%,对皮质类固醇应答不佳。
- 50%"自身免疫性硬化性胆管炎"的儿童虽经治疗,非肝移植生存率仍下降。

基因状态

1. 在北美白人与北欧患者中,HLA DRB1*03 者较 HLA DRB1*04 者,表现出早期发病、重度炎症活动、对治疗低应答、肝移植率大大增高。

2. 在北美白人与北欧患者中,HLA DRB1*03 者较 HLA DRB1*04 者,表现出发病晚、女性患者多见、同时并发免疫性疾病较多、皮质类固醇治疗反应好。

3. 在北美白人与北欧患者中,皮质类固醇治疗失败比例 DRB1*0301(86% 比 45%),DRB1*0301—DRB3*0101(79% 比 42%)。

4. 在北美白人与北欧患者中,肝衰竭及需要肝移植治疗状况下,DRB1*0401 与 DRB1*0401 — DRB1*0403 与其他等位基因比较,有较低的死亡率(0%:37%)

5. 在 1 型自身免疫性肝炎患者中,非 DRB1*0401 DRB1*04 等位基因在女性患者中较男性常见(15% 比 0%),有发现提示女性自身抗原更多样化。

6. 90% 较早发病的患者中,非同种异形抗免疫球蛋白在补体 C4A 和 C4B 片段中存在。

性别因素

1. 女性比男性更易患自身免疫性肝炎(3.6∶1)。

2. 女性自身免疫性肝炎患者较男性更容易并发免疫性疾病(34%∶17%),HLADRB1*04 更多见(49%∶24%)。

3. 男性与女性对治疗的反应及长期预后相似。

4. 治疗失败更常见于 HLADR3 的男性和 HLADR4 的女性(25%∶4%)。

5. 女性比男性更容易对感染性因素和抗原产生 1 型细胞因子反应,使女性更容易患自身免疫性肝炎。

6. 免疫耐受的重要基因定位于 X 染色体,而自身免疫性疾病中,女性更容易发生 X 染色体缺失使得自身免疫耐受下降(如在 PBC 中可见)。

年龄因素

1. 自身免疫性肝炎成年患者,20% 在 60 岁及以上发病。

2. 60 岁及以上患者比 30 岁以上患者表现为更重程度的肝脏纤维化,腹水发生率高,更高的肝硬化发生率(33% 比 10%)。

3. 发病时表现为晚期肝病,提示年纪较大患者会有不被警觉的疾病进展,处于诊断之外。

4. 在 60 岁及以上北美白人和北欧患者中,相较 30 岁患者,HL ADRB1*04 更常见(47% 比 13%),相反,HLA DRB1*03 在 30 岁以上患者中更常见(58% 比 23%)。

5. 60 岁及以上患者比 40 岁以上患者对皮质类固醇治疗反应更迅速,其中 18% 在 6 个月内进入缓解期(后者 2%),94% 在 24 个月内进入缓解期(后者 64%)。

6. 对不同抗原激发点基因易感性,在老年患者和年轻成人患者截然不同。

7. 免疫应答活力的差别可能决定了对治疗的反应。

8. 老年和年轻患者对治疗的应答相近,高龄并不会限制治疗或阻碍成功肝移植。

六、临床特征

1. 最常见的症状是易疲劳(85%);体重下降不常见;剧烈的瘙痒不支持诊断。

2. 最常见的体检发现是肝大(78%)和黄疸(69%),在有和没有肝硬化的患者分别为 56% 和 32%,可能有脾大,可有蜘蛛痣。

3. 83% 的患者有高胆红素血症,但血清胆红素水平通常低于正常值的三倍(54%)。

4. 血清碱性磷酸酶水平普遍升高（81%），但通常低于正常值的两倍（67%），超过正常值的四倍不常见（10%）并提示其他诊断。

5. 多克隆高丙种球蛋白血症常见，主要为 IgG。

6. 常见种类不同的、非特异的免疫血清学发现，如细菌（大肠埃希杆菌、拟杆菌和沙门菌属）和病毒（麻疹、风疹和巨细胞病毒）的抗体。

7. 可能有冷球蛋白血症，但有症状的很少。

8. 常同时存在免疫性疾病（38%）且包括种类不同的器官系统，最常见的是甲状腺。

9. 诊断要求 SMA、ANA 和抗 LKM1 抗体阳性，但可能有其他的自身抗体，包括针对 ASGPR、肌动蛋白、SLA、LP 和 LCI 的抗体。

七、有应用前景的新自身抗体

1. 抗可溶性肝抗原（抗 SLA）

- 对自身免疫性肝炎高度特异性（99%），但敏感性有限。
- 呈全球性分布（日本、巴西、德国和美国）。
- 可能成为撤药后容易复发遗传倾向的替代标志。
- 已有基于从组抗原的商业 ELISA 检测试剂盒。

2. 抗唾液酸糖蛋白受体抗体（抗 ASGPR）

- 是肝细胞表面的转膜糖蛋白。
- 自身免疫性肝炎患者中 88% 阳性，与亚型无关。
- 与皮质类固醇停药后复发有一致性，有助于判定治疗终点。
- 商业检测正在形成。

3. 抗肌动蛋白抗体（抗 actin）

- 直接的抗聚合 F- 肌动蛋白。
- 1 型自身免疫性肝炎 74% 阳性，86% 同时存在 SMA。
- 与 ANA 阳性但血清该抗体阴性的患者相比，幼年发病多、HLAB8 和 DRB1*03 检出率高，因肝衰竭死亡、需肝移植的患者比率高（19% ：0%）。
- 其阳性可能与预后不好有关。
- 已有 ELISA 商业检测试剂盒，但最佳的诊断和预后相关检测尚未标准化。

4. 抗肝胞质 1 型抗体（抗 LC1）

- 直接针对亚胺甲基转移酶环脱氨酶（靶自身抗原）。
- 阳性主要见于年轻人，小于 20 岁（很少有患者超过 40 岁）。
- 通常与抗 LKMI 有关（32%）。
- 血清水平随着病情活动性和治疗的反应波动，与抗 LKMI 相反。
- 常同时伴发免疫性疾病、快速进展的肝硬化和严重的炎症。

- 可能是 2 型自身免疫性肝炎疾病严重性和（或）肝脏炎症的指标。
- 目前没有商业测定试剂盒。

5. 作为预后指标观察的其他抗体

- 39% 患者存在抗染色体抗体,男性常见,炎症活动期常见,疾病复发患者更常见。
- 经 ELISA 法检测 ANA 阳性患者中,34%~64% 患者呈现抗双链 DNA 抗体阳性,而在 IIF 法检测的患者中,双链 DNA 阳性率 23%。ELISA 法 ANA 阳性组患者较阴性患者,皮质类固醇治疗过程中恶化更常发生。
- 11% 患者存在环瓜氨酸酞抗体;与更高的类风湿性关节炎发生概率、更多表现为肝硬化和肝衰竭致死率相关。

八、治疗

适应证（表 5.5）

1. 肝脏有炎症活动均须治疗。根据国际标准化比值（INR）评价肝功能障碍程度。无炎症活动的低凝血酶原血症或高胆红素血症不是治疗的指征,如果炎症活动严重,组织学为肝硬化也不是治疗的禁忌证。

2. 通过肝脏炎症实验室指标（血清 AST/ALT 和 γ- 球蛋白）和肝损伤的组织学类型评价疾病严重程度。

3. 无症状的轻度疾病有临床意料之外的进展间隔,对治疗迅速应答。

4. 未经治疗的无症状轻度疾病患者,与经过治疗的重度疾病患者（67% 比 98%）相比,10 年生存率较差。

表 5.5　治疗适应证

需要紧急治疗	不需要紧急治疗	不需要治疗
无力症状或急性严重全身症状	中度或无症状	无症状
AST/ALT ≥ 10 倍正常值	AST/ALT < 10 倍正常值或 γ- 球蛋白< 2 倍正常值	门脉性肝炎
AST/ALT > 5 倍正常值或 γ- 球蛋白≥ 2 倍正常值	界面性肝炎	非活动性肝硬化
桥接坏死	活动性肝硬化	失代偿期非活动性肝硬化并发腹水、肝性脑病、或消化道出血

ALT:血清丙氨酸转氨酶水平;AST:血清天冬氨酸转氨酶水平;ULN,正常值上限

治疗方案(表5.6)

1. 单独用泼尼松或较低剂量的泼尼松联合硫唑嘌呤治疗在所有类型的自身免疫性肝炎是有效的。首选联合治疗方案,因为该方案皮质类固醇激素相关不良反应发生率较低(10% 比 44%)(图 5.5)。

2. 与硫唑嘌呤联合方案要求整个治疗期间定期(每 1~3 个月)查白细胞和血小板数,以监测骨髓毒性。

3. 治疗期间应当每 6 个月进行随访评价,如果有肝衰竭或药物不能耐受的症状,随访期应间隔更短些。

4. 目前没有指征提示治疗应答会不满意。有腹水和肝性脑病的患者预后差,但不是治疗禁忌证。

5. 组织学检查提示多小叶坏死的患者,在两周的治疗期间没有一项实验室参数正常化或治疗前的高胆红素血症没能改善的患者早期死亡率高。如果有失代偿的表现应考虑肝移植。

6. 上述参数改善的患者早期存活率相当高,应继续药物治疗,直到获得满意的终点(见后文)。

7. 在欧洲,等效剂量泼尼松龙优于泼尼松。

表 5.6　标准治疗原则

原则	药物		相对禁忌证
泼尼松和咪唑硫嘌呤	泼尼松(日用量) 30mg×1 周 20mg×1 周 15mg×2 周 10mg 维持剂量直到治疗结束	咪唑硫嘌呤(日用量) 50mg 维持剂量直到治疗结束	严重的血细胞减少 硫代嘌呤甲基转移酶减少 妊娠 活动性出血 肥胖 骨质疏松 情绪不稳定 脆性糖尿病 不稳定高血压 绝经后 痤疮
泼尼松单用	60mg×1 周 40mg×1 周 35mg×2 周 20mg 维持剂量	无	

药物的作用

1. 泼尼松龙是泼尼松的活性代谢产物,是自身免疫性肝炎的主要治疗药物。

• 在肝硬化患者泼尼松向泼尼松龙的转变减少,但不足以影响治疗反应和泼尼松的有效剂量。

• 泼尼松龙糖皮质激素受体复合物同糖皮质激素反应基因的 5' 非转录启动子相互作用抑制细胞因子表达。

• 影响 1 型和 2 型细胞因子通路,抑制了 IL-2、IL-4、IL-5、IL-6、IL-8、IL-12、干扰素 γ 和肿瘤坏死因子 α 的产生。

• 细胞因子转录因子、核因子 κB 受到抑制。

• 细胞因子 mRNA 半衰期缩短,对靶细胞的作用减弱,从而达到了免疫抑制的效果。

• 实现了免疫抑制,因生物半衰期短需要每天给药。

• 不良反应与未结合泼尼松龙的水平有关,低清蛋白血症(结合位点减少)和高胆红素血症(竞争性抑制结合)使不良反应增强。

2. 6- 硫鸟嘌呤是硫唑嘌呤的活性代谢产物,与泼尼松龙有协同作用。

• 硫唑嘌呤在血液中转化为 6- 巯基嘌呤。

• 6- 巯基嘌呤在酶的作用下转化为 6- 硫鸟嘌呤。

• 6- 硫鸟嘌呤干扰嘌呤核酸的合成,抑制激活的 T 和 B 淋巴细胞增殖。

• 硫鸟嘌呤甲基转移酶灭活 6- 巯基嘌呤,影响治疗效果和 6- 硫鸟嘌呤的毒性。

• 编码硫鸟嘌呤甲基转移酶的基因是高度多形性的,TPMT*3A 和 TPMT*3B 编码较低的酶活性基因。

• 纯合子硫鸟嘌呤甲基转移酶缺陷发生率是正常人口的 0.3%,杂合缺陷是 11%。

• 这一缺陷使硫唑嘌呤的灭活延迟,增加了治疗剂量的效果和(或)毒性。

• 应用硫唑嘌呤治疗(50~150 mg/d)自身免疫性肝炎过程中,基因型与表型对硫嘌呤甲基转移酶活性及药物不良反应方面无决定性。

药物相关不良反应

1. 糖皮质激素引起的并发症包括以下方面变化:外观(面圆、背驼峰形成、纹、体重增加、痤疮、脱发、面部多毛症)、代谢(糖尿病、肥胖、高脂血症、高血压)、骨骼(骨质疏松椎体压缩,股骨头缺血性坏死)、精神(情绪不稳定、精神病)、周身(白内障形成、胰腺炎、机会性感染、恶性疾病)。

2. 皮质类固醇治疗两年后 80% 出现容貌改变(满月脸、水牛背、肥胖、痤疮或多毛症)。

3. 严重的不良反应（有椎骨压缩的骨质疏松、糖尿病、白内障、严重的情绪易变和高血压），常常在单用泼尼松（20 mg/d）延长治疗（>18 个月）后出现。

4. 有 13% 的患者早期中断治疗，主要因为不能耐受的肥胖、容貌改变或骨质疏松病。

5. 绝经后的妇女有椎骨压缩的危险，特别是在复发后的再治疗期间。

6. 有规律的锻炼，钙的摄入（1~1.5g /d），补充维生素 D_3（400 U/ 周）和激素替代有利于成年患者骨骼的保护。

7. 硫唑嘌呤（50 mg/d）治疗可能并发胆汁淤积肝毒性、恶心、呕吐、皮疹和血细胞减少等不良反应，发生率低于 10%，不良反应随着剂量减少或治疗终止而逆转。

8. 血细胞减少是硫唑嘌呤最常见的不良反应；最严重的后果是骨髓移植；血细胞减少症的发生概率是 46%；6% 患者因严重血液异常而停药。

9. 硫唑嘌呤是孕期 D 类药物；在孕产期它不是重要的疾病控制药物。

10. 理论上硫唑嘌呤治疗的并发症有致畸和致癌，非肝脏的恶性肿瘤的危险≥年龄和性别相匹配的正常人群的 1.4 倍。

11. 治疗的并发症（体重增加、库欣综合征、液体潴留、粒细胞减少、肝功能恶化）与肝病的并发症难以区分。

12. 硫唑嘌呤治疗期间，对治疗前存在白细胞减少或全血细胞减少患者的硫嘌呤甲基转移酶活性做出判断。

治疗终点（见表 5.7）

表 5.7　标准治疗结点

特征	缓解	治疗失败	不完全反应	药物毒性
确诊	理想结点：无症状，肝功能正常，肝脏组织学检查正常 满意结点：无症状，AST/ALT≤2 倍正常值，其他检查正常，无界面性肝炎	AST/ALT 升高和（或）胆红素＞67% 和（或）组织学检查病情活动进展	经治疗 3 年后病情改善但是并未达到令人满意的缓解标准	出现难以忍受的不良反应，椎体压缩性骨折或血细胞渐进性减少
复发	2 年发生率 77%（年龄相关）	9%	13%	13%

（待续）

（续表）

特征	缓解	治疗失败	不完全反应	药物毒性
活动	逐渐停药超过 6 周	泼尼松 60mg 每日或泼尼松 30mg 联合咪唑硫嘌呤 150mg 每天	长期治疗(低剂量泼尼松或长期服用咪唑硫嘌呤)	剂量减低或去除不耐受成分继续使用可耐受成分
结果	50% 6 个月再发或持续缓解	逐渐减低至维持剂量 临床和实验室检查恢复 70% 组织学检查恢复 20% 治疗效果不明确	治疗效果不明确	单一可耐受药物或低剂量不可耐受药物疗效不明确

ALT：血清丙氨酸转氨酶水平；AST：血清天冬氨酸转氨酶水平；ULN：正常值上限

1. 持续治疗直到缓解、治疗失败、不完全应答或药物中毒（见图 5.5）。

2. 在临床和实验室指标恢复 3~6 个月后，组织学恢复，治疗必须延长到这一时期。

3. 为确定是否缓解，在药物撤除之前进行肝活检是必要的。在治疗期间肝组织检查有明显的持续炎症活动者 55% 实验室检查正常。

4. 治疗期间组织学改善的程度影响药物撤除后的复发率。

- 肝组织学表现恢复到正常的复发率 20%。
- 仅限于汇管区炎症的复发率 50%。
- 在治疗期间进展到肝硬化或持续界面炎的 100% 复发。
- 汇管区有浆细胞残留复发率增加（31% 比 7%）。92% 的复发阳性预测值因 31% 的敏感性复发率而抵消。

5. 理想治疗终点定义为：症状完全缓解，所有肝损伤试验结果正常化（血清 AST／ALT、胆红素和 γ- 球蛋白水平）和肝结构恢复正常。40% 患者可达到理想终点；但不排除停药后复发；如不断追求上述治疗结果也可能导致严重不良反应。

6. 满意治疗终点定义为：血清中 AST、ALT 水平低于正常上限的两倍，正常血清胆红素和 γ- 球蛋白水平，肝组织上界面炎消失。可达到满意治疗终点；它与肝纤维化的预防或减少相关，可提高长期生存率，有些病例停药后可持续长期缓解。

7. 达到理想或满意终点，皮质类固醇超过 6 周的时间逐渐停药（表 5.8）。已经缓解的患者，停药期间，实验室检查（血清 AST、胆红素和 γ- 球蛋白水平）应每 3 周进行一次，持续 3 个月。此后一年应每 6 个月检查一次，如果持续缓解则每年查一次。

表 5.8 缓解后撤药规划

缓解后周数	联合用药规则		单药规则
	泼尼松（mg/d）	咪唑硫嘌呤（mg/d）	泼尼松（mg/d）
1	7.5	50	15
2	7.5	50	10
3	5	50	5
4	5	25	5
5	2.5	25	2.5
6	2.5	25	2.5
后续	无	无	无

治疗结局

1. 缓解（见图 5.5）

• 24 个月内 77% 的患者可达理想或满意终点。

• 达到理想或满意终点的患者平均治疗周期是 22 个月。

• 快速应答受年龄影响：年龄在 60 岁或以上的患者有 94% 在 24 个月内达到理想或满意治疗终点，而只有 64% 不到 40 岁的成年患者在此期间应答。

• 21% 的患者在开始治疗后长期随访中持续缓解。

2. 停药后复发（见图 5.5）

• 50% 的患者在 6 个月内复发，大多数（70%~86%）在 3 年内复发。

• 表现为症状再发作，血清 AST 水平增加 ≥3 倍正常值或组织学检查为界面肝炎。

• 最常见的临床表现是血清 AST/ALT 水平至少达到三倍正常上限（无需肝活检）。

• 再次治疗可出现再一次缓解，但治疗结束后常复发，且伴随疾病进展。

• 反复的治疗和复发增加治疗相关不良反应概率（70% 或更多），进展为肝硬化（38%），死于肝衰竭或需要肝移植（20%）。

• 初次复发后需要硫唑嘌呤长期维持治疗[2 mg/(kg·d)]。

• 如患者硫唑嘌呤不耐受，须予以最小剂量泼尼松（最大剂量 10 mg/d；中等剂量 7.5mg/d）（表 5.9）。

• 停止维持治疗和复发的病例也可能缓解；只有经过治疗，至少 1 年不再活动保持静止的病例方可停药。

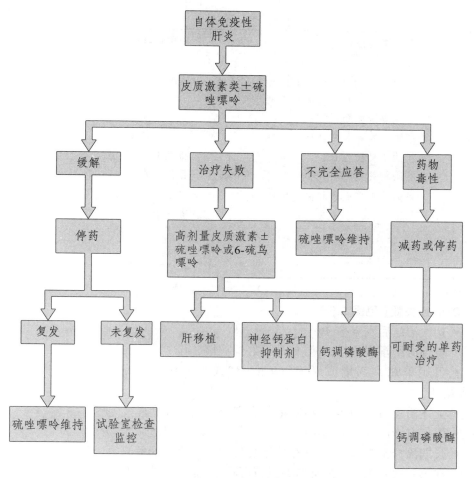

图 5.5 自身免疫性肝炎的治疗流程。明确诊断后治疗可泼尼松单一用药,或低剂量联合硫唑嘌呤(皮质醇联合或不联合硫唑嘌呤)。持续用药直至病情缓解、治疗失败、不完全应答或产生药物毒性。酌情可行额外治疗,如针对治疗失败或药物毒性的经验性抢救治疗(钙调磷酸酶抑制剂或吗替麦考酚酯)。吗替麦考酚酯对硫唑嘌呤耐药患者有效。肝移植是最有效的抢救治疗,对于失代偿期患者刻不容缓。

表 5.9 多次复发后的长期治疗方案

特征	低剂量泼尼松	单用咪唑硫嘌呤
建议	先前复发并使用重复治疗标准治疗后临床和实验室结果缓解	先前复发并使用重复治疗标准治疗后临床和实验室结果缓解

(待续)

（续表）

特征	低剂量泼尼松	单用咪唑硫嘌呤
时间表	泼尼松减量 2.5mg/mo 直到达到最低剂量标准以缓解症状并维持 AST < 3 倍正常值 (无界面性肝炎) 咪唑硫嘌呤逐渐撤药	咪唑硫嘌呤每天加量 2mg/kg 泼尼松逐渐撤药
结果	改善激素相关不良反应 85% 新的不良反应 0% 肝脏相关死亡率 9%	体重减轻 43% 高血压改善 13% 肝脏相关死亡率 1%
限制	可能的长期激素相关并发症	皮质类固醇撤药后关节痛 53% 嗜睡 10% 恶性肿瘤 7% 骨髓抑制 6% 不明确的致畸作用

3. 治疗失败 (见图 5.5)

- 初次治疗后发生率 9% 。
- 表现应用常规治疗,并且依从性好但病情恶化。
- 可用单独大剂量泼尼松 (60 mg/d) 或泼尼松 (30 mg/d) 联合硫唑嘌呤 (50 mg/d) 治疗。
- 上述治疗后在两年内 70% 患者临床和生化仍可改善。
- 但仅有 20% 有组织学改善。
- 长期治疗常常是必要的,但有不良反应和肝衰竭的危险。
- 在第一次有失代偿的症状时进行肝移植 (常常有腹水形成)。
- 通过排除病毒感染、原发性硬化性胆管炎、原发性胆汁性肝硬化、自身免疫性胆管炎、非酒精性脂肪性肝炎 (皮质类固醇治疗后恶化) 和药物诱导的慢性肝病,重新确定最初诊断的合理性。

4. 不完全应答 (见图 5.5)

- 初次治疗过程中发生率 13% 。
- 表现为治疗期间病情改善,但 3 年后没能符合缓解标准。
- 长期方案与治疗多次复发后的低剂量泼尼松治疗方案类似,是经验性治疗,长期治疗获益 - 风险比降低。
- 治疗目标是尽可能用最低剂量的药物达到控制疾病活动的目的。

5. 生存率

- 有和没有肝硬化的治疗患者 10 年寿命期望值分别是 89% 和 90%。总的 10 年生存率是 93%。
- 生存率与年龄和性别匹配的同一地区正常人群的生存率相似 (94% 超过

10 年)。

- 组织学为肝硬化的患者的治疗应答与非肝硬化患者一样,同样有治疗成功的希望。

6. 肝细胞癌

- 随访 1732 例患者,在除外病毒感染的患者中发生率为 0.5%。
- 进展为肝细胞癌的 10 年发生率为 2.9%。
- 仅仅发生在至少 10 年病史的肝硬化患者中。
- 北美白人患者人群的风险因素:男性,伴腹水的门静脉高血压,静脉曲线或血小板减少症,至少 3 年的免疫抑制治疗和 10 年以上的肝硬化。
- 有风险因素的个人推荐每隔 6 个月行超声影像检查。

肝移植(见图 5.5)

1. 肝移植对皮质类固醇治疗失效的失代偿患者有效。

2. 移植后自身抗体和高丙球血症在两年内消失。

3. 5 年生存率和移植物存活率是 83%~92%,10 年生存率 75%。

4. 疾病再发率 12%~46%,通常在移植后 1~8 年(中位数为 2 年),主要发生在免疫抑制治疗不充分的受体中。

5. 复发率从第 1 年的 12% 增加到 5 年后的 36%;进展为肝硬化和移植物衰竭是可能的;无症状的组织学复发可能先于临床复发 1~5 年。

6. 复发后应重新调整免疫抑制方案或再次应用糖皮质激素;复发后移植物的存活率和患者的生存率为 78%~89%;难治复发可能需要另一个钙调磷酸酶抑制剂,比如雷帕霉素(西罗莫司),或再次移植。

7. HLA DRB1*03 或 DRB* 04 在复发患者中检出率较未复发患者更为常见。

8. 与酒精性肝病相比,自身免疫性肝炎急性排斥反应(81% 比 47%)、类固醇抵抗性排斥反应(38% 比 13%)和慢性排斥反应(11% 比 2%)发生率高。

9. 68% 的患者可以撤除激素,撤药后高胆固醇血症、高血压、糖尿病发病率降低;撤除激素通常在 1 年以后。

10. 因为非自身免疫性疾病肝移植的受体中有 3%~5% 新发生自身免疫性肝炎。

11. 在移植物功能不好的病例均应考虑再发和新发自身免疫性肝炎的风险。

有前景的替代药物（表 5.10）

表 5.10   有希望的免疫抑制剂

药物	剂量	作用和用途
环孢霉素	5~6mg/（kg·d）	神经钙调蛋白抑制剂降低了 IL-2 的逆转录,损伤来自 T 细胞抗原受体的信号转导,抑制了淋巴细胞的增殖。 经验性用于抢救性治疗并作为儿童和成人的一线实验性治疗
他克莫司	3mg,每天 2 次	钙调神经磷酸酶抑制剂阻止了转录因子的磷酸化减少细胞因子的产生,限制了 IL-2 受体的表达,抑制活化 T 淋巴细胞增殖。 小型开放性实验取得了中危因素的生化学改善
麦考酚酸吗乙酯	1g,每天 2 次	抑制 DNA 合成和细胞增殖所必需的肌苷酸脱氢酶和鸟嘌呤核苷酸 紧急抢救的小型开放性实验有效 如果患有硫唑嘌呤甲基转移酶缺乏症可替代硫唑嘌呤
6- 巯基嘌呤	1.5mg/（kg·d）	从硫唑嘌呤起始的旁路转换步骤 通过酶依赖性通路的直接转化为 6- 硫代鸟嘌呤
布地奈德	3mg,每天 3 次	高肝脏清除率的第二代皮质类固醇。 系统有效性降低和代谢产物缺乏糖皮质激素活性 随机临床试验结果表明,布地奈德联合硫唑嘌呤优于泼尼松联合硫唑嘌呤 泼尼松缺乏的治疗依赖患者无效

IL, 白细胞间介素

1. 环孢素（见图 5.5）

• 抑制钙调磷酸酶的活性,减少 IL-2 转录,减低 T 细胞抗原受体的信号传导,抑制淋巴细胞增殖。

• 对皮质类固醇不能控制病情的或不能耐受的患者经验性应用环孢素 5~6 mg/（kg·d）,一年内所有的病例病情改善（小样本）。

- 药物撤除后常常复发,需要长期的环孢素维持治疗。
- 长期治疗的不良反应不明确(包括肾功能不全、高血压和恶性病)。
- 在儿童:传统的皮质激素治疗后用环孢素治疗 1 个月,ALT 水平 6 个月后 80% 恢复正常,一年后 100% 恢复正常,生长发育改善,没有不良反应。
- 在成人:19 例包括成人和儿童患者,一线或补救治疗 26 周,转氨酶水平下降,组织学指标改善,没有不良反应。
- 目前还没有正式列入治疗方案,不可作为一线或补救方案。

2. 他克莫司(见图 5.5)

- 钙调磷酸酶抑制剂,抑制细胞因子产物转录子的去磷酸化,限制 IL-2 受体的表达,因而使激活的 T 淋巴细胞的增殖减弱。
- 在开放的临床试验中(21 例)3 mg,每日 2 次,治疗 3 个月结果提示,AST 和 ALT 水平分别减少 70% 和 80%,白细胞、血小板和肾功能有轻微改变。
- 作为经验性的补救治疗,价格昂贵且有潜在毒性。

3. 霉酚酸酯(见图 5.5)

- 一种嘌呤拮抗剂。
- 通过抑制肌苷单磷酸脱氢酶而减弱肌苷单磷酸向黄嘌呤的转化。
- 使 DNA 合成和淋巴细胞增殖需要的鸟嘌呤核苷酸减少,减少 IL-2 受体的表达,抑制免疫球蛋白产生,减弱其黏附分子的功能。
- 在 10 例不能耐受硫唑嘌呤或治疗效果不好的患者中,39%~84% 的患者改善。每例都有组织学改善,阻止了纤维化的进展。34%~78% 的患者表现为药物不耐受或无效。
- 4 例病例报道的经验表明,45% 接受治疗的患者表现出不同程度的改善。
- 本药主要对自身免疫性肝炎而胆管正常的儿童以及无法耐受硫唑嘌呤的成年患者有效;在 PSC,自身免疫性硬化性胆管炎和硫唑嘌呤难以治愈的成年患者无效。
- 目标人群、最佳剂量方案、安全性、成本分析和监控方法尚未明确。

4. 6- 巯基嘌呤(见图 5.5)

- 嘌呤类似物,在酶的作用下转化为 6- 硫鸟嘌呤。
- 6- 硫鸟嘌呤干扰嘌呤核酸的合成,抑制核酸形成和淋巴细胞增殖。
- 效果和不良反应受硫鸟嘌呤甲基转移酶缺陷和抑制黄嘌呤氧化酶的其他药物的影响。
- 对硫唑嘌呤联合泼尼松无应答的患者可能有效,在联合治疗方案中代替硫唑嘌呤使用。
- 在治疗失败的患者中经验性使用,剂量 25 mg/d,然后缓慢增加到 1.5 mg/(kg·d)。

5. 布地奈德

- 强效的第二代皮质类固醇激素,肝脏首过清除较高(90%),因而全身利用度低,且代谢产物无糖皮质激素活性。
- 在小样本治疗试验中,血清 ALT 和免疫球蛋白水平改善(6~8 mg/d,6~10 周,然后剂量个体化≤ 9 个月),系统不良反应少见。
- 一项纳入了 203 例初治患者的随机对照试验结果表明,接受布地奈德(3mg,每日 3 次)联合硫唑嘌呤(1~2 mg/kg)治疗 6 个月的患者,较常规接受皮质类固醇激素治疗方案患者,ALT 复常率更高,糖皮质激素相关的不良反应发生率更低。
- 由于疾病恶化或药物不耐受,它对激素依赖性患者的抢救治疗是无效的,泼尼松的戒断症状常见,而肝外免疫表现可一定程度被控制。
- 可作为轻到重度患者和有皮质类固醇治疗不良反应(如骨质疏松)患者的一线治疗。
- 不良反应可能与以前的泼尼松治疗(药代动力学改变)或肝硬化和门体分流术(受损的药物清除率)相关。

6. 其他免疫抑制药

- 环磷酰胺和甲氨蝶呤:环磷酰胺 [1~1.5 mg/(kg·d)] 和甲氨喋呤(每周 7.5 mg)在个案报道补救治疗成功。
- 获益 - 风险比未确定。尚须临床试验证实。

潜在的特异性治疗

在不同疾病阶段的特异性治疗总结在表 5.11。

表 5.11　特定位点研究性干预

特定位点的干预	假设性作用	先例
竞争肽	阻断 II 类 MHC DR 分子抗原结合沟并限制 CD4 辅助性 T 细胞活性	类风湿性关节炎
可溶性细胞毒 T 淋巴细胞相关抗原 4	与 CD4 辅助性 T 细胞中的 CD28 竞争 B7 抗原呈递细胞配体,阻断免疫细胞活动的第二信号。	骨髓移植
T 细胞疫苗	消除特异性疾病、肝脏浸润、细胞毒 T 细胞克隆的肝损伤	动物模型

(待续)

（续表）

特定位点的干预	假设性作用	先例
口服耐受	选择性活化有利于 1 型细胞因子反应的 CD4 细胞以抑制 I 型细胞因子反应（低剂量抗原） 诱导 CD4 T 细胞失能或凋亡（高剂量抗原）	多发性硬化症，类风湿性关节炎，糖尿病，自身免疫性甲状腺炎
细胞因子的操作	通过单克隆抗体或细胞因子调节细胞因子环境重组细胞因子拮抗 1 型细胞因子细胞毒性反应	炎症性肠病 慢性丙型肝炎
人骨髓间充质干细胞输注	肝移植失败，分化为有功能的肝细胞，减少氧化应激反应，促进正常肝细胞再生	患有肝衰竭的免疫缺陷小鼠
调节性 T 细胞过继转移	通过直接接触或修饰细胞因子来钝化自身反应性 T 细胞的活性和增殖反应	记录人类缺陷细胞培养源
siRNAs	合成目的基因序列，促进基因产物的分裂和沉默基因的表达	病毒性重型肝炎小鼠模型

Albert　J.　Czaja　著

任天奕　任娜　译

参考文献

Czaja AJ. Autoantibodies in autoimmune liver disease. *Adv Clin Chem* 2005; 40:127–164.

Czaja AJ. Autoimmune hepatitis. Part A: pathogenesis. *Expert Rev Gastroenterol Hepatol* 2007; 1:113–128.

Czaja AJ. Autoimmune hepatitis. Part B: diagnosis. *Expert Rev Gastroenterol Hepatol* 2007; 1:129–143.

Czaja AJ. Current and future treatments of autoimmune hepatitis. *Expert Rev Gastroenterol Hepatol* 2009; 3:269–291.

Czaja AJ. Emerging opportunities for site-specific molecular and cellular interventions in autoimmune hepatitis. *Dig Dis Sci* 2010; 55:2712–2726.

Czaja AJ. Features and consequences of untreated autoimmune hepatitis. *Liver Int* 2009; 29:816–823.

Czaja AJ. Genetic factors associated with the occurrence, clinical phenotype and outcome of autoimmune hepatitis. *Clin Gastroenterol Hepatol* 2008; 6:379–388.

Czaja AJ. Performance parameters of the diagnostic scoring systems for autoimmune hepatitis. *Hepatology* 2008; 48:1540–1548.

Czaja AJ. Rapidity of treatment response and outcome in type 1 autoimmune hepatitis. *J Hepatol* 2009;

51:161–167.

Czaja AJ. Safety issues in the management of autoimmune hepatitis. *Expert Opin Drug Saf* 2008; 7:319–333.

Czaja AJ. Special clinical challenges in autoimmune hepatitis: the elderly, males, pregnancy, mild disease, fulminant onset, and nonwhite patients. *Semin Liver Dis* 2009; 29:315–330.

Hennes EM, Zeniya M, Czaja AJ, et al. Simplified diagnostic criteria for autoimmune hepatitis. *Hepatology* 2008; 48:169–176.

Manns MP, Czaja AJ, Gorham JD, et al. Practice guidelines of the American Association for the Study of Liver Diseases: diagnosis and management of autoimmune hepatitis. *Hepatology* 2010; 51:2193–2213.

Montano-Loza A, Carpenter HA, Czaja AJ. Consequences of treatment withdrawal in type 1 autoimmune hepatitis. *Liver Int* 2007; 27:507–515.

Montano-Loza A, Carpenter HA, Czaja AJ. Improving the end point of corticosteroid therapy in type 1 autoimmune hepatitis to reduce the frequency of relapse. *Am J Gastroenterol* 2007; 102:1005–1012.

第6章　酒精性肝病

要　点

1. 在美国,酒精性肝病是最常见的肝脏疾病之一,世界范围内有大量流行病学研究报道了人均酒精摄入量与肝硬化死亡率之间的相关性。
2. 如果酒精摄入超过阈值水平,肝中毒的危险性增加,大量饮酒即使不频繁仍然可引起肝硬化。影响肝硬化发生的因素包括酒精代谢酶遗传多态性、性别、营养状态、伴发的病毒性肝炎、暴露于药物或毒物和免疫等。
3. 酒精性肝病的组织学发展阶段:从正常到脂肪变性(脂肪肝),然后脂肪性肝炎(酒精性肝炎),最终肝硬化(以纤维增生为主)。脂肪变性和脂肪性肝炎不一定是渐进性的,也可以跳过脂肪变性和脂肪性肝炎阶段直接出现硬化。
4. 酒精性肝病的治疗手段包括停止酒精摄入,治疗酒精中毒的肝外并发症(电解质紊乱、戒断综合征、心脏功能障碍、营养不良、胰腺炎、胃炎、感染)、治疗严重的酒精性肝炎和治疗肝硬化的并发症(腹水、门静脉高压出血和肝性脑病)。已戒酒的失代偿性期肝硬化患者应考虑行肝移植。

一、流行病学

1. 3/4 的美国人饮酒,嗜酒和酒精依赖是常见的:大约 10% 饮酒的美国人有与酒精相关的问题。

2. 酒精性肝病是长期酒精成瘾的最严重的医学后果之一,是西方国家最常见的肝硬化原因。2003 年在美国大约 44% 死于肝硬化的患者是酒精性肝病所致。

3. 酒精成瘾和依赖的比率,男性(11%)比女性(4%)高;非黑种人比黑种人高(非黑种人男性 11%、女性 4%;黑种人男性 8%、女性 3%)。尽管有这些差别,但黑种人进展为肝硬化的发生率比非黑种人高。

酒精依赖或滥用的诊断标准

1. 酒精依赖（要求满足其中三条）

- 常常大量或长期摄入酒精饮料。
- 持续渴望饮酒,企图戒除或控制饮酒一次或多次没有成功。
- 大量时间花费在获得酒类、饮酒或从酒类的影响中恢复。
- 在饮酒已对身体造成损害时,仍多次饮酒(例如酒精中毒时开车)或不顾工作、学校或家庭责任频繁酒精中毒或出现戒断症状。
- 因为饮酒使社会活动、职业活动或娱乐活动中断或减少。
- 尽管知道饮酒可引起或加剧社会、心理、躯体问题,仍持续饮酒。
- 明显的对酒精发生耐受,需要增加饮酒量(至少增加50%)才能达到醉酒或期待的饮酒效果,或仍然是原来的饮酒量但饮酒效果明显减弱。
- 特征性的戒断症状。
- 借助酒精减轻或避免戒断症状。

2. 酒精成瘾（要求满足一条）

- 尽管知道饮酒会引起或加剧社会、职业、心理、躯体问题,仍继续饮酒。
- 在酒精摄入对身体有害的情况下反复饮酒。

筛查饮酒问题

CAGE 问卷:

a. 你曾经觉得你应该戒酒（cut down）吗?

b. 人们批评你饮酒时你恼火（annoyed）吗?

c. 对于饮酒你觉得不好或罪过（guilty）吗?

d. 你把饮酒作为早上第一件事（eye opener）以稳定你的神经或摆脱威胁吗?

两个或以上的肯定回答可以认为是酒精成瘾。

二、酒精性肝病的危险因素

1. 所有的问卷调查结果显示,平均每人酒精消耗量和肝硬化发生率呈正相关。

2. 酒精摄入量和持续时间与酒精相关肝病的发生率相关。

3. 一旦超过消耗的阈值水平(估计男性为 60~80 g/d,女性为 20 g/d),肝毒性的风险明显增加。

4. 一般情况下,持续大量饮酒并非都会导致肝硬化,每天消耗超过 12 罐啤酒持续 10 年的男性中,只有不到 20% 成为肝硬化患者。

5. 最近,几个顾问委员会建议酒精消耗应限制在中等水平,定为健康男性每天不超过两罐,健康非怀孕女性每天不超过一罐。(译者注:常用的罐装啤酒容量为 375 mL,即半夸脱)

风险因素

1. 性别:相同剂量的酒精对女性比对男性有更大的毒性,但这不能仅仅以机体组成或酒精分布的不同来解释。女性胃黏膜乙醇脱氢酶活性比较低,导致肝脏代谢的酒精负荷增多。

2. 在乙醇代谢酶方面的遗传变异性:乙醇脱氢酶和乙醛脱氢酶的多态性似乎可保护个体免于酒精中毒。例如,由于遗传的缘故,亚洲人的乙醛脱氢酶作用较"慢",因此血乙醛水平增加,会引起面红、恶心和烦燥不安。这可以解释为什么持续性高酒精摄入的亚洲人发生酒精性肝病不多见。

3. 营养:乙醇干扰肠道的营养吸收和贮存,减少对非酒精食物的食欲,导致蛋白质、维生素和矿物质缺乏。

4. 感染嗜肝病毒:急性和慢性乙型或丙型肝炎会加速酒精性肝病进展。脂肪性肝病相关的肥胖症和(或)胰岛素抵抗(即非酒精性脂肪肝疾病)也可以与酒精性肝病共存,如果两者同时发生可导致更加严重的肝损伤。

5. 同时暴露于药物或毒物:慢性酒精消耗诱导微粒体酶活化,增加药物、溶剂和外源生物(异生物)的代谢。例如,对于饮酒的个体,治疗剂量的对乙酰氨基酚就能够引起严重肝损伤;同样,甲苯磺丁脲、异烟肼和工业溶剂也会加剧酒精性肝病。

6. 免疫紊乱:细胞免疫系统不断改变以适应酒精性肝病,包括增强 T 和 B 淋巴细胞的反应性,增加 MHC I 类和 II 类 DR 抗原的表达。免疫调节细胞因子、肿瘤坏死因子、白细胞介素 1 和白细胞介素 6 水平增加。体液免疫系统的改变包括循环中的免疫球蛋白水平增加,出现自身抗体(针对细胞核、平滑肌、肝细胞膜、肝特异性蛋白、酒精透明抗原),出现针对乙醛、丙二酸二乙醛等不同基团而改变的蛋白抗体和新抗原。

7. 持续的酒精摄入:患者出现某种形式的肝损伤并且持续饮酒,进展为肝硬化的风险很高;另一方面戒酒使临床症状改善,在许多病例中组织学方面得到改善。

三、临床表现

病史

1. 习惯性饮酒的病史对于酒精性肝病的诊断是很有价值的。

2. 所消耗酒精饮料的类型不影响肝毒性进展。烈性酒、葡萄酒或啤酒的酒精量（g）可通过体积 mL 数乘以含纯酒精的百分比（烈性酒 =40%，葡萄酒 =12%，啤酒 =5%）乘以酒精的比重（0.8）来估计。

3. CAGE 问卷用来检测酒精成瘾是敏感的。

4. 当酒精成瘾伴随有一个或多个下列情况：病毒性肝炎、摄入对乙酰氨基酚、暴露于溶剂中、酒精性肝病家族史、血色病、Wilson 病、α_1 抗胰蛋白酶缺陷时，可能加剧疾病进展。

酒精性肝病的症状和体征

1. 酒精性肝病的临床表现是多样的，从完全无症状到晚期肝衰竭和门静脉高压。因为门静脉高压症可能会发生在没有进展至肝硬化的酒精性肝炎患者中，因此酒精性肝炎与酒精性肝硬化如不行肝活组织检查较难区分。

2. 患者可有一个或多个下列症状和体征：发热、虚弱、厌食、恶心呕吐、不适、精神混乱、睡眠颠倒、肝大、脾大、恶病质、黄疸、掌挛缩病、男性乳房发育、睾丸萎缩、腮腺 / 泪腺增大、扑翼样震颤、指甲可有白色横纹（Muehrcke 线）、指甲苍白、性欲减退，但以上都不是酒精性肝病特异的表现。

3. 乙醇摄入过量后遗症也可以同时存在，包括酒精性心肌病、胰腺炎和胰腺机能不全以及神经毒性后遗症。

实验室异常（表 6.1）

表 6.1　酒精性肝病实验室异常

实验室检查	结果
AST/ALT 比值	>2，二者通常低于 300 U/L
碱性磷酸酶	明显增加
胆红素	正常或很高
凝血酶原时间	正常或很高
清蛋白	正常或减少
氨	正常或升高
红细胞压积	典型的轻度巨幼红细胞贫血；也可能正常
白细胞计数	在脂肪性肝炎可伴随类白血病样反应
血小板	正常或减少
三酰甘油	通常增加，特别在活动性饮酒者
钾、磷、镁	在活动性饮酒者缺乏是常见的
葡萄糖	高血糖症常见

诊断

1. 酒精性肝病的诊断通常是建立在临床上肝病患者有大量饮酒史的基础上。结合酒精性肝病的特异性症状及体征,并排除其他致肝损伤的因素。

2. 影像学检查对于确定肝脏疾病的病因无太大帮助,尽管影像学对监测酒精性肝硬化背景下的肝癌是被推荐的。

3. 尽管肝活组织检查对于酒精性肝病的诊断是非必须的,但是它对于确定肝纤维化分期及是否并发其他肝损伤因素是有帮助的。

4. 酒精性肝病的组织学表现将在下文总结。这些表现并不是持续进展的。事实上,所有形式的酒精性肝损伤,包括经进展为肝纤维化和肝硬化的,往往会在停止摄入酒精后逐渐缓解。

四、组织学

脂肪肝(脂肪变性)

这种病变是酒精氧化作用的结果,细胞内氧化还原反应紊乱和氧化还原敏感而导致的营养代谢紊乱。还原产物的过度累积有助于促进细胞内脂质积累的代谢途径,使过多脂滴储存在肝细胞中。随着戒酒,氧化还原恢复正常,脂类被代谢,脂肪肝完全恢复。尽管报告有不良预后和进展为肝硬化的可能,但普遍认为脂肪肝是良性的、可逆的疾病(图 6.1)。

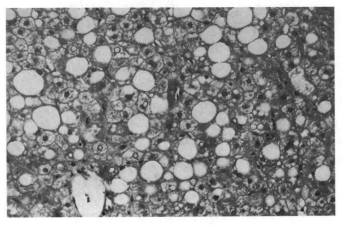

图 6.1 酒精性肝病的肝脂肪变性。(见彩插)

酒精性肝炎

- 本病以脂肪变性、肝细胞坏死和急性炎症为特点,脂肪变性在肝腺泡 3 区最明显,在气球样变肝细胞中可见到特征性的嗜伊红原纤维物质 [(马洛里透明体(Mallory's hyaline bodies)]。乙醛微管蛋白加合物形成,导致细胞支架中间丝浓缩,这虽然是酒精性肝炎的特点,但并不是特异的,在其他型的肝炎中也可见到。肝小叶内局灶的、大量的多形核白细胞的浸润可区分酒精性肝炎与其他型肝病。在大多数其他型肝炎,炎症浸润区由单核细胞组成,主要位于汇管区周围。

- 在最近之前,酒精性肝炎被认为是酒精性肝硬化的先决条件,但是现在知道在没有炎症的情况下乙醛也可引起纤维增生。虽然如此,酒精性脂肪坏死患者的临床症状的严重性,和病变进展为肝硬化的潜在可能性,使之成为许多实验性治疗的目标(图 6.2)。

肝硬化

- 为酒精性肝病的晚期阶段;但大多数脂肪肝患者尽管持续、长期摄入酒精也不会进展为肝硬化;一部分患者发生纤维增生(图 6.3)。其中一些患者,所有三个组织学阶段的表现同时存在。

- 酒精性肝损伤通常与末端肝静脉周围和窦状隙周围的胶原沉积有关,这很少在其他型肝硬化中见到。

- 慢性酒精消耗也削弱由肝细胞死亡引起的再生应答,这导致小的再生结节形成,所以,活动性饮酒的患者可见小结节性肝硬化。

- 戒酒减轻酒精引起的抗增殖活性,随后发生大结节性肝硬化。

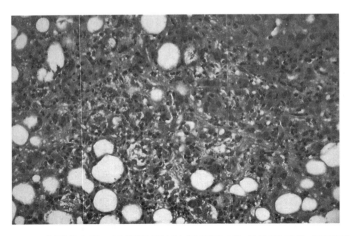

图 6.2　酒精性肝炎的组织学表现。这张组织切片显示了大泡性脂肪变性、马洛里透明体、嗜中性球发炎和纤维变性(H&E)。(见彩插)

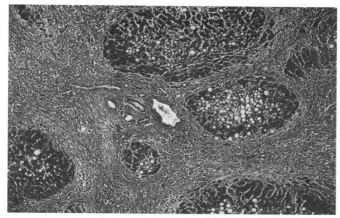

图 6.3 肝硬化的纤维形成（H&E）。（见彩插）

五、肝功能障碍指标

酒精性肝病患者短期预后评价的公式：

1. 综合的临床实验室指数（CCLI）：Orrego 等（1978）制订了一组与住院的酒精性肝炎患者死亡率相关的参数。CCLI 的计算符合急性死亡率的线性评价（表 6.2）。

表 6.2　综合临床实验室指数（CCLI）

体征／症状	得分
肝大	1
脾大	1
腹水	
1+	1
2+	2
3+	3
肝性脑病	
1 级	1
2 级	2
3 级	3
临床出血	1
蜘蛛痣	1
肝掌	1
侧支循环	1

（待续）

（续表）

体征／症状	得分
周围水肿	1
厌食	1
虚弱	1
AST ＞ 200 U/L	1
ALT	
＞ 100 U/L	1
＞ 200 U/L	2
碱性磷酸酶＞ 80 IU ／ L	1
清蛋白＜ 2.59 g/dL	1
凝血酶原时间（延长秒数）	
＜ 3	1
3~5	2
＞ 5	3
胆红素（mg/dL）	
1.2~2	1
2~5	2
＞ 5	3

最初的 CCLI ≥ 13 与严重肝病或肝硬化相关。笔者设想以正常化比率（NR）评估治疗效果和随访疾病进展，NR ＝（CCLI 差值／达到最低分的天数）×100%。

例如：天数　　　1　　　　4　　　　12　　　20　　　28

　　　积分　　　12　　　10　　　　8　　　　6　　　　6

NR ＝（12 － 6）／ 20×100 ＝ 30

（NR 越高，则患者恢复越快）

2.Maddrey 区分公式（DF）：Maddrey 等（1978）通过发展该公式简化了对酒精性肝病结局的评价。

DF=4.6× 患者与对照的凝血酶原时间差（s）+ 血清胆红素（μmol/L）

DF 大于 32 的患者在当时的住院期间死亡率为 50%。这一指数的好处是仅需较少的变量且容易计算（因此可作回顾性研究），但相对来说不精确。

3. MELD 评分（终末期肝病评分）：综合得分将患者胆红素、国际标准化比值和肌酐纳入公式，一般 MELD 评分大于 18 预示着酒精性肝炎患者预后更差。

4. 早期胆红素水平变化和里尔评分（Lille Model）：总胆红素水平在第 7 天降低表明肝功能的改善并预示着提高了 6 个月的生存率（82.8% 比 8%）。如果总胆红素在第 7 天不降低，预示患者对类固醇激素的反应能力降低。里尔评分是结合预处理参数与应用类固醇激素 7 天后胆红素变化水平的综合评分。分数大于 0.45 表明患者对类固醇激素反应较差,6 个月生存率也较差。

六、治疗

一般措施

1. 停止饮酒,营养丰富的饮食是酒精性肝病治疗的基础,即使对于病情已发展为肝硬化的患者。

2. 尽量让患者加入戒酒计划。

3. 对那些具有明显酒精中毒肝外并发症,如明显的电解质紊乱、心脏功能障碍、胰腺炎、出血性胃炎、危险的酒精戒断综合征和感染的患者,住院治疗是有益的。

4. 对于肝硬化患者,肝细胞癌发生的危险性增加,酒精性肝硬化患者尤其高。尽管定期的超声检查和 AFP 水平检测在肝细胞癌早期阶段可能是有帮助的,但在提高酒精性肝病生存率方面的证据很少。HBV 或 HCV 慢性感染在肝癌易感性方面也有重要作用。在并发慢性病毒感染的酒精性肝病的患者中,还不清楚抗病毒治疗对肝细胞癌的影响。

酒情性肝病的特异性治疗

1. 皮质类固醇激素:一个多项研究的荟萃分析和两个前瞻性随机、安慰剂对照试验表明,临床上严重的酒精性肝炎患者,如果严重的感染或胃肠道出血被控制,就可以应用皮质类固醇治疗。一项 Cochrane 系统评价发现,DF 大于 32 或肝性脑病的患者应用类固醇后死亡率下降:

• 泼尼松(每天 32mg 甲泼尼松龙或等效的其他药物)4 周一个疗程,使 Maddrey 区分公式大于 32 的患者的 1 个月死亡率减半。

• 细心选择临床没有明显糖尿病、胰腺炎、肿瘤或病毒性肝炎的患者是重要的,在这些疾病和酒精性肝炎并存时,皮质类固醇的治疗效果不确定。

2. 己酮可可碱(PTX):一种非选择性的磷酸二酯酶抑制剂,被 FDA 批准对改善血液滤过性和流变性方面具有作用,400 mg,每日 3 次,口服。最初(1991 年)在南加州大学肝病中心用于治疗急性酒精性肝炎。在同一单位进行的双盲随机安慰剂对照试验再次证实了效果,101 名 DF 大于 32 的患者,49 例用 PTX,52 例对照。结果发现:

• PTX 使 4 周死亡率从 46.1%(安慰剂对照组)减少至 24.5%,也使肝肾综合征从 34.6%(安慰剂对照组)减少至 8.2%。

• PTX 发挥效应的机制还不清楚,不过部分可能是由于限制细胞因子的合成和影响其效果。

• 如果采取出院后跟踪进一步优化设计研究,结果会很有意义而且很有希望,尽管还需要进一步的研究,我们认为急性酒精性肝炎治疗(用皮质类固醇)应包括 PTX。

3. 饮食:酒精干扰营养贮存和肠道吸收,减少对非酒精性食物的食欲,导致蛋白质、纤维素和矿物质缺乏。营养不良与酒精性肝病患者死亡率相关,补充氨基酸疗法疗效尚不确切。有报道称,胃肠外补充氨基酸可改善营养状态、血清胆红素水平、氨基比林呼吸试验结果,但不能提高近期或远期生存率。

4. 补充其他物质:活动性饮酒的患者通常严重缺乏锰、钾和磷。这可使多器官系统机能不良。因此这些元素应当及时补足。

5. 维生素 B_1:为预防 Wernicke 脑病,必须补充维生素 B_1。

6. 其他治疗:这些治疗目的包括降低氧化应激(丙基硫氧嘧啶和氰化物)、改善肝细胞再生(同化的类固醇)和阻止纤维化(d-青霉胺和秋水仙碱)。由于没有可重复的提高短期生存率的效果,甚至至少有一种治疗(使用抗 TNF 抗体治疗)反而加重死亡率,因此不推荐临床常规应用这些药物。

失代偿性慢性酒精性肝病的特异性治疗

1. 药物治疗:很少有酒精性肝病患者的长期治疗试验顺利完成,由于依从性差和大量失访使结果变得不可靠。

• 一项 Cochrane 系统评价得出的结论与之前的报道相反,使用秋水仙碱治疗酒精性、病毒性、不明原因性肝纤维化或肝硬化患者有显著的不良后果。患者服用秋水仙碱出现不良事件的发生率较高。

• 一个加拿大的前瞻性随机对照研究也表明了丙基硫氧嘧啶(PTU)可提高长期生存率。

• 然而这两个研究包括的患者数目太少,因此不能发现少见的不良反应。目前还不是慢性酒精性肝病的常规治疗。

2. 抗氧化治疗:几种抗氧化剂试用于有或没有肝硬化的慢性酒精性肝病的治疗,疗效不十分满意。下述药并未证明有显著的益处:

• S 腺苷蛋氨酸(SAM-e)

• 维生素 E

• 水飞蓟素(水飞雉提取的抗氧化剂)

• 多元不饱和磷脂胆碱(PPC)

3. 肝移植

• 与药物治疗的对照组相比,肝移植的失代偿性酒精性肝硬化患者生存率明显提高。

• 对有酒精依赖或酒精成瘾的晚期患者应当考虑肝移植(见第 31 章)。

- 先由多学科委员会评价已戒酒的患者(超过 6 个月)，且再饮酒和不依从治疗可能性小的患者适合肝移植。
- 签定一个规定戒酒的"合同"有助于遵守承诺。
- 适当的筛选计划使肝移植后的复发率降低到低于 10%。
- 在移植后重新大量饮酒的患者，酒精性肝病可能加速进展。

Janice H. Jou, Anna Mae Diehl　著

胡玉琳　丁艳华　张婷　译

窦晓光　牛俊奇　校

参考文献

Akriviadis E, Bolta R, Briggs W, et al. Pentoxifylline improves short-term survival in severe acute alcoholic hepatitis: a double-blind, placebo-controlled trial. *Gastroenterology* 2000; 119:1637–1648.

Carithers RL, Herlong HF, Diehl AM, et al. Methylprednisolone therapy in patients with severe alcoholic hepatitis: a randomized multicenter trial. *Ann Intern Med* 1989; 110:685–690.

Israel Y, Orrego H, Niemela O. Immune responses to alcohol metabolites: pathogenic and diagnostic implications. *Semin Liver Dis* 1988; 8:81–90.

Jain A, DiMartini A, Kashyap R, et al. Long-term follow-up after liver transplantation for alcoholic liver disease under tacrolimus. *Transplantation* 2000; 70:1335–1342.

Leiber CS. Biochemical factors in alcoholic liver disease. *Semin Liver Dis* 1993; 13:136–153.

Louvet A, Naveau S, Abdelnour M, et al. The Lille model: a new tool for therapeutic strategy in patients with severe alcoholic hepatitis with steroids. *Hepatology* 2007; 45:1348–1354.

Lucey MR, Merion RM, Henley KD, et al. Selection for and outcome of liver transplantation in alcoholic liver disease. *Gastroenterology* 1992; 102:1736–1741.

Lumeng L, Crabb DW. Genetic aspects and risk factors in alcoholism and alcoholic liver disease. *Gastroenterology* 1994; 107:572–578.

Maddrey W, Boitnott J, Bedine M, et al. Corticosteroid therapy in alcoholic hepatitis. *Gastroenterology* 1978; 75:193–199.

Mezey E. Interaction between alcohol and nutrition in the pathogenesis of alcoholic liver disease. *Semin Liver Dis* 1991; 11:340–348.

Orrego H, Kalant H, Israel Y, et al. Effect of short-term therapy with propylthiouracil in patients with alcoholic liver disease. *Gastroenterology* 1978; 75:105–115.

O'Shea RS, Dasarathy S, McCullough AJ, et al. AASLD practice guidelines: alcoholic liver disease. *Hepatology* 2010; 51:307–328.

Pares A, Planas R, Torres M, et al. Effects of silymarin in alcoholic patients with cirrhosis of the liver: results of a controlled, double-blind, randomized and multicenter trial. *J Hepatol* 1998; 28:615–621.

Pereira SP, Howard LM, Muiesan P, et al. Quality of life after liver transplantation for alcoholic liver disease. *Liver Transpl* 2000; 6:762–768.

Rambaldi A, Saconato HH, Christensen E, et al. Systematic review: glucocorticosteroids for alcoholic hepatitis. A Cochrane Hepato-Biliary Group systematic review with meta-analyses and trial sequential analyses of randomized clinical trials. *Aliment Pharmacol Ther* 2008; 27:1167–1178.

第 7 章

脂肪肝与非酒精性脂肪性肝炎

要　点

1. 在美国成年人中,有将近 1/3~1/2 的群体存在肝脏脂肪变性,即肝细胞中有脂肪滴沉积,　这些改变可导致血清转氨酶水平的升高(但通常不超过 250U/L)。

2. 不伴有明显炎症或纤维化的脂肪变性虽然是胰岛素抵抗以及心血管疾病和糖尿病发生高风险的一个征象,但相对而言,肝脏仍有较好的临床转归。

3. 当无饮酒或酒精摄入量非常低时,如肝脏出现伴随有坏死性炎症改变的脂肪变性,称之为非酒精性脂肪性肝炎(NASH),可以进展为肝纤维化、肝硬化及肝衰竭。

4. 非酒精性脂肪性肝病(NAFLD)是不伴炎症变化的肝脏脂肪变性与 NASH 的总称。

5. 肝活检对于 NASH 的诊断是必要的。同时,对于转氨酶不明原因升高的隐匿性肝脏疾病,尤其是伴有肥胖和 2 型糖尿病的患者,应视情况进行肝活检以明确诊断。

6. 当脂肪显著浸润至肝脏时,通过成像技术可以明确发现肝脏脂肪变性。超声波检查提示肝脏回声增强,而 CT 则提示相对于脾脏密度,肝脏密度减低。

7. 通常,通过腹部超声或 CT 可以发现比较典型的局灶性脂肪变性。在少数情况下,对于影像学不典型的改变,需要通过肝活检进行确认,以排除恶性肿瘤。

8. NASH 通常被认为是由自由脂肪酸代谢产生的非三酰甘油脂毒性造成的肝损伤;而脂肪变性则可能是脂肪酸以三酰甘油形式储存于肝脏,以防止脂毒性肝损伤的适应性机制。

一、概述

术语

1. 非酒精性脂肪性肝病(NAFLD)是指在酒精摄入量非常低(少于 2~4 杯 / 天)的情况下,三酰甘油在肝脏内过度沉积所致的一类肝脏疾病。

2. 非酒精性脂肪性肝病（NAFLD）不同于 NASH，目前尚无统一称谓，常用的名称包括良性脂肪变性、单纯脂肪变性、非酒精性脂肪肝（NAFL）。

3. NASH 是指每日饮酒量少于 2~4 杯，肝组织活检显示脂肪变性以及典型的坏死性炎症的患者；肝纤维化不是必要诊断条件，但窦周纤维化支持脂肪性肝炎的诊断。

4. NASH 不是一个排除性诊断；其他肝病，如慢性丙型肝炎患者中经常可以见到 NASH 的存在。

二、发病机制

NASH 通常被认为是由自由脂肪酸非三酰甘油代谢物对肝细胞造成脂毒性损伤所致的一类肝病。脂滴中的三酰甘油可能是一种用惰性形式储存脂肪酸的保护性反应。造成脂毒性肝损伤的自由脂肪酸特定代谢产物尚未完全明确，可能的产物包括神经酰胺、溶血磷脂酰胆碱和磷脂酸的产物等。

肝脏脂毒性主要与一条或几条脂肪酸异常运输通路有关。

脂肪酸的外周动员增加

1. 胰高血糖素、肾上腺素、促肾上腺皮质激素通过 cAMP 路径介导脂肪组织释放自由脂肪酸，后者与循环中的清蛋白结合后被运输至肝脏。

2. 胰岛素是餐后主要的抗脂解信号，脂肪细胞的胰岛素抵抗将会导致脂肪组织餐后发生不恰当的脂解，自由脂肪酸释放入血循环。

3. 长期饥饿会导致外周脂肪组织适当地释放脂肪入血循环，当超过肝脏处理能力时，将出现肝脏脂肪变性以及 NASH。

脂肪酸的肝脏合成增加

肝脏可将利用饮食（例如，含糖饮料等）或肠外营养（例如，全胃肠外营养）中获取的多余的碳水化合物，尤其是果糖，来合成脂肪酸，进而产生肝脏脂毒性。

肝脏脂肪酸代谢障碍

1. 脂肪酸线粒体 β 氧化功能受损是酒精性脂肪变性的主要原因，也有助于促进 NASH 的进展。

2. 某些因素（例如，丙戊酸、酒精和妊娠急性脂肪肝）可以造成线粒体功能受损，而形成小泡性脂肪变性。

3. 通过其他的氧化途径（细胞色素 P-450、过氧化物酶体）也可氧化脂肪酸。

以肝脏极低密度脂蛋白形式的三酰甘油合成与分泌功能受损

1. 被运送至肝脏的脂肪酸,如未被代谢,将重新被酯化为三酰甘油。

2. 脂肪酸酯化为三酰甘油以确保肝细胞内脂肪酸呈现低水平,从而防止脂肪酸代谢产物造成肝细胞损伤。

3. 单不饱和脂肪酸(MUFA)是三酰甘油合成中不可缺少的原料;肝脏单不饱和脂肪酸合成障碍会促进脂毒性的产生。

4. 一旦形成三酰甘油,需要各种成分形成和分泌完整的 VLDL。

5. 在上述过程中,任何缺陷或代谢异常都将会造成肝脏三酰甘油沉积和肝脏脂肪变性。

6. 在肝细胞处理累积的三酰甘油时,自噬可能是一条非常重要的途径,可以通过肝细胞溶酶体脂肪酶的作用而释放游离脂肪酸。

三、临床特征

症状

1. 良性脂肪变性或非酒精性脂肪性肝炎(NASH)患者通常是无症状的,而酒精性肝炎患者几乎总是有症状。

2. 大约三分之一的非酒精性脂肪性肝病(NAFLD)患者出现不同程度的右上腹痛或胀满感;肝包膜受到牵张可能是导致疼痛的原因。

3. 偶有患者以右上腹疼痛作为主诉;诊断肝细胞脂肪变性需要通过影像学排除其他潜在的肝内或胆汁的原因。

体征

1. 肝大常见,但对于肥胖患者,体检时不易被发现。

2. 慢性肝病征象,如蜘蛛痣、肌肉萎缩、黄疸和腹水等,腹水提示肝硬化的存在。

3. 如脖子和手肘关节或其他关节出现色素增加,应考虑是否存在黑棘皮病,可能与胰岛素抵抗有关。

四、风险因素

1. 胰岛素抵抗(表 7.1 和表 7.2)

• 大多数非酒精性脂肪性肝病(NAFLD)患者有潜在的胰岛素抵抗(图 7.1)。

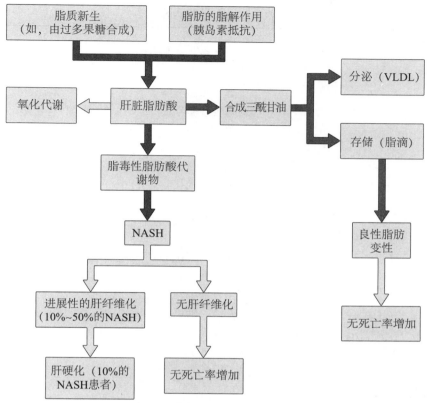

图 7.1 非三酰甘油脂毒性假说显示非酒精性脂肪性肝炎（NASH）的发病机制与脂毒性肝损伤相关。三酰甘油积累形成脂滴,曾被认为是疾病的必要环节,目前被看作是一项平行非治病过程,且因其能避免脂肪酸形式脂毒性产物,而可能具有保护作用。饮食中的碳水化合物以及不恰当的外周脂质分解是使肝脏代谢脂肪酸负担增高的主要因素。脂肪胰岛素抵抗是脂肪细胞不当脂质分解的主要原因。脂肪酸同时也由氧化途径（线粒体,过氧化物酶体,细胞色素 P-450）处理,并产生活性氧,然而活性氧在非酒精性脂肪肝细胞损伤中的作用尚未明确。图中促进非酒精性脂肪肝的途径显示为红色,防止非酒精性脂肪肝的途径显示为绿色。VDLD:极低密度脂蛋白。

- NAFLD 可能是儿童或成人具有胰岛素抵抗的第一个迹象。
- 大多数 NAFLD 的风险因素与胰岛素抵抗有关。
- 重度胰岛素抵抗是 NASH 发生的危险因素之一。

表 7.1 机体体型与肝脏脂肪变性发生率

机体体型	肝脏脂肪变性(%)
正常	21
超过标准体重 10%	75
病态的肥胖	90~95

表 7.2 NASH 的病因

营养障碍	肥胖
	全胃肠外营养
	胆碱缺乏
	体重迅速下降
	恶性营养不良
药物	他莫昔芬
	皮质激素
	氯喹
代谢疾病	胰岛素抵抗
	β 脂蛋白缺乏症
	低 β 脂蛋白血症
	Wilson 病
	Weber-Christian 病
胃肠道解剖的外科改变	空回肠旁路
	空结肠旁路
	广泛小肠丧失
	胃旁路术
职业接触	碳氢化合物

2. 肥胖

• 腹部脂肪与臀部脂肪的比例增加是 NAFLD 的预测因素。

• 8%~20% 肥胖的 NAFLD 患者将会发生 NASH。

• 90%~95% 严重肥胖的儿童和成人将发生 NAFLD。

3. 2 型糖尿病

• NAFLD 在 1 型糖尿病患者中不常见,除非血糖控制不佳或患者存在肥胖和胰岛素抵抗。

• 2 型糖尿病是 NAFLD 患者发生 NASH 的一个危险因素。

4. 血脂异常

• 空腹高三酰甘油血症在 NAFLD 患者中较为常见,部分反映了肝脏脂肪转运和极低密度脂蛋白(VLDL)分泌的增加,但并不会直接导致 NAFLD 的发生。

• 高胆固醇血症与 NAFLD 的因果关系尚不确定;治疗高胆固醇血症的目的是降低心血管疾病发生风险。

5. 性别

• 女性不是 NAFLD 的危险因素。

• 在计算机断层扫描(CT)和尸检中发现,脂肪变性在男性和女性患者中同样普遍存在。

- 尚未有临床研究证实女性更易患 NASH。

6. 药物

- 他莫昔芬可能会导致 NASH 发生,应根据肝脏疾病的严重程度和复发性乳腺癌的风险对是否停用他莫昔芬做出个体化的决定。
- 糖皮质激素可能会促进 NAFLD 的发生,但证据尚不充分。

7. 生活方式

- 久坐与胰岛素抵抗和 NAFLD 相关。
- 过度摄入高果糖玉米糖浆(如软饮料),与胰岛素抵抗及 NAFLD 相关。
- 动物研究数据表明,饮食中的反式脂肪酸可能会导致 NASH。

五、诊断

病史

1. 对怀疑有 NASH 的患者应进行以下病史询问(见表 7.2):
- 酒精饮用量。
- 运动习惯及正常运动中的障碍。
- 含糖饮料的消费量。
- 食用快餐的频度。
- 妊娠糖尿病病史。
- 糖尿病家族史。
2. 应特别问询右上腹部疼痛的性质和频率。

实验室特点

1. 尚无诊断脂肪变性或 NASH 的特异性血液检测指标。

2. 转氨酶 [(谷草转氨酶(AST)、谷丙转氨酶(ALT)] 水平升高通常是脂肪变性和 NASH 具有的唯一生化指标。

3. 肝脂肪变性和 NASH 的转氨酶水平可以是正常的,我们可以在接受减肥手术的肥胖患者的肝活检标本中见到这一指征。

4. AST/ALT 比值对于鉴别酒精性肝炎与 NAFLD 或 NASH 是有帮助的(表 7.3);如 AST/ALT 比值 >2,提示酒精性肝炎;不伴肝硬化的 NASH 患者, ALT 水平高于 AST 水平,伴有肝硬化的 NASH 患者,AST 显著高于 ALT 水平。

5. 血清转氨酶水平和其他肝生化检测对于肝纤维化或肝硬化的诊断没有帮助;当 NASH 进展为肝硬化时,转氨酶水平通常是正常的。

6. 血清碱性磷酸酶可升高至正常上限的两倍。

7. 当转氨酶水平升高时,应对病毒、自身免疫以及代谢等可导致肝脏疾病的潜在因素进行评估。

表 7.3　脂肪肝炎和血清转氨酶

酒精性肝炎	AST>ALT	通常 >2:1 比率
非酒精性脂肪性肝炎	ALT>AST	有时 >2:1 比率

ALT,丙氨酸氨基转移酶;AST,天冬氨酸氨基转移酶

影像学检查

影像学检查不能区分良性脂肪变性与 NASH。NASH 通常是弥漫性的,而脂肪变性可以是局灶性,也可以是弥漫性的。局灶性或弥漫性脂肪变性通常是偶然的影像学发现。

1. 超声
- 肝脏回声增强或"明亮"。
- 只有当有大量脂肪堆积时,超声才可检测到脂肪变性。
- 肝硬化也可引起肝脏回声的声像,但质地一般较粗糙。

2.CT
与脾脏平扫图像相比,肝脏脂肪变性呈现低密度。

3. 磁共振成像技术
- 是肝脏脂肪含量最为敏感的非侵入性的测量方法。
- 相移技术可以用于识别局灶性脂肪,表现为 T1 加权图像强度减低。

4. 局灶性脂肪
- 在通过 CT 诊断肝脏脂肪变性的患者中,有超过 1/3 的患者呈现为局灶性脂肪变性。
- 可位于外周(尤其通过腹膜透析接受胰岛素的糖尿病患者)、中央或门脉周围。
- 为典型的非球面形状或几何形状。
- 对相邻结构影响较小。
- 为明确诊断,偶尔需要进行细针穿刺活检。

5. 正常肝岛
- 定义为脂肪肝内的正常肝组织区域。
- 超声检查提示相对低回声(与周围明亮肝相比)。
- CT 检查呈现相对高密度。
- 通常呈现典型的几何形状。

- 通常位于尾叶或邻近胆囊的位置。
- 形成原因可能是由异常的胃静脉直接分流进入肝脏,划分出的富含胰岛素的门静脉血供区域。

6. 在脂肪肝内需要进行鉴别的其他病变

- 血管瘤在超声检查通常呈现典型的高回声,在脂肪肝呈现相对低回声。
- 肝内胆管扩张,做出这一诊断通常是比较困难的,主要是由于胆管壁呈现高回声,回声强度与肝实质强度接近,缺乏对比。

肝活检

1. 当出现不明原因的转氨酶水平升高,通常需要进行肝活检。肝活检不应被随意拖延,但以下这些情况除外,如试验性停止特殊药物治疗,积极改善生活方式,职业暴露等。

2. 当影像学明确提示脂肪变化以及转氨酶水平正常时,通常不需进行肝活检。

3. 非酒精性脂肪性肝炎的组织学表现

- 脂肪变性:肝细胞内脂滴(三酰甘油)可以很大,将细胞内容物挤至细胞周边。
- 炎症:中性粒细胞和单核细胞可混合浸润肝小叶;可伴有门静脉慢性炎症,尤其是儿童患者接受治疗后;胞浆内容物稀薄,呈气球样变,是肝细胞受损的一个标志。
- 马洛小体:由嗜酸性骨架蛋白质在胞浆聚集体而成,但体积明显小于酒精性肝炎中的同类结构,在气球样变的肝细胞中常见。
- 糖原核:表现为核内空泡充满整个细胞核。
- 纤维化:与酒精性肝病类似,出现中央静脉周围纤维化和"细丝网栏"样的窦周纤维化;大约 1/3 的 NASH 患者发生上述改变,是进展至终末期肝病的标志;分为四期:1 期(窦周或门脉周围纤维化),2 期(窦周和门脉周围纤维化),3 期(桥样连接),4 期(肝硬化)。

六、预后(图 7.1)

脂肪变性

尽管单纯脂肪变性可能出现明显右上腹部疼痛,但预后良好。

非酒精性脂肪性肝炎

- 10%~50% 的 NASH 患者有发展为肝纤维化和肝硬化的风险。
- 如首次肝活检未发现肝纤维化,则发展至肝硬化的风险较低。

• 具有肝纤维化或肝硬化的进展期特征的 NASH 患者,肝细胞癌的发生率显著增加。

七、治疗

减重和运动

1. 对于超重或肥胖的脂肪肝或 NASH 患者,逐步地、持续地减重可有效改善肝脏脂肪变性以及转氨酶水平恢复。

2. 如减肥导致蛋白质营养不良,将对于肝脂肪变性的改善没有帮助。

3. 通过减肥手术减轻体重将有助于 NASH 的改善,但患者术后一定要接受饮食指导,避免发生后续营养不良。

4. 2 型糖尿病患者如只控制血糖但未减重,无助于 NAFLD 的改善。

5. 有规律的运动能提高胰岛素敏感性,改善 NAFLD。

药物治疗

目前尚无获得批准的治疗 NASH 的药物。下列药物已进入临床试验阶段:

• 噻唑烷二酮类药物对一部分患者有效,可能通过提高脂肪细胞胰岛素敏感性和防止不适当的脂解发挥作用;不良反应包括体重增加、心脏衰竭恶化、可能出现骨质疏松症。

• 维生素 E 对某些患者可能是有效的。

• 其他药物疗效尚待评价,包括二甲双胍、大剂量熊去氧胆酸、ω-3 脂肪酸、己酮可可碱、依克那肽、水飞蓟素。

• NASH 患者可以使用他汀类药物。

Brent A. Neuschwander-Tetri 著

孔非 胡玉琳 丁艳华 译

参考文献

Belfort R, Harrison SA, Brown K, et al. A placebo-controlled trial of pioglitazone in subjects with nonalcoholic steatohepatitis. *N Engl J Med* 2006; 355:2297–2307.

Brunt EM. Pathology of fatty liver disease. *Mod Pathol* 2007; 20(Suppl 1):S40–S48.

Cohen DE, Anania FA, Chalasani N, et al. An assessment of statin safety by hepatologists. *Am J Cardiol* 2006; 97:77C–81C.

Cusi K. Role of insulin resistance and lipotoxicity in non-alcoholic steatohepatitis. *Clin Liver Dis* 2009; 13:545–563.

Gastaldelli A, Harrison SA, Belfort-Aguilar R, et al. Importance of changes in adipose tissue insulin resistance to histological response during thiazolidinedione treatment of patients with nonalcoholic steatohepatitis. *Hepatology* 2009; 50:1087–1093.

Harrison SA, Day CP. Benefits of lifestyle modification in NAFLD. *Gut* 2007; 56:1760–1769.

Jou J, Choi SS, Diehl AM. Mechanisms of disease progression in nonalcoholic fatty liver disease. *Semin Liver Dis* 2008; 28:370–379.

Kashi MR, Torres DM, Harrison SA. Current and emerging therapies in nonalcoholic fatty liver disease. *Semin Liver Dis* 2008; 28:396–406.

Neuschwander-Tetri BA. Lifestyle modification as the primary treatment of NASH. *Clin Liver Dis* 2009; 13:649–665.

Neuschwander-Tetri BA. Hepatic lipotoxicity and the pathogenesis of NASH. *Hepatology* 2010; 52:774–788.

Neuschwander-Tetri BA, Unalp A, Creer MH, et al. Influence of local reference populations on upper limits of normal for serum alanine aminotransferase levels. *Arch Intern Med* 2008; 168:663–666.

Nolan CJ, Larter CZ. Lipotoxicity: why do saturated fatty acids cause and monounsaturates protect against it? *J Gastroenterol Hepatol* 2009; 24:703–706.

Ratziu V, Giral P, Jacqueminet S, et al. Rosiglitazone for nonalcoholic steatohepatitis: one-year results of the randomized placebo-controlled Fatty Liver Improvement with Rosiglitazone Therapy (FLIRT) trial. *Gastroenterology* 2008; 135:100–110.

Socha P, Horvath A, Vajro P, et al. Pharmacological interventions for nonalcoholic fatty liver disease in adults and in children: a systematic review. *J Pediatr Gastroenterol Nutr* 2009; 48:587–596.

第 8 章

药物性与中毒性肝病

要　点

1. 药物性肝损伤（DILI）占药物不良反应报告的 7%，占所有住院治疗黄疸患者的 2%，占急性肝衰竭（ALF）患者的 1%。大多数患者年龄在 50 岁以上。其中 10% 的患者将会死于黄疸。
2. DILI 从仅有轻度肝功能异常的亚临床肝病到亚急性肝衰竭和需要肝移植的 ALF，无论在临床上还是在组织学上均与各型肝病极为相似。
3. 许多种类的药物和相关毒素可引起 ALF，未进行肝移植的患者预后不良。
4. 非处方药及中草药可能有严重的肝毒性，对于不能解释的急、慢性肝病，应了解这些药物的使用情况。
5. 早期识别 DILI 是非常重要的，因为若出现了肝损伤的症状和肝功异常后还继续用药，发病率将明显增加。
6. 停药是治疗药物性肝炎的主要措施。医生应告知患者 DILI 的表现，尤其在应用肝毒性药物治疗时。

一、概述

1. 药物性肝损伤（DILI）是导致肝生化指标升高的最常见原因之一。

2. 对于药物性肝损伤，在发病早期即出现黄疸的患者可能预后较差。

3. 美国国家卫生研究院在 2003 年创立了药物性肝损伤网（DILIN）。最初的药物性肝损伤网调查结果表明，73% 的患者肝损伤源于使用一种处方药，9% 的患者归因于使用草药或食品添加剂，18% 的患者源于使用多种方剂。

4. 在单一处方药造成的肝损伤患者中，最主要的致损伤药物是抗菌剂，占所有致损伤药物的 46%，作用于中枢神经系统的药物占 15%，免疫调节剂占 5%，镇痛药占 5%，降脂药占 3%。

5. 在亚洲,许多药物性肝损伤患者归因于补充和替代药物(CAM)。

6. 药物性肝损伤在老年群体中的发生率更高,这可能与该人群中药物代谢动力学的改变有很大的关系。

7. 复方药可能通过改变细胞色素 P-450 增加药物产生不良反应的风险。

8. 尽管大多数药物性肝损伤的儿童患者表现很轻,但儿童患者有可能发展为急性肝衰竭。

9. 有病毒感染的儿童对阿司匹林有不同寻常的敏感性(雷氏综合征);然而给儿童造成药物性肝损伤最常见的药物是抗癫痫药,例如丙戊酸盐、精神药物。

10. 慢性肝病患者药物性肝损伤的发生率会增加,并且预后会更差。

11. 药物性肝损伤是最常见的药物不良反应,会导致新药研制过程的中断,新药不能得到相关部门的审批,并且可能会从市场上被召回。

二、临床表现

1. 药物性肝损伤既可以是治疗剂量药物的难以预料的特异性反应,也可以是可预期的药物的固有毒性反应。

2. 药物的不良反应可以是仅仅损伤肝脏,或者可同时损伤其他器官系统及有全身表现。

3. 急性肝损伤可发生于摄入已知肝毒性药物后数天内,或服用继发免疫变态反应性药物数周后;这种肝损伤可以是坏死性炎症(以肝细胞损伤为特征)、淤胆性炎症(胆汁排泄受阻而无肝实质细胞损伤)或两者的混合型,即既有肝实质细胞炎症又有淤胆性炎症。

• 急性肝细胞损伤时,转氨酶(AST、ALT)和乳酸脱氢酶可高于正常值的 10~100 倍,而碱性磷酸酶水平却很少高于正常值的 3 倍。

• 药物引起的淤胆性肝炎在临床表现和生化指标上均类似于梗阻性黄疸;血清碱性磷酸酶、γ- 谷氨酰转肽酶(GGT)、直接胆红素升高,伴或不伴转氨酶升高(常不高于正常范围的 5~8 倍)。

• 亚临床肝损伤仅有轻度肝酶升高(如 AST、ALT 波动为 100~250 U/L),是最常见的临床表现,继续用药肝功能改变可不加重甚至自行恢复。

• 表 8.1 列出了与肝脏病变有关的部分肝毒性药物。

表 8.1 药物性肝损伤临床病理模式和相关药物列表

病变	肝毒性药物
急性损伤	

(待续)

（续表）

病变	肝毒性药物
急性坏死炎症性肝病	氨苯砜、戒酒硫、异烟肼、痛痉宁非甾体抗炎药、别嘌呤醇、安非他酮、赖诺普利、氯沙坦、帕罗西丁、苯妥英钠、磺胺类药物、他汀类药物、曲唑酮、吡嗪酰胺、HARRT、丙戊酸
暴发型肝衰竭	对乙酰氨基酚、非阿尿苷（FIAU）、氟烷、异烟肼、缓释烟酸、呋喃坦啶、丙基硫氧嘧啶、丙戊酸、氟硝丁酰胺
淤胆综合征	氨苄西林、氯丙嗪、氯吡嗪、西米替丁、雷尼替丁、雌激素类药物、阿糖胞苷、磺胺甲基异恶唑、噻苯达唑、甲苯磺丁脲、促蛋白合成类固醇、红霉素
混合坏死性炎症和淤胆性肝病	甲亢平、氯磺丙脲、双氯青霉素、他巴唑、硫唑嘌呤、甲氧萘丙酸、保泰松、舒林酸、苯妥英钠、甲硫哒嗪、卡托普利、赛庚啶、依那普利、福森普利、依贝沙坦、特比萘芬、苯巴比妥
肉芽肿性肝炎	别嘌呤醇、氨苯砜、安定、盐酸硫氮卓酮、盐酸肼苯哒嗪、青霉素、保泰松、苯妥英钠、奎尼丁、普鲁卡因酰胺、氯吡格雷、磺胺类药物
大泡性脂肪变	酒精、肾上腺皮质激素、L-天冬酰胺酶、甲氨蝶呤、硝苯地平、他莫西芬
小泡性脂肪变	酒精、胺碘酮、阿司匹林、叠氮胸苷（AZT）、地达诺新、炎痛喜康、四环素、托美丁、丙戊酸
布加综合征	口服雌激素
缺血性坏死	可卡因、缓释烟酸、亚甲基二氧苯丙胺
慢性损伤	
慢性活动性肝炎	α-甲基多巴、呋喃坦啶、酚丁
纤维化/肝硬化	酒精、α-甲基多巴、异烟肼、甲氨蝶呤
肝紫癜病	合成代谢药/雄激素类固醇、硫唑嘌呤、羟基脲、口服避孕药、他莫西芬
磷脂沉积症	胺碘酮、环已哌啶、盐酸硫氮卓酮、硝苯地平
原发性胆汁性肝硬化	氯丙嗪、氟哌啶醇、氯吡嗪
硬化性胆管炎	5-氟脱氧尿苷（FUDR）经肝动脉灌注
脂肪性肝炎	胺碘酮、已烯雌酚、三苯氧胺、依立替康
静脉闭塞性疾病	硫唑嘌呤、白消安、环磷酰胺、柔红霉素、奥沙利铂、吡咯双烷类生物碱、6-巯基鸟嘌呤
自身免疫性肝炎	米诺环素、他汀类药物
肝门静脉硬化	地达诺新
结节再生性增生	地达诺新、硫唑嘌呤、6-巯基鸟嘌呤、6-巯基嘌呤
胆管消失	阿奇霉素、阿莫西林克拉维酸、促合成固醇类、别嘌醇

（待续）

（续表）

病变	肝毒性药物
致癌作用	
胆管癌	钍造影剂
灶性结节性增生	雌激素类药物、口服避孕药
肝腺瘤	雌激素类药物、口服避孕药
肝细胞癌	酒精、同化类固醇/雄激素类固醇
肝胚细胞癌	雌激素类药
血管肉瘤	砷、氯乙烯、胶质二氧化钍
炎性假瘤	同化类固醇

HARRT：高效抗逆转录病毒疗法

二、药物性肝损伤的特征

固有肝毒性

这种类型的肝损伤几乎总是剂量依赖性的，并能在动物实验中重现。这类药物包括对乙酰氨基酚、四氯化碳、酒精等。

特异体质性肝毒性

1. 特异体质性肝毒性在接受小剂量药物者中的发生无法预知，其占药物性肝损伤患者的大多数。部分剂量依赖性和毒性在实验动物身上不能再现。相关药物包括异烟肼、磺胺类、丙戊酸盐、苯妥英钠等。

2. 肝损伤可能在经过时间各异的潜伏期之后表现出来。

3. 易感性是药物潜在的毒性、环境因素、宿主遗传等诸多因素相互作用的结果，这决定了药物的分布、代谢以及组织对毒物的易感性。

4. 免疫介导的损伤会伴随单核细胞增多症和产生超敏反应的肝外特征，例如发热、皮疹、嗜酸性粒细胞增多，这些症状通常发生在几周的敏感阶段之后。

5. 如果再次使用药物症状会重新出现。

线粒体肝毒性

双氯芬酸、胺碘酮、他克林、曲格列酮、拓朴异构酶这类药物可减少脂肪酸氧化和（或）能量产生并导致细胞坏死。

三、病理生理学

1. 肝脏易暴露于高浓度的摄入化合物中,特别是那些首过高代谢的药物。

2. 肝脏通过特异的转运机制摄取药物;然而大多数药物是亲脂的,因此能弥漫进入肝窦。

3. 表 8.2 列出了在分子水平上的某些药物性肝损伤的病理生理学机制。

4. 正常情况下,肝脏将药物代谢成多极性的产物,以便它们以水溶性形式排出。有时这些代谢产物可能是有毒的(如过量服用对乙酰氨基酚),不过通常被肝脏固有的解毒酶降解为低毒性物质。

5. 个体对药物肝毒性的易感性受多种影响药物生物转化因素的影响,通常不止受一种因素影响(表 8.3)。

表 8.2   药物性肝损伤的分子水平机制

脂质过氧化

蛋白质变性

ATP 耗竭

线粒体机能障碍

自由基产生

亲电子基产生和半抗原形成

经细胞色素 P-450 生物转化

活性代谢产物结合到核或胞质分子上,细胞分解

封闭 tRNA

封闭胆汁转运体

附着膜受体

钙失衡

肝细胞骨架破裂

表 8.3   影响患者药物易感性的因素

年龄

长期饮酒

药物间的相互作用

药物的总剂量与作用持续时间

酶诱导

酶多形性

种族和民族因素

(待续)

（续表）

性别
HLA 类型
营养状况
妊娠
肾功能
系统性疾病
基础肝病

四、生物转化过程

经此过程，可使药物具有更高的亲水性，以利它们排出体外。生物转化过程常与微粒体酶系统有关，包括数个步骤，可分成三个时相：第一相反应、第二相反应和第三相反应。

第一相反应

1. 细胞色素 P-450 介导，主要是氧化反应，产生的活性中间代谢产物可能造成肝损伤。在肝内质网内最初发现的同功酶家族，引起脂肪族和芳香族羟化、脱烷基化或脱氢。这些反应的产物有时可能经第二相反应进一步代谢。

2. 许多药物能改变 P-450 的活性，从而增加药物的毒性。细胞色素 P-450 酶是催化许多药物清除的限速步骤。

第二相反应

1. 第二相反应主要是活性代谢产物与谷胱甘肽、硫酸盐、葡糖苷酸结合转化成无毒的、更加亲水的代谢产物。对于某些化合物的肝代谢来说，这是唯一的必经步骤，大多数药物首先经过细胞色素 P-450 代谢。

2. 第一相反应可认为是潜在的“毒性化过程”，而第二相反应则是“解毒过程”。药物性肝损伤可以是增强的毒性化过程（活性中间代谢产物生成增多），或者是不充分的解毒过程。

第三相反应

第三相反应包括排泄和转运。药物解毒过程产生的物质成为多种药物抵抗蛋白家族输出泵的底层物质，这些抵抗蛋白家族介导了依赖三磷腺苷的通过小管膜进入胆汁的药物排泄过程。

五、药物性肝损伤的诊断

1. 了解详细的用药史极为重要,包括剂量、治疗持续时间和其他配伍药物。

2. 对临床、影像学、组织学、生化和血清学方面的资料进行细致的分析,以除外其他肝损伤因素。

3. 应注意在原有肝病基础上出现药物性肝损伤的情况。

4. 乳酸脱氢酶升高的程度在中毒性肝损伤中比病毒相关的疾病中更有指示意义,尽管是非特异性指标。

5. 如出现肝组织的非特异性损伤,应想到药物中毒的情况。如肝脏病灶呈肉芽肿改变(图 8.1),炎症区嗜酸细胞增多(图 8.2),坏死区与正常肝实质间界限明显,以及肝损伤的严重程度与患者的病情和肝功异常程度不一致。

六、特殊药物的肝毒性

已知能造成急慢性肝损伤的药物有 1000 余种,肝损伤的范围从亚临床肝功能异常到暴发性肝衰竭表现各异。下面总结了一些常用的有肝毒性的药物和它们的导致肝损伤机制。

对乙酰氨基酚

• 本药通常耐受良好,且没有不良反应,超量服用却是引起药物性肝损伤导致急性肝衰竭最常见的原因。

• 单剂中毒量因人而异,一般为 10~20 g,而酗酒者则可低至 5~10 g。

• 非处方药(如奈奎尔感冒药)和处方制剂(如维可汀)有多种药物含对乙酰氨基酚。

• 肝毒性的最大风险性受服用剂量的多少和从服药到给予解毒剂的间隔时间的影响。

• 酗酒对对乙酰氨基酚毒性是一个明显的危险因素,即使是服用治疗剂量,也可能引发肝损伤("治疗性灾难")。营养不良或禁食会减少谷胱甘肽的贮备,增加该药的肝毒性。

• 有时用诱导细胞色素 P-450 的药物可增加对乙酰氨基酚过量相关的肝损伤的危险性和严重性。近期报道异烟肼可能通过此方式加重本药的肝毒性。

1. 对乙酰氨基酚过量的临床表现

• 急性胃肠道症状(恶心、呕吐、厌食),发生于服药后 1/2~24 小时。

• 胃肠道症状停止后,接着是约 48 小时的稳定期,随后出现右侧腹部异常疼痛,

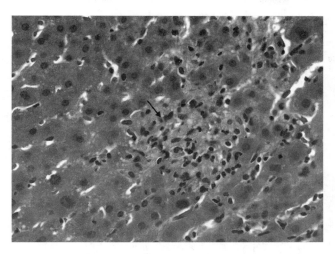

图 8.1 肝肉芽肿性炎的组织病理学。肝小叶的非干酪样上皮性肉芽肿（*H & E*）。（*Courtesy of M.I.Fiel*，*MD.*）（见彩插）

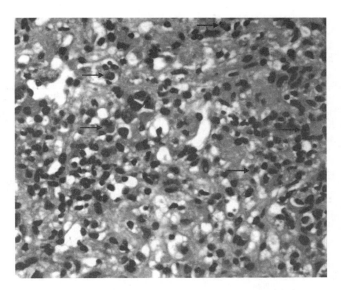

图 8.2 一个药物性肝损伤患者高倍镜下以嗜酸性为主的混合浸润性炎症（*H & E*）。（*Courtesy of M.I.Fiel*，*MD.*）（见彩插）

伴少尿、肝功异常和凝血酶原时间延长。

• 肝坏死发生于服药后 3~5 天,转氨酶水平峰值可高于 20 000 U/L。20% 的患者因近端和远端肾小管损伤发生肾衰,30% 的人发展为急性肝衰竭。

• 服药后 5~10 天进入恢复期,可完全康复。

2. 预后

根据服药 4 小时后测得的血清药物浓度,能判定发生肝损伤的危险性(图 8.3)。

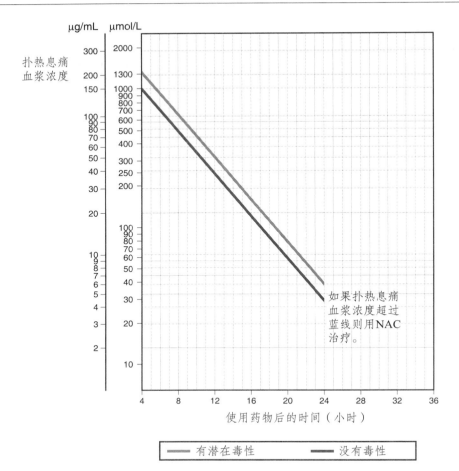

图 8.3 对乙酰氨基酚毒性列线图：Rumack-Matthew 列线图用于预测患者在使用过量对乙酰氨基酚后是否会发生肝毒性，并被作为急性过量早期管理的指导。对乙酰氨基酚的血浆水平应该在摄入 4 小时以内被测量，当血浆对乙酰氨基酚的浓度基线超过肝毒性浓度的基线时可能会产生肝毒性。

预测死亡或需肝移植的标准是：
• pH 值 <7.3，不考虑肝性脑病的阶段。
• 肝性脑病 3、4 期患者，凝血酶原时间国际标准化比值 >6.5（INR）和血清肌酐 >3.4 mg/dL。
• 凝血因子 V 水平低于正常 10% 或更少（可为预后不良的敏感指标）。

3. 肝毒性机制

对乙酰氨基酚大部分通过葡糖苷酸和硫酸盐途径代谢，小部分经细胞色素 P-450途径代谢形成氧化代谢产物，后者进一步结合后被排出体外。当大量服用时，葡糖苷酸和硫酸盐复合物途径饱和, 则大部分药物经细胞色素 P-450 途径代谢, 致使氧化代谢产物: N- 乙酰基 -P- 苯醌亚胺 (NAPQI)增多。它能灭活有活性的亲电子基因, 使细胞内谷胱甘肽耗竭, 还能以共价键形式结合到特定的细胞大分子上, 瓦解线粒体 (图 8.4)。饥饿或酒精摄入会减少谷胱甘肽的贮备, 故能增加 NAPQI 的毒性。

4. 治疗

• 治疗目标为减少对乙酰氨基酚的摄入及进一步吸收; 应用 N- 乙酰半胱氨酸 (NAC)以补充肝内谷胱甘肽的储备。

• 推荐使用的 NAC 的剂量是 70 mg/kg, 以后每 4 小时给予额外的 17 mg。

• N- 乙酰半胱氨酸的用法: 首剂 150 mg/kg 加入 5% 的葡萄糖中静脉点滴, 静点时间超过 15 分钟, 然后超过 4 小时后给予维持剂量 50 mg/kg, 超过 16 小时后给予 100 mg/kg, 静点。

• 使用大剂量的 NAC 超过 24 小时或更长时间对于已经发生药物性肝损伤的患者是安全的及有效的。

• 药用炭和洗胃被用于阻止对乙酰氨基酚的吸收, 但药用炭仅在 1 小时以内起

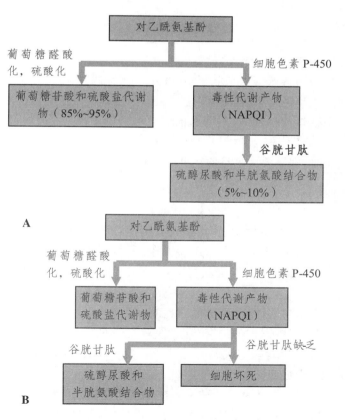

图 8.4　治疗剂量对乙酰氨基酚代谢途径(A)和过量对乙酰氨基酚代谢(B)。NAPQI, N- 乙酰 - 对 - 苯醌亚胺。

效,洗胃在 4 小时内起效。

- 如果血液中对乙酰氨基酚的浓度不能获得,当患者摄入超过 150 mg/kg 的有毒剂量或者大于 12 g 后应该接受治疗。
- 如果不了解患者既往使用对乙酰氨基酚的剂量或者有非急性的过量(超过 4 小时),则应接受全程 NAC 治疗,且不可使用列线图来决策如何治疗。

非甾体类抗炎药物(NSAID)

1. 尽管 NSAID 引发肝损伤的概率极低,但因应用广泛,此类药物已成为肝毒性药物中重要的一类。

2. 肝功能试验轻度异常者占 1%~15%,并常常认为是这类药物影响的典型表现。几乎所有 NSAID 都与肝损伤有关,范围由轻到重症肝病。

3. 大多数 NSAID 药物通过特异性体质机制造成肝损伤,且常常是无法预知的肝细胞损伤。临床上出现明显的急性肝损伤的危险不大,肝损伤常常能自行恢复,致命性反应罕见。

阿司匹林

1. 轻度肝酶异常,无症状,能自行恢复。

2. 30% 病例血清转氨酶水平低于 100 U/L,45% 病例在 300~500 U/L。肝组织学改变为局灶性坏死和轻度非特异性炎症。

3. 肝损伤呈剂量依赖性,与血清水杨酸盐水平呈正相关,与水杨酸组成部分的固有毒性有关。当血清药物浓度高于 15 mg/dL 时,发生肝损伤的概率达 90%,在治疗某些风湿性疾病时,因需要大剂量服用此药,所以血药浓度很容易超过 15 mg/dL。

抗微生物药物

异烟肼、大环内酯类抗生素、青霉素及其衍生物和磺胺类药物是抗生素中最常见的肝毒性药物。肝损伤可表现为坏死性炎症(异烟肼)、淤胆性炎症(大环内酯类药物、克拉维酸)或两者均有(磺胺类药物)。

1. 抗生素

- 肝毒性常常是自限性的、特异体质性的。
- 青霉素引起肝坏死性炎症比淤胆性炎症更常见。羧苄青霉素和新青Ⅱ是最常见的两种,众所周知,后者能造成淤胆性肝炎。第一代头孢菌素很少有肝毒性。头孢三嗪与胆汁淤积的形成有关。
- 阿莫西林﹣克拉维酸钾是一种最多被报道的能引起药物性肝损伤的抗生素,肝损伤常发生在用药后两周内。药物治疗停止 8 周后延迟出现的症状能够被发现。从用药开始药物性肝损伤的类型是多样的,在第 1 周肝细胞性损伤占主导地位,胆汁淤积性损伤发生在第 2~3 周,混合性损伤发生在第 3 周后。持续存在的肝损伤和死亡或者需要肝移植的可能性约占 10%。进展性消失的胆管综合征在不连续的治疗后会被发现。

- 丙酸酯四烷基硫酸盐、乙酰琥珀酸盐、丙酸盐和硬脂酸盐均可产生淤胆性黄疸,血清碱性磷酸酶水平可升高到很高的程度,伴中度的转氨酶升高。停药后,以上改变缓慢消退。

- 磺胺类药物(包括用于治疗炎性肠病的柳氮磺胺吡啶)是引发肝脏坏死性炎症的常见药物,还可诱发淤胆性、坏死性和淤胆性混合型损伤或肉芽肿性肝炎。甲氧苄氨嘧啶 - 磺胺甲基异恶唑(复方新诺明)能造成明显的淤胆性损伤,病情严重并持续数月。临床表现可能涉及多器官系统,包括并发的肾衰竭。

- 氟喹诺酮已经被报道可引起药物性肝损伤,但通常少于抗生素家族的其他成员。

2. 抗结核药

异烟肼(INH)

- 在所有服用 INH 的患者中,黄疸发生率约 1%, 20 岁以下的患者罕见, 50 岁以上患者发生率高于 2%,嗜酒者、肝病患者、营养不良者、妊娠或产后妇女、服用其他有潜在肝毒性的药物和有病毒性肝炎的人风险最高。

- 在治疗的头 2 个月中, 10%~20% 的患者转氨酶可升高 3 倍,一半患者出现 INH 肝毒性表现。

- 在出现肝损伤后仍继续用药会引发急性重型肝炎,死亡率较高。

- 在出现症状的患者中转氨酶升高超过 3 倍正常值上限或更高者,应中断治疗,如果没有出现症状,但转氨酶超过 5 倍也应中断治疗。

- 毒性作用机制是:药物经细胞色素 P-450 系统作用后,母体化合物会转化成有毒的乙酰基基团。

利福平

- 主要损伤肝细胞,亦可能为混合型。

- 单独应用极少表现肝毒性,然而与 INH 合用,则肝毒性比单用药物更强烈。这种结合可能造成 5%~8% 的患者发生临床肝炎。

- 作用机制为与 INH 联合应用可诱导细胞色素 P-450,使 INH 转化为毒性代谢产物。

链霉素和乙胺丁醇会少发生肝毒性,然而吡嗪酰胺能够造成肝损伤。

3. 抗病毒药物

- 非阿尿苷:1993 年的一项调查研究表明,这种用于治疗慢性乙型肝炎的药物能够介导严重的毒性反应,其特点是急性肝衰竭、乳酸酸中毒、胰腺炎、肌病、神经病相关的广泛线粒体损伤,这种反应发生在 15 个患者身上。

- 干扰素:可能引起慢性乙型或丙型肝炎患者肝脏酶学升高,或者患者同时发生自身免疫性肝炎,可能会加速肝移植后发生慢性管道排斥。

- 抗逆转录病毒治疗在 HIV 感染者中应用:

——接受抗逆转录病毒治疗的 HIV 感染者肝毒性发生率是 3%~18%。

——在三类抗逆转录病毒治疗中,核苷类似物逆转录酶抑制剂（NRTI）、非核苷类似物逆转录酶抑制剂（NNRTI）、蛋白激酶抑制剂与药物性肝损伤有关（图 8.5,表 8.4）。

——在接受抗逆转录病毒治疗的患者中,肝功能应密切被监测,尤其是在早期的 4~6 周,寻找超敏反应的证据。肝活组织检查表明微泡脂肪变性支持核苷类似物逆转录酶抑制剂相关的肝损伤。氨基转移酶超过正常值上限的 5~10 倍,应立即停止用药。

激素类药物

1. 口服避孕药常造成可逆性肝功异常,有些患者则发展成明显的胆汁淤积性黄疸。肝损伤的分子基础各家说法不一,可能是由于肝细胞基底膜的损伤,引起胆汁流量减少。口服避孕药还与以下病变有关:

- 妊娠胆汁淤积症。
- 肝腺瘤（如长期服用,危险性会增加,尤其是 35 岁以上的妇女）。
- 布加综合征（可能与雌激素成分形成血栓的作用有关）。
- 灶性结节性增生（是否与本药有关尚无定论）。

2. 同化类固醇与雄激素类固醇:肝紫癜病、淤胆性黄疸、肝腺瘤（可能与本药有关）、肝细胞癌。

3. 氟他胺:为口服抗雄激素药物,用于治疗转移性前列腺癌。能特异体质地造成转氨酶中度升高,罕见大量的肝细胞坏死。

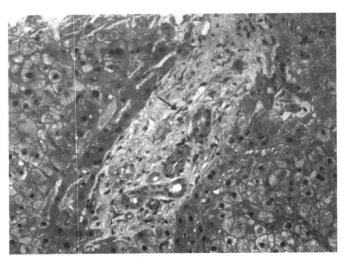

图 8.5　使用地达诺新的患者的肝门静脉硬化的组织病理学。两个门静脉分支表明 门静脉硬化的纤维阻塞（三色染色法 ×100）。（*Courtesy of M.I.Fiel, MD.*）（见彩插）

表8.4　抗逆转录病毒抑制药用于治疗 HIV 和特殊的预防

抗逆转录病毒治疗分类	肝毒性的预防措施
蛋白激酶抑制剂 利托那韦（诺韦） 洛匹那韦 安泼那韦 沙奎那韦 印地那韦 福沙那韦 奈非夫定 阿扎那韦（锐艾妥） 替拉那韦（Aptivus） 地瑞拉韦（Prezista）	用于蛋白酶抑制剂扩增的高剂量（600mg，一天两次）的利托那韦的肝毒性小于低剂量（<200mg，一天两次）的肝毒性。避免安泼那韦和利托那韦的结合（竞争 CYP 450 3A4 代谢）。印地那韦和阿扎那韦可使间接胆红素升高，避免联合使用。有报道称，替拉那韦有严重的肝毒性,在肝病患者中使用要谨慎
核苷类似物逆转录酶抑制剂（NRTI） 叠氮胸苷（ddC） 去氢肌苷（ddI） 施他夫定（d4T） 拉米夫定（3TC） 叠氮胸苷（AZT） 阿巴卡韦（Ziagen） 阿巴卡韦/拉米夫定/叠氮胸苷（Trizivir） 阿巴卡韦/拉米夫定（Epzicom）	乳酸中毒（尤其是 叠氮胸苷,去氢肌苷,施他夫定），去氢肌苷与非硬化性门静脉高压有关,避免去氢肌苷-施他夫定结合。利巴韦林和去氢肌苷或者施他夫定会增加乳酸酸中毒的风险。避免利巴韦林-去氢肌苷联合使用,促进纤维化因为肝脏失代偿的风险替诺福韦（Viread）
非核苷类似物逆转录酶抑制剂（NNRTI） 奈韦拉平 依法韦仑 地拉夫定	使用奈韦拉平并发有乙肝或者丙肝感染或 $CD4^+$ 计数 >350/mm^3 的女性或 $CD4^+$ 计数 >400/mm^3 的男性患者肝毒性风险增加

HBV,乙型病毒性肝炎;HCV,丙型病毒性肝炎

来源: Chang CY, Schiano TD.Drug hepatotoxicity.*Aliment Pharmacol Ther* 2007; 25:1135–1151.

氟烷

1.尽管肝毒性的发生率低,且对这种并发症的担心极大地限制了它的使用,当今这种药物很少被使用。

2.首次用药极少发生肝损伤（1/万例）,通常发生于术后两周内,而且短时间内反复应用发生肝损伤的危险会进一步增加。

3.肝损伤机制可能为毒性代谢产物直接作用所致（很可能通过细胞色素 P-450产生）,也可能为毒性代谢产物作为新抗原引发机体超敏反应（表现为发热、嗜酸细胞增多）。

4. 其他卤合类麻醉药也可造成同氟烷肝损伤类似的肝损伤,如恩氟烷和异氟烷。

神经、精神病药物

总体上,酚噻嗪类精神抑制药、精神安定药如氟哌啶醇和肝损伤较少见的苯二氮卓类及巴比妥酸盐(如苯巴比妥)均能引发淤胆性肝炎,机制可能是迟发性超敏反应。致肝细胞损伤的药物有三环抗抑郁药(如阿米替林)、抗抽搐药(如酰胺咪嗪、苯妥英钠和丙戊酸)。

1. 氯普马嗪(盐酸氯丙嗪)

• 与酚噻嗪药物一样,本药引发药物性黄疸的发生率可高达 1%~5%,有报导无症状肝功异常发生率达 25%。

• 黄疸通常发生于开始治疗后第 1~4 周内,大多数患者有瘙痒、全身不适、持续胃肠道症状等前驱症状,一般于停药后 2~8 周恢复,但有的患者有类似于原发性胆汁性肝硬化的症状。

• 血胆红素可高达 5~15 mg/dL,碱性磷酸酶可升高到正常值的 10 倍以上,伴中度转氨酶升高。

• 常有明显的高胆固醇血症,组织学检查常见小叶中心胆汁淤积、散在的门静脉周围炎症及嗜酸细胞增多。

2. 酰胺咪嗪(卡马西平)

• 结构与三环抗抑郁药相似,有报道在治疗的前 6~8 周内,轻至中度肝功异常的发生率为 20%。

3. 苯妥英(大仑丁)

• 无症状性转氨酶升高很常见,严重的肝损伤发生率约为 0.1%。

• 大部分肝损伤患者临床表现有过敏反应的特点,如嗜酸细胞增多、发热、白细胞增多、淋巴腺病和皮疹。胆汁淤积性肝损伤和急性肝衰竭已经被报道。

4. 丙戊酸

• 是造成无症状性转氨酶升高的常见原因,特点是损伤轻微、可逆和剂量依赖性。

• 由丙戊酸钠引起的致命性肝损伤不是剂量依赖性的,它的特点是:好发于年轻患者,常与其他抗痉挛药物共同使用,与特异体质有关。肝组织学可见小泡性脂肪变及小叶中心性坏死。

心血管药物和抗糖尿病药

1. 乙胺碘呋酮

• 长期用药患者 40% 可见高达 5 倍的转氨酶升高。肝大很典型,而黄疸不常见。药物剂量、血浆浓度与肝功异常程度可能有相关性,当转氨酶水平高于正常两倍时应停药,并考虑肝活检。

- 可发生急性甚至是致命性肝损伤,此情况多考虑为免疫变态反应所致。
- 慢性损伤常为隐匿性发作,转氨酶轻度升高,肝功能异常于停药后几周至数月慢慢恢复。
- 肝组织学改变与酒精性肝炎很相似,脂肪变、Mallory 小体、局灶性坏死和小叶中心性纤维化。

2. α–甲基多巴

- 肝损伤可表现为短暂的转氨酶升高,慢性肝炎甚至暴发性肝衰竭。症状性肝病的发生率为 1%,在这些患者中 80% 为急性肝细胞损伤,5% 为淤胆性损伤,余下的呈慢性病程。
- 少数患者肝损伤呈慢性病程,在组织学上不能与自身免疫性肝炎相区别。

3. 血管紧张素转换酶(ACE)抑制剂

- 卡托普利、依那普利和赖诺普利均可引发肝损伤,但不常见,多在与其他药物合用时出现。
- 卡托普利通常引起淤胆性肝损伤,赖诺普利引起肝细胞损伤,而依那普利则引起混合性肝损伤。
- 停药后多数患者肝功能异常能自行恢复,也可能发生致命性肝坏死。药物间有交叉反应。

4. 其他心脏药物

- 维拉帕米、硝苯地平能导致肝功能异常,地尔硫卓、奎尼丁、普鲁卡因胺能够导致肉芽肿性肝炎。

抗糖尿病药

1. 噻唑烷二酮类

- 曲格列酮因其能引起药物性肝损伤,有时可致命。2000 年撤出市场。
- 发病似乎是线粒体损伤以及影响胆盐转运。
- 匹格列酮和罗格列酮均已有肝毒性的报道。

2. 二甲双胍

受损的肝功能是接受二甲双胍治疗的患者发生乳酸中毒的危险因素。

抗高血脂药物

1. 他汀类药物

- 它们曾经被禁止用于肝病患者,现在他汀类药物被发现通常是安全的。
- 服用他汀类药物会出现转氨酶轻度升高,但是临床表现不常见。这种变化通常是剂量依赖的,出现在开始治疗的 12 周,在很多患者中出现自发性改善。
- 典型的药物性肝损伤伴随转氨酶升高,尽管混合的或胆汁淤积性肝损伤已经被报道,但也有自身免疫性肝炎的患者。

• 慢性肝病、脂肪肝和代偿期肝硬化不是他汀类药物治疗的禁忌证。然而,该类药物应避免在失代偿期肝硬化患者中使用。这类药物不是肝移植后使用的禁忌证。

2. 尼克酸(烟酸)

• 应用广泛的非处方药,最便宜的抗高血脂药。

• 肝毒性不常见,当剂量超过 3 g/d 时有可能发生。引起的肝损伤可以是从停药 1 个月后无症状的转氨酶升高到暴发性肝衰竭。

• 缓释片比常规剂型更容易耐受,但在过去的几年中,发生严重性肝损伤的报道逐渐增多,包括暴发性肝衰竭,尤多见于改服缓释剂型的患者。

化疗药和免疫抑制剂

1. 甲氨蝶呤

• 多年来治疗牛皮癣时造成的肝脏病变有脂肪变、纤维化、肝硬化。

• 剂量蓄积对发展为肝硬化似乎是最危险的因素,总剂量 1.5g 常引发严重的肝病。

• 与牛皮癣患者(肝功能改变与肝组织学改变无相关性)相比,有风湿性关节炎和炎症性肠病的患者接受甲氨蝶呤治疗常不引起转氨酶升高。在风湿性关节炎中,肝功能异常、饮酒和肝脏本来的疾病是典型的药物性肝损伤的危险因素,因此需要停药。在炎症性肠病中,甲氨蝶呤引起的肝功能异常会在治疗期间消失,因此没有必要中断甲氨蝶呤。

• 在接受甲氨蝶呤治疗的风湿性关节炎和炎症性肠病的患者中,不推荐常规检测肝功能。

• 环孢霉素是引起药物性肝损伤不常见的原因,其特点是胆汁淤积和明显的高胆红素。

2. 硫唑嘌呤(硫唑嘌呤 /6- 硫基嘌呤 /6- 硫鸟嘌呤)

• 伴有广泛的肝损伤,包括结节增生、静脉闭塞性疾病、肝紫癜病,最常见者为胆汁淤积和无症状性转氨酶升高。

• 肝毒性似乎与硫代嘌呤甲基转移酶活性(TPMT)有关。和增加 6- 甲硫基嘌呤核苷代谢产物比,高活性的硫代嘌呤甲基转移酶优先关闭硫鸟嘌呤代谢过程。这可以被市售的试剂盒测定。

• 同时应用别嘌呤醇会影响硫鸟嘌呤代谢。

3. 生物治疗

• 众所周知,肿瘤坏死因子抑制剂可以引起转氨酶升高,因此其在肝病患者中要谨慎使用。

• 依那西普、阿达木单抗、英夫利昔单抗这类药物可造成自身免疫性肝炎,大量急性肝衰竭的病例被报道。

- 慢性乙型肝炎患者在接受生物治疗或者任何化学疗法之前,通过口服抗病毒药物阻止乙型肝炎应答是非常有必要的。

化学治疗药物

1. 烷化剂一般不会造成药物性肝损伤。环磷酰胺和异环磷酰胺在肝功能不全的患者中常需要减量。环磷酰胺不常产生肝毒性;烷化剂例如苯丙氨酸氮芥、苯丁酸氮芥、氮芥、白消安,不依赖肝脏代谢。

2. 抗肿瘤药例如羟基柔红霉素、柔红霉素可造成肝细胞损伤和脂肪变性,在肝病患者中使用该类药物应该减量。

3. 抗代谢物例如硫代嘌呤、阿糖胞苷、5- 氟尿嘧啶依赖肝脏代谢,因此肝病患者中使用该类药物时减量是必要的。

补充替代药物

1. 补充替代药物更经常用于各种主流医学的补充,尤其是在治疗肝病方面。因为草药制品不作为药物类别在市场出售,所以不需经过严格的药效安全试验。

2. 当患者出现急性肝损伤时,应注意中草药使用史。

3. 起初临床表现没有特异性,全身性的症状早于黄疸。

4. 许多产品有安全记录,在使用推荐毒性剂量下产生肝损伤,该产品会被排除。

5. 治疗包括停药。发生肝毒性后继续使用该药物会造成肝硬化或者急性肝衰竭。

6. 中药和补充替代药物造成的肝损伤和各种急性或者慢性肝病极为相似(表8.5),当出现不明原因的肝损伤时应该考虑这些药物。肝损伤出现不常见的组织图像如中心带坏死、坏死相关的脂肪变性、胆管损伤以及血管损伤时应怀疑中药或者补充替代药物引起的肝损伤。

7. 这些药物直接或者通过 P-450 间接造成肝损伤。

表8.5 环境、生物、补充替代药物相关肝毒性的组织病理学

组织病理学	药物
自身免疫性肝炎	麻黄
慢性肝炎、伴或不伴纤维化	石蚕属植物、白屈菜、金不换
肝硬化	丛林、石蚕属植物、白屈菜、金不换
淤胆性肝炎	黑升麻类药草、丛林、白屈菜、金不换、麻醉椒
急性肝衰竭	callilepis laureola、中药、可卡、因石蚕属植物、绿茶提取液、Hydroxycut、麻醉椒、Lipokinetix、薄荷类植物、缓释烟酸、Teucrium polium

(待续)

（续表）

组织病理学	药物
肝细胞性肝癌	黄曲霉毒素
大面积肝坏死	可卡因、石属植物、麻醉椒、薄荷类植物
微血管脂肪变性	楝油
血管性损害：肝窦阻塞	双稠吡咯啶类生物碱、苍术
中心带坏死	Callilepis laureola 、可卡因、石蚕属植物、金不换、薄荷油、 Teucrium polium

职业相关的肝毒性

1. 因为医生、工人、职业安全与危害管理局（OSHA）及国家职业安全与危害机构（NIOSH）意识的提高，职业肝毒性偶尔发生。

2. 一些已知的肝毒性化学物质在表 8.6 中，很多职业暴露于有潜在肝毒性的化学物质中。

表 8.6　具有肝毒性的化学物质以及它们的使用

化学物质	使用
砷和无机盐	为制作杀虫药、染料、陶器、油漆、石油、半导体的原料
铼	用于合金、阴极射线管、制陶业、电子设备、白炽灯、导弹、核反应堆、耐火材料
四氯化碳	用于脱脂剂、脂肪处理器、灭火器、熏剂、溶媒剂、碳氟化合物、墨水、杀虫剂、油漆、推进剂、制冷剂、橡胶和蜡中
二氧己环	存在于溶剂、脱脂剂、水泥砖、粘合剂、除臭剂、洗涤剂、感光剂、动植物油、油漆、油画、擦亮剂、擦鞋膏、除漆剂、蜡、组织学实验室
磷	用于弹药、烟火、炸药、烟雾弹、肥料、灭鼠药、青铜合金、半导体、发光涂料
苦味酸（2,4,6- 三硝基酚）	铜腐蚀装置、法学和生物学实验试剂、电池、有色眼镜、消毒剂、药物、染料、炸药、火柴、摄影用化学试剂、皮革厂
多氯联苯	用于绝缘电池、染料、电器设备、除草剂、油漆、废纸处理、可塑剂、树脂、橡胶、火焰、变压器、木头防腐
2,3,7,8- 四氯二苯并 - 对 和二 -8- 羟基喹啉四氯乙烷	包含 2,4,5- 三氯苯氧乙酸、聚氯联（二）苯、氯代环二烯类的商业药剂用做干洗剂、熏剂、溶媒剂、去垢剂、（密封）垫圈、油漆、画、磷、树脂、涂剂、蜡

（待续）

（续表）

化学物质	使用
四氯乙烯	用做溶剂、去垢剂、化学中介、纤维素酯片基、橡皮围裙、胶底靴、肥皂、蜡、羊毛
二氧化钍	用于放射线中的一种造影剂
2,4,5-三硝基甲苯	用于炸药
氯乙烯	一种化学媒介和溶剂，存在于聚乙烯和树脂中

来源：Schiano TD, Hunt K.Occupational and environmental hepatotoxicity.In: Boyer TD, Wright TL, Manns MP, eds.*Zakim and Boyer's Hepatology*: *A Textbook of Liver Disease*, 5th edn.Toronto, Saunders; 2006:561–577.

3. 许多职业相关的肝毒性患者没法被辨识，因为他们没有被怀疑，没有被恰当的调查，没有被报道。

4. 急性暴露经常导致急性临床表现，然而长期暴露可能导致亚急性或者慢性肝病。

5. 职业相关的肝毒性无论在临床表现还是在组织形态上都与已知的肝病非常相似。

环境相关的肝毒性

1. 伞形毒菌中毒

• 在西欧，闲暇时间采菌是一种大众性娱乐活动，因此中毒的发病率较高。在美国，尽管整个国家都能从橡树林地识别出鹅膏种属，但大部分中毒仍发生在太平洋西北部。鹅膏种属造成超过 90% 的死亡病例，食用一只蘑菇即可造成 ALF 和死亡。

• 伞形毒菌属通过毒伞素和蝇蕈毒素这两种毒素产生肝脏毒性，烹调、胃酸不能破坏其毒素，这种毒性最常见的是导致肝脏和肾脏细胞坏死。

> 临床表现可分为 4 个阶段：
> • 潜伏期:6~24 小时，无任何症状。
> • 胃肠道期:持续 12~24 小时，类似于病毒性胃肠炎。以剧烈的腹部绞痛、恶心、呕吐及大量水泻为前驱症状。
> • 另一个潜伏期:持续 12~24 小时，此期病情改善，但实验室检查显示肝脏功能障碍。
> • 暴发性肝衰竭:由于大量肝细胞坏死，快速进展至肝衰竭。
> （图 8.6）

• 呕吐和用药用炭洗胃可能减少毒素吸收，但必须是在患者食用后的几个小时内。

• 大剂量的青霉素和水飞蓟宾（一种水飞蓟属的提取物）用于肝脏功能不全的患者，患者几乎 100% 需要肝移植，因此，早期评估并及时转到移植中心至关重要。

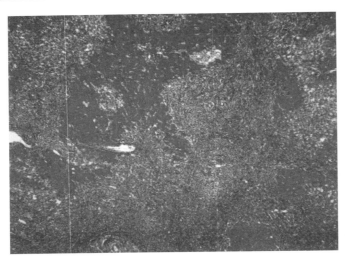

图 8.6 大量肝细胞坏死的肝组织。肝脏有代表意义的显微镜下图片。（见彩插）

2. 双稠吡咯啶类生物碱

· 300 余种该类生物碱已经被认识,其中美狗舌草、向日葵素、猪屎豆属、黑草（根）（紫草科植物属）被认为有肝毒性。

· 有报道称被污染的小麦会造成肝损伤大暴发,生物碱类被用作添加剂或用于传统中药中。

· 这些药物可以造成急性肝损伤和肝窦阻塞综合征（图 8.7）,或进展性慢性肝损伤、肝硬化,伴随肺高压的出现。

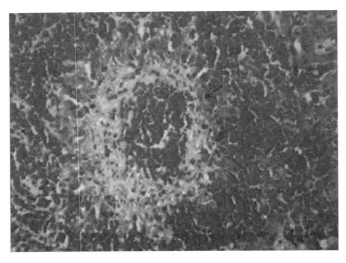

图 8.7 肝窦阻塞综合征的组织病理学。终末静脉被纤维组织导致官腔阻塞。（见彩插）

3. 可卡因

可卡因可引起血清中转氨酶升高,和对乙酰氨基酚一样可以造成急性肝衰竭,可卡因通过细胞色素 P450 产生的自由基发挥它的肝毒性,因此使用 NAC 是有益的。具有异常转氨酶升高急性肝炎的不同诊断中应该考虑到可能伴随局限性肝炎、对乙酰氨基酚过量、毒蕈中毒引起的肝损伤。

4. 黄曲霉素

黄曲霉素为真菌黄曲霉的产物。常污染多种食品,如坚果、谷物、小麦、大米、棉籽、黄豆等。流行病学的研究表明,黄曲霉素摄入的量与肝细胞癌发病率间有相关性,同 HBV 可作为共同致癌源。它的癌基因在于密码子 249 编码的 P53 致癌基因的特异性突变。

Thomas D. Schiano, Martin Black 著

辛志英 温晓玉 郑锦辉 译

窦晓光 牛俊奇 校

参考文献

Bell LN, Chalasani N. Epidemiology of idiosyncratic drug-induced liver injury. *Semin Liver Dis* 2009; 29:337–347.

Chalasani N, Fontana RJ, Bonkovsky HL, et al. Causes, clinical features, and outcomes from a prospective study of drug-induced liver injury in the United States. *Gastroenterology* 2008; 135:1924–1934, 1934.e1–e4.

Chang CY, Schiano TD. Drug hepatotoxicity. *Aliment Pharmacol Ther* 2007; 25:1135–1151.

Chun LJ, Tong MJ, Busuttil RW, Hiatt JR. Acetaminophen hepatotoxicity and acute liver failure. *J Clin Gastroenterol* 2009; 43:342–349.

Cooper SC, Aldridge RC, Shah T, et al. Outcomes of liver transplantation for paracetamol (acetaminophen)-induced hepatic failure. *Liver Transpl* 2009; 15:1351–1357.

Daly AK, Day CP. Genetic association studies in drug-induced liver injury. *Semin Liver Dis* 2009; 29:400–411.

Gupta NK, Lewis JH. The use of potentially hepatotoxic drugs in patients with liver disease. *Aliment Pharmacol Ther* 2008; 28:1021–1041.

Kleiner DE. The pathology of drug-induced liver injury. *Semin Liver Dis* 2009; 29:364–372.

Perrone C. Antiviral hepatitis and antiretroviral drug interactions. *J Hepatol* 2006; 1(Suppl):S119–S125.

Pugh AJ, Barve AJ, Falkner K, et al. Drug-induced hepatotoxicity or drug-induced liver injury. *Clin Liver Dis* 2009; 13:277–294.

Reuben A. Hy's law. *Hepatology* 2004; 39:521–528.

Russo MW, Galanko JA, Shrestha R, et al. Liver transplantation for acute liver failure from drug induced liver injury in the United States. *Liver Transpl* 2004; 10:1018–1023.

Russo MW, Scobey M, Bonkovsky HL. Drug-induced liver injury associated with statins. *Semin Liver Dis* 2009; 29:412–422.

Saukkonen JJ, Cohn DL, Jasmer RM, et al. An official ATS statement: hepatotoxicity of antituberculosis therapy. *Am J Respir Crit Care Med* 2006; 174:935–952.

Seeff LB. Herbal hepatotoxicity. *Clin Liver Dis* 2007; 11:577–596.

第9章　肝硬化和门静脉高压症概述

要　点

1. 肝硬化的主要病因有慢性乙型肝炎、慢性丙型肝炎、酒精性肝炎、血色病和非酒精性脂肪性肝炎等（NASH）。
2. 肝硬化的病因学分类比形态学分类（小结节性、大结节性、混合性）更有实用价值，因为一旦病因明确，可决定一系列的重要措施，如家庭指导、预防接种和特异治疗。
3. 肝硬化的严重并发症有腹水、自发性细菌性腹膜炎、曲张静脉破裂出血、肝性脑病、肝肾综合征、肝肺综合征和原发性肝细胞癌。
4. Child-Turcotte-Pugh 分级在判定预后、评估曲张静脉破裂出血的危险性和手术死亡率上有实用价值。
5. 终末期肝病模型（MELD）是近年发展的判断预后的方法，其依据包括国际标准化比率（INR）、血肌酐水平和胆红素水平，MELD 最近被用于决定患者是否适合肝移植和进行肝移植的时间。

一、肝硬化

定义

1. 肝硬化（cirrhosis），来源于希腊语"kirrhos"+后缀"-osis"，意思是"黄色的或橙色的"+"疾病"。

2. 世界卫生组织给肝硬化下的定义为：以纤维化和正常肝结构向异常肝结构（缺少正常肝小叶组织的结节）转变为特征的漫长过程。

3. 肝硬化导致肝细胞功能衰竭和肝内血流障碍，通常表现为：黄疸、门静脉高压、静脉曲张、腹水、肝肺综合征、自发性细菌性腹膜炎、肝性脑病、进行性肝衰竭。

4.其他肝病也可有结节形成或纤维化,但不是两者均有,因此不是肝硬化。某些肝病以门静脉高压为特征,但缺乏肝硬化改变,例如,结节再生性增生以弥漫的结节为特征,缺乏纤维化改变,而慢性血吸虫病以管干型纤维化为特征,无结节形成。

分类

1.形态学分类:因互相之间重叠较多而很少应用。

• 小结节性肝硬化:结节大小较均匀,直径 <3 mm,包括酒精性肝硬化、血色病、胆管阻塞、肝静脉回流受阻、空回肠旁路、印度幼年肝硬化。

• 大结节性肝硬化:结节大小较均匀,直径 >3 mm,包括慢性丙型肝炎、慢性乙型肝炎、α_1- 抗胰蛋白酶缺陷、原发性胆汁性肝硬化。

• 混合型肝硬化:小结节和大结节两种形态在同一肝脏中混合存在,小结节性肝硬化常演变成大结节性肝硬化。

2.病因学分类:更为可取。

• 最适用于临床,结合了临床、生化遗传学、组织学、流行病学资料,能明确可能的病原因素。

• 肝硬化最常见的两个病因是过度饮酒和病毒性肝炎。表 9.1 列出了病因学分类。

• 许多原因不明的肝硬化可能被定义为非酒精性脂肪肝(NASH)。NASH 可能出现在那些接受肝移植的不明原因的肝硬化患者中,结果表明 NASH 是疾病的复发。

表 9.1　肝硬化的病因学分类和诊断方法

病因	诊断
感染	
乙型肝炎	HBsAg、抗 HBs、抗 HBc、HBV DNA
丙型肝炎	抗 HCV、HCV RNA
丁型肝炎	抗 HDV
中毒	
酒精	饮酒史、AST/ALT、肝活检
淤胆	
原发性胆汁性肝硬化	AMA、IgM、肝活检
继发性胆汁性肝硬化	ERCP、MRCP、肝活检

（待续）

（续表）

病因	诊断
原发性硬化性胆管炎	ERCP、MRCP、肝活检
自身免疫	ANA、IgG 型、平滑肌抗体、肝肾微粒体抗体、肝活检
自身免疫性肝炎	
血管	
布加综合征	CT、超声、MRI
静脉闭塞性疾病	用药史、肝活检
心源性肝硬化	超声心动、肝活检
代谢	
血色病	铁有关的检查、HFE 基因变异、肝活检
WILSON 病	血浆铜和尿铜、铜蓝蛋白、裂隙灯检查、肝活检
α_1 抗胰蛋白酶缺乏症	α_1 抗胰蛋白酶、蛋白酶抑制物型别、肝活检
NASH	肝活检
隐原性	除外非酒精性脂肪性肝炎、药物

病理学

对于有慢性肝病的患者,当临床表现、生化指标、放射线数据不能诊断为肝硬化时可进行肝活检。

1. 大体检查:肝表面不规则,有多个淡黄色结节。在肝硬化病程的不同阶段,肝脏大小不同,早期因存在多发再生结节,肝脏可增大,晚期则萎缩变小。

2. 诊断肝硬化的病理标准

• 结节(再生性结节)。

• 纤维化(纤维组织沉积致假小叶形成)。

• 碎片样标本。

• 肝结构异常。

• 肝细胞异常的表现。

• 多形性。

• 发育不良。

• 再生旺盛。

3. 组织学检查的意义

• 证实肝硬化的存在。

• 有助于确定肝硬化的病因。

• 评价组织学的活动性。

4. 明确病因的特异性组织学方法

- 免疫组织化学法（如检测 HBV）。
- PCR 技术（如检测 HCV）。
- 铜定量测定（Wilson 病）。
- PAS 阳性和抗淀粉酶小体（α_1 抗胰蛋白酶缺乏）。
- 铁元素数量测定（血色素沉着病）。

临床特征

肝硬化的临床表现多种多样，肝硬化患者可有下列几方面的表现引起医生的注意：

1. 慢性肝病的体征（如，肝掌、蜘蛛痣）。

2. 不正常的实验室检查结果（如，转氨酶、胆红素、碱性磷酸酶、清蛋白、凝血酶原时间、血小板计数）。

3. 影像学检查异常（如，超声、CT、MRI 显示小的、皱缩的、结节的肝）。

4. 失代偿性肝病的并发症（如，腹水、静脉曲张出血）。

5. 开腹手术或腹腔镜手术时发现有肝硬化的表现。

6. 尸检。

一个肝硬化患者可以无任何症状，也可以有一部分或全部以下症状：

1. 症状

乏力、厌食、不适、体重下降、肌肉萎缩、发热。

2. 消化道症状

腮腺增大、腹泻、胆石症、胃肠道出血、静脉曲张（食管、胃、十二指肠、直肠）、门静脉高压性胃病、结肠病、消化道溃疡、胃炎。

3. 血液学

叶酸缺乏贫血、巨细胞贫血（严重的酒精性肝病可出现溶血性贫血）、脾肿大伴继发性全血细胞减少、血小板减少症、白细胞减少症、凝血机制障碍、DIC、含铁血黄素沉着症。

4. 肺

- 氧饱合度降低。
- 通气 - 血流比值改变。
- 原发性肺动脉高压，过度通气，肺弥漫功能下降。
- 肝性胸水

—没有原发性肺部或心脏疾病的患者出现胸腔积液往往与肝硬化有关。

—胸水多见于右侧（70%）。

—典型的临床表现为伴明显腹水，但也有患者仅出现胸水而无腹水。

- 肝肺综合征

—肝脏疾病,呼吸室内空气时肺泡－动脉氧梯度增加及肺内血管扩张。

—大量报道,肝硬化患者的发病率大约为 5%~50%。

—特点为呼吸困难、平卧呼吸、直立性低氧血症、杵状指和严重缺氧(PO_2 小于 80 mmHg,经常低于 60 mmHg)。

—三联征:肝病、肺泡－动脉梯度在呼吸室空气的增加、肺内血管扩张。

—在肝硬化患者报道的发病率为 5%~50%。

—以呼吸困难、直立性低氧血症、杵状指和严重的低氧血症(氧分压低于 80mmHg, 经常低于 60mmHg)为特征。

—肺内分流可经对比增强(发泡)超声心动图或锝 -99m 大颗粒清蛋白扫描证实。并不需常规进行肺动脉造影。

—不行肝移植治疗的情况下,死亡率增加;随低氧血症程度的加重,风险相应增加。

—对严重低氧血症患者(氧分压低于 60mmHg)应给予终末期肝病模式(MELD)的评估。

—通过肝移植可获得完全的缓解,改善的时间常延迟至 1 年。

—如不进行肝移植,致命的风险会增加,伴随缺氧程度加深,风险增加(见第 31 章)。

—终末期肝病患者例外(严重缺氧指 PO_2 小于 60 mmHg)。

5. 心脏

高动力循环。

6. 肾

继发性醛固酮增多症导致的水钠贮留、肾小管性酸中毒(更常见于酒精性肝硬化、Wilson 病和原发性胆汁性肝硬化)、肝肾综合征。

7. 内分泌

性腺机能减退——男性:性欲丧失、睾丸萎缩、阳萎、睾酮量减少;女性:不育、痛经、第二性征丧失;男性女性化:雌激素增多所致,表现为蜘蛛痣、肝掌、男子乳房发育、体毛分布改变;糖尿病。

8. 神经系统

肝性脑病(变体包括痉挛性截瘫,习得性非 Wilson 肝脑变性)及外周神经变性、扑翼性震颤。

9. 肌肉骨胳系统

骨胳肌减少,肥大性骨关节病,滑膜炎、杵状指和骨膜炎,肝性骨营养不良,肌肉痉挛,脐疝。

10. 皮肤

蜘蛛痣、肝掌、杵状指(尤见于原发性胆汁性肝硬化)、白甲、天蓝色甲弧影(见于 Wilson 病)、瘙痒症、掌挛缩、黄疸、脐周静脉曲张、易瘀紫。

肝硬化潜在并发症

腹水（见第 11 章）、自发性细菌性腹膜炎（见第 11 章）、静脉曲张出血（见第 10 章）、肝性脑病（见第 13 章）、肝细胞癌（见第 27 章）、肝肾综合征（见第 12 章）。

肝硬化的诊断

1. 体格检查
- 慢性肝病和（或）肝硬化的特征：蜘蛛痣、肝掌、掌挛缩、男子乳房发育、睾丸萎缩。
- 门静脉高压的特征：腹水、脾大、海蛇头（腹壁静脉曲张）、高动力循环的表现（如，静息时心动过速）。
- 肝性脑病的特征：神志不清、扑翼样震颤、肝臭。
- 其他：黄疸、双侧腮腺增大、缺乏胸毛和腋毛。

2. 实验室检查（见第 1 章）
- 肝细胞坏死的检查：转氨酶（ALT、AST：除酒精性肝炎外的大部分慢性肝炎，AST ／ ALT 小于 1，进展为肝硬化时，这一比率会逆转）。
- 胆汁淤积的检查：碱性磷酸酶、血清胆红素（结合胆红素和非结合胆红素）、r-谷氨基转肽酶（GGTP）、5'-核苷酸酶。
- 合成功能的检查：血清蛋白、凝血酶原时间。
- 有助于诊断的特异性检查
—病毒性肝炎的相关血清学检查（见第 3 章和第 4 章）。
— PCR 技术检测病毒基因。
—血清铁、总铁结合力（TIBC）、铁蛋白（血色病）。
—血浆铜蓝蛋白（Wilson 病）。
— α_1- 抗胰蛋白酶水平和蛋白抑制因子类型。
—血清免疫球蛋白。
—自身抗体：抗核抗体（ANA）、抗线粒体抗体（SMA）、抗肝-肾微粒体抗体（LKM）、抗平滑机抗体（SMA）。
- 用于肝细胞癌的筛选试验：血清甲胎蛋白。

3. 影像学检查（见第 1 章）
- 腹部超声
—无创、价格便宜。
—适用于检测腹水、胆管扩张。
—筛查原发性肝癌。
—彩色多普勒超声检查能更精确地测定肝静脉及门静脉有无曲张。
- 计算机 X 线断层扫描（CT）：非介入、较超声贵、肝硬化的影像无特异性、可能在诊断血色病上有一定的帮助（肝脏密度增高提示本病）。

- 磁共振成像（MRI）

—无创、昂贵，是最先进的诊断方法。在进一步评价可疑的肝损伤上更显其优越性。

—能有助于区别可疑的肝脏恶性肿瘤及局灶性脂肪肝，更容易显示血管系统，不需要使用有肾毒性的造影剂，比彩超可靠。分析铁超负荷的情况更显优越（黑色低信号）。

—磁共振胆管造影术（MRC）是无创性胆成像技术。

- 放射性核素检查

—用 99mTc 硫磺胶体进行肝脾扫描有助于检测肝硬化，胶体摄取在骨髓和脾是增加的，而在肝脏是减少的。

—这种方法已很少应用，被 CT、MRI 取代。

- 钡餐：有助于检测食管静脉有无曲张。

4. 肝活检（见第 1 章）

为肝硬化诊断的"金标准"。常经皮操作，有一定的危险性，并发症包括出血、感染和气胸等。

治疗

1. 在一定情况下，特异性的治疗是有效的：放血疗法用于治疗血色病。D- 青霉胺用于治疗 Wilson 病。酒精性肝硬化患者应建议戒酒。抗病毒药物聚乙二醇干扰素 α 联合利巴韦林用于治疗丙型肝炎。拉米夫定和阿德福韦酯用于治疗 HBV 感染（乙型肝炎后肝硬化通常避免用干扰素）。皮质类固醇用于治疗自身免疫性肝炎。熊去氧胆酸用于治疗原发性胆汁性肝硬化。

2. 大部分病例治疗主要集中在肝硬化的并发症上（如，静脉曲张破裂出血、肝性脑病、腹水和自发性细菌性腹膜炎）。

3. 肝硬化患者应定期（如，每 6 个月）进行超声波检查及测定血清甲胎蛋白以筛查肝细胞癌。

4. 如果患者缺乏血清学免疫的证据，建议注射甲肝和乙肝疫苗。

5. 肝硬化的患者应被劝告避免饮酒及应用其他肝毒性药物。

6. 终末期肝硬化，如患者的情况允许，进行原位肝移植可能是一个挽救生命的方法（见第 31 章）。

预后

1. 取决于肝硬化并发症的严重程度。

2. Child 分级法作为评估肝功能指标的方法已经过数次修改。目前，国际上通用的分级标准为 Child-Turcott-Pugh（CTP）改良分级法（表 9.2）。

3. 如没有失代偿的表现，代偿期肝硬化患者存活期较长，据统计代偿期肝硬化患者 10 年存活率为 47%，而失代偿期患者 5 年存活率仅为 16%。

4. 有静脉曲张但尚未发生静脉曲张破裂出血的肝硬化患者,其曲张静脉出血的危险性可通过以下指标预知:Child-Turcott-Pugh 分级标准的评分、曲张静脉的大小及明确的内镜下见到的红色征和樱桃红斑点(见第 10 章)。

5. 肝硬化患者总的麻醉和手术死亡的风险也可通过 Child-Turcott-Pugh 分级进行判定(见第 30 章)。

6.MELD 是基于血清胆红素、血清肌酐和国际标准化比值(INR)的预后评估,目前用于确定肝移植的最佳时机(见第 31 章)。

表 9.2　肝硬化的 Child-Turcott-Pugh 改良分级法

参数	1	2	3
	评分		
腹水	无	轻度	中 / 重度
脑病	无	轻 / 中度	重度
血清胆红素(mg/dL)	<2.0	2~3	>3.0
血清蛋白(mg/dL)	>3.5	2.8~3.5	<2.8
凝血酶原时间延长(秒)	1~3	4~6	>6

总积分	Child-Turcott -Pugh 分级
5~6	A
7~9	B
10~15	C

评估

见图 9.1。

二、门静脉高压

定义

门静脉高压的定义为门静脉压力的升高。

- 正常门静脉压 :5~10 mmHg。
- 门静脉高压 :>12 mmHg。
- 正常门静脉血流 :1~1.5 L/min。

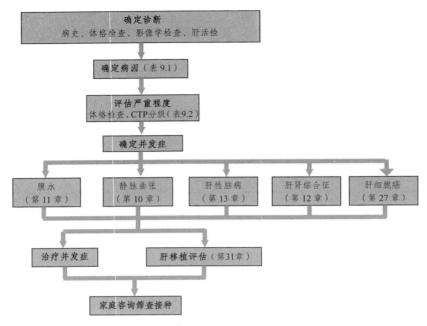

图 9.1 肝硬化患者的评估。

• 门静脉血流阻力增高致使门体系统侧支循环形成,后者能使门静脉血流有效地绕过肝脏进入体循环。

分类(表9.3)

1.除肝硬化外还有许多导致门静脉高压的原因。

2.目前应用的分类系统根据门静脉血流的阻滞位置分为肝前性、肝性和肝后性,肝性因素又进一步分为窦前性、窦性和窦后性(图9.2),此分类法有部分重叠。

表 9.3　门静脉高压的分类

1. 肝前性
　门静脉血栓
　门静脉海绵样变性
　脾静脉血栓
　内脏动静脉瘘
　特发性热带脾肿大
2. 肝性(存在部分重叠)
　a. 窦前性:影响门静脉系统
　血吸虫病(为世界范围内导致门静脉高压的最常见原因)
　先天性肝纤维化

（待续）

（续表）

类肉瘤病（结节病）

慢性病毒性肝炎

原发性胆汁性肝硬化（早期）

骨髓增生性疾病

结节再生性增生

特发性门静脉高压

恶性病变

Wilson 病

血色病

多囊肝

淀粉样变性

毒性物质：铜、砷、氯乙烯、6- 巯基嘌呤

b. 窦性：影响肝窦

肝硬化的所有病因（表 9.1）

急性酒精性肝炎

严重的病毒性肝炎

急性妊娠脂肪肝

维生素 A 过量

系统性肥大细胞增生病

肝紫癜病

细胞毒性药物

c. 窦后性：影响中央静脉

静脉闭塞性疾病

酒精性小叶中央静脉玻璃样硬化

3. 肝后性

a. 肝静脉血栓

布加综合征

肿瘤侵犯血管

b. 下腔静脉阻塞

下腔静脉蹼

肿瘤侵犯血管

c. 心脏疾病

缩窄性心包炎

严重的三尖瓣反流

临床表现

静脉曲张：胃食管、肛门直肠、腹膜后、其他；门静脉高压性胃病、肠病和结肠癌；

海蛇头；腹水；充血性脾大；肝性脑病。

门静脉压的测定

1. 大部分患者门静脉高压的诊断是基于体格检查；然而，有些情况下则需要精确测定门静脉压力。

2. 测门静脉压之前，可通过彩色多普勒超声或磁共振血管造影术（MRA）来确定门静脉的通畅情况。

3. 门静脉压的直接测定：创伤性、昂贵、复杂、准确。方法有：经手术测定门静脉压（需要剖腹手术，受麻醉等许多可变因素影响）；经皮肝穿测定；经颈静脉测定。

4. 门静脉压的间接测定：是更可取的方法，创伤性小、更安全、并发症少。

- 肝静脉导管：经股静脉肝静脉插管法、肝静脉球囊封闭及肝静脉楔压的测定（WHVP）。所测得的门静脉压力梯度可视为门静脉压与下腔静脉压之差。WHVP 实际上测定的是窦内压，而非门静脉压。在窦前性门静脉高压患者，测得的窦内压可能低于实际门静脉压。这种方法还能测定肝血流。

- 脾内测定：需要经皮脾穿刺，一般不常规应用。

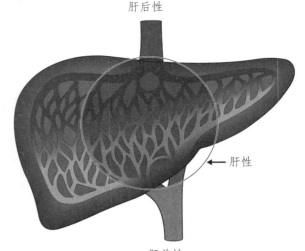

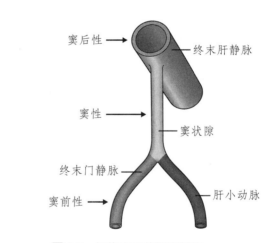

图 9.2 门脉高压的阻塞部位。

门静脉高压并发症的治疗

见第 10~13 章和第 31 章。

评估

见图 9.3。

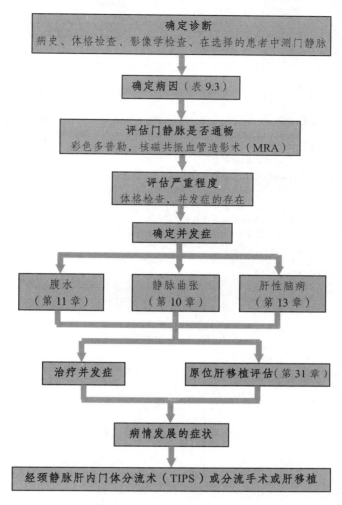

图 9.3　门脉高压患者的评估。

Catherine Petruff cheney, Eric Mathew Goldberg, Sanjiv Chopra　著

辛志英　温晓玉　郑锦辉　译

窦晓光　牛俊奇　校

参考文献

Albers I, Hartman H, Bircher J. Creutzfeldt. Superiority of the Child–Pugh classification to quantitative liver function tests for assessing prognosis of liver cirrhosis. *Scand J Gastroenterol* 1989; 24:269–276.

Anthony PP, Ishak KG, Nayak NC, et al. The morphology of cirrhosis: recommendations on definition, nomenclature, and classification by a working group sponsored by the World Health Organization. *J Clin Pathol* 1978; 31:395–414.

Bosch J, Navasa M, Garcia-Pagan JC, et al. Portal hypertension. *Med Clin North Am* 1989; 73:931–952.

Christensen E, Schicting P, Fauerholdt L, et al. Prognostic value of Child–Turcotte criteria in medically treated cirrhosis. *Hepatology* 1984; 4:430–435.

D'Amico G, Pagliaro L, Bosch J. The treatment of portal hypertension: a meta-analytic review. *Hepatology* 1995; 22:332–351.

Gines P, Quintero E, Arroyo V, et al. Compensated cirrhosis: natural history and prognostic factors. *Hepatology* 1987; 7:122–128.

Goldberg E, Chopra S. Diagnostic approach to the patient with cirrhosis. *UpToDate* 2009. Available at http://www.uptodate.com/patients/content/topic.do?topicKey=~UERfCNtHA22Nug.

Kamath PS, Wiesner RH, Malinchoc M, et al. A model to predict survival in patients with end-stage liver disease. *Hepatology* 2001; 33:464–470.

Londono MC, Cardenas A, Guevera M, et al. MELD score and serum sodium in the prediction of survival in patients with cirrhosis awaiting liver transplantation. *Gut* 2007; 56:1283–1290.

Marmur J, Bergquist A, Stal P. Liver transplantation of patients with cryptogenic cirrhosis: clinical characteristics and outcome. *Scand J Gastroenterol* 2010; 45:60–69.

Poonawala A, Nair SP, Thuluvath PJ. Prevalence of obesity and diabetes in patients with cryptogenic cirrhosis: a case control study. *Hepatology* 2000; 32:689–692.

Wiesner R, Edwards E, Freeman R. Model for end-stage liver disease and allocation of liver donors. *Gastroenterology* 2003; 124:91–96.

第 10 章　门静脉高压和消化道出血

要　点

1. 门静脉高压食管静脉曲张的肝硬化患者,曲张静脉出血的发生率达 25%~35%,每次出血致死率 15%~20%,致死率取决于患者临床状态和出血的严重程度。
2. 现已证明非选择性 β – 肾上腺素能阻滞剂是唯一能预防肝硬化患者曲张静脉出血的一线治疗药物。对有禁忌证和不能耐受 β – 受体阻滞剂的患者,内镜下曲张静脉结扎治疗是一种很好的替代方法。
3. 内镜治疗(曲张静脉结扎)以及药物治疗(垂体后叶素加硝酸甘油、善得定)能有效控制急性出血,内镜与药物联合治疗则优于单一治疗。
4. 预防曲张静脉再出血的内镜治疗方法是曲张静脉结扎。
5. 由于治疗的血液动力学反应,非选择性 β – 肾上腺素能阻滞剂的维持治疗可有效预防再发生静脉曲张出血。门静脉压力的连续测定有助于评价治疗效果以及适时改变治疗方案。
6. 内镜治疗联合药物治疗有利于预防高危患者静脉曲张出血的再发生。
7. 对于那些药物治疗预防再出血失败的患者,可选择 TIPS(经颈静脉肝内门体系统分流术)、外科分流术或肝脏移植。恰当的治疗方法的选择,取决于患者的临床状态、技术的可行性,以及肝移植病例是否能得到供肝与其他适当的条件。

一、门静脉高压:概述

病理生理

1. 门静脉高压的定义为门静脉压力梯度(PVPG)升高,是门静脉血流增加和肝侧支血管循环建立。

2. 肝硬化患者门静脉高压的原因是由于肝与门静脉侧支循环阻力增加,这种阻力受肝脏内皮素(一种强力血管收缩物质)水平升高和肝内一氧化氮(NO)(一种血管舒张物质)水平下降的调节。

3. 肝脏的阻力是通过静脉周围和窦状隙前的肌成纤维细胞及门静脉侧支血管平滑肌成分发生变化而改变的。

4. 全身血管舒张引起血浆容积增大、心输出量增加以及高动力循环使门静脉高压加重,全身血管舒张是系统 NO 水平、胰高血糖素、前列腺素、肿瘤坏死因子(TNF)α 和其他细胞因子增加及自主神经系统变化的结果。血管生成因子调节继发于门静脉高压的侧支血管的建立。

5. 任何门静脉血流量增加或肝静脉、门静脉侧支血管阻力的升高都将会提高门静脉压力;相反,任何门静脉血流和(或)肝脏的血管阻力的下降都将降低门静脉压力。这是门静脉高压的药物治疗的基础。

药物治疗

1. 用于治疗门静脉高压的药物有两种——血管收缩药物和血管舒张药物。

2. 血管收缩药物(垂体后叶素、善得定、非选择性 β- 肾上腺能阻滞剂)使内脏血流减少从而减少门静脉血流和降低门静脉压力。

3. 血管舒张药物(硝酸甘油、长效硝酸盐、哌唑嗪)通过诱导肝周小静脉和窦状隙周围成肌纤维细胞和门静脉侧支血管的平滑肌成分发生变化而改变血管阻力。

4. 血管收缩药物与血管舒张药物联合应用对进一步降低门静脉压力有很大益处,但这些药物的使用受到治疗不良反应的限制(即,低血压)。

食管胃底曲张静脉出血(EVH)的流行病学

1. 50% 酒精性肝硬化患者在诊断两年之内出现食管静脉的曲张, 70%~80% 在 10 年内发生。继发于丙型肝炎的肝硬化患者,危险性似乎少些,在最初诊断肝硬化的 6 年内,30% 发展为食管静脉曲张。

2. 25%~35% 有较重食管静曲张的肝硬化患者将出现曲张静脉出血(EVH),大部分发生于诊断静脉曲张后的第 1 年。

3. 初次 EVH 经保守性药物治疗存活下来的肝硬化患者,其再出血的危险性是 65%~70%,并且再出血大部分发生在 6 个月内。

4. 肝硬化和门静脉高压的患者大约 1/3 死于 EVH,每一次 EVH 的死亡率为 15%~20%,取决于患者的临床状态。

5. 应在控制急性 EVH 后立即开始防止再出血的治疗。

首次曲张静脉出血的危险因素

- 较大的食管静脉曲张。
- 内镜下存在红色征(红色条痕、樱桃红斑点、血囊肿样斑点),这些是在大的曲张静脉表面上的小曲张静脉。
- Child-Turcotte-Pugh 分级或者终末期肝病模型(MELD)评分提示肝功能失代偿(尤其有腹水存在)。
- 酒精性肝病患者继续大量饮酒。

门静脉血液动力学测定的价值

1. 肝静脉压力梯度(HVPG)的测定是估计 PVPG 的一种简易而可重复的方法。HVPG 是楔入性或闭合的肝静脉压力和畅通的肝静脉压力之间的差。窦性或窦后性肝硬化(如酒精性肝硬化),HVPG 与 PVPG 有很高的相关性;窦前性肝硬化(如原发性胆汁性肝硬化),HVPG 测定倾向于低估 PVPG。

2. HVPG ≥ 10mmHg 是形成食管静脉曲张和出血的必要条件。

3. 根据 LaPlace 定律,曲张静脉壁张力(T)是透壁压力(TP)乘以曲张血管半径(r)再除以曲张静脉壁的厚度(w)的函数:

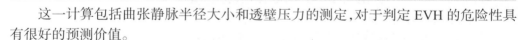

$$T=(TP_1 - TP_2) \times r/w$$

这一计算包括曲张静脉半径大小和透壁压力的测定,对于判定 EVH 的危险性具有很好的预测价值。

4. 再次 EVH 的危险性与 HVPG 的水平有关;HVPG 越高,再发 EVH 的危险性越大。

5. HVPG 也与预后有关,HVPG 越高,预后越差。HVPG 也预测肝功能失代偿和肝细胞癌的发展。

6. HVPG 的连续测定可预测再次 EVH 的危险性,HVPG 水平降至 12mmHg 以下的患者,无再出血的危险。对药物治疗有反应的患者 HVPG 下降超过 20% 再发 EVH 的危险性明显下降;相反 HVPG 下降不足 20% 的患者,药物治疗时仍有再发 EVH 高危险性。

二、初发曲张静脉出血的预防

药物治疗

1. 对于有大的食管静脉曲张而既往无曲张静脉出血的患者，可选择非选择性 β- 肾上腺能阻滞剂治疗，是唯一经过随机对照试验（RCT$_s$）证明有效的治疗方法，使曲张静脉出血的危险性减少约 40%，是预防曲张静脉出血的首选治疗方法。

2. 这些药物应该用于那些预期会有效果并且没有禁忌证的患者，禁忌证包括胰岛素依赖性糖尿病、严重的慢性阻塞性肺病或充血性心衰。

3. 对于不能耐受 β- 受体阻滞剂治疗的患者，用任何药物进行单一治疗似乎都不能取得良好疗效。

4. 在日常实践中，非选择性 β- 受体阻滞剂的剂量应逐步增加剂量去适应患者（对该药）的耐受性。如果能够测定门静脉的血液动力学指标，及对 β- 受体阻滞剂治疗应答的 HVPG 系列测定，在决定 β- 受体阻滞剂的治疗剂量和潜在的临床益处方面有价值。

5. 非选择性肾上腺能阻滞剂治疗可能会无限期继续下去，一项对非出血性食管静脉曲张的临床研究显示停用心得安的患者 2~3 年内出血的危险性增加，死亡率增高。

内镜治疗

1. 与那些应用普萘洛儿的患者相比，使用内镜下静脉曲张套扎术（EVL）能成功地预防静脉曲张引起的突发出血。

2. 最新研究表明内镜下静脉曲张套扎术和非选择性 β- 阻滞剂联合治疗在预防首次静脉曲张出血上没有优势。

手术治疗

1. 尽管门体系统分流手术可明显减低 EVH 风险，但随机对照的临床试验已明确证实分流术可导致肝性脑病，使肝衰竭发生率增加，这种手术相关的总存活率下降；因此，预防性分流术不适于预防 EVH。同样，经颈静脉肝内门体静脉分流术（TIPS）不是预防首次静脉曲张出血的手段。

2. 是否进行肝移植取决于患者的整体临床状态，静脉曲张本身不是肝移植的指征。

三、急性曲张静脉出血的处理

最初处理

1. 在肝硬化患者疑似曲张静脉出血的处理过程中,患者的复苏是关键。包括下列措施:

- 建立足够的静脉通路以输血和补液。
- 插入鼻胃管或 Ewald 管来评估出血的严重性并且在行内镜前洗出胃内容物。
- 凝血因子缺乏时用新鲜冰冻血浆。
- 输血以建立血液动力学稳定性。注意不要过分输血,一般来讲,输血不要过多过快,患者应维持在血细胞比容约为 24 的状态,以免使门静脉压力增高而加重出血。
- 大量出血或有肝性脑病的患者应保持呼吸道通畅。
- 有败血症可能的患者早期应用抗菌素,治疗前应进行血培养、腹水诊断性穿刺和其他有意义的检查。
- 尽早在内镜治疗前使用缩血管药物(如,奥曲肽或特利加压素)治疗。

2. 内镜检查是判断出血部位的唯一可靠手段,只要患者完全复苏就应进行此项操作。食管胃底曲张静脉出血的诊断可通过内镜直接肉眼所见确定,或更常见于最近有曲张静脉出血史,而无其他可见的出血来源的患者。应尽早应用血管活性药物。

内镜治疗

1. 内镜下静脉曲张套扎术(EVL)是治疗急性食管静脉曲张破裂出血的内镜下治疗的首选。其成功率 80%~90%,且仅有很少的局部并发症,主要为黏膜溃疡。

2. 药物和内镜治疗的联合可提高急性出血时单纯内镜治疗的疗效。

药物治疗

1. 血管活性药物治疗门静脉高压引起的急性出血有以下优越性:

- 当怀疑有出血时,药物治疗可以在急诊室或去医院的路上进行。
- 内镜治疗产生的效果是局部的,而血管活性药能降低门静脉压力。
- 内镜治疗前血管活性药物的使用可以减少活动性出血,给内镜操作者提供一个更清晰的视野。
- 血管活性药可能对门静脉高压性的出血有效;对食管的曲张静脉出血,如胃食管的会合处 2cm 以下的胃的曲张静脉出血,或者门静脉高压性的胃病可能无效。

2. 目前有效的血管活性药物包括垂体后叶素、硝酸甘油、生长激素抑制素、善得定、特利加压素(表 10.1)。虽然这些药物在世界各地普遍应用,但均没有通过美国食品和药物管理局批准应用于此适应证。

• 与单独应用垂体后叶素相比,已证明垂体后叶素和硝酸甘油联合应用能更好地控制曲张静脉出血。更重要的是,硝酸甘油减轻了垂体后叶素对很多系统的不良反应,这使得它的应用被广泛接受。

• 生长激素抑制素持续静脉输注一次后,可有效地控制 60%~80% 患者的曲张静脉出血,并且在实践中无严重的不良反应。

• 因为生长激素抑制素价格昂贵,它的化学合成类似物奥曲肽具有较长的半衰期,已取代了生长激素抑制素的应用。虽然奥曲肽的随机对照临床试验数据比生长激素抑制素的数据产生的变异更多,但是药物是安全的,因此被广泛认可。

• 特利加压素是一种垂体后叶素的化学合成类似物,半衰期较长,因此可用于静脉内滴注,随机对照临床试验显示这种药物比垂体后叶素更有效,不良反应更少,在欧洲已广泛使用,且正向美国食品和药物管理局申请批准使用。

内镜和药物治疗的联合应用比二者单一使用能获得更多的益处的证据在逐渐增多;可减少急性期的再出血(前五天之内)并且降低输血的需要;然而,尚未证实联合疗法可提高存活率。

表 10.1　急性曲张静脉出血的药物治疗

药品	途径	用法	剂量
特利加压素	i.v.	首剂	2mg/4h
		持续静注	1~2mg/4h
长激素抑制素	i.v.	首剂	250~500μg
		持续静注	250~500μg/h
奥曲肽	i.v.	首剂	25~50μg
治疗应持续 5 天		持续静注	25~50μg/h

i.v.,静脉注射

经颈静脉肝内门体静脉分流术(TIPS)

在高风险的患者(Child 分级 C 级或者内镜下有活动性出血的 B 级),与标准药物治疗相比,入院 24h 内行 TIPS 放置涂层支架可能会减少并发症及提高生存率。

气囊压迫

- 作为曲张静脉出血的紧急治疗,虽然内镜治疗取代了气囊压迫法,但对于药物、内镜治疗失败的病例,气囊压迫作为暂时治疗方法仍是有价值的。
- 仅胃囊的膨胀就可使气囊压迫获得成功,因此避免了食管气囊使用所致的额外并发症。
- 气囊压迫引起的并发症发生率与气囊操作者的经验有关。需要特别细心以最大限度地减少肺异物吸入和窒息的危险。气囊充气不可超过 24h,否则易出现食管坏死。

药物治疗失败的处理方法

- 最近美国国立卫生院(National Institutes of Health)一致同意使用经颈静脉肝内门体分流术(TIPS)来抢救 10%~20% 用药物治疗控制急性曲张静脉出血失败的患者。
- 与外科分流术相比,有经验医生所做的 TIPS 成功率达 90%~95%,并且病亡率相当低。
- 再出血和肝性脑病是该操作的远期并发症,但是涂层支架的出现能减少以上两种并发症发生的风险。
- 有些中心提倡早期使用(诊断后 12h 内)门体分流术,据报道有极好的效果。但这一方法未得到广泛的认可。

四、曲张静脉再出血的预防

因为在控制首次出血后,再发率仍很高,因此控制急性曲张静脉出血的药物治疗常常不能提高生存率。预防再出血的治疗对于远期生存率有较大影响。

1. 发生再次出血的高危阶段是首次出血后最初的 6 个月,尤其是最初几周。

2. 彻底控制急性出血后,就立即开始进行再次出血的预防治疗是很重要的。

内镜治疗

1. 当选择内镜治疗来预防再出血的时候,内镜下曲张静脉结扎(EVL)已取代硬化治疗(EST);与 EST 相比较, EVL 具有较低再出血率、死亡率和并发症的优势,且使曲张静脉管腔闭塞需要的时间更短。

2.EVL 和 EST 的联合应用不比单独用 EVL 效果更好。

3. 有曲张静脉出血史的患者应定期做内镜下曲张静脉结扎(每隔一周)直至曲张静脉管腔闭塞,然后定期监测,如果曲张静脉出血再发,则重复内镜治疗,内镜和药物联合治疗可以降低静脉曲张的再出血风险。

药物治疗（表 10.2）

1. 非选择性 β- 肾上腺能阻滞剂（心得安、萘羟心安）可减少再次出血的危险，并且降低出血所致的死亡率。但尚未见整体的生存益处。

> 2.β- 受体阻滞剂适用于下列患者：
> - 肝功能好（Child 分级为 A、B）。
> - 依从性好，能长期坚持服药。
> - 无 -β 阻滞剂应用的禁忌证（如，胰岛素依赖性糖尿病、充血性心衰、严重的慢性肺病）。

3. β- 阻滞剂的治疗剂量可调整到患者最大的耐受剂量。

4. 在有条件测定肝脏血流动力学的中心，HVPG 的系列测定（基线和第 1~3 个月）可预测治疗是否有效。当 HVPG 减至 12mmHg 以下或 HVPG 减少超过原来的 20% 时，再出血机会极大减少。

5. 如 β- 受体阻滞剂的治疗未获得这些预期结果之一，可考虑应用第二种药物（如，长效硝酸盐）以进一步降低 HVPG。卡维地洛，具有抗 α_1 肾上腺素活性的非选择性 β- 受体阻滞剂，与选择性 β- 受体阻滞剂相比，在更大程度上降低了门静脉压力，且有更好的耐受性。需要更多的研究证明其临床作用。

表 10.2　药物治疗预防曲张静脉出血

药物	初始剂量	治疗剂量（d）
心得安	40mg bi.d	40~400mg
萘羟心安	40mg q.d	40~160mg
噻吗心安	10mg q.d	5 mg q.o.d~40mg
5- 单硝酸异山梨醇酯	20mg b.i.d	20mg tid~20mg q.i.d

内镜和药物治疗的联合应用

内镜下治疗联合药物治疗是预防静脉曲张破裂再出血的首选。一些随机对照试验显示，内镜下治疗联合药物治疗比单独的药物治疗或单独的内镜下静脉套扎术更能有效地预防再出血。

内科治疗失败的处理

1.TIPS 能十分有效地降低门静脉压力，对于最初内科治疗失败的患者而言是目前最好的治疗方法,尤其对于那些手术治疗有危险的患者。

2. 对于低风险的患者(Child 分级 A 级),门体分流术仍是一种选择。Child A 级的患者外科分流依旧是有吸引力的,非酒精性肝硬化患者远端脾肾静脉分流术优于门体系统分流术,这是因为与选择性分流相关的肝性脑病发生率低。

3. 肝移植始终适用于那些终末期肝病的患者,根据患者的临床状态、肝硬化病原学、酒精性肝硬化患者对酒精的节制情况及是否能得到供肝来选择候选者。

4. 对于那些等待肝移植的患者,TIPS 可作为移植前的过渡治疗。

五、与门静脉高压相关的非食管曲张静脉出血的处理

胃的曲张静脉

1. 胃食管会合处以下超过 5cm 或者孤立的胃底曲张静脉有高度的出血危险性。

2. 硬化治疗和曲张静脉结扎对于控制急性胃曲张静脉出血和防止再出血都是无效的。凝血酶或氰基丙烯酸盐黏合剂胶的有效性在推荐使用前应进行随机对照临床试验来验证。

3. 对首次急性出血和预防再出血的患者应考虑药物治疗。

4. 药物治疗失败的患者应考虑 TIPS 或肝移植。

门静脉高压性胃病

1. 这是肝硬化和门静脉高压常见的并发症,但是由此导致的严重胃肠道出血并不常见。

2. 内镜下可见门静脉高压性胃病从轻到重的不同表现,轻者仅表现为弥漫的马赛克状黏膜,严重者可见棕色斑点、鲜红色斑点、肉芽状黏膜和弥漫性的黏膜出血。

3. 食管曲张静脉的硬化治疗会使门静脉高压性胃病更严重。

4. 药物治疗是控制急性出血或预防再次出血的唯一内科治疗选择的途径,内镜治疗无效。

5. 对于内科治疗失败者,TIPS、外科分流术或肝移植都是补救的方法。

Norman D. Grace, Elena M. Stoffel, James Puleo　著

彭姗姗　华瑞　丁艳华　译

窦晓光　牛俊奇　校

参考文献

Abraczinskas DR, Ookubo R, Grace ND, et al. Propranolol for the prevention of first esophageal variceal hemorrhage: a lifetime commitment? *Hepatology* 2001; 34:1096–1102.

Abraldes JG, Vellanueva C, Banares R, et al. Hepatic venous pressure gradient and prognosis in patients with acute variceal bleeding treated with pharmacologic and endoscopic therapy. *J Hepatol* 2008; 48:229–236.

Bureau C, Peron JM, Alric L, et al. "A la carte" treatment of portal hypertension: adapting medical therapy to hemodynamic response for the prevention of bleeding. *Hepatology* 2002; 36:1361–1366.

D'Amico G, Pagliaro L, Bosch J. Pharmacological treatment of portal hypertension: an evidence-based approach. *Semin Liver Dis* 1999; 19:475–505.

de Franchis R. Evolving consensus in portal hypertension: report of the Baveno IV consensus workshop on methodology of diagnosis and therapy in portal hypertension. *J Hepatol* 2005; 43:167–176.

Garcia-Tsao G, Bosch J. Management of varices and variceal hemorrhage in cirrhosis. *N Engl J Med* 2010; 362:823–832.

Garcia-Pagan JC, Caca K, Bureau C, et al. Early use of TIPS in patients with cirrhosis and variceal bleeding. *N Engl J Med* 2010; 362:2370–2379.

Garcia-Tsao G, Sanyal J, Grace ND, et al. Prevention and management of gastroesophageal varices and variceal hemorrhage in cirrhosis. *Hepatology* 2007; 46:922–938.

Gonzalez R, Zamora J, Gomez-Camarera J, et al. Combination endoscopic and drug therapy to prevent variceal rebleeding in cirrhosis. *Ann Intern Med* 2008; 149:109–122.

Grace ND, Groszmann RJ, Garcia-Tsao G, et al. Portal hypertension and variceal bleeding: report of a single topic symposium. *Hepatology* 1998; 28:868–880.

Groszmann RJ, Garcia-Tsao G, Bosch J, et al. Beta-blockers to prevent gastroesophageal varices cirrhosis. *N Engl J Med* 2005; 353:2254–2261.

Lo GH, Lai KH, Cheng JS, et al. Endoscopic variceal ligation plus nadolol and sucralfate compared with ligation alone for the prevention of variceal rebleeding: a prospective, randomized trial. *Hepatology* 2000; 32:461–465.

Lui HF, Stanley AJ, Forrest EH, et al. Primary prophylaxis of variceal hemorrhage: a randomized controlled trial comparing band ligation, propranolol, and isosorbide mononitrate. *Gastroenterology* 2002; 123:735–744.

Monescillo A, Martinez-Lagares E, Ruiz-del Arbol L, et al. Influence of portal hypertension and its early decompensation by TIPS placement in the outcome of variceal bleeding. *Hepatology* 2009; 40:793–801.

Sanyal AJ, Fontana RJ, DiBisceglie AM, et al. The prevalence and risk factors associated with esophageal varices in subjects with hepatitis C and advanced fibrosis. *Gastrointest Endosc* 2006; 64:855–864.

Tan PC, Hou MC, Lin HC, et al. A randomized trial of endoscopic treatment of acute gastric variceal hemorrhage: *N*-butyl-2-cyanoacrylate injection versus band ligation. *Hepatology* 2006; 43:690–697.

第 11 章

腹水和自发性细菌性腹膜炎

要　点

1. 在美国，85％ 的腹水发生于伴门静脉高压肝硬化。腹水发生后患者两年生存率为 50％。
2. 对于腹水患者的评价应从全面病史询问和体格检查开始，以发现有关原发病的临床 线索。
3. 行腹腔穿刺术进行腹水分析是一种安全而价廉的方法，用于腹水的鉴别诊断。腹水 检查的常规项目包括细胞计数、腹水培养、清蛋白和总蛋白，其他的检查根据临床需 要而定。
4. 肝硬化腹水的首选治疗方法包括限制钠盐摄入和利尿药的联合治疗。二线治疗包括 间歇性大量腹腔穿刺放液、经颈静脉肝内门体分流术（TIPS）和肝移植。
5. 自发性细菌性腹膜炎（SBP）是原发性的腹水感染，常发生于肝硬化腹水的患者中。 这一并发症的高发病率和高死亡率要求尽快腹穿及腹水分析。
6. 肠道选择性的抗菌素诺氟沙星、甲氧苄啶和新诺明用药用于腹水高危人群（如，SBP 发生前、活动性消化道出血和低蛋白腹水）来预防 SBP 的发生。

一、腹水：概述

定义

腹水的定义为液体在腹腔内的病理性积累。

流行病学和自然病史

1. 在美国，85％ 的腹水发生于肝硬化。表 11.1 列出了腹水的常见病因。
2. 腹水是肝功能失代偿最常见的临床表现。

表 11.1　引起腹水的原因

病因	百分比（%）
肝硬化	85
其他原因所致门静脉高压	8
心源性腹水	3
腹膜转移癌	2
其他非门静脉高压原因	2

3. 大约 50% 的肝硬化患者在 10 年内出现腹水。

4. 一旦出现腹水患者两年生存率为 50%。

5.10% 的肝硬化腹水患者对利尿剂治疗无反应。

6. 一旦出现难治性腹水，患者一年生存率为 25%。

肝硬化腹水的发生机制

1. 门静脉高压导致充血的肝窦中液体形成过多；这些液体通过肝内的的淋巴管从肝脏被膜溢入腹腔内形成腹水。

2. "泛溢" 学说指肝脏产生的刺激物导致肾脏钠潴留，使血容量原发性增加。

3. "灌注不足" 学说指当腹水开始形成的时候，血管内的液体腔隙的收缩伴血浆渗透压升高及门静脉压力降低，导致继发性肾脏钠潴留以补偿血容量不足。

4. "周围动脉扩张" 学说是 "灌注不足" 学说的一种修正，外周动脉的血管舒张引起血管容积的增加和有效血容量减少，导致继发性肾脏钠潴留增强。

二、腹水患者的评估

病史

1. 通常病史可以提供酒精性肝病或慢性病毒性肝炎的线索。

2. 必须进行完整的病史询问以排除非肝病因素，比如心衰、肺结核或者肾病综合征（表 11.2）。

3. 与腹水相关的病史

• 腹水最常见的症状是腹部增大伴体重增加，常伴低垂部位水肿。

• 突然发生的不可控制的腹水可能与布-查综合征有关。

• 腹水伴发热和（或）腹痛提示腹水感染或恶性肿瘤。

• 心衰的病史提示心源性腹水；酒精性心肌病的表现可能类似酒精性肝硬化。

表 11.2　引发非肝硬化腹水的临床线索

腹水原因	临床线索
心源性腹水	检查结果支持充血性心衰
恶性腹水	已知恶性疾病、缺乏肝病的特征;常有腹部疼痛和体重减轻
结核性腹水	持续的腹痛、发热;常有腹膜外结核
肾病综合征	全身浮肿、蛋白尿
胰性腹水	继发于急性出血性胰腺炎或发生于慢性胰腺炎

体格检查

1. 门静脉高压和肝硬化的体征,如,蜘蛛痣、肝掌、腹壁静脉曲张、脾大、扑翼样震颤。

2. 腹水的体征:饱满膨隆的腹部,腹水量超过 1500mL 可查到移动性浊音,常见腹壁疝。

腹部超声

1. 最低可检测到 100mL 的腹水。

2. 是确定门静脉高压的常规检查(如,脾最大径超过 12cm 及门静脉增宽)。

3. 可将腹水与肥胖分开,并检测卵巢或肠系膜肿块。

腹水的分级和类型

1. 分级
- 1 级:仅仅通过细致的体格检查才能发现
- 2 级:容易检测到但量较少
- 3 级:明显但没有腹壁紧张
- 4 级:明显而且腹壁紧张

!

2. 难治性腹水
- 不能控制或短期再发(如腹排之后)的腹水,以及药物治疗不能很好预防其发生的腹水。
- 难治性腹水有两种类型:一种为利尿剂抵抗型,对钠盐限制和强力的利尿剂治疗无反应;另一种为利尿剂难治型,出现利尿剂的不良反应,妨碍利尿剂的有效应用。

3. 血性腹水:腹水中红细胞数超过 10 000/mm³,大部分与穿刺的轻微损伤有关。

4. 乳糜性腹水:腹水为乳糜状,三酰甘油含量超过 200mg/dL。

三、腹水分析

诊断性穿刺

- 尽管患者经常并发凝血障碍,腹腔穿刺仍是安全的。
- 诊断性穿刺最终能确定腹水的存在。
- 详细的腹水化验分析对于腹水鉴别诊断是必需的。

1. 适应证
- 初发腹水。
- 腹水患者住院常规检查。
- 症状和体征提示患者存在感染(如,发热、腹痛、WBC 数升高、脑病和肾脏损害)。

2. 诊断性穿刺技术:采用 22 号针头,Z 型进针法在脐与耻骨联合中线,或左或右下腹部叩诊浊音水平以下部位穿刺。

3. 并发症包括腹壁血肿、穿刺点液体漏出(如未选择 Z 型进针法)、肠穿孔。

4. 出血非常罕见,故不推荐穿刺前常规预防性输注新鲜血浆或血小板。当临床上存在原发性纤溶或弥散性血管内凝血(DIC)时应禁忌穿刺。

腹水分析

腹水检查项目通常如表 11.3 所示。

表 11.3　腹水检验

常规	可选项目	偶查	无意义检查
细胞计数	糖	TB 涂片和培养	pH 值和乳酸盐
培养	LDH	细胞学	胆固醇
清蛋白	淀粉酶	胆红素	AFP
总蛋白	革兰染色	三酰甘油	纤维结合素

1. 腹水细胞计数是最重要的检查。
- 腹水中多形核中性粒细胞(PMN)$\geq$ 250/mm^3,提示存在感染。
- 任何炎症引起的腹水均可导致中性粒细胞性腹水(PMN $\geq$ 250 /mm^3)。
- 对于血性腹水,每 250 个红细胞要减去 1 PMN 来校正从血液进入腹水的中性粒细胞数。

　　2. 腹水培养要求在床边将 10mL 腹水立即分别注入需氧和厌氧培养瓶中（敏感性接近 90%）。

　　3. 为了计算血清 - 腹水清蛋白梯度（SAAG），必须检测腹水清蛋白。

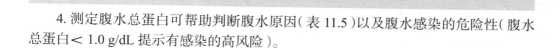

　　　SAAG ≥ 1.1g/dL 确定门静脉高压腹水的准确率达 97%，并且缩小了鉴别诊断的范围（表 11.4）。

　　4. 测定腹水总蛋白可帮助判断腹水原因（表 11.5）以及腹水感染的危险性（腹水总蛋白 < 1.0 g/dL 提示有感染的高风险）。

表 11.4　以血清 - 腹水清蛋白梯度（SAAG）为依据的鉴别诊断

高梯度（ ≥ 1.1g/dL ）	低梯度（ < 1.1g/dL ）
肝硬化	腹膜癌
酒精性肝炎	结核性腹膜炎
心源性腹水	胰性腹水
多发肝转移	胆汁性腹水
暴发性肝衰竭	肾病综合征
柏 - 查综合征	结缔组织病
门静脉血栓形成	肠梗阻 / 梗死
肝小静脉闭塞性疾病	术后淋巴管漏
急性妊娠脂肪肝	
黏液性水肿	
"混合的"腹水	

表 11.5　腹水对病因提供的线索

腹水病因	腹水线索
肝硬化性腹水	SAAG ≥ 1.1g/dL　AFTP < 2.5g/dL（通常）
心源性腹水	SAAG ≥ 1.1g/dL　AFTP ≥ 2.5g/dL
腹膜癌	SAAG < 1.1g/dL　AFTP ≥ 2.5g/dL 细胞学一般查到恶性细胞
结核性腹水	SAAG < 1.1g/dL（无肝硬化）
	AFTP > 2.5g/dL（无肝硬化）
	WBC > 500/mm³ 淋巴细胞为主
乳糜性腹水	SAAG < 1.1g/dL　AFTP ≥ 2.5g/dL　腹水三酰甘油 > 血清值（常 > 200mg/dL）
肾病综合征	SAAG < 1.1g/dL　AFTP < 2.5g/dL
胰性腹水	SAAG < 1.1g/dL　AFTP ≥ 2.5g/dL　腹水中淀粉酶 > 血清值（常 > 1000U/L）

AFTP, 腹水总蛋白；SAAG, 血清 - 腹水清蛋白梯度；WBC, 白细胞数

基础肝病评估

1. 肝硬化基本病因的明确在腹水的临床评估中非常重要,它关系到针对腹水病因的有效治疗。

2. 通过 Child-Pugh 及 MELD 评分对基础肝病进行分级。

四、肝硬化腹水患者的治疗

一般原则

1. 应当明确基础肝病的诊断,判断预后及最优化的治疗方案;对合适的患者应考虑肝移植。

2. 查明腹水可能的诱因:饮食不当、胃肠道出血时的扩容和输血、伴或不伴门静脉血栓的肝细胞癌、非甾体类抗炎药物(NSAID)、医源性(如,盐水的注射)、利尿剂依从性差。

3. 理解盐平衡是成功治疗的关键。

- Na^+ 平衡:摄入 Na^+ =消耗 Na^+。
- 摄入 Na^+= 饮食摄入 + 所有药物相关的钠的摄入。
- 消耗 Na^+= 尿液排出 + 粪便排出(约 5mmol/d)+非显性消耗(约 5mmol/d)。

4. 限制钠盐摄入是腹水治疗的关键。所有肝硬化和有明显腹水的患者应该限制食盐摄入。钠盐摄入限制在 2g/d(88mmol/d)是较实际的目标。单纯低盐饮食只能使大约 10% 患者的腹水消退。

5. **利尿治疗**

- 90% 的腹水患者,尤其是中、重度腹水和已实行饮食盐控制达到盐平衡的患者,均需要利尿剂治疗。

- 较好的治疗方案是两种作用于肾单位不同位点的药物联合;为确定最适利尿剂剂量需要进行系列监测(见表 11.6)。

6. 通过抑制肾素 - 血管紧张素 - 醛固酮系统、米多君(甲氧胺福林)可提高动脉血流和尿钠排出;其治疗效果尚待进一步研究。

7. 尿量用于监测对于治疗的应答情况(表 11.6)。

- 收集 24 小时尿液计算 Na^+、K^+ 和肌酐,目标是尿钠超过 78mmol/L。(如果加上每天 10mmol/L 的非尿钠丢失,则是 88mmol/L)。

- 女性肌酐清除率超过 10mg/kg/d,男性超过 15mg/(kg·d)提示尿液收集完全。如果标本不完整,尿的钠钾比率 >1 通常提示 24 小时尿钠排泄超过 78mmol/L。

- 体重每天减少 0.5kg 达到 Na^+ 负平衡是理想的目标,然而,有外周水肿的患者能够承受更大程度的钠排出和更快速的体重下降。
- 尿 Na^+ 排出超过 78mmol/L 而治疗失败的患者,原因是饮食依从性差。
- 用药 3 天后尿中氯化钠排出无增加或者体重未减少则可增加利尿剂剂量。

8. 限制利尿剂使用的并发症(见表 11.6)包括:
- 氮质血症(最常见的限制因素)。
- 离子紊乱(严重的钾、钠失衡)。
- 循环血容量减少。
- 肝性脑病。

表 11.6　用于评估治疗反应和并发症的因素

体格检查	尿液(24h)排出	血液生化检测
体重	量(体积)	钠
腹水量	钠排出量	钾
外周水肿		肌酐
肝性脑病		

逐步利尿法

钠盐限制和利尿剂治疗是肝硬化腹水患者的主要治疗;约 90% 的患者对治疗有反应。

1. 安体舒通(保钾利尿剂,作用于远程肾单位元和集合管上的醛固酮敏感性钠通道),腹水单一药物治疗可选择安体舒通。
- 比呋塞米利尿作用弱,用安体舒通很少发生低钾血症。
- 半衰期较长(5~7 天),可每日服一次。最大剂量为 400mg/d。

2. 联合利尿方案:为缩短住院时间和避免钾离子紊乱,安体舒通和呋塞米的联合使用是治疗肝硬化腹水患者最有效的治疗方法。
- 起始剂量:安体舒通 100mg + 呋塞米 40mg,每日一次。这样的保钾和排钾利尿剂比例,钾紊乱的发生率最低。
- 可以保持这一比率来增加两种药物的剂量(如安体舒通 200mg + 速尿 80mg/d)。
- 最大剂量为安体舒通 400 mg + 速尿 160 mg,每日一次。

难治性腹水

　　难治性腹水患者可大量放腹水（LVP）以暂时性缓解症状，为防止穿刺放液后血容量不足，可同时输注清蛋白。对于需经常放水患者应行 TIPS 治疗，且通过 MELD 评分可预测出令人满意的 TIPS 术后结果。所有合适的患者均应考虑肝移植。

1. 大量穿刺放液（LVP）
- 定义为治疗性穿刺放液超过 5L。
- 是一个安全而有效的治疗方法。
- 最短的时间间隔是两周一次，甚至在没有尿钠排出的患者也可以进行。
- 可比利尿剂治疗更快地使腹水消退，穿刺放液少于 5L 则不需要扩容。
- 穿刺液超过 5L 时需要扩容，通常是放 1L 腹输注 25% 清蛋白 6~8g，但此方案目前仍有争议。

2.TIPS（见第 10 章）
- 可明显而快速地降低门腔静脉压力梯度。
- 对 90% 的难治性腹水有效，且在术后 1~3 个月内腹水明显改善。
- 大所数患者 TIPS 后仍需要利尿剂治疗。
- 与 LVP 相比，TIPS 有以下利弊：
  —使难治性腹水得到更长期和更好的控制。
  —改善非移植患者的生存率。
  —存在肝性脑病的高发生率（40%）的风险。

3. 腹腔静脉分流术（PVS）
由于长期疗效不佳，过多并发症及缺乏生存获益，PVS 现已几乎弃用。

4. 肝移植
- 如果不进行肝移植，难治性腹水的一年生存率仅仅是 25%。对于这些患者，肝移植是唯一能挽救生命的措施。
- 没有并发肝肾综合征者肝移植后预后更好。

五、自发性细菌性腹膜炎（SBP）和腹水感染

概述

1. 肝硬化患者每年发生腹水感染的风险是 10%。
2. 腹水感染有 5 种类型，预后可能不同，且需要不同的治疗方案（表 11.7）。自

发性腹膜炎(SBP)是最常见的腹水感染类型。

表 11.7　腹水感染的分类

分类	腹水检验
自发性腹膜炎(SBP)	PMNs ≥ 250/mm³,单个细菌
培养阴性的中性粒细胞腹水(CNNA)	PMNs ≥ 250/mm³,细菌培养阴性
非中性粒细胞单一细菌性腹水(MNB)	PMNs<250/mm³,单个细菌
多种细菌细菌性腹水	PMNs<250/mm³,多种细菌
继发性细菌性腹膜炎	PMNs ≥ 250/mm³,多种细菌

PMN,多形核中性粒细胞计数

3. 早期发现以及尽早使用抗生素是必要的,必须行腹穿检查以辅助诊断。

4. 早期用合适的广谱非肾毒性抗生素可极大地降低腹水感染的死亡率(目前为 5%)。

5.MELD 评分可能与 SBP 发生风险独立相关;一项研究显示,MELD 评分每增加 1 分,SBP 发生风险上升 11%。

6. 质子泵抑制剂已被报道与肝硬化和腹水患者 SBP 发生的风险增加相关。

腹水感染

1. 细菌进入腹水并播种是腹水感染的常见原因,其最可能的两种途径如下:

a. 细菌通过肠壁移位

• 肠道细菌占腹水感染的 70% 以上。

• 异常的肠道菌群、肠黏膜水肿、肠道渗透性改变是其促发因素。

b. 腹水血源性扩散感染

• 半数 SBP 伴随的菌血症可在腹水中分离出同一细菌。

• 致病菌有时能从尿或呼吸道分泌物中培养出来。

2. 细菌性腹水

• 可有两种不同的结局:被腹腔内吞噬细胞清除或细菌繁殖导致腹膜炎症(即 SBP)。

• 由于细菌的调理机制作用和随后腹腔内吞噬细胞清除作用,细菌性腹水可自行消退。

3. 致病菌

过去大肠杆菌、肺炎球菌和克雷白杆菌占 SBP 致病菌的 80%。现在由于选择性肠道抗生素的应用,革兰阳性菌感染已超过 50%,厌氧菌仅占 1%。

4. 腹水感染的高危因素

• 曾有过 SBP 是最危险的因素；其中 2/3 的患者一年后会出现再次感染。

• 胃肠道出血（尤其曲张静脉出血）。

• 腹水总蛋白＜1.0g/dL。

临床表现和诊断

1. 腹水感染一般发生于在肝硬化基础上原本就有腹水的患者。

2. 大约 87% 的 SBP 患者有感染的症状和体征，譬如发热（69%）、腹痛（59%）、精神状态的改变（54%）。

3. 出现感染相关的任何症状和（或）体征应立即行诊断性穿刺。

4. 被激活的多形核中性粒细胞会产生乳铁蛋白，如果能商业化购买，可作为 PMNS 的替代标志物，用于 SBP 简单而快速的诊断。

5. 白细胞酯酶的试纸条在床边能在 90~180 秒内判断出 PMN 的升高，立即开始抗生素的使用；目前很多研究使用针对尿液设计的试纸条，而腹水特异性的试纸条则显示了很好的敏感性和特异性。

腹水感染的分类（见表 11.7）

1. SBP 的定义为腹水培养阳性（通常单一菌）和多形核中性粒细胞计数（PMN）≥ 250 / mm³。没有腹腔内外科手术的感染源。

2. 腹水培养阴性的中性粒细胞腹水（CNNA）：定义为腹水培养阴性，腹水中性粒细胞计数≥ 250 个 /mm³，无明显的腹内感染源。

• 最常发生在培养技术不佳的条件下。

• 培养技术过关但腹水中性粒细胞计数升高而腹水培养阴性，通常代表短暂细菌移位后因腹水的固有的抗菌性能（补体、调理素、免疫球蛋白等）而自行缓解。

• 有些病例中细菌会继续生长，导致 SBP，腹水培养阳性。

• CNNA 及 SBP 的死亡率不相上下，因此应同样治疗。

• 近期应用抗生素（即使仅一次）会抑制腹水培养结果。

• 应当了解产生 CNNA 的其他原因，包括腹膜癌、胰腺炎、结核性腹膜炎、结缔组织病相关性腹膜炎、出血性腹水。

3. 单一细菌的非中性细胞的细菌性腹水（MNB）是 SBP 的一种变型，定义为腹水培养阳性（单一细菌）而腹水中性粒细胞计数正常（＜ 250/mm³）。

• MNB 的患者较 SBP 患者肝病的病情较轻。

• 细菌性腹水的结局是由与之相关的症状或体征存在与否所决定的，无症状的细菌性腹水通常无需抗生素治疗而能自行康复,有症状的细菌性腹水应当与 SBP 同样对待。

- 当腹水培养结果不是腹水感染常见的细菌,必须重复腹穿刺评价中性白细胞的应答反应,并决定抗生素的治疗。

4. 多种细菌的细菌性腹水:表明有腹穿所致的肠穿孔,定义为中性粒细胞计数正常($< 250/mm^3$),而腹水培养证实有多种细菌。

- 腹穿所致的肠穿孔很少发生。只发生在极困难的穿刺情况下,而且在穿刺过程中吸出空气或粪便时才考虑此情况发生。
- 多数腹穿所致的肠穿孔可自行缓解,不发展为继发性腹膜炎;但应行再次腹穿以评价中性粒细胞的应答情况及是否需要抗生素治疗。
- 应经验性选择针对革兰阴性杆菌、革兰阳性菌、厌氧菌的广谱抗生素。

5. 继发性细菌性腹膜炎:不同于 SBP,在于它有已知的或可疑的外科相关的腹内感染源(如内脏穿孔或腹内脓肿),腹水 PMN 计数 $\geqslant 250/mm^3$,腹水培养出多种肠道细菌。

- 支持继发性腹膜炎的其他腹水特征有:
  - —总蛋白 $> 1.0g/dL$。
  - —葡萄糖 $< 50mg/dL$。
  - — LDH $>$ 血清正常值上限。
- 在恰当的抗生素治疗后 48 小时重复腹穿显示腹水 PMN 计数超过基线值(治疗前),应怀疑有继发腹膜炎。
- 治疗包括经验性选择针对 G^- 杆菌、G^+ 菌及厌氧菌的广谱抗生素,并要确定穿孔部位。
- 单独内科治疗是不够的,应尽早行外科干预。

腹水感染的治疗

1. 腹水培养结果出来之前,根据腹水 PMN 计数 $\geqslant 250/mm^3$ 经验性治疗。

- 最常见的致病菌包括大肠杆菌(43%)、链球菌(23%)以及肺炎克雷伯杆菌(11%)。
- 除了在继发性腹膜炎中,厌氧菌几乎不导致腹水感染。
- 致腹水感染的细菌谱不断发生变化,可能是抗菌素作用的结果。
- 氨基糖苷类药物有严重的肾毒性,因此氨基糖苷类在肝硬化腹水患者中不考虑应用。
- 除非在 AIDS 患者,否则霉菌不引起自发性细菌性腹膜炎,通常从继发性腹膜炎的腹水中培养出来。

2. 三代头孢治疗为推荐治疗。

- 赛福隆(Cefotaxime 头孢噻肟)为一种非肾毒性广谱三代头孢菌素,覆盖 SBP

致病菌谱 94% 以上,是经验治疗所选择的抗生素。

- 推荐剂量为 2g,每 8 小时静注共 5 天。
- 甚至在头孢噻肟首剂注射后腹水培养很快变阴性。
- 一旦获得阳性培养结果,就可以缩窄抗菌谱,并获知致病菌对抗生素的敏感性。
- 可选择的抗生素包括阿莫西林 - 克拉维甲酸(欧洲)和氟喹诺酮。

3. 当怀疑有继发(外科)性细菌性腹膜炎,或对头孢噻肟治疗不产生典型的临床应答(如血清白细胞计数下降,退热等)时,建议行再次腹穿。

4. 耐头孢噻肟菌所致的继发性细菌性腹膜炎或 SBP,腹水培养会持续阳性且腹水中性粒细胞计数持续超出治疗前的数值。

5.SBP 患者的生存率已得到提高。

6.SBP 患者的扩容治疗有益

- 在 SBP,肿瘤坏死因子和 IL-6 明显增加,有血管收缩效应的一氧化氮也增加。
- 这些改变使病情(血压、凝血机制、肝功能、肾功能)恶化。
- 清蛋白能扩充血容量,维持肾灌注压。
- 有报道在确诊 SBP 时输注清蛋白 1.5g/kg 以及在抗菌素治疗第 3 天时应用清蛋白 1.0g/kg,能减少肾功能不全和降低 SBP 相关的死亡率。因此输注清蛋白是合理的,当然也需要进一步的研究。

六、腹水感染的预防

适应证

1. 患者进展为 SBP 的高危因素包括:①既往有 SBP 病史;②胃肠道出血;③住院治疗期间腹水总蛋白< 1.0g/dL。

2. 在这些情况下建议选择性肠道去污染来预防 SBP 的发生(表 11.8)。

预防性的抗生素使用

1. 诺氟沙星(norfloxacin),是一种吸收较差的氟喹诺酮,可用于肝硬化患者的选择性肠内消毒;诺氟沙星有适合预防作用的几个特点:

- 口服吸收效果差。
- 有效抵抗 SBP 主要细菌谱中的革兰阴性菌。
- 不破坏革兰阳性菌和厌氧菌,以维持它们在正常肠菌丛中的保护性作用。

2. 诺氟沙星能使 SBP 的发生率降低 60%,延迟其进展为肝肾综合征,提高整体生存率(表 11.8)。

3. 曾有 SBP 病史的患者不用抗生素预防一年内 68% 复发；每日诺氟沙星 400mg 口服可使一年复发率减少至 20%；且有较好的效价比；但不能改变总死亡率。

表 11.8　腹水感染的预防的征象

征象	预防的时长
从 SBP 康复	无限期，或直到腹水消失
出现上消化道出血的肝硬化患者	7 天
腹水总蛋白＜ 1.0g/dL	住院期间(有争议)
腹水总蛋白＜ 1.5g/dL 但存在以下情况之一：	在肝病失代偿改善或肝移植之前一直
Child-Pugh 分级评分≥ 9 分且胆红素＞ 3mg/dL	
肌酐≥ 1.2mg/dL	
血尿素氮≥ 25mg/dL	
血清钠≤ 130mE/L	

SBP，自发性细菌性腹膜炎

4. 消化道出血的肝硬化患者如果 1 年内不用抗生素预防，则 SBP 发生率高达 45%~66%；立即开始抗生素预防并持续 7 天，SBP 发生率降至 10%~20%，抗生素预防能改善这些患者的生存率；对于肝硬化晚期和上消化道出血的患者，静脉注射头孢曲松钠已被证明比口服诺氟沙星更有效。

5. 腹水总蛋白 <1.0g/dL 的住院患者 1 年内新发生 SBP 的可能性是 20%。住院患者诺氟沙星 400mg 口服预防治疗能使 SBP 发生率从 22% 降低至 0，但对住院死亡率没有影响。

6. 甲氧苄氨嘧啶 - 磺胺甲基异恶唑(CoSMZ)，一种双倍强度的每日口服药，也能有效预防 SBP。

注意

1. 常规长期预防性使用诺氟沙星会导致患者粪便菌群中快速出现抗喹诺酮细菌。

2. 长期应用诺氟沙星可导致 50%SBP 患者腹水培养出现抗喹诺酮革兰阳性细菌，使抗喹诺酮革兰阴性细菌泌尿道感染的发生率增高。

Ke-Qin Hu, Armine Avanesyan, Bruce A. Runyo　著

彭姗姗　华瑞　丁艳华　译

窦晓光　牛俊奇　校

参考文献

Bajaj JS, Zadvornova Y, Heuman DM, et al. Association of proton pump inhibitor therapy with spontaneous bacterial peritonitis in cirrhotic patients with ascites. *Am J Gastroenterol* 2009; 104:1130–1134.

Fernandez J, Arbol LR, Gomez C, et al. Norfloxacin vs ceftriaxone in the prophylaxis of infections in patients with advanced cirrhosis and hemorrhage. *Gastroenterology* 2006; 131:1049–1056.

Fernandez J, Navasa M, Planas R, et al. Primary prophylaxis of spontaneous bacterial peritonitis delays hepatorenal syndrome and improves survival in cirrhosis. *Gastroenterology* 2007; 133:818–824.

Garcia-Tsao G. Current management of the complications of cirrhosis and portal hypertension: variceal hemorrhage, ascites, and spontaneous bacterial peritonitis. *Gastroenterology* 2001; 120:726–748.

Guarner C, Sola R, Soriano G, et al. Risk of first community-acquired spontaneous bacterial peritonitis in cirrhotics with low ascitic fluid protein levels. *Gastroenterology* 1999; 117:424–419.

Guarner C, Garcia-Tsao G, Navasa M, et al. Diagnosis, treatment and prophylaxis of spontaneous bacterial peritonitis: a consensus document. *J Hepatol* 2000; 32:142–153.

Malinchoc M, Kamath PS, Gorden FD, et al. A model to predict poor survival in patients undergoing transjugular intrahepatic portosystemic shunts. *Hepatology* 2000; 31:864–871.

Moore KP, Wong F, Gines P, et al. The management of ascites in cirrhosis: report on the consensus conference of the International Ascites Club. *Hepatology* 2003; 38:258–266.

Obstein KL, Campbell MS, Reddy KR, et al. Association between model for end-stage liver disease and spontaneous bacterial peritonitis. *Am J Gastroenterol* 2007; 102:2732–2736.

Parsi MA, Saadeh SN, Zein NN, et al. Ascites fluid lactoferrin for diagnosis of spontaneous bacterial peritonitis. *Gastroenterology* 2008; 135:803–807.

Rössle M, Ochs A, Gülberg V, et al. A comparison of paracentesis and transjugular intrahepatic portosystemic shunting in patients with ascites. *N Engl J Med* 2000; 342:1701–1707.

Runyon BA. Management of adult patients with ascites due to cirrhosis: an update. AASLD Practice Guideline. *Hepatology* 2009; 49:2087–2107.

Runyon BA. Ascites and spontaneous bacterial peritonitis. In: Feldman M, Friedman LS, Sleisenger MH, eds. *Sleisenger and Fordtran's Gastrointestinal and Liver Disease: Pathophysiology, Diagnosis, Management*, 7th edn. Philadelphia: Saunders; 2002:1517.

Soriano G, Castellote J, Alvarez C, et al. Secondary bacterial peritonitis in cirrhosis: a retrospective study of clinical analytical characteristics, diagnosis and management. *J Hepatol* 2010; 52:39–44.

Sort P, Navasa M, Arroyo V, et al. Effect of intravenous albumin on renal impairment and mortality in patients with cirrhosis and spontaneous bacterial peritonitis. *N Engl J Med* 1999; 341:403–409.

第 12 章　　肝肾综合征

要　点

1. 肝肾综合征（HRS）是肝硬化并发腹水后的严重并发症。
2. 在腹水患者的年发生率约为 8%。
3. 如果确诊预后不良，则生存率低。
4. 一旦确诊，肝肾综合征的治疗应选择肝移植。

概述

1. 肝肾综合征（HRS）一词最初应用于涉及肝和肾的多种疾病。

2. 在 20 世纪六七十年代美国肾病学家把这一名词应用于肝硬化基础上出现的肾衰竭。

3. 1996 年国际腹水俱乐部确定了首个 HRS 的诊断标准。

4. 2007 年重新修正了这些诊断标准（表 12.1）。

表12.1　肝肾综合征诊断标准

1. 肝硬化伴有腹水。

2. 血肌酐 >133μmol/L（1.5mg/dL）。

3. 不用利尿剂，用清蛋白扩充血容量超过 2 天后，血肌酐未见改善；后续清蛋白剂量：每天按 1g/kg 体重，最大剂量 100g/d。

4. 无休克。

5. 目前或近期未使用肾毒性药物。

6. 无肾实质性疾病如明确的蛋白尿 > 500mg/d，镜下血尿（> 50 红细胞 / 高倍视野），和（或）异常的肾脏超声检查。

二、定义

肝肾综合征

1. 肝肾综合征为发生于晚期肝病和门静脉高压患者的渐进性肾衰竭,血肌酐水平超过 1.5mg/dL。

2. HRS 的特征如下:无其他明确的致肾衰病因情况下,肾小球滤过率(GFR)显著降低及肾血流量(RPF)减少;;明显的血液动力学异常内源性血管活性系统的激活。

三、发病机制

1. 肝肾综合征的发病机制至今仍不完全清楚。

2. 包括几方面因素(图 12.1):

- 血液动力学异常。
- 缩血管系统活性增强。
- 舒张血管因子活性降低。

3. 血液动力学异常

- 血液动力学改变是由于严重的内脏动脉扩张所致。
- 血液动力学的特征为:高血容量、低动脉压力、低体循环阻力。
- 在缩血管系统活性增强的背景下,肾血管发生显著收缩。
- 血管收缩不仅发生在肾血管,也发生在其他脏器血管(上下肢及脑血管),或许是内脏血管扩张的代偿机制。
- 传统观点认为肝肾综合征的进展与高心输出量高循环动力的背景相关;然而有几个研究评估了并发 HRS 或难治性腹水的肝硬化患者的心功能,发现与未并发 HRS 患者相比,其心输出量有显著降低。

4. 缩血管系统

a. 包括肾素－血管紧张素－醛固酮系统(RAAS)和交感神经系统(SNS)。

- 大部分肝硬化腹水患者 RAAS 和 SNS 活性增加。
- 尤其在肝肾综合征患者两个系统激活得更明显,其活性与肾血流呈负相关。
- 实验研究证实缩血管系统的活性增加是一种代偿机制。
- 针对这些缩血管因子进行药物阻断能使体循环阻力和动脉压降低,表明其活性增加对于维持系统血液动力学的稳定极其重要。

b. 抗利尿激素(AVP)促使水潴留和稀释性低钠血症的发生。

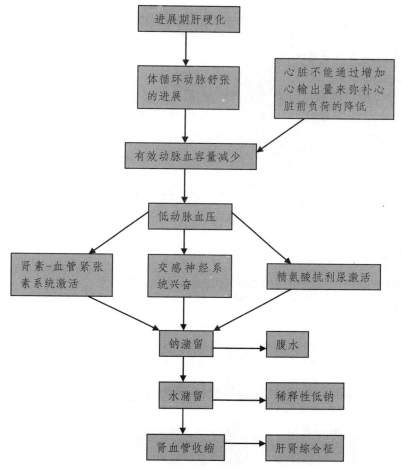

图 12.1　基于血管舒张理论的肝肾综合征发生机制。

c. 内皮素（ET）

是一种在肝硬化时也增加的内皮衍生肽。最重要的作用是收缩肾血管，可以降低肾小球滤过率（RBF）和减少肾血流（GFR）。肝硬化并发肝肾综合征的患者内皮素水平最高。其在 HRS 发生中所起的作用仍有待于进一步研究。

d. 其他如腺苷、白三烯、异前列腺素等。

5. 血管舒张因子

a. 前列腺素（PGs）

前列腺素是最重要的肾内血管舒张因子，在肝硬化患者有维持肾灌注的作用，抑制其合成使肾小球滤过率（RBF）和肾血流（GFR）下降。肝硬化 HRS 患者肾前列腺素合成减少，肾脏血管收缩因子和舒张因子之间失衡导致肾血管收缩。

b. 一氧化氮（NO）

一氧化氮在肾脏合成。在正常状态下一氧化氮的作用是调节肾小球微循环、钠排泄和肾素释放。由于前列腺素代偿性增加抑制一氧化氮并不引起肾血管收缩。在肝硬化腹水的患者,抑制一氧化氮和前列腺素能使肾血管收缩。NO 与 PGs 共同作用以维持肝硬化腹水患者的肾灌注。

c. 促尿钠排泄肽

促尿钠排泄肽是维持肾灌注的血管舒张因子,心房利钠肽(ANP)是主要的利钠激素。在失代偿性肝硬化, ANP 水平升高,肝肾综合征患者 ANP 水平最高, ANP 增加可抵消血管收缩系统的作用以起到自我平衡的作用。

四、发病机制

血管舒张理论

1. 是肝肾综合征发病机制最为广泛接受的理论(图 12.2)。
2. 门静脉高压是肝肾综合征发病的始动环节,使动脉舒张,其机制尚不完全明确。
3. 动脉舒张主要发生在内脏循环。

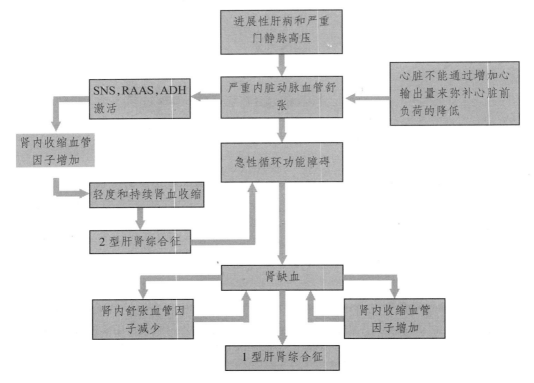

图 12.2　1 型和 2 型肝肾综合征的发病机制。

4.血管舒张使有效血容量减少,使缩血管系统活性增加。

5.缩血管系统的激活进一步加强了对循环机能障碍的弥补。

6.肝肾综合征是循环功能障碍的极端表现,可能是显著的缩血管系统活性增加,舒血管因子活性降低,或肾内缩血管因子增加的结果。

血管舒张理论的支持点

1.给予血管收缩药物 AVP 类似物使血管收缩系统活性正常化,并改善了血液动力学,使肾功能改善,肝肾综合征逆转。

2.TIPS 降低了门静脉压力梯度,改善了肝肾综合征患者的肾功能。

诊断

1.肝肾综合征诊断的依据是肾小球滤过率明显降低而除外其他类型的肾衰竭。

2.2007 年国际腹水俱乐部修订了肝肾综合征的诊断标准。以目前肝肾综合征的诊断标准(表 12.1)。

五、肝硬化患者急性肾衰竭的其他原因

急性肾小管坏死

1.特征为突然发生的肾功能损害。

2.肝硬化患者并发低血容量性或感染性休克、大手术或使用肾毒性药物时易发生急性肾小管坏死。

3.虽然还没有发现 ATN 的特异性标志物,但以下指征有助于诊断:尿钠增多;尿 /血浆渗透压比值小于 1;异常的尿沉淀,上皮细胞和管型。

肾小球疾病

1.肝硬化患者肾组织学检查常见肾小球异常,但这些患者很少有肾小球功能不全的临床表现。

2.肾小球异常似乎与肝硬化的病因无关。

3.更严重的肾小球异常主要表现为蛋白尿和(或)血尿。

药物导致的肾衰竭

氨基糖苷类抗菌素和非甾体类抗炎药物是导致肝硬化患者肾衰竭的最常见药

物,临床表现与急性肾小管坏死相似。

肾前性氮质血症

1. 血容量减少能导致肾前性氮质血症。

2. 原因包括呕吐、腹泻以及利尿剂的使用或过量使用。

3. 依靠尿钠、尿量很难将肾前性氮质血症和肝肾综合征区分开来,所以这些参数已经从肝肾综合征的诊断标准中剔除。

4. 蛋白扩容治疗后肾功能是否改善可用来区分肾前性氮质血症和肝肾综合征。

5. 对清蛋白扩容治疗没有反应是肝肾综合征的主要诊断依据之一。

六、临床表现

根据肾功能不全进展的方式和程度,肝肾综合征分为 1 型和 2 型,预后和生存率不同,治疗方法也不同。

1 型

1. 严重而迅速进展的肾衰竭,血肌酐在两周内增高一倍,超过 2.5mg/dL。

2. 患者通常有严重肝衰竭(黄疸、肝性脑病和凝血机制障碍)。

3. 经常发生于诱发因素之后,如严重的细菌感染、消化道出血及大量放腹水却没有给予扩容治疗。

4. 是预后最差的肝硬化并发症。

5. 平均生存时间仅仅为两周。

2 型

1. 中度和缓慢进展的肾衰竭。

2. 肝衰竭的程度相对较轻。

3. 主要的临床结局是难治性腹水。

4. 平均生存期大约 6 个月。

七、治疗

1. 肝移植是肝肾综合征患者的治疗选择。

2. 肝肾综合征行肝移植较没有行肝移植患者的并发症更多,需要住 ICU 的时间更长,且住院死亡率更高。然而,移植前经抗利尿激素和清蛋白治疗的肝肾综合征患者移植后的预后与肾功能正常的移植受者相似。

3. 1 型肝肾综合征患者预期生存期少于 2 周,使肝移植几乎没有可能,除非通过其他治疗方式延长生存期,譬如血管收缩剂联合清蛋白。

4. 而 2 型肝肾综合征患者通常有足够的生存时间接受肝移植。

5. 通过 MELD 评分系统评估等待肝移植的患者,以此来决定器官分配。该评分系统包括血清胆红素水平、国际标准化比值和血清肌酐水平。在 MELD 评分系统出现之前,对于有肝肾综合征的患者肝移植非常困难。因为这些患者生存期较短,在队列名单上必须优先接受肝移植。目前对于接受肝移植的所有患者均采取 MELD 评分进行评估,患有肝肾综合征的肝移植等候者可以优先考虑移植,所以同时这也增加了肝移植治疗的可能性。

1 型(图 12.3)

1. 特利加压素
- 给予特利加压素联合清蛋白治疗,1 型肝肾综合征是可逆的。
- 其作用机制可能为使内脏血管收缩。
- 循环功能改善几天后肾小球滤过率(GFR)增加。
- 血管同时收缩可能导致缺血的不良反应。
- 肝肾综合征的好转延长了生存期,使能够接受肝移植的患者增加。
- 特利加压素治疗后肝肾综合征再发不常见,如果再发可考虑同样治疗。

- 大约 40% 的肝肾综合征患者对特利加压素联合清蛋白治疗有反应,而对于其他大部分对该治疗无应答的肝肾综合征患者需要给予新的治疗方案(图 12.3)。

- 一项研究显示,在 1 型肝肾综合征患者中,血清胆红素 < 10mg/dL 及早期动脉血压升高预示着患者会对特利加压素联合清蛋白治疗有应答。

2. 儿茶酚胺(米多君和去甲肾上腺素)对肝肾综合征的治疗也有效,但在作为常规治疗之前需要更多的深入研究以证实其有效性。

3. TIPS 可改善肝肾综合征患者的肾功能,推荐用于不能接受血管收缩药物且无 TIPS 禁忌证者。

4. 血液透析对治疗肝肾综合征无效,仅在特殊情况下使用(如高血容量、肾小管酸中毒、高钾血症)。

5. 体外清蛋白透析使用含清蛋白的透析药通过炭和阴离子交换柱进行再循环和灌注,显示能改善 1 型肝肾综合征患者的肾功能,但一项研究显示分子吸附再循环系统治疗(MARS)与肾小球滤过率(GFR)的增加无关。

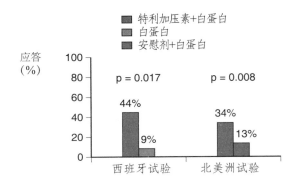

图 12.3　两个随机临床试验中,有肝肾综合征的患者对特利加压素和清蛋白的应答。(来源:Martín-Llahí M, Pepín MN, Guevara M, et al. Terlipressin and albumin vs albumin in patients with cirrhosis and hepatorenal syndrome: a randomized study. Gastroenterology 2008; 134:1352 - 1359; and Sanyal AJ, Boyer T, Garcia-Tsao G, et al. A randomized, prospective, doubleblind, placebo-controlled trial of terlipressin for type 1 hepatorenal syndrome. Gastroenterology 2008; 134:1360-1368.)(见彩插)

2 型

1. 尚无研究专门用以评估血管收缩剂对于 2 型肝肾综合征患者肾功能的治疗效果。

2. 对于有难治性腹水的 2 型肝肾综合征患者,主要针对难治性腹水进行治疗。

3. 仅有两项试验研究对 2 型肝肾综合征患者的 TIPS 治疗进行评估。

• 在一项研究中,9 名 2 型肝肾综合征 TIPS 术后的患者,其中 8 名血清肌酐均明显下降。此结果与腹水得到明显的控制有关,4 名患者最终死亡,2 名在 TIPS 术后 1 个月内死亡,另外 2 名分别在 TIPS 术后 12 个月和 14 个月死亡,其余 5 名患者存活较长。

• 第二项研究包括 14 名 1 型和 17 名 2 型肝肾综合征患者,均接受 TIPS 治疗。所有 31 名患者血清肌酐及肌酐清除率均有明显改善,同时 24 名患者腹水也得到很好的改善。在随访过程中,6 名患者出现 TIPS 失效,11 名患者出现肝性脑病。17 名 2 型肝肾综合征接受 TIPS 治疗的患者 1 年生存率为 70%;因此 TIPS 对于 2 型肝肾综合征的患者是一种有效的治疗方法,但并发症的发生率及存活率方面还需要更多数据。

八、预防

在四种特殊情形下,肝肾综合征可成功预防(表 12.2)。

表 12.2　肝肾综合征的预防

临床情况	干预治疗	效果
治疗性放腹水	清蛋白（8g/L 排出的腹水）	降低肝肾综合征和低钠发生的风险
自发性细菌性腹膜炎	清蛋白（诊断时 1.5g/kg 两天后 1.0g/kg）	降低肝肾综合征的风险，延长存活期
自发性腹膜炎的一级预防	长期口服诺氟沙星（400mg/d）	减少 1 型 HRS 发生的风险
严重的急性酒精性肝炎	己酮可可碱（400mg t.i.d. 口服）	降低肝肾综合征发生的风险，延长存活期

1. 治疗性腹腔放液：在大量放腹水（≥5L）后扩容治疗，尤其是补充清蛋白，可降低肝硬化患者肝肾综合征的发生率。

2. 自发性细菌性腹膜炎：对肝硬化并发 SBP 者给予清蛋白（不能控制感染时予 1.5g/kg 静脉输注，48 小时后予 1g/kg 静脉输注）联合头孢噻肟（每日 2 次，每次 1g，共 5~7 天）治疗，可明显降低循环功能受损及 1 型 HRS 的发生的风险。

3. 对于低蛋白腹水（< 1.5mg/dL）、血清胆红素> 4mg/dL、Child-Pugh 评分> 9 或者血清肌酐> 1.2mg/dL 的患者，将长期口服诺氟沙星作为肝肾综合征的基础预防措施，可以显著降低其 1 年肝肾综合征发生率（治疗组 7%，安慰剂组 61%）及 1 型肝肾综合征 1 年发生率（治疗组 28%，安慰剂组 41%），3 个月和 1 年生存率均显著增加（治疗组和安慰剂组分别为 94% 和 62%，60% 和 48%）。

4. 严重的急性酒精性肝炎患者，给予肿瘤坏死因子抑制剂己酮可可碱（400mg，每日 3 次，口服）可降低肝肾综合征的发生率（治疗组 8%，安慰剂组 35%）及住院死亡率（分别为 24% 和 46%）。

Monica Guevara, Juan Rodés 著

祁凌霞　华瑞　丁艳华　译

窦晓光　牛俊奇　校

参考文献

Angeli P, Volpin R, Gerunda G, et al. Reversal of type 1 hepatorenal syndrome with the administration of midodrine and octreotide. *Hepatology* 1999; 29:1690–1697.

Duvoux C, Zanditenas D, Hezode C, et al. Noradrenalin for treatment of type 1 hepatorenal syndrome (HRS) (abstract). *J Hepatol* 2001; 34:103A.

Fernandez J, Navasa M, Planas R, et al. Primary prophylaxis of spontaneous bacterial peritonitis delays hepatorenal syndrome and improves survival in cirrhosis. *Gastroenterology* 2007; 133:818–824.

Gines P, Uriz J, Calahorra B, et al. for the International Study Group on Refractory Ascites in Cirrhosis. Transjugular intrahepatic portosystemic shunting versus paracentesis plus albumin for refractory ascites in cirrhosis. *Gastroenterology* 2002; 123:1839–1847.

Gonwa TA, Morris CA, Goldstein RM, et al. Long-term survival and renal function following liver transplantation in patients with and without hepatorenal syndrome: experience in 300 patients. *Transplantation* 1991; 91:428–430.

Guevara M, Ginés P, Bandi JC, et al. Transjugular intrahepatic portosystemic shunt in hepatorenal syndrome: effects on renal function and vasoactive systems. *Hepatology* 1998; 28:416–422.

Guevara M, Ginés P, Fernandez-Esparrach G, et al. Reversibility of hepatorenal syndrome by prolonged administration of ornipressin and plasma volume expansion. *Hepatology* 1998; 27:35–41.

Martín-Llahí M, Pepín MN, Guevara M, et al. Terlipressin and albumin vs albumin in patients with cirrhosis and hepatorenal syndrome: a randomized study. *Gastroenterology* 2008; 134:1352–1359.

Mitzner SR, Stange J, Klammt S, et al. Improvement of hepatorenal syndrome with extracorporeal albumin dialysis MARS: results of a prospective, randomized controlled clinical trial. *Liver Transpl* 2000; 6:277–286.

Nazar A, Pereira GH, Guevara M, et al. Predictors of response to therapy with terlipressin and albumin in patients with cirrhosis and type 1 hepatorenal syndrome. *Hepatology* 2010; 51:219–226.

Ruiz-del-Arbol L, Monescillo A, Arocena C, et al. Circulatory function and hepatorenal syndrome in cirrhosis. *Hepatology* 2005; 42:439–447.

Salerno F, Gerbes A, Ginés P, et al. Diagnosis, prevention and treatment of hepatorenal syndrome in cirrhosis. *Gut* 2007; 56:1310–1318.

Sanyal AJ, Boyer T, Garcia-Tsao G, et al. A randomized, prospective, double-blind, placebo-controlled trial of terlipressin for type 1 hepatorenal syndrome. *Gastroenterology* 2008; 134:1360–1368.

Sort P, Navasa M, Arroyo V, et al. Effect of plasma volume expansion on renal impairment and mortality in patients with cirrhosis and spontaneous bacterial peritonitis. *N Engl J Med* 1999; 341:403–409.

Wong F, Richardson R. Molecular adsorbent recirculating system is ineffective in the management of type 1 hepatorenal syndrome in cirrhosis with ascites (abstract). *Hepatology* 2009; 48(Suppl):1057A.

第 13 章

肝性脑病

| 要　　点 |

1. 肝性脑病诊断的关键是识别有意义的肝脏疾病的表现。
2. 严重肝功能障碍的患者出现任何神经精神症状和体征在找到其他原因之前都应认为是肝性脑病。
3. 疑有肝性脑病的患者可采取以下四个对策,即:对意识不清的患者行常规护理、排除其他原因所致的脑病、纠正诱发因素和经验治疗。
4. 伴有肝性脑病的急性肝衰竭是罕见的,它的临床经过和治疗与慢性肝病所致的肝性脑病不同。
5. 肝性脑病的发病机制有很多假说;但氨中毒学说是成熟的,并且用于指导肝性脑病的治疗。
6. 肝性脑病的诊断是根据临床表现,而不是根据血氨水平。

一、定义和分类

1. 显性肝性脑病(OHE):是发生在严重肝功能障碍的患者的多种神经精神异常的表现。

2. 隐性肝性脑病(cHE):是精神和神经状态正常的肝硬化患者却表现出反常和可量化的神经心理和(或)神经精神的紊乱。

表 13.1 描述了肝性脑病的分类。

表 13.1　1998 年肝性脑病工作提出的肝性脑病分类

分类	描述	子类	分型
A	急性肝衰相关性脑病	—	—
B	门体旁路相关性脑病,无固有肝 　　细胞疾病	—	—

(待续)

（续表）

分类	描述	子类	分型
C	肝硬化或门脉高压 / 门体分流相关性脑病	偶发性	诱发型
			自发型
			复发型
		顽固性	轻型
			重型
			治疗依赖型
		隐匿性	

二、病理生理

1. 肝脏对于来自肠道的神经活性物质的解毒功能衰竭,动物模型交叉循环试验已证实这一理论。

2. 肝性脑病的发病机制

• 氨中毒:氨主要来自于饮食中的含氮食物、尿素的细菌代谢和谷氨酰胺通过谷氨酰胺酶脱氨的产物。氨通过肠道吸收入门静脉并通过肝脏转化为尿素。当存在明显的门体分流,伴或不伴肝细胞功能障碍,血中氨浓度升高并透过血脑屏障。星形胶质细胞暴露于高浓度氨后出现内部结构改变引起脑水肿,如果长时间暴露会导致结构变形成为阿兹海默 II 型星形胶质细胞。

• 感染:已证实炎症介质和细胞因子在氨中毒所致肝性脑病中发挥重要作用;可能的机制包括细胞因子介导的血脑屏障通透性改变,小胶质细胞活性和神经类固醇产物的改变,改变外周苯二氮卓类结合位点的活性。

• 脑组织内苯二氮卓类物质增多。

• 基底节锰聚集:与多巴胺能的神经传递改变和椎体外束症状相关。

• 中枢神经系统(CNS)色氨酸代谢的变化:这些变化导致肝性脑病早期典型的觉醒倒置现象。

三、临床表现

1. 急性肝衰竭相关的肝性脑病。

2. 隐性肝性脑病:患者神经病学检查正常但是神经精神测试异常。

3. 单一或反复发作的肝性脑病(一年以内发作 2 次)。

4. 持续的肝性脑病:

- 初期肝性脑病（隐性和肝性脑病 I 期）：精神状态改变但无定向力改变。
- 晚期肝性脑病（肝性脑病 II~IV 期）：精神状态改变伴定向力改变。

5. 获得性肝脑变性。

6. 痉挛性不全性麻痹。

最后两种非常少见，并且不像肝性脑病是可逆性的，一旦发生将是不可逆的，一般在反复发作的肝性脑病和长时间门体分流基础上发生。

四、诊断

1. 当出现明显的肝功能障碍或怀疑已经出现肝功能障碍时，应考虑肝性脑病的可能性，通常临床或实验室检查表现为肝衰竭或门静脉高压。然而少数患者肝功能障碍表现是轻微的，如下面几种情况：

a. 代偿期的肝硬化（如，丙型肝炎、既往大量饮酒等）。

b. 非肝硬化性门静脉高压：内脏静脉血栓形成，血吸虫病，非硬化性的门静脉纤维化，先天门静脉高压。

c. 特发先天性肝纤维化。

d. 先天性肝内外门体分流。

2. 提示潜在的肝疾病和（或）门体分流的既往病史

a. 既往静脉吸毒史（乙、丙型肝炎）。

b. 肝硬化家族史（血色病）。

c. 居住在流行区（血吸虫）。

d. 脐源性败血症（内脏静脉血栓形成）。

e. 胰腺炎病史（脾静脉血栓形成）。

f. 丙型肝炎、乙型肝炎、酒精性肝炎的病史。

g. 服用肝毒性药物的病史等，如，甲氨蝶呤、呋喃坦啶。

3. 提示严重肝病的体征

a. 上肢

- 杵状指，白甲病。
- 杜普征收缩，肝掌。
- 蜘蛛痣，注射部位瘀斑，扑翼样震颤。
- 搔抓痕迹，色素沉着，瘀斑。
- 肌肉萎缩。

b. 眼部和面部

- 结膜黄染，肝病面容，腮腺增大。
- Kayser-Fleischer 环。

c. 胸部

蜘蛛痣,腋毛减少,男子乳房发育。

d. 腹部

脾大(不超过肋下 5cm),肝大,脐周静脉曲张(海蛇头),腹水。

e. 睾丸萎缩。

f. 阴毛减少。

g. 小腿腿毛减少。

h. 足部水肿。

4. 实验室检查异常

a. 肝脏合成功能障碍:凝血酶原时间延长,低清蛋白。

b. 血氨升高。

c. 高丙种球蛋白血症。

d. 全血细胞减少,白细胞减少,血小板减少。

e. 脑脊液(CSF)谷氨酰胺增多。

f. 血浆支链氨基酸和芳香氨基酸比值下降。

g. 丙型肝炎抗体阳性。

h. 乙型肝炎表面抗原阳性。

以上病史、体征和实验室检测可单独或结合起来证实肝功能障碍,在传统的肝功能试验如血浆清蛋白和凝血酶原时间正常时更有用。应该强调肝合成功能正常的患者通常不发展为明显的肝性脑病。这类患者发病通常是由于重要的诱发因素而引起的。

五、隐性肝性脑病

1. 隐性肝性脑病的定义为神经系统检查完全正常而心理测试异常。

2. 肝硬化患者超过 50% 表现为隐性肝性脑病。

3. 它严重影响生活质量,影响开车和驾船能力,增加交通事故。

4. 进展到显性肝性脑病的风险增大。

5. 国际社会推荐将肝性脑病心理测试分数(PHES)作为隐性肝性脑病的诊断标准。如下一系列测试,在两个或更多的测试中出现两个以上的损害即可诊断为隐性肝性脑病。

• NCT A(数字连接试验 A):测注意力,精神追踪,视觉运动速度。

• NCT B(数字连接试验 B):测注意力,精神追踪,视觉运动速度。

• DST(数码符号试验):评价精神运动和视觉运动速度。

• LTT(划线试验):测试速度和准确性,包括视觉运动和视觉空间。

- SDT(点试验):测试精神运动速度。在美国由于缺乏测试资料和标准数据进行对比因此未普遍使用;RBANS 试验在美国得到发展,公认与 SDT 试验作用相当。
  6. 纸和笔测试的缺点。
- 解释和评分困难。
- 过于依赖运动技巧。
- 记忆力测试效果不佳。
  7. 如下测试正在评估用于隐性 HE 的诊断并说明上述测试缺点。
- 抑制控制测试。
- 认知的药物研究因子评分。
- 临界闪烁 / 融合频率(CFF)测试。

六、显性肝性脑病

1. 已知或怀疑严重肝功能障碍的患者发生神志和全身运动失调时可诊断肝性脑病。
2. 用于肝性脑病分级的 West Haven 标准可以评价显性肝性脑病患者的精神状态。
3. 表 13.2 给出了可以更好地对肝性脑病进行分级的推荐测试。

表格 13.2　肝性脑病分级的 West Haven 标准

等级	症状	推荐测试
0	正常	
隐性肝性脑病	精神状态和神经系统检查正常 心理测试异常	PHES 中超过 2 项 >2 SD ICT:>5 lures CFF:切断频率 39Hz
I	轻度意识障碍 欣快或焦虑 注意力不集中 计算力降低	120 秒动物命名≤ 7 个 时空测试
II	嗜睡 定向力减退 性格改变 行为异常	定向力测试(超过 3 项不正确) 星期 日期 月份、年份
III	嗜睡到半昏迷 对刺激有反应 意识混乱	空间测试(超过 2 项不正确) 国家、宗教、城市、地点 时间测试(8~14)

(待续)

（续表）

等级	症状	推荐测试
	定向力差	格拉斯哥昏迷级别
	行为古怪	
IV	昏迷,无法进行精神测试	疼痛刺激无反应

CFF,重要颤动/融合频率;ICT,抑制性控制测试;PHES,肝性脑病心理测试得分;SD,标准偏高

4. 相关的运动失调

- 慢而单调的语言。
- 运动能力降低。
- 锥体外束型运动失调。
- 反射亢进,巴宾斯基征阳性,阵挛。
- 扑翼样震颤。
- 过度通气。
- 癫痫。
- 躁动,昏迷。
- 去大脑强直。

5. 尽管慢而单调的语言、运动能力降低被认为是显性肝性脑病的标志表现,但以上征象并不是肝性脑病特异的。实际上严重肝功能障碍的患者出现各种各样的神经精神的异常都可视为肝性脑病。

七、实验室检查

1. **血氨检测**:不推荐常规检查血氨,其不能改变疑似肝性脑病的患者的诊断及治疗。

a. 静脉血氨和动脉血氨一样与肝性脑病的严重程度相关。

b. 血氨检测应采取的方案:

- 从血流通畅的静脉采血;握拳或使用止血带迫使骨骼肌中血氨释放入血引起血氨虚高。
- 必须小心避免震荡或溶血。
- 必须使用“绿头管”采血,因其含有肝素钠;肝素可以抑制红细胞释放氨。
- 血液必须使用冰盒储存并立即转运,20 分钟内进行检测。
- 血氨的实验室检测通常采用酶学检测,检测范围 12~1mmol/L。

c. 监测错误的 5 种最常见原因:

- 采集方法不当。
- 送检延迟。
- 溶血或采血管肝素不足。
- 患者或检验员吸烟。
- 实验室空气污染或实验用玻璃器皿含有铵盐去污剂。

2. 脑电图(EEG)

a. EEG 很少用于临床,多用于研究方面。

b. 肝性脑病主要的脑电图表现为主频波减慢。

c. 目前报道敏感性为 43%~100%。

d. 自动脑电图检测的优点需要进一步确认:

- ANNESS(人工神经网络专家系统软件)。
- 时空分析,特定的 SEDACA(短时,主导活动,群集分析)。

e. 以上方法一直在研究阶段,特别是用于隐性肝性脑病的诊断方面,但效果仍有待证实。

3.CFF 测试

- 该测试基于一个假设:在肝性脑病中视网膜胶质病可以作为脑胶质病的标志。
- 与用于诊断 HE 的纸笔心理测试有很好的吻合度。
- 其能通过 39 赫兹截止频率区别 0 级 HE 与隐性肝性脑病和显性肝性脑病,敏感性 55% 和特异性 100%。
- 其使肝性脑病可量化和不受训练影响。
- 在有诱发因素和治疗干预时,其可以有效监测肝性脑病病情变化。

4. 核磁检查(MRI)

a. 头部 MRI 提示脑皮质萎缩,在酒精性肝病患者更严重。

b. MRI 基底神经节 T1- 加权高密度显像。

- 影像异常考虑与脑锰沉积有关。
- 在肝移植后可逆转。

c. 质子核磁检查探测到随着脑内肌醇的消耗出现持续增强的谷氨酰胺信号,在肝移植后恢复正常。

d. 用于评价 HE 脑水肿的新技术:

- 磁化转移率(MTR)。
- 液体衰减反转恢复(FLAIR)T2- 加权扫描。

弥漫加权成像(DWI)。

e. MTR 和 T2/FLAIR 技术能够间接地测量脑组织含水量。

f. 这些技术有助于解释慢性肝病患者的脑星形胶质细胞肿胀程度;肿胀与神经精神损伤的程度相关。

g. 肝移植术后和乳果糖治疗后,脑组织水含量能够恢复。

h. T2/FLAIR 扫描发现在椎管内和周围的白质内存在高密度信号,肝移植后这种高信号将逆转。

i. DWI 能够区分细胞内和细胞外水肿;有研究表明脑组织间隙水肿增加。

六、治疗

1. 对治疗的反应可以证实诊断。

2. **急性治疗的四个步骤**

• 对意识不清的患者行常规护理。

• 除外其他原因引起的脑病,如果存在,给予治疗。

• 识别并针对诱因治疗。

• 开始经验治疗。

3. **除外其他原因引起的脑病**

有严重肝功能障碍的患者对引起脑病的许多原因都比肝性脑病更加敏感。如脓毒症、低氧、高碳酸血症、酸中毒、尿毒症、中枢神经系统药物、明显的电解质变化、急性癫痫后的意识障碍、震颤性谵妄、Wernicke-Korsakoff 综合征、颅内出血、中枢神经系统脓毒症、低血糖、脑水肿 / 高颅压(常见于急性肝衰竭)、胰源性脑病(常见于急性肝衰竭)、药物中毒。

很多患者肝性脑病和脑病的原因常同时存在,这样给肝性脑病的诊断带来困难。

4. **识别诱发因素**

大多数严重肝病的肝性脑病的发作都有明显的、可以认识到的诱发因素。纠正这些诱因是 HE 治疗的关键。下面是多年临床观察的结果,其中一些很明显,是由于肠道产生和(或)吸收的物质所造成的;一些不明显,可能是通过损伤肝功能诱发肝性脑病。脓毒症和对中枢神经系统有作用的药物可以单独地引起脑病或诱发肝性脑病。

诱发因素:

胃肠道出血、感染、便秘、过量摄入食物蛋白、脱水、中枢神经作用药物、低血钾、碱中毒、乳果糖治疗不耐受、麻醉、门静脉减压术后、肠梗阻、尿毒症、多重因素叠加的肝损伤、进展的肝细胞癌。

5. **肝性脑病的经验性治疗**

a. 灌肠清洁肠道和洗胃。

b. 低或无蛋白饮食。

c. 乳果糖 50mL 口服或鼻饲,每两小时一次,直至大便为软便。然后,乳果糖 30mL 每日 2~3 次口服,保持大便每日 2~3 次。如果患者无昏迷,可以减少剂量;增大计量不能提高疗效,过度治疗可能导致脱水和电解质紊乱从而加重感性脑病。

d. 纠正诱发因素的经验治疗可能是有效的；然而，由于没有办法预测纠正诱发因素的反应，所以所有患者都应给予充分的经验治疗。

6. 对治疗的反应

a. 基本上所有慢性肝病的肝性脑病在有效治疗后应该是脑病恢复（可逆的），如果治疗后 72 小时没有恢复则提示：

- 脑病的原因未查清或治疗不适当。
- 对病情加重的诱因不清，治疗不当或不正确。
- 没有采取有效的经验治疗。
- 乳果糖服用过量导致脱水。

b. 经验治疗无效的最常见原因是乳果糖没有进入小肠和右侧结肠，只有肠梗阻应该避免完全进入。因为害怕诱发曲张静脉出血，而不给肝昏迷患者鼻饲乳果糖是没有理由的。

7. 可能需要的二线药物

新霉素 550mg b.i.d 口服（慎用大剂量），灭滴灵 250mg q.i.d 口服（建议短期使用），万古霉素 250mg q6h 口服，苯甲酸钠（美国没有批准使用），氟马西尼（有效但作用时间短）。

8. A 型肝衰竭独特特殊的问题

a. 占每年肝性脑病的小部分。

b. 治疗遵循慢性肝病的治疗原则，但是：

- 诱发因素常不明显，即使存在治疗通常亦是无效的。
- 对经验治疗总的反应差。
- 如果深昏迷，除非肝移植，否则预后差。
- 脑水肿和高颅压常见，而且是致命的。
- 引起脑病的原因常同时存在（如，低血糖、酸中毒、感染）。
- 大约 20% 的病例有谵妄或癫痫发作。

9. 长期治疗

- 乳果糖。
- 新霉素。
- 以蔬菜为主的蛋白饮食。
- 富含支链氨基酸的饮食。
- 补充锌。
- 苯甲酸钠（5g b.i.d po）。
- 鸟氨酸 - 天冬氨酸（6g t.i.d po）。
- 溴隐亭。

10. 以上疗法是长期维持治疗常用的，一般一种治疗失败可以试用另一种。低蛋白饮食可以避免肝性脑病，但对维持蛋白平衡是不适合的。因此，长期低蛋白饮食并不是好的疗法。

11. 难治或复发肝性脑病的处理

a. 原位肝移植

- 明确的指征是难治性肝性脑病。
- 也适用于复发性肝性脑病或仅对低蛋白饮食有反应的肝性脑病。

b. 门体分流的矫正

- 外科的或经颈静脉肝内门体静脉支架（TIPS）可能有以下效果：结合其他措施预防曲张静脉复发性出血，使分流关闭；或缩小分流管径。
- 可通过放射学和（或）外科介入检查进行选择适合上述治疗的患者，通常仅适用于不能肝移植的患者。
- 获得性、自发的门体分流对闭塞（栓塞）或减少血流（脾动脉栓塞）偶尔有效。
- 先天性门体分流闭塞偶尔有效。

c. 其他

结肠分离术——实际上已放弃；门静脉部分动脉化——放弃；介入门静脉血栓溶栓+TIPS；TIPS 用于 Budd-chiari 综合征。

Ravi K. Prakash, Kevin D. Mullen　著

张鹏　潘煜　译

参考文献

Atluri DK, Asgeri M, Mullen KD. Reversibility of hepatic encephalopathy after liver transplantation. *Metab Brain Dis* 2010; 25:111–113.

Bajaj JS. The modern management of hepatic encephalopathy. *Aliment Pharmacol Ther* 2010; 31:537–547.

Bajaj JS, Hafeezullah M, Franco J, et al. Inhibitory control test for the diagnosis of minimal hepatic encephalopathy. *Gastroenterology* 2008; 135:1591–1600.

Bajaj JS, Hafeezullah M, Hoffmann RG, et al. Minimal hepatic encephalopathy: a vehicle for accidents and traffic violations. *Am J Gastroenterol* 2007; 102:1903–1909.

Bajaj JS, Saeian K, Schubert CM, et al. Minimal hepatic encephalopathy is associated with motor vehicle crashes: the reality beyond the driving test. *Hepatology* 2009; 50:1175–1183.

Bajaj JS, Schubert CM, Heuman DM, et al. Persistence of cognitive impairment after resolution of overt hepatic encephalopathy. *Gastroenterology* 2010; 138:2332–2340.

Bajaj JS, Wade JB, Sanyal AJ. Spectrum of neurocognitive impairment in cirrhosis: implications for the assessment of hepatic encephalopathy. *Hepatology* 2009; 50:2014–2021.

Bass NM, Mullen KD, Sanyal A, et al. Rifaximin treatment in hepatic encephalopathy. *N Engl J Med* 2010; 362:1071–1081.

Ferenci P, Lockwood A, Mullen KD, et al. Hepatic encephalopathy: definition, nomenclature, diagnosis and quantification: final report on the Working Party at the 11th World Congress of Gastroenterology, Vienna, 1998. *Hepatology* 2002; 35:716–721.

Haussinger D, Schliess F. Pathogenetic mechanisms of hepatic encephalopathy. *Gut* 2008; 57:1156–1165.

Mardini H, Saxby BK, Record CO. Computerized psychometric testing in minimal hepatic encephalopathy and modulation by nitrogen challenge and liver transplant. *Gastroenterology* 2008; 135:1582–1590.

Mullen KD, Amodio P, Morgan MY. Therapeutic studies in hepatic encephalopathy. *Metab Brain Dis* 2007;

22:407–423.

Prasad S, Dhiman RK, Duseja A, et al. Lactulose improves cognitive functions and health–related quality of life in patients with cirrhosis who have minimal hepatic encephalopathy. *Hepatology* 2007; 45:549–559.

Romero-Gomez M, Boza F, Garcia-Valdecasas MS, et al. Subclinical hepatic encephalopathy predicts the development of overt hepatic encephalopathy. *Am J Gastroenterol* 2001; 96:2718–2723.

Rovira A, Alonso J, Córdoba J. MR findings in hepatic encephalopathy. *AJNR Am J Neuroradiol* 2008; 29:1612–1621.

Prasad S, Dhiman RK, Duseja A, et al. Lactulose improves cognitive functions and health–related quality of life in patients with cirrhosis who have minimal hepatic encephalopathy. *Hepatology* 2007; 45:549–559.

Romero-Gomez M, Boza F, Garcia-Valdecasas MS, et al. Subclinical hepatic encephalopathy predicts the development of overt hepatic encephalopathy. *Am J Gastroenterol* 2001; 96:2718–2723.

Rovira A, Alonso J, Córdoba J. MR findings in hepatic encephalopathy. *AJNR Am J Neuroradiol* 2008; 29:1612–1621.

第14章 原发性胆汁性肝硬化

要 点

1. 原发性胆汁性肝硬化（PBC）是慢性胆汁淤积性肝脏疾病，通常发生在中年妇女。
2. PBC 的发病原因可能与环境和遗传机制有关。
3. 人类白细胞抗原（HLA）和白细胞介素 12 信号轴尤其与自身免疫性小胆管炎相关。
4. 大多数患者在诊断时是无症状的；症状轻重与病情并不完全相关。
5. 结合肝功能提示胆汁淤积，胆管影像正常和抗线粒体抗体阳性足以诊断 PBC。除非诊断不明或者抗线粒体阴性，指南不推荐肝脏活检。
6. 食品与药物管理局指南推荐熊去氧胆酸为 PBC 治疗唯一药物，可经食物和药物摄入。治疗时，生化指标无改善者治疗效果差，除此之外的其他治疗缺乏。随机数据不支持使用甲氨蝶呤或秋水仙碱，很少使用非诺贝特。出现有价值的新药（法尼醇 X-受体激动剂）。
7. 符合肝移植标准的 PBC 患者行肝移植术是有效的治疗方案；在非肝衰患者偶尔出现顽固性瘙痒。

一、流行病学

1. 原发性胆汁性肝硬化（PBC）可发生在任何人种，以女性居多（90%~95%）。

2. 40 岁以上白种女性中发病率约为 1‰。在英国粗略估计每年的发病率为每百万人口 32.2 例，患病率为每百万人口 334.6 例.

3. 发病年龄为 30~70 岁，PBC 的诊断越来越多地通过常规筛查。月经前诊断此病尚无报道。

二、遗传学

1. 尽管 PBC 发生并非为单一的基因突变所致,但其却与遗传因素有关。

2. 大于 5% 的患者其他家庭成员亦患有 PBC。患者及家庭成员更易患其他自身免疫性疾病,尤其是腹腔疾病和硬皮病。

3. 同卵双胞胎缺乏原发性胆汁性肝硬化发病的一致性强调了环境因素在发病机制中的重要性。

4. 普遍认为 PBC 的发生与 II 型人类白细胞抗原(HLA)相关,但并未了解其机制。

5. 全基因组关联实验和复制研究证实 IL12A、IL12RB2、IRF5 和 17q21 与原发性胆汁性肝硬化有关,包括 Th1 和 Th17 细胞系,表明其与其他的自身免疫性疾病(如,脂泻病,红斑狼疮,哮喘)拥有共同的危险因素。

6. 全基因组研究不支持通过改变 X 颜色体的功能和数量来影响疾病易感性的提议;男性 PBC 患者的临床过程不同于女性。

三、免疫异常

PBC 的基因研究支持此病存在免疫异常。原发性胆汁性肝硬化患者可出现以下免疫功能的异常:

1. 线粒体抗体(AMA)

a. 在 95% 的 PBC 患者可以出现。

b. 但对 PBC 的病程和治疗无影响。

c. 可见于其他肝性疾病,包括急性肝衰竭、自身免疫性肝炎和药物性损伤。

d. 抗线粒体抗体不是单一的抗体,而是线粒体内不同抗原刺激产生的一系列抗体。

• 抗线粒体抗体 PDH-E2

—是在 PBC 发现的主要自身抗体。

—主要直接针对在线粒体膜上酮酸脱氢酶复合物的二氢硫酰胺酰基转移酶(E2)。

—其中了解最多是丙酮酸脱氢酶。

• 抗 -M4、抗 -M8 和抗 -M9

—与 PBC 有关的其他 AMA。

—在最新的研究中,用高度提纯的克隆人线粒体蛋白作为抗原没有发现这些抗体的存在。

　　e.AMA 的作用

　　• AMA 和免疫性的胆管损伤之间的关系仍不清楚。

　　• PBC 患者胆管上皮细胞管腔表面不正常地表达丙酮酸脱氢酶,这些生化改变对解释 AMA 的关系具有重要作用。

　　• 在 PBC 患者中丙酮酸脱氢酶和其他线粒体抗原在胆管表皮细胞异常表达,而在对照组或 PBC 患者并非如此。

　　• 在发生 T- 淋巴细胞毒性之前,丙酮酸脱氢酶 E2 抗原即在胆管上皮细胞内表达。

　　• 线粒体抗原不是组织特异性的。

　　• AMA 的滴度与 PBC 病情的严重性无关;抗体滴度随治疗可以降低。

　　• 用纯化人丙酮酸脱氢酶免疫实验动物可产生高滴度的 AMA,但这些动物没有发生肝脏疾病;化学(2- 分泌素酸)异生素免疫诱导自身免疫性胆管炎已有报道。

　　• 小鼠的基因操作(如,阴离子交换 2 只淘汰，NOD c3c4 同类系小鼠)导致抗线粒体抗体的出现和具有 PBC 某些特点的自身免疫性胆管疾病。

　　2. 其他的循环自身抗体

　　a. 抗核抗体(ANA)

　　• 免疫荧光法对 PBC 具有很高特异性,因此出现多核点 ANA(sp100)或者膜边缘 ANA(gp120)对 AMA 阴性的患者具有诊断价值。

　　b. 抗着丝点抗体

　　c. 研究表明，gp210 阳性的患者更容易迅速进展为肝衰竭,而抗着丝点抗体阳性容易出现门静脉高压。

　　3. 血清免疫球蛋白水平增加

　　• 血清 IgM 增加是免疫反应的结果,可引起强烈的冷凝集反应。

　　• 检测免疫复合物可有假阳性结果。

　　4. 伴有其他免疫性疾病

　　• 硬皮病。

　　• Sjögren 综合征。

　　• 脂泻病。

　　• 甲状腺炎或甲状腺机能减退。

　　• 类风湿性关节炎或系统性红斑狼疮。

　　5. 细胞免疫功能异常

　　• T 细胞调节功能受损。

　　• 循环的 T 淋巴细胞数量减少。

　　• 调节 T 细胞减少;Th17 细胞增多

• 肝汇管区 T 淋巴细胞增多。

四、发病机制

1. 相对 PBC,慢性非化脓性肉芽肿性胆管炎能更好描述此病,至少两个相关的过程与肝损伤有关(图 14.1)。

2. 一个过程是小胆管的慢性损伤,常伴有肉芽肿性病变,推测是由激活的淋巴细胞介导。PBC 最初的胆管损伤可能是通过细胞毒 T 淋巴细胞引起的。自身免疫性肝炎不能排除的部分,临床上少数患者(5%~10%)有此表现。

• 与正常的胆管细胞比较,PBC 患者的胆管细胞表达 1 级组织相容性复合抗原 HLA-A、HLA-B 和 HLA-C 及 2 级 HLA-DR 抗原增加。

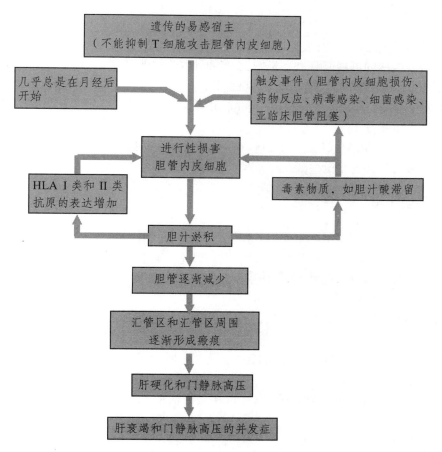

图 14.1　可能的原发性胆汁性肝硬化(PBC)发病机制。PBC 的病因尚未知,虽然基因和免疫因素有相关作用。HLA,人类白细胞抗原。

- 胆管细胞损伤类似细胞毒 T 淋巴细胞介导的损伤,如移植物抗宿主病和排斥反应。

3. 第二个过程是肝细胞的化学损害,发生在小胆管损毁、胆汁不能引流的区域。

- 肝内胆管数量减少,胆汁酸、胆红素、铜和其他分泌排泄到胆道的物质滞留在肝内。
- 滞留的一些物质(如,胆酸)浓度增加可以进一步加重肝细胞损伤。
- 胆管的损伤导致汇管区炎症和瘢痕,最终发展为肝硬化、肝衰竭。

五、病理学

大体发现

1. 疾病早期肝脏增大,表面光滑。
2. 随着疾病的进展肝脏进一步增大,可见小结节和肝硬化表现。
3. 并发胆结石的比率较高,大约 40%。
4. 在 PBC 的早期阶段多有结节再生性增生,可以解释在一些早期 PBC 的患者门静脉高压发生率高。
5. 由于反应性增生,肝门、主动脉和下腔静脉周围可以见到肿大的淋巴结;这些表现不应该被误认为是淋巴瘤。

肝脏组织学

1. 已经证明有四个组织学阶段,全部具有概念性应用价值。
2. 在临床治疗中,相对于生化指标和肝功能指标,组织学改善对治疗反应更差,因此不作为常规检查。此外,无创检查肝纤维化测定更实用。
3. 肝活检分期说明

a. 肝脏受累及的程度不一致,所以肝活组织检查分期的结果受标本取材的影响。

b. 在同一活检标本可见几个阶段的变化。按惯例通常以肝活检见到的最严重的损伤来决定分期。

c. PBC 的早起诊断正在增多,但通过穿刺针活检看到特征性的病理改变可能性较小。

d. 组织学分期

- Ⅰ期

—损伤的胆管周围可见密集的单核细胞浸润,其中大多数是淋巴细胞(图 14.2)。

—整个汇管区散在不对称的小叶间胆管破坏性病变。这一期改变常常仅在大的手术肝活检时可见到。

—炎症局限在汇管区。

- II 期

—损伤更广泛,但缺乏特异性。

—汇管区内正常胆管数量减少,而非典型的、管腔不规则的异常增生的胆管数量增加(图 14.3)。

—汇管区内有弥漫的纤维化和单核细胞浸润。

—门静脉周围有炎性浸润。

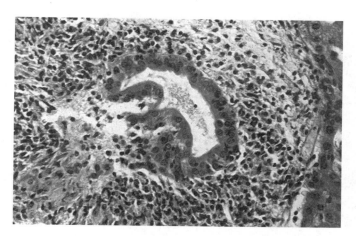

图 14.2　I 期:红色胆管损害,小胆管的内皮细胞层淋巴细胞浸润(H&E)。(见彩插)

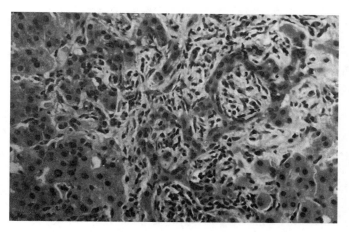

图 14.3　II 期:原发性胆汁性肝硬化:可见非典型性的胆管增生、弯曲的胆管、炎性细胞浸润(H&E)。(见彩插)

—针刺肝活检出现胆管数量的减少而无其他的明显变化,应警惕 PBC 的可能性。

- Ⅲ期

—纤维条索伸展至汇管区,并且形成汇管区至汇管区的桥,其他与 Ⅱ 期相似(图 14.4)。

- Ⅳ期

—损伤的晚期阶段,有明显的肝硬化和再生结节(图 14.5)。

—所见与其他类型肝硬化难以分辨,但瘢痕区域的正常胆管数量的减少应警惕 PBC 的可能性。

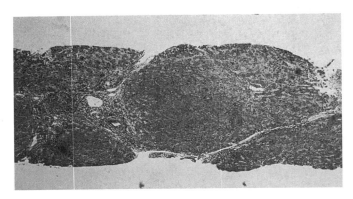

图 14.4　Ⅲ 期:原发性胆汁性肝硬化,汇管区至汇管区的纤维间隔桥(马森三色染色)。(见彩插)

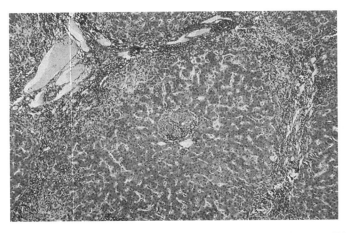

图 14.5　Ⅳ 期:原发性胆汁性肝硬化,结节中心可见一非干酪样坏死,汇管区可见结缔组织带及炎性细胞(马森三色染色)。(见彩插)

六、临床特征

症状

大约 2/3 的患者诊断时是无症状的。

原发性胆汁性肝硬化的症状体征是由于长期的胆汁淤积所致。

1. 乏力

- 是最常见的症状,由于评估方法不同报道情况不同。
- 是非特异性的,亦见于其他肝病和非肝病患者。
- 还应考虑非肝脏疾病,如抑郁症、贫血、呼吸暂停、甲减和肾上腺机能减退。

2. 瘙痒

- 病因尚不清楚,瘙痒不是由于原发和继发的胆汁酸的滞留所致,而是一些正常分泌到胆道的、能与考来烯胺和考来替泊结合的物质所致。
- 最近的研究表明内源性阿片释放增加与慢性胆汁淤积有关,提示可能是瘙痒的潜在原因。
- 在就寝时更严重。
- PBC 患者如果妊娠,瘙痒在妊娠的后 3 个月开始出现,持续到分娩以后。
- 随着疾病的进展,瘙痒通常有所改善。
- 熊去氧胆酸(UDCA)不能治疗瘙痒,有可能加重瘙痒。

3. 骨质疏松

- 原发性胆汁性肝硬化患者至少 25% 发生骨质疏松,病因至今不清,但是反映出较低的骨质流失,对反映肝病的严重程度很重要。
- 骨质软化不常见。
- 骨质疏松的临床症状较少见,见于自发性或退行性骨折。

4. 吸收障碍

- 吸收障碍目前并不常见,之前可见于长期胆汁淤积的患者。
- 胆汁分泌受损导致肠腔内胆汁酸浓度降低至临界值以下,不足以完全消化和吸收食物内的三酰甘油。
- 患者主诉夜间腹泻,粪便泡沫多、量大,在食欲好、热量足的情况下体重减轻。
- 可能有脂溶性维生素 A、D、E、K 和钙吸收障碍,夜盲是维生素 A 缺乏尤其重要的表现。
- 胰腺功能不全亦可造成吸收障碍,最常发生于伴有干燥综合征的患者。

5. 干燥综合征

- PBC 常见的并发症是眼干、口干和阴道干。
- 尽管大多数患者没有原发性干燥综合征，但部分患者确实存在。

6. 右腹部疼痛

- 1/3 的患者有非特异性疼痛，缺乏明显的临床表现或影像学表现。

体格检查

1. 根据疾病的不同时期，体格检查发现也有所不同，无症状的患者体格检查可以正常。

2. 疾病进展期可出现肝大、脾大；有一部分患者早在出现结节再生增生所致门静脉高压之前出现脾大。

3. 皮肤异常

- PBC 早期，患者皮肤色素增加，类似褐色，是由于黑色素所致而不是胆红素。
- 由于顽固的瘙痒可见弥漫性皮肤搔抓痕。
- 疾病的晚期通常出现黄疸。
- 由于高胆固醇血症，患者可出现黄斑瘤和黄瘤，前者比后者更常见（图 14.6 和图 14.7 ）。
  —不到 5% 的患者最终发生黄瘤。
  —黄瘤出现在手掌和足底，肘和膝伸侧表面皮肤，踝和腕的肌腱部位及臀部。

4. 眼：由于铜沉积所致 Kayser-Fleischer 环少见。

5. 晚期原发性胆汁性肝硬化：蜘蛛痣、颞部和肢体近端肌肉萎缩，腹水和浮肿提示肝硬化和门静脉高血压。

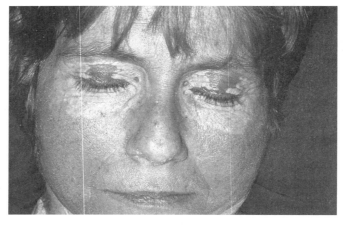

图 14.6 中年妇女，对称性黄斑瘤。（见彩插）

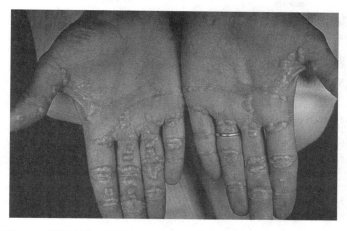

图14.7　原发性胆汁性肝硬化患者，手掌对称性黄斑瘤。（见彩插）

自然病史和预后

1. 有症状的患者平均生存期为 7.5~10 年，组织学 III 期和 IV 期者为 7 年。

2. 无症状的患者平均生存期为 10~16 年。

3. 大多数无症状的患者通常在 2~4 年发展为有症状。

4. 抗线粒体抗体的存在或滴度不影响生存期。

5. 如果患者使用熊去氧胆酸治疗生化学指标有所改善（例如，治疗 1 年后胆红素降到正常和 AST 低于 2 倍正常值上限，ALP 低于 3 倍正常值上限），10 年生存率约为 90%。

七、诊断

实验室检查

1. 肝脏生化检查

• 有胆汁淤积的表现（ALP/AST 小于 3，AST 或者 ALT 低于 5 倍正常值上限）；

• 仅凭生化检查不能诊断原发性胆汁性肝硬化。

• 碱性磷酸酶和 r - 谷氨酰转肽酶是最早出现的生化检查异常；升高的程度可能与胆管受损的程度有关，并可能与治疗效果有关。

• 在疾病发展过程中转氨酶通常有所升高；治疗过程中持续升高提示长期预后较差。

• 血清胆红素早期通常正常，随疾病的进展逐渐升高；它仍然是评价预后最有利的指标。

2. 95% 的患者抗线粒体抗体阳性。

3. 其他相关所见

- 疾病早期血清蛋白和凝血酶原正常,而晚期降低。
- 血清 IgM 水平升高。
- 至少 50% 的患者胆固醇升高,但无证据证明心血管病所致的死亡率升高。
- 高密度脂蛋白升高。
- 肝铜和尿铜升高。
- 可伴有甲状腺功能减退:促甲状腺激素(TSH)升高是筛查甲状腺功能低下的最好办法。

肝活检

1. 肝活检不再作为常规检查,但可用于确定诊断和评价疾病的进展程度。

2. 对于 AMA 阴性或是有潜在原因可以解释生化学改变的情况下应该考虑肝活检。

影像学检查

用于排除胆管的阻塞或有明显疼痛时检查胆囊结石。

1. 超声:非介入性,经常足以排除胆管梗阻。

2. CT:用于不能做超声检查的患者。

3. 胆管造影术:通常是不必要的,除非 AMA 阴性,可能是原发性硬化性胆管炎时;这种情况下可以选择磁共振胆管造影术。

诊断原则

1. 诊断应根据病史、体检、血液检查和肝活检。

2. 如果有胆汁淤积的肝脏生化学改变和 AMA 阳性,则可以高度怀疑 PBC。肥胖率的升高需要更多的研究;0.5% 的健康人群 AMA 阳性,高达 30% 的健康人有脂肪肝,可表现为 ALT 升高。

鉴别诊断

1. 胆石症。

2. 肝外胆道阻塞(由于肿瘤、囊肿和术后等原因)。

3. 原发性硬化性胆管炎(如果 AMA 阴性)。

4. 非酒精性或酒精性脂肪肝。

5. 淤胆型病毒性肝炎。

6. 肉芽肿肝炎。

7. 自身免疫性肝炎。

8. 胆汁性胆管减少综合征。

9. 良性再发的肝内淤胆。

10. 药物性淤胆。

八、治疗

慢性胆汁淤积的症状的治疗

1. 瘙痒（ 表 14.1 ）

a. 抗组胺药

当瘙痒不严重时早期应用偶尔有效,可能与镇静不良反应。

b. 考来烯胺

- 这种不吸收的树脂,可使大部分的患者缓解瘙痒。
- 治疗目标应为症状缓解,常用量 4g,一日两次,早餐前后同水或者果汁一起服用。
- 根据胆汁淤积的严重程度不同,瘙痒减轻前可服药至 14 天。
- 其他药物服用时间应该在服用考来烯胺 1 小时前或 2~4 小时后,以免发生不良反应。

c. 盐酸考来替泊（ 铵型树脂 ）

表 14.1　瘙痒的药物治疗

药物	作用机制	剂量	不良反应
考来烯胺	胆酸树脂	每日 4~16g 口服	便秘,干扰其他药物的吸收
降胆宁	胆酸树脂	5g 每周 3 次口服	便秘,干扰其他药物的吸收
利福平	竞争性抑制肝摄入胆酸	每日 300~600mg 口服	肝毒性
舍曲林	选择性血清素再吸收抑制剂	50~100mg/d	口干
纳洛酮	阿片拮抗剂	0.2μg/(kg·min),24h 持续静脉给药	自限性阿片撤药症状
纳美芬	阿片拮抗剂	每日 60~120mg 口服	自限性阿片撤药症状
纳曲酮	阿片拮抗剂	每日 50mg 口服	自限性阿片撤药症状

和考来烯胺一样有效,可用于不能耐受考来烯胺异味的患者,但有人发现盐酸考来替泊同样有异味。

d. 在一些患者其他抗瘙痒方法可能控制瘙痒(以下按推荐顺序应用)

- 利福平(150~300mg,1 日 2 次口服)。
- 舍曲林(50~100mg,1 日 1 次口服)。
- 纳洛酮(阿片受体拮抗剂):基于有数据认为瘙痒是由阿片类神经传递介导的。
- 纳美芬(阿片受体拮抗剂)。
- 纳曲酮(阿片受体拮抗剂)。
- 紫外线 B 光疗法。
- 大量血浆置换法有效(但操作复杂且价格昂贵)。
- 分子吸附剂再循环系统(有效)。
- 肝移植。

2. 脂溶性维生素的吸收障碍

a. 发生率大致与淤胆的程度和持续时间成正比,现在很少出现。

b. 有黄疸的 PBC 患者应该检测维生素 A、D、E、K,其水平下降应予以治疗。

c. 治疗:维生素应尽可能不与考来烯胺一起口服,因为考来烯胺可以抑制维生素在肠道的吸收。

- 口服维生素 K5mg/d。
- 维生素 A10 000~25 000IU/d。
- 25- 羟维生素 D:20μg,每周 3 次;在几周以后检测血清 25- 羟维生素 D 水平。
- 补充钙。
- 维生素 E:400~1000IU/d。

3. 脂肪痢

- 低脂饮食补充中链甘油三脂(MCT),以维持合理的热量摄入。
- 大多数患者能耐受每天 MCT 油 60mL。
- 一些 PBC 和干燥综合征患者可伴发胰腺功能障碍,可用胰腺替代疗法治疗。
- 由于门静脉高压所致隐性的胃肠道失血,原发性胆汁性肝硬化患者可发生缺铁性贫血(胃病或胃窦血管扩张症)。肠镜可以排除下消化道出血的情况。

4. 骨质疏松

- 骨质疏松是 PBC 的临床表现,但是在年龄相仿的女性中也较为常见。
- 如 PBC 诊断成立,则需要通过双 X 线评估骨密度。
- 一个回顾性研究显示对绝经期后的原发性胆汁性肝硬化妇女,激素替代治疗有益处。
- 已证实肝移植后骨矿物质的密度增加,但骨质疏松改善通常在一年后。由于使用糖皮质激素、免疫抑制剂及活动量减少,在肝移植后 6 个月内骨矿物质密度仍然是降低的。

原发病治疗（表14.2）

1. 熊去氧胆酸

• 熊去氧胆酸是应用最广泛的治疗PBC的药物，但是不能治愈。共识推荐使用，但缺乏确切的数据，这反映出PBC是缓慢进展的疾病，其死亡时间不定或移植较少。其最大的价值似乎体现在疾病早期的患者身上，虽然生存获益仅在较重程度患者有所表现。

• 熊去氧胆酸安全而且患者容易耐受；不良反应有轻微的体重增长（3kg），腹胀，脱发。如果患者经过治疗生化学改善，认为治疗有效。停用熊去氧胆酸导致肝脏生化学改变，通常回到基线，隐性疾病无需治疗。

• 在4组有对照的研究中，熊去氧胆酸（ursodiol）每天每千克体重13~15mg口服，可以改善血清胆红素、碱性磷酸酶、氨基转移酶和IgM水平。

• 一些研究支持熊去氧胆酸能够改善生存期，延缓组织学进展，并且减缓门静脉高压的进展。

• 当这些研究的三组资料综合分析时发现，熊去氧胆酸与安慰剂比较，可延长肝移植前的时间，但改善有限。

• 一个美国的多中心的研究表明，该药的疗效仅限于原发性胆汁性肝硬化I期和II期、起始胆红素水平 <2mg/dL 的患者。

• 一项临床随机对照研究的荟萃分析结果显示，熊去氧胆酸每天 8~15mg/kg，持续3个月到5年的治疗无论在死亡率、肝移植需要、瘙痒、疲劳、生活质量、肝组织学和门静脉压力方面都没有明显的改善。

• 有些研究表明通过熊去氧胆酸治疗如果生化学有所改善的患者正常生活时间延长；对治疗有效的参考标准不同，但都包括 ALP 数值的改变。

• 更进一步的研究表明随着熊去氧胆酸的广泛使用，肝移植的需求有所降低。

2. 秋水仙碱

早期的数据证实秋水仙碱有效；而目前所有的研究缺乏循证学证据证明其有效性。

表14.2 原发性胆汁性肝硬化的药物治疗

药物	作用机制	剂量	益处	不良反应	评论
熊去氧胆酸	利胆剂	每日 13~15mg/kg	改善生化检查、减缓肝组织学进展，并有可能改善长期存活率	腹泄，体重增长，脱发	应用最广泛

3. 甲氨蝶呤

早期研究支持使用此药，但是目前循证学研究缺乏强有力的证据证明其有效性。

4. 新的治疗方案

- 对熊去氧胆酸治疗无效的患者需要使用新药。
- 建议使用布地奈德、非诺贝特、利妥昔单抗；但是并无文献支持可常规使用。
- 法尼醇 X 受体激动剂正在进行 II 期实验，深入到疾病的基因水平也许可以进行靶向治疗。

肝硬化的监测

1. 血管曲张通常与肝硬化相关，但公认的是窦前门静脉高压所致。

- 内镜检查的最佳时间存在争议，但可以利用疾病严重程度、血小板计数和脾脏大小。
- 患者出现乏力应找到解决方法，因此必要时可行预防性曲张静脉套扎术。

2. 有报道在肝硬化的 PBC 患者出现肝细胞癌；筛选 PBC 指南，如患者到肝硬化阶段每 6~12 个月进行一次超声检查。

肝移植

1. 晚期 PBC 患者非常适合肝移植；晚期肝病评分模型是有效的评价系统，对患者有益。

2. 晚期 PBC 的确定标准，肝硬化并发以下情况：
- 食管静脉曲张出血。
- 难治性腹水。
- 肝性脑病。
- 血清蛋白低于 3.5g/dL。
- 血清胆红素超过 4mg/dL。

!

3. PBC 在肝移植以后一年生存率大约为 90%。

4. 尽管 PBC 肝移植后复发不多，但仍有发生。与他罗利姆相比，环孢素能更有效地防止复发。

Gideon M. Airschfield, E. Jenny Heathcote　著

张鹏　潘煜　译

窦晓光　牛俊奇　校

参考文献

Corpechot C, Abenavoli L, Rabahi N, et al. Biochemical response to ursodeoxycholic acid and long-term prognosis in primary biliary cirrhosis. *Hepatology* 2008; 48:871–877.

Gershwin ME, Mackay IR. The causes of primary biliary cirrhosis: convenient and inconvenient truths. *Hepatology* 2008; 47:737–745.

Gong Y, Huang ZB, Christensen E, Gluud C. Ursodeoxycholic acid for primary biliary cirrhosis. *Cochrane Database Syst Rev* 2008:(3):CD000551.

Hirschfield GM, Liu X, Xu C, et al. Primary biliary cirrhosis associated with HLA, IL12A, and IL12RB2 variants. *N Engl J Med* 2009; 360:2544–2555.

Huet PM, Vincent C, Deslaurier J, et al. Portal hypertension and primary biliary cirrhosis: effect of long-term ursodeoxycholic acid treatment. *Gastroenterology* 2008; 135:1552–1560.

Invernizzi P, Selmi C, Poli F, et al. Human leukocyte antigen polymorphisms in Italian primary biliary cirrhosis: a multicenter study of 664 patients and 1992 healthy controls. *Hepatology* 2008; 48:1906–1912.

Irie J, Wu Y, Wicker LS, et al. NOD.c3c4 congenic mice develop autoimmune biliary disease that serologically and pathogenetically models human primary biliary cirrhosis. *J Exp Med* 2006; 203:1209–1219.

Kuiper EM, Hansen BE, de Vries RA, et al. Improved prognosis of patients with primary biliary cirrhosis that have a biochemical response to ursodeoxycholic acid. *Gastroenterology* 2009; 136:1281–1287.

Lindor K. Ursodeoxycholic acid for the treatment of primary biliary cirrhosis. *N Engl J Med* 2007; 357:1524–1529.

Lindor KD, Gershwin ME, Poupon R, et al. Primary biliary cirrhosis. *Hepatology* 2009; 50:291–308.

Mayo MJ, Parkes J, Adams-Huet B, et al. Prediction of clinical outcomes in primary biliary cirrhosis by serum enhanced liver fibrosis assay. *Hepatology* 2008; 48:1549–1557.

Nakamura M, Kondo H, Mori T, et al. Anti-gp210 and anti-centromere antibodies are different risk factors for the progression of primary biliary cirrhosis. *Hepatology* 2007; 45:118–127.

Pares A, Caballeria L, Rodes J. Excellent long-term survival in patients with primary biliary cirrhosis and biochemical response to ursodeoxycholic acid. *Gastroenterology* 2006; 130:715–720.

Salas JT, Banales JM, Sarvide S, et al. Ae2a, b-deficient mice develop antimitochondrial antibodies and other features resembling primary biliary cirrhosis. *Gastroenterology* 2008; 134:1482–1493.

Shi J, Wu C, Lin Y, et al. Long-term effects of mid-dose ursodeoxycholic acid in primary biliary cirrhosis: a meta-analysis of randomized controlled trials. *Am J Gastroenterol* 2006; 101:1529–1538.

第15章　原发性硬化性胆管炎

要　点

1. 原发性硬化性胆管炎（PSC）是慢性淤胆性疾病，常伴发炎性肠病（IBD），其中以溃疡性结肠炎（UC）最多见。
2. PSC 的诊断是基于临床和生化检查，最重要的是通过胆管造影排除继发性硬化性胆管炎。
3. PSC 的病因尚不明确，与基因和环境因素密切相关。有证据表明，与针对肠道细菌抗原的炎症反应缺陷相关。
4. 该病的诊断依据长期溃疡性结肠炎患者发现胆汁淤积的明确生化指标证据。常见的症状是渐进性乏力、瘙痒，随之出现黄疸。
5. PSC 的进程呈多样性，主要包括胆道狭窄、肝硬化、胆管结石、胆管癌（CCA）。而且 PSC 伴有溃疡性结肠炎的患者，其疾患结肠癌的风险明显增加。
6. 内科、内镜以及外科手术治疗对延缓疾病进展和延长生存期均无明显影响。
7. 肝移植的 5 年生存率为 85%。尽管有报道称肝移植术后 PSC 的复发概率增加，但需要再次肝移植还是很少见的。

一、概述

- PSC 是慢性胆汁淤积性肝病，其特点是肝内外胆管的纤维炎性改变。
- PSC 的病理改变引起胆汁淤积，最终导致肝硬化、肝衰竭，患者往往由于肝衰竭而过早死亡，除非进行肝移植手术治疗。
- 长期随访 PSC 患者的结果提示，其疾患结肠癌和胆管癌的概率明显增加，这很可能与慢性炎症有关。
- 虽然包括内科、内镜以及外科手术等多种综合治疗方法，但 PSC 患者的生存期仍没有明显改善。肝移植仍旧是晚期 PSC 患者的一种重要的治疗手段。

二、定义和诊断标准

1.PSC 是一种原发性胆管硬化性疾病,与继发性硬化性胆管炎的鉴别在于有无明确的病因(表 15.1)。

• PSC 的诊断是在排除继发性硬化性胆管炎的前提下,根据胆汁生化指标,以及磁共振造影(MRCP)、内镜逆行胰胆管造影术(ERCP)或经皮肝穿刺胆道造影检查结果,包括胆管多灶性狭窄、节段性扩张改变。MRCP 可以诊断出大多数病例,但 ERCP 仍然是金标准。

• 在典型病例中,肝穿刺活检无明显特异性(图 15.1)。

表 15.1 继发性硬化性胆管炎

胆管癌
胆总管结石和慢性化脓性胆管炎
手术或创伤导致的胆道缺血
胆管化学性损伤(如动脉导管化疗)
病原体感染
先天性胆管畸形
获得性免疫缺陷相关的胆道病变
组织细胞增生症
弥漫性肝内恶性肿瘤

2. 小胆管性 PBC 是指患者的组织学改变与典型病例一致,但是胆管造影无明显异常的疾病。

3.PSC 并发自身免疫性肝炎(AIH)的患者具有两种疾病的共同特点,主要影响儿童和年轻人,在某些情况下,AIH 促进 PSC 的进程。

4.IgG$_4$ 相关的硬化性胆管炎不同于 PSC,是一种与自身免疫胰腺炎相关的疾病。

三、临床表现

1. 人口统计学特征

a. PSC 患者的平均年龄为 35~40 岁,但也见于儿童和老年人。

b. 男性占 2/3。

60%~80% 的患者并发炎症性肠病,其中以溃疡性结肠炎(UC)和克罗恩病最常见。其特点包括:广泛性肠炎、直肠不受累、反流性回肠炎和其他一些隐匿性症状。

2. 体征:原发性硬化性胆管炎患者的体征多变,见表 15.2。

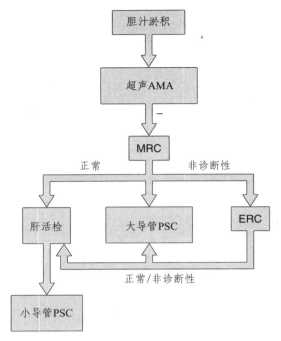

图 15.1 淤胆型肝生化结果、超声无法诊断、抗线粒体抗体阴性患者的评估方法。若磁共振胰胆管成像质量好,其特异度可高于 95%。当成像质量不佳时,虽然敏感度很高(约 85%),在炎症性肠病患者中仍需行经内镜逆行胆管造影。

表 15.2 　原发性硬化性胆管炎患者的症状和体征

	比例(%)		比例(%)
无症状	44		
症状		体征	
乏力	75	肝脏肿大	34~62
体重下降	40	黄疸	30~65
腹痛	37	色素沉着	25
瘙痒	30~70	脾大	20~30
黄疸	30~65	黄色瘤	4
发热	17~35		
静脉曲张出血	4~15		
腹水	4~5		

3. 表 15.3 和表 15.4 提示诊断时可能出现的异常生化和免疫性抗体指标。

4.PSC 的组织学特点包括:胆管周围纤维化、炎症以及交替性出现的导管增殖、导管闭塞或缺失。

表 15.3　原发性硬化性胆管炎患者出现的异常生化指标

生化指标	异常结果（%）
血清碱性磷酸酶	91~99
血清氨基转移酶	95
血清胆红素	41~65
高丙种球蛋白血症	30
血浆清蛋白	20
凝血酶原时间	10

表 15.4　原发性硬化性胆管炎患者可检出的异常抗体

抗体	比例（%）
核周抗嗜中性粒细胞胞质抗体（pANCA）	50~80
抗核抗体（ANA）	35
抗平滑肌抗体（ASMA）	15
抗丙种球蛋白细胞抗体	13~20
抗心磷脂抗体	7~77
甲状腺过氧化物酶	7~16
甲状腺球蛋白	4~66
类风湿因子	4

5. PSC 最常见的影像学特点包括：

• 呈弥漫性、多灶性、环形狭窄，胆管直径正常或轻度扩张。

• 呈节段性、带状狭窄。

• 囊状扩张。

原发性硬化性胆管炎伴发的其他疾病

1. 多种疾病与原发性硬化性胆管炎相关（表 15.5）。

2. PSC 伴发的多种疾病中，以炎症性肠病（IBD）最为常见且最重要。

• IBD 的诊断通常先于 PSC 的诊断；然而，原发性硬化性胆管炎的发病可先于结肠炎的诊断，或发生于直肠结肠切除术后的数年。此外，IBD 可首次发生于 PSC 患者肝移植术后。

• 伴有或不伴有 IBD 的 PSC 患者疾病的进展和严重程度均没有差异。

• PSC 伴发溃疡性结肠炎与单纯溃疡性结肠炎患者相比，行结直肠切除术或者回肠贮袋肛管吻合术后发生结肠炎的风险增加。

• 原发性硬化性胆管炎并发溃疡性结肠炎的患者与仅患有溃疡性结肠炎的患者相比，患上结直肠癌的风险增加（图 15.2）。

表 15.5　原发性硬化性胆管炎相关的疾病

疾病	患病率（%）
炎症性肠病	80
1 型糖尿病	10
甲状腺疾病	8
牛皮癣	4
类风湿性关节炎	3
脂肪泻	2
系统性红斑狼疮	2
结节病	1
任何自身免疫性疾病	24
免疫性血小板减少性紫癜	< 1*
系统性硬化症 / 腹膜后纤维化	< 1*
免疫性血小板减少性紫癜	< 1*

* 限于案例报道

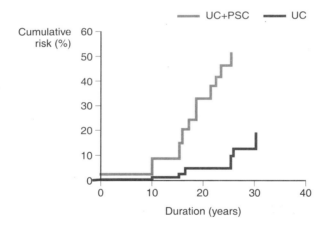

图 15.2　PSC 并发 UC 的患者与仅患 UC 的患者相比，患结直肠癌的风险增加。（FromJayaram H, Satsangi J, Chapman RW. Increased colorectal neoplasm in chronic ulcerative colitis complicated by primary sclerosing cholangitis: fact or fiction? Gut 2001; 48:430–434. PSC, primary sclerosing cholangitis; UC, ulcerative colitis）

- 服用熊去氧胆酸能够降低 PSC 伴发溃疡性结肠炎患者疾患结直肠癌的风险。

四、流行病学

1. PSC 的患病率和发病率呈现地域性，与 IBD 的患病率密切相关。

• 报道称原发性硬化性胆管炎的发病率为 0.9~1.3/10 万 / 年,患病率为 8.5~14.2/10 万,在挪威的奥斯陆、威尔士、明尼苏达州的奥姆斯特郡发病率和患病率均无明显差异。

• 欧洲南部、亚洲和阿拉斯加的患病率较低。

• PSC 的发病率在上升,这反映出因 ERC 和 MRC 使用增多而导致了不确定性风险上升。

2. 原发性硬化性胆管炎患者中炎症性肠病的患病率为 2.4%~7.5%。

3. PSC 患者并发 IBD 呈现地域性分布。

• 在北欧和北美的患病率最高达 75%~98%,在欧洲南部和亚洲最低约为 21%~44%

• PSC 伴发 IBD 的患病率正在下降。

五、病因和发病机制

PSC 的发病原因并不清楚,但一般认为有先天因素和后天因素。尽管 PSC 通常被认为是一种自身免疫性疾病,但是它的几个特点却无法支持这个假设,包括缺乏女性多发倾向、缺乏疾病特异性的抗体、对皮质类固醇激素和其他免疫抑制剂治疗反应不佳。相反,PSC 可能更加类似于炎症性肠病,是对致病菌产生异常的先天性免疫应答。

1. 遗传因素(表 15.6)

a. PSC 患者直系亲属的患病率升高 100 倍,提示其具有一种重要的特定基因组成。

b. 全基因组测序研究证实,人白细胞抗原(HLA)对 PSC 患病风险的影响最大。

表 15.6　与原发性硬化性胆管炎发病风险及疾病进展相关的基因

与高发病风险相关的		
基因 / 区域	功能 / 机制	优势比
HLA-B8 DR3	所涉基因尚不明确;多个基因可能与此区域互动并影响免疫应答。	4.8
HLA-C1	与杀伤细胞免疫球蛋白受体结合,以减少对 NK 细胞的抑制	3.1
GPC6	尚不明确,但可能参与调节单管上皮细胞的炎症应答	0.7
TGR5	G 蛋白配伍的胆汁酸受体,激活巨噬细胞以抑制细胞因子分泌	1.14
与疾病进展相关的		
基因 / 区域	功能 / 机制	相对危险度

（待续）

（续表）

SXR	调节保护胆汁酸损伤的类固醇异生物受体；等位基因与生存而非易感性相关。	1.8
MDR3(ABDB4)	微管磷脂外翻酶；缺陷可影响胆源性磷脂酰胆碱的分泌	1.6

- PSC 患者人白细胞抗原（HLA）-B8 和 HLA-DR3 的携带率是 40%，高于未患患者群的 20%。
- 肝移植手术的非裔美国人的原发性硬化性胆管炎与 HLA-B8 而非 HLA-DR3 相关，这项研究暗示致病的病因与 HLA-B 基因的关系更为密切。
- 引起 IBD 的基因中，有几种可 PSC 的患病风险。
- 胆汁酸代谢的相关基因参与 PSC 的发生和发展（分别为 TGR5 和 SXR）。

2. 免疫机制

a. 异常淋巴细胞

- PSC 患者肝脏中表达的 CCR9 趋化因子受体和 $\alpha_4\beta_7$ 整合素是肠道淋巴细胞的标志，它们也表达于原发性硬化性胆管炎患者肝脏的淋巴细胞。
- 原发性硬化性胆管炎患者肝脏异常表达的 CXCL21 和 MAdCAM-1 是 CCR9 趋化因子受体和 $\alpha_4\beta_7$ 整合素的配体。
- 这些细胞存在一个记忆表型，提示它们在肠道炎症过程中产生，然后循环至肝脏，与肝脏中异常表达的趋化因子受体和黏附分子结合。这也许可以解释为什么结肠切除术后 PSC 能够发生。

b. 可能来自于肠上皮细胞受损或者炎症引起的细菌的病原性相关分子模式（PAMPs）激活先天免疫应答。

- 模式识别受体包括 Toll 样受体（TLR）和 CD14，细菌病原体相关分子模式通过模式识别受体激活巨噬细胞、树突状细胞和自然杀伤（NK）细胞导致细胞因子的分泌。反之，又激活 NK 细胞（白细胞介素 12），促进淋巴细胞的聚集和活化。
- 在一些 PSC 患者的血清中发现针对胆管上皮细胞（BEC）的 IgG 抗体，BEC 分泌的这些抗体能够诱导 TLR4 和 TLR9 表达粒细胞 - 巨噬细胞集落刺激因子 IL-1 和 IL-8β，反过来又会引起中性粒细胞、巨噬细胞和 T 淋巴细胞的聚集。
- 胆管上皮细胞也可以通过激活 TLR 分泌炎性细胞因子。

c. 胆汁毒性

- 磷脂缺乏不仅会导致胆汁酸的毒性增强，也会导致胆固醇胆汁过饱和，胆固醇胆汁可促进 BEC 的氧化。
- 是导致疾病进展的主要还是次要因素尚不清楚。

六、自然史

　　PSC 是最常见的一种缓慢进展的疾病,从明确诊断时起,其中位生存期为 12~16 年,在 6 年的随访中发现,对于诊断时无症状的患者, 75% 在临床和组织学上持续进展, 30% 发展为肝衰竭。几个预后模型已经被用来定义与生存相关的独立变量(表 15.7)。与大胆管 PSC 相比,小胆管 PSC 的患者预后更好(图 15.3)。

表 15.7　原发性硬化性胆管炎预后模式中与生存有关的独立变量的应用

梅奥诊所 (N=174)	国王学院 (N=126)	多中心 (N=426)	瑞典 (N=306)	多中心(修订的) (N=405)
年龄	年龄	年龄	年龄	年龄
胆红素	肝大	胆红素	胆红素	胆红素
组织学分期	组织学分期	组织学分期	组织学分期	天冬氨酸转氨酶
血红蛋白	脾大	脾大	组织学分期	静脉曲张出血
炎症性肠病	碱性磷酸酶			清蛋白

　　1.PSC 的终末期通常出现门静脉高压症的常见并发症,包括腹水、自发性细菌性腹膜炎、肝性脑病等。在其他胆道类型的肝损伤疾病中,食管静脉曲张往往会在疾病早期出现,有时甚至出现在肝硬化之前。

　　2.据报道 30% 的 PSC 患者同时患有胆管细胞癌(CCA)。最近的研究报道其累积发病率为(7%~9%)10 年,诊断后一年内发病率为最高。CCA 的风险因素包括血

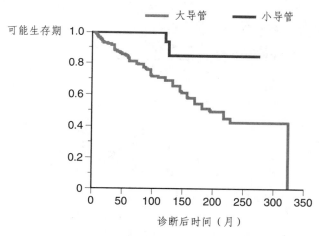

图 15.3　小导管和大导管 PSC 患者的 Kaplan–Meier 预测生存曲线(FromBjornsson E, Boberg KM, Cullen S, et al. Patients with small duct primary sclerosing cholangitis have a favourable long-term prognosis. Gut 2002; 51:731－735.)

清胆红素升高,静脉曲张破裂出血,结直肠切除术,持续的溃疡性结肠炎和NKG2D基因的遗传变异。

七、治疗

1. 药物治疗一直令人失望,还没有临床对照研究显示能够提高生存率。

• 在一项大型长期随机安慰剂对照试验中,UDCA是最广泛用于研究的药物。其实验剂量分别为13~15 mg/(kg·d),17~23 mg/(kg·d)和28~30 mg/(kg·d)。其普遍能够改善生化指标。但在最高剂量时,会导致死亡率和肝移植率增加(图15.4)。

• 对糖皮质激素和其他免疫抑制药物的小样本试验研究结果显示无显著差异。例外情况如下:在PSC并发AIH的儿童患者中,免疫抑制能够逆转胆管狭窄;在PSC并发AIH的成年患者以及IgG相关的胆管炎患者中,糖皮质激素也可能起一定作用。

• 抗生素甲硝唑治疗成人患者的随机对照试验研究(与UDCA对比)和万古霉治疗小儿患者的一系列非盲病例对照实验研究结果显示,其对PSC有疗效。

2. 尽管内镜治疗和放射治疗已被证实能够降低黄疸和缓解细菌性胆管炎,但这些治疗的长期疗效如阻止疾病进展方面尚未被证实。

3. 胆道重建外科手术也被证实具有疗效,能缓解PSC患者的症状,除外CCA患者。然而,长期疗效如阻止疾病进展方面也未得到证实。此外,胆道重建手术增加备行肝移植手术患者的发病率,因此应该尽量避免该手术。

4. 肝移植是目前治疗终末期PSC患者的首选治疗方法。在PSC患者肝移植术后1年生存率高达90%,5年生存率高达85%(见第31章)。

• 肝移植的适应证与其他慢性肝病相似。与PSC相关的其他适应证包括顽固性皮肤瘙痒、复发性胆管炎和早期的CCA。

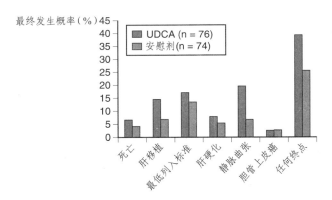

图 15.4 高剂量[28~30 mg/(kg·d)]UDCA与安慰剂相比,会加大终点(危险比率,2.27;P=0.008)。(From Lindor KD, Kowdley KV, Luketic VA, et al. High-dose ursodeoxycholic acid for the treatment of primary sclerosing cholangitis. Hepatology 2009; 50:808 - 814.)(见彩插)

• 5~10 年后 PSC 的复发率在 20%~25%。然而,由于缺乏诊断标准和潜在的干扰因素包括慢性排斥反应、巨细胞病毒感染和肝动脉血栓形成等使复发性 PSC 难以诊断。

八、并发症及其治疗

1. 治疗门静脉高压症相关并发症的方法与其他类型慢性肝脏疾病类似。

2. 胆管主干狭窄

• 约 30%~40% 的患者发展为胆总管狭窄,狭窄的标准为:胆总管直径 1.5 mm,或肝管直径为 1 mm。

• 最常见的部位是肝门区,虽然大部分狭窄是良性的,仍应怀疑 CCA 的可能。

• 主干狭窄应采用内镜下或介入行球囊扩张和支架置入。在所有情况下,应进行胆管上皮细胞组织学刷片检查,排除 CCA。一般不用长期置入支架。

3. 有胆道手术史和胆管主干狭窄梗阻的患者容易反复出现细菌性感染。

• 细菌性感染应使用广谱抗生素静脉治疗,胆管主干狭窄应解除梗阻。

• 扩张狭窄胆管对反复发作的细菌感染性胆管炎患者无明显作用,预防性或者按需使用能够达到高胆汁浓度的环丙沙星后往往非常有效。

4. CCA 预后差、放化疗疗效很差。大多数肝移植程序认为 CCA 并发有 PSC 是肝移植的一个绝对或相对禁忌证。良性狭窄和 CCA 难以鉴别。

• CCA 患者的 CA199 水平明显升高,细菌性胆管炎也偏高。CA199 为 130 U/mL 的水平时,敏感性和特异性分别为 79% 和 98%。

• 影像学检查无法诊断 CCA,但具有典型静脉期增强特点的患者能够明确诊断。

• 细胞刮片检查的敏感性低,约为 18%~40%,但有非常高的特异性。荧光原位杂交技术检测呈现的多体性可以提高诊断灵敏度。

• 正电子发射断层扫描(PET)无法诊断并发有 CCA 的 PSC。

• 证据表明常规筛查并不充分,但每年仍应定期进行影像学检查和 CA199 的筛查。

5. 突发瘙痒患者应评估导管主干狭窄或 CCA 的可能性。个别患者往往需要进行多种药物治疗试验,从而筛选出有效的治疗药物。

• 考来烯胺,4g~16 g/d,分次服用(应作为一线治疗)。

• 利福平,150~300 mg,bid。

• 口服阿片拮抗剂(纳曲酮 50 mg/d)。

• 舍曲林,75~100 mg/d。

• 屈大麻酚。

• 不推荐抗组胺类药物和苯巴比妥。

6. 胆囊疾病

• 在 PSC 患者中, 25% 会发展成胆结石, 大部分是黑色素结石。与疾病分期或服用熊去氧胆酸无明显关系。

• PSC 患者疾患胆囊癌和 CCA 的风险增加, 每年应进行超声检查筛选。有胆囊息肉或肿块的 PSC 患者考虑行胆囊切除术。

7. 十二指肠内胆汁酸浓度降低导致的胶束形成减少引起脂肪泻, 后者也可能与并发其他疾病如慢性胰腺炎、腹部疾病有关。

8. 脂溶性维生素(A、D、E 和 K)的缺乏与脂肪泻有关, 即使在无脂肪泻以及采用替代疗法补充不足的情况下, 也应检测脂溶性维生素 A、D、E 的水平。

9. 行结直肠切除治疗 IBD 和回肠膀胱造瘘的患者常出现静脉曲张。

• 静脉曲张破裂出血可以采用外科门体分流术或经颈静脉肝内门体分流术。

• 需要行结直肠切除术的 PSC 患者可通过采用回肠肛管吻合术预防静脉曲张破裂出血并发症的发生。

10. 在诊断时应进行骨密度测试, 以排除肝性骨营养不良, 此后每 2~3 年筛查一次。

• 骨质减少:口服钙剂 1~1.5 g/d, 维生素 D, 1000 IU/d。

• 骨质疏松症:口服钙剂和维生素 D 治疗, 并适当给予双膦酸盐。

Christopher L. Bowlus　著

张锦前　潘煜　译

参考文献

Aron JH, Bowlus CL. The immunobiology of primary sclerosing cholangitis. *Semin Immunopathol* 2009; 31:383–397.

Baluyut AR, Sherman S, Lehman GA, et al. Impact of endoscopic therapy on the survival of patients with primary sclerosing cholangitis. *Gastrointest Endosc* 2001; 53:308–312.

Bergquist A, Said K, Broome U. Changes over a 20-year period in the clinical presentation of primary sclerosing cholangitis in Sweden. *Scand J Gastroenterol* 2007; 42:88–93.

Bjornsson E, Olsson R, Bergquist A, et al. The natural history of small-duct primary sclerosing cholangitis. *Gastroenterology* 2008; 134:975–980.

Chapman R, Fevery J, Kalloo A, et al. Diagnosis and management of primary sclerosing cholangitis. *Hepatology* 2010; 51:660–678.

Claessen MM, Vleggaar FP, Tytgat KM, et al. High lifetime risk of cancer in primary sclerosing cholangitis. *J Hepatol* 2009; 50:158–164.

European Association for the Study of the Liver. EASL Clinical Practice Guidelines: management of cholestatic liver diseases. *J Hepatol* 2009; 51:237–267.

Graziadei IW. Recurrence of primary sclerosing cholangitis after liver transplantation. *Liver Transpl* 2002; 8:575–581.

Karlsen TH, Franke A, Melum E, et al. Genome-wide association analysis in primary sclerosing cholangitis. *Gastroenterology* 2010; 138:1102–1111.

Kim WR, Therneau TM, Wiesner RH, et al. A revised natural history model for primary sclerosing cholangitis. *Mayo Clin Proc* 2000; 75:688–694.

Lindor KD, Kowdley KV, Luketic VA, et al. High-dose ursodeoxycholic acid for the treatment of primary sclerosing cholangitis. *Hepatology* 2009; 50:808–814.

Loftus EV Jr, Harewood GC, Loftus CG, et al. PSC-IBD: a unique form of inflammatory bowel disease associated with primary sclerosing cholangitis. *Gut* 2005; 54:91–96.

第 16 章　遗传性血色病

要　点

1. 遗传性血色病（HH）是一种遗传性疾病,其特征为继发于肠道铁吸收调节受损的铁介导的组织损伤。
2. 遗传性血色病与蛋白编码基因突变相关,普遍特征是肠道铁吸收失调所致的铁负荷过重。
3. 1 型遗传性血色病（即 HFE 基因相关遗传性血色病）最为常见,且为常染色体隐形遗传。
4. 尽管白色人种中 HFE 基因突变很普遍,但外显率很低;因此, HFE 基因 C282Y 突变纯合子而表现完全显型的患者相对稀少。
5. 铁负荷过重的特征通常不易辨别,且仅在有进展性疾病的情况下可以被诊断,如糖尿病、肝硬化和心肌病。
6. 早期诊断并行祛铁治疗（放血疗法）的患者不影响生存率。
7. 怀疑血色病的患者应进行如下检查:铁负荷的指标（血清转铁蛋白饱和度,铁蛋白）和 HFE 基因变异分析,并且在经过选择的患者中进行肝活检组织检查（分期或诊断）。
8. 对确诊的患者应行祛铁治疗使血浆铁蛋白水平维持在至 50~100 μg/L。

一、流行病学

1. 白色人种中, HFE 基因 C282Y 突变（导致遗传性血色病最常见形式的基因缺陷）,纯合子发病率为 1:200 到 1:250,杂合子的发病率为 1:8 到 1:12。
2. C282Y 突变的外显率很低（表 16.1）。
3. 与其他突变相关的遗传性血色病相比很少见（表 16.2）。

表 16.1　C282Y 突变的外显率

外显率	定义	人口普查 C282Y 纯合子中的频率
生化指标	血清铁蛋白和转铁蛋白饱和度升高	女性 50% 男性 75%
临床指标	肝细胞癌,肝纤维化和肝硬化,掌指关节炎,或转氨酶升高	女性罕见 男性 28%

表 16.2　与遗传性血色病相关的突变

类型	常用名	相关基因及基因产物
1	经典血色病	HFE(HFE)
2a	青少年血色病	HFE2(hemojuvelin)
2b	青少年血色病	HAMP(hepcidin)
3	转铁蛋白受体 2 相关血色病	Tfr2(transferrin recptor 2)
4	膜铁转运蛋白相关铁超载	SLC40A1(ferroportin)

二、遗传学

遗传性血色病与参与体内铁平衡的多种基因的突变相关(见表 16.2)。

三、分型

HFE 血色病(1 型)

1. HFE 基因是 I 型主要组织相容性复合体样基因,位于 6 号染色体短臂端粒端 HLAA3 位点。

• 90%~95% 的患者为 C282Y 纯合子突变。

• H63D 纯合子,另一种 HFE 基因突变,与程度相对较轻的铁负荷过度相关,很少导致临床遗传性血色病。

• C282Y/H63D 复合杂合子变异占遗传性血色病的 5%~7%。

2. HFE 最初在小肠黏膜上皮隐窝细胞表达,与转铁蛋白受体和 β2 微球蛋白相互作用。

3. HFE 在铁运输和遗传性血色病发病机制中的具体作用仍不清楚。

4. C282Y 纯合性与多种外显型和临床表现相关。

5. 已知的各种影响铁吸收和积累的因素或许一定程度上可以解释表型的临床多样性:

维生素 C（抗坏血酸）摄入;膳食中铁含量;膳食铁的生物利用度;膳食铁的类型（血红素铁吸收优于非血红素铁）。

6. 调节基因的作用也可能导致疾病的多样性表现。

非 HFE 血色病

1. 与其他基因突变相关的遗传性血色病很罕见（见表 16.2）。

2. 不同于 HFE 遗传性血色病,每种非 HFE 遗传性病都与许多突变相关。

3. 2 型遗传性血色病比 HFE 血色病铁负荷更重,患者组织损伤发展更早。

4. 3 型的表现与 1 型类似。

5. 4 型有独特的临床和组织学表现:

- 铁蛋白升高,转铁蛋白饱和度正常。
- 铁主要沉积在肝脏网状内皮系统（RES）细胞。
- 患者对放血疗法耐受差。

6. 除 4 型为常染色体显性遗传,其他遗传性血色病均为常染色体隐性遗传。

三、病理生理学

铁吸收

1. 正常人仅吸收大约 10% 的膳食铁,且根据体内储铁量调节。

2. 当摄入高铁饮食,血清转铁蛋白饱和度高时,铁吸收下调。

3. 在遗传性血色病患者中,铁吸收上升且不如正常人般下调,导致了正铁平衡。

4. 遗传性血色病中,小肠黏膜铁蛋白及铁蛋白 mRNA 不成比例减少,这通常与铁缺乏有关,可经铁补充纠正。

5. 铁吸收是将铁从肠腔吸收到肠上皮细胞并转移到血浆,这两个环节在遗传性血色病中均增加。体内动态试验表明,从肠浆膜面向血浆的铁运输增加,导致了铁吸收增加。

6. HFE 基因突变的作用由肝细胞水平铁储量所致的肝铁调素表达不足所介导,导致无法抑制十二指肠的铁吸收,使铁超载。

1、2、3 型遗传性血色病的实质沉积

1. 铁在多种器官沉积,包括肝脏、心脏、胰腺、关节、皮肤、性腺及其他内分泌器官。

2. 遗传性血色病铁的主要沉积部位是肝,这符合肝是铁的重要存储器官。

3. 铁在肝细胞沉积的主要形式是铁蛋白,随后是含铁血黄素,从汇管区周围（1

区）到中央静脉周围（3 区）铁的沉积程度逐渐减轻。

4. 在病程晚期,铁可以沉积在库普弗细胞及胆管细胞中。

5. 血清转铁蛋白饱和度上升加速了肝脏铁沉积,引起向各器官铁运输的增加。

6. 在病程晚期,非转铁蛋白结合铁可能对转送及毒性起重要作用。

7. 铁在网织内皮组织细胞中储存可能也有缺陷。

酒精摄入对遗传性血色病的影响

1. 大量饮酒导致 C282Y 纯合子血清铁标志升高,临床病变严重及肝硬化、肝癌（HCC）风险上升。

2. 此类患者肝纤维化、肝硬化发病年龄较早且发病时肝脏铁水平较低。

遗传性血色病肝损伤

1. 遗传性血色病肝脏病变的进展过程是从肝纤维化到肝硬化再到 HCC。

2. 过量的铁可以介导肝损伤和（或）促进肝纤维化,几种机制如下:
- 铁能够催化自由基的形成,而自由基能够破坏细胞器。
- 铁能够直接破坏 DNA,导致变异及产生致癌物。
- 铁可通过增加胶原合成直接导致纤维化。

3. 大量饮酒可通过加速氧化或非氧化介导的组织损伤而致肝损伤。

4. 遗传性血色病肝病的特征是进行性纤维化,但却没有明显的炎症。

5. 若有肝炎表现（炎性改变）,提示有病毒感染或酒精性肝病。

6. 长期铁过量会导致肝硬化和肝细胞癌;然而,不伴肝硬化的肝癌很少见。

7. 肝铁含量过量与纤维化及肝硬化之间相互关联。

8. 肝纤维化及肝硬化在男性 40 岁后、女性 50 岁后出现。如果有明显的危险因素（如,病毒性肝炎或酒精）,出现肝硬化和肝纤维化的时间会更早。

四、临床特征

1. 1960 年之前,患者通常因为症状"古铜色糖尿病"、关节炎、肝病、心功能衰竭等而被诊断为遗传性血色病。

2. 由于对此病的认识增加,现在患者经常在无症状的时候就进行实验室检查。

3. 无症状的遗传性血色病通常是在如下条件中发现血清铁标志升高而诊断的:
- 血清转氨酶升高。
- 血清铁标志测量。
- 家族或人群筛查。

4. 诊断遗传性血色病时,最常见的症状如下:

- 虚弱、乏力、疲惫或嗜睡。
- 关节痛或关节炎(女性更常见)。
- 非特异性右上腹痛。
- 性欲减退或阳痿(男性)。

5. 其他表现如下:

- 皮肤色素沉淀增加。
- 糖尿病。
- 闭经(女性)。
- 肝病。
- 心脏病。
- 感染。

肝病

1. HFE 型遗传性血色病的患者肝脏铁沉积增加,铁蛋白升高。

2. 肝脏病变的严重程度通常与铁负荷的严重程度相关,尽管并存的肝病可以增加肝损伤程度。

3. 转氨酶水平常轻度增高,且在祛铁后恢复正常。

4. 若在肝纤维化和肝硬化发生前完成祛铁并维持,肝脏并发症的风险不增加。

5. 进展为肝硬化时,即便完成祛铁,肝癌的风险也增高。

6. 遗传性血色病患者中慢性乙型、丙型肝炎及酗酒患病率增加。

7. 大量饮酒与遗传性血色病患者的严重病变相关。

心脏病

1. 遗传性血色病(尤其 2 型)可与心功能不全和心律失常相关。

- 心功能不全可表现为限制性心肌病或扩张性心肌病。
- 可发生房室节律异常。

2. HFE 型遗传性血色病中心脏病变发生相对较晚,在进展为扩张性心肌病前行祛铁治疗可改善心功能。因此,由于患者的诊断治疗多早于心脏病变,目前心功能不全的表现少见。

3. 心肌病是肝移植术后病死的主要原因。

糖尿病

1. 可能是由于胰腺内的铁的沉积。

2. 经常可见血浆胰岛素水平增加,提示胰岛素抵抗(2 型)。

关节病

1. 是发病的主要原因。

2. 典型病变在 2、3 掌指关节,其他掌指关节及腕关节也常受累,较少累及的部位包括肩关节、髋关节、膝关节和踝关节。

3. 病理特征包括关节腔狭窄,软骨钙化,软骨下囊肿及骨量减少。

4. 祛铁也无法改善。

感染

1. 遗传性血色病患者细菌、病毒或真菌感染的概率增加。

2. 遗传性血色患者感染概率上升,可能是由于铁介导的固有免疫和获得性免疫反应损伤。

3. 与遗传性血色病有关的不常见的细菌感染:

- 创伤弧菌。
- 结肠炎耶氏菌。
- 假性结核病耶氏菌。
- 李斯特单细胞杆菌。

五、自然病程和预后

1. 遗传性血色病肝病进展缓慢,当肝铁的含量少于 200 μmol/g(干重)时,病变通常是轻微的(除非伴肝炎或酒精滥用)。

2. 铁负荷过重相关死亡患者大约 60% 死于肝衰竭和肝细胞癌。

3. 遗传性血色病肝硬化患者患肝细胞癌的概率大大增加(增加 20~200 倍)。

4. 偶然可发生胆管癌。

5. 对于非肝胆癌症的风险增高存在关注,但数据之间有冲突。

6. 某些表现(不适、乏力、皮肤色素沉着、糖尿病、腹痛)随祛铁而增长,某些(关节病、性腺功能减退症、肝硬化)则不增长。

7. 无肝硬化或糖尿病的患者如果坚持治疗会达到正常人的寿命。

8. 有肝硬化或糖尿病的患者预期寿命大大减少,但预后随祛铁而改善。

9. 肝病晚期或肝癌的遗传性血色病患者需接受肝移植。

10. 遗传性血色病的肝移植感染风险增高,尤其是真菌感染,生存率下降。

11. 遗传性血色病移植后,结局较其他可致铁负荷加重的疾病更差;但其结局近年来已有改善。

六、诊断

临床表现及实验室检查

1. 以下情况应考虑遗传性血色病（图 16.1）：

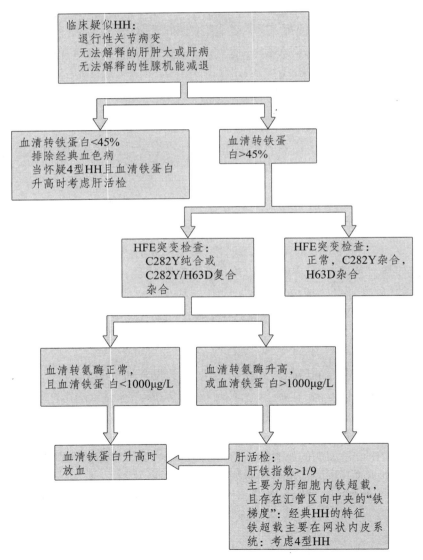

图 16.1　遗传性血色病（HH）诊断与治疗流程图。

- 退行性关节病。
- 其他原因无法解释的肝大或肝病。
- 其他原因无法解释的性腺功能减退。
- 血清转铁蛋白饱和度及铁蛋白升高。

2. 考虑遗传性血色病时,首先应行血清转铁蛋白饱和度及铁蛋白检测。

3. 血清转铁蛋白饱和度较血清铁蛋白更敏感:

- 血清转铁蛋白饱和度升高是遗传性血色病的最早表现。
- 血清铁蛋白是急性期反应产物,在严重或其他慢性肝病都有升高(如非酒精性脂肪肝、慢性丙型肝炎、酒精性肝病)。

4. 转铁蛋白的生理性及餐后变化可能是实验室误差的主要来源,故检测最好在一夜禁食后进行。

5. 转铁蛋白饱和度超过正常值的 45% 则应进一步检查是否患有遗传性血色病。

6. 转铁蛋白饱和度正常,铁蛋白独立升高,可能提示 4 型遗传性血色病。

基因分型

1. 所有转铁蛋白饱和度持续增高的患者均应行 HFE 基因突变分析,尤其是铁蛋白同时升高者。

2. 在适宜的临床环境中,若发现 C282Y 纯合子或 C282Y/H63D 复合杂合子则可确诊。

3. 临床尚无非 HFE 突变型遗传性血色病的基因诊断。

肝活检

1. 以下两种情况需要肝活组织检查:

- 疑似遗传性血色病但基因分型阴性患者的诊断。
- 确诊遗传性血色病患者的分期(伴或不伴肝硬化)。

2. 诊断性肝活组织检查涉及两项研究(表 16.3):肝脏铁指数及肝铁染色。

表 16.3　肝活检评价肝脏铁超载

研究	评论
检测新鲜或保存的组织中肝铁指数(肝脏中的铁浓度 µmol/g 除以患者年龄)	在表型 HH 患者中肝铁指数常大于 1.9,但在很多 C282Y 纯合子中小于 1.9
肝脏铁染色(普鲁士蓝染色)	很重要,因样本误差可导致肝铁指数偏低

3. 肝活组织检查用于分期的重要性如下:

- 无临床征象时,组织病理学研究是确定有无肝硬化的唯一可靠方法。

- 肝硬化患者死亡率增高且易患肝细胞癌。
- 有无肝硬化的治疗措施不同（如肝硬化患者应监视肝细胞癌的发生）。

4. 只有血清转转氨酶水平升高或铁蛋白 >1000 μg/L 的 C282Y 纯合子患者才需要通过肝活组织检查分期，因为当这两项指标缺如时，肝硬化发病率很低。

其他检查

1. 肝脏磁共振成像可定量估计肝铁含量；且不存在肝活组织检查的两项主要缺点：侵入性与样本差异性。

2. 无需肝活组织检查时，定量放血可用于估计铁负荷。每次放血 500 mL（约含 250 mg 铁），若致铁缺乏性红细胞生成所需的祛铁量为 4 g 或以上，则提示严重铁超载。

七、鉴别诊断

1. 继发性铁负荷增加见于以下情况：红细胞更新增加（如，无效性红细胞生成障碍）；反复输血；以上情况并存。

2. 继发性铁负荷增加的原因可归类为：

a. 有铁超载的贫血，有或无输血。

- 主要为地中海贫血。
- 铁粒幼细胞贫血。
- 慢性溶血性贫血。

b. 饮食铁过量（少见）。

c. 与慢性肝病相关的铁负荷增加。

- 酒精性肝病。
- 慢性乙型肝炎或丙型肝炎。
- 非酒精性脂肪性肝病。

d. 其他病因。

- 迟发性皮肤卟啉病。
- 非洲铁超负荷。
- 新生儿血色素沉着病。
- 血浆铜蓝蛋白缺乏症。
- 转铁蛋白缺乏症。

3. 以下特点有助于区分慢性贫血相关的继发性铁超载与遗传性血色病：

- 继发性铁超载的肝活组织检查提示铁主要沉积在库普弗细胞及网状内皮组织细胞中，而在肝细胞中缺乏。这些继发性情况中，没有汇管区周围到中心静脉周围的含铁梯度,与 4 型模式类似。

- 定量放血疗法,祛铁量小于 4g 时出现铁缺乏性红细胞生成。

八、治疗

1. 系列放血疗法祛铁是治疗的基础。

2. **放血疗法的推荐方案**

- 每周或每两周 1 次,放血 500mL(约含铁 250mg),直到血清铁蛋白维持在 50~100 μg/L。
- 每次治疗后应测红细胞比容,每 3 个月(10~12 次放血治疗)评估 1 次血清铁蛋白。
- 当红细胞比容低于 32% 时,放血疗法应暂缓,且频率减低为两周 1 次。
- 当血清铁蛋白低于 50 μg/L 时,应每 3~4 个月检测 1 次,放血疗法仍须重复进行以维持血清铁蛋白在 50~100 μg/L。
- 维持性放血的频率依赖于铁沉积的速度(通常需要每 2~4 个月 1 次)。

3. **放血疗法的注意事项**

- 每次放血前应检查红细胞比容以防贫血,并保证充足的蛋白质、维生素 B_{12}、叶酸摄入。
- 应避免大量摄入抗坏血酸和柠檬酸以及高铁饮食。可适量食用红肉。
- 进行放血疗法期间禁酒。

4. 由于创伤弧菌的易感性增高,患者应避免生食海鲜或将开放伤口暴露到温暖海水中。祛铁后不改变这种易感性。

5. 铁螯合剂(去铁胺、去铁酮和地拉罗司)效果差、价格高且不良反应严重,因此,仅用于贫血或不耐受放血疗法的患者。

九、筛查

家族筛查

1. 所有确诊患者的直系亲属都应筛查。

2. 检查应包括 HFE 突变分析和禁食转铁蛋白饱和度和铁蛋白。

3. HFE 突变遗传性血色病患者的亲属若 HFE 突变阴性,则无需后续检测。

4. HFE 突变阳性的亲属应每年监测铁蛋白,必要时行放血治疗。

人群筛查

1. 人群筛查仍有争议。

2. 不推荐基因型筛查（HFE 突变分析），因遗传性血色病的外显率低，且检查会导致精神创伤和遗传歧视。

3. 表型筛查（转铁蛋白饱和度）适用于人群筛查，但年轻人的阴性结果应谨慎解读，因其随后有可能出现转铁蛋白饱和度升高。

Jacob Alexander，Kris V. Kowdley 著

任天羿　王玥　译

参考文献

Adams PC, Barton JC. Haemochromatosis. *Lancet* 2007; 370:1855–1860.

Allen KJ, Gurrin LC, Constantine CC, et al. Iron-overload-related disease in HFE hereditary hemochromatosis. *N Engl J Med* 2008; 358:221–230.

Fix OK, Kowdley KV. Hereditary hemochromatosis. *Minerva Med* 2008; 99:605–617.

Franchini M. Hereditary iron overload: update on pathophysiology, diagnosis, and treatment. *Am J Hematol* 2006; 81:202–209.

Olynyk JK, Trinder D, Ramm GA, et al. Hereditary hemochromatosis in the post-HFE era. *Hepatology* 2008; 48:991–1001.

Online Mendelian Inheritance in Man (OMIM). Johns Hopkins University, Baltimore. MIM No. 235200: 01/07/2010. Available at http://www.ncbi.nlm.nih.gov/omim/235200.

Pietrangelo A. Hemochromatosis: an endocrine liver disease. *Hepatology* 2007; 46:1291–1301.

Tavill AS. American Association for the Study of Liver Diseases, American College of Gastroenterology, American Gastroenterological Association. Diagnosis and management of hemochromatosis. *Hepatology* 2001; 33:1321–1328.

Weiss G. Genetic mechanisms and modifying factors in hereditary hemochromatosis. *Nat Rev Gastroenterol Hepatol* 2010; 7:50–58.

第 17 章

Wilson 病及相关疾病

要　点

1. Wilson 病（WD）基因位于第 13 号染色体上,编码铜转运 P- 型 ATP 酶蛋白,该蛋白最初表达在肝细胞内的高尔基体内。
2. Wilson 病基因表达产物缺陷或受损是铜与铜蓝蛋白结合减少和铜胆汁排泄障碍的原因。
3. 有症状的 Wilson 病患者大多表现为肝脏或神经精神方面的特征;肝的表现包括暴发性肝衰竭、慢性肝炎和肝硬化。
4. 血清铜蓝蛋白水平低的患者,K-F 环阴性 Wilson 病的诊断,要求测定肝内铜含量。
5. DNA 标记研究主要限于年轻家庭成员的基因普查或疑难诊断,可以用患者的 DNA 作为参考。
6. 治疗 Wilson 病的首选药物是 D- 青霉胺,其他药物包括锌、曲恩汀、螯合剂。联合治疗(如曲恩汀联合锌)的前景不错。
7. 肝移植适用于暴发性肝衰竭或对治疗无反应的失代偿性硬化的患者。

一、铜的代谢（图 17.1 和图 17.2）

1. 饮食铜（1~2 mg/d）主动运输到小肠上皮细胞。

2. 部分铜（25%~60%）被吸收和转运至门静脉循环与血浆清蛋白结合,其余上皮细胞内的铜与金属蛋白结合,当小肠上皮细胞脱落时排出体外。吸收的铜少量随尿排泄,被肝细胞吸收的铜大部分经胆道排泄,或合成铜蓝蛋白,或储存于肝内。

3. Menkes 基因产物（*ATP7A*）很有可能在铜的吸收中起重要作用。

4. 仅有一小部分血浆清蛋白结合铜在正常情况下经肾排泄（低于 50 μg/24 h）,大部分被肝细胞摄取。

5. 在肝细胞内,铜与金属蛋白和金属硫蛋白或谷胱甘肽结合而解毒,并被用来作

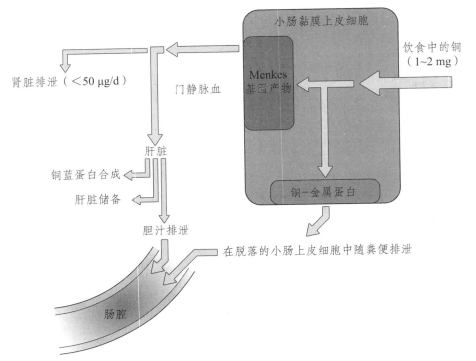

图 17.1 铜的吸收和排泄:饮食铜被转运至小肠黏膜上皮细胞,25%~60%在 Menkes 基因产物调节下吸收。小肠黏膜上皮细胞内其余的铜与金属蛋白结合,当小肠上皮细胞脱落时排出体外。吸收的铜少量随尿排泄,被肝细胞吸收的铜大部分经胆道排泄,或合成铜蓝蛋白,或储存于肝内。

为细胞内特殊酶的辅助因子掺入铜蓝蛋白内,或随胆汁排泄。

　　6. 铜掺入铜蓝蛋白的位点可能是高尔基体。Wilson 病基因产物(*ATP7B*)也被称为三磷腺苷酶(ATPase),据推测负责铜在细胞内转运并随后掺入铜蓝蛋白。

　　7. 铜转运到细胞内特异位置是通过名为铜伴侣蛋白的小胞浆蛋白介导的。

　　8. 当肝细胞的铜含量增加时, Wilson ATPase 从高尔基体转运网络到临近的小泡结构,其后转运到胆管膜。

　　9. 铜的胆汁排泄部分通过小泡途径。此外不太重要的排泄途径是铜－谷胱苷肽。第三种潜在的排泄途径是通过浆膜内的铜的特有转运装置。

二、遗传学

　　1. Wilson 病是一种基因频率为 0.3%~0.7% 的常染色体隐性遗传病,杂合子携带率较高,高于 1：100。在 1985 年, Wilson 病基因被连接在红细胞酶及酯酶 D 上,并定位于第 13 号染色体。

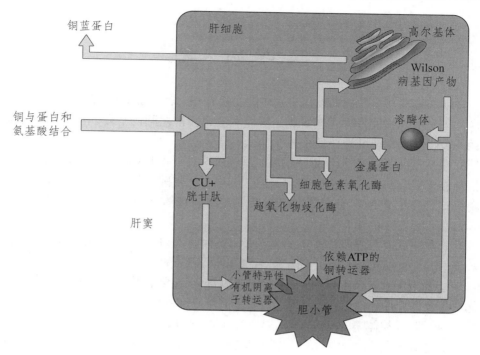

图 17.2　肝细胞的铜代谢：铜被肝细胞摄取，与金属蛋白和谷胱甘肽结合。一部分细胞内铜与金属酶结合，被 Wilson 病基因（ATP7B）转运进入高尔基体，与铜蓝蛋白结合，推测铜从高尔基体运送至溶酶体小泡，随后在胆汁内排泄。与谷胱苷肽结合的铜也通过小管特异性有机阴离子转运器（cMOAT）排泄或直接与依赖 ATP 的铜转运器结合。

2. 1993 年，三个不同的研究组应用定位克隆技术分离出 Wilson 病基因。这个基因称作 *ATP7B*，长度 80 kb，编码 7.5 kb 的主要在肝、肾、胎盘表达的转录产物。

3. 基因产物是一个 1466 个氨基酸的蛋白，是一种阳离子转运 P 型 ATP 酶，与 Menkes 基因（*ATP7A*）产物高度同源，铜转运 ATP 酶（copA）见于 hirae 肠球菌的耐铜株。

4. 至今已证明 Wilson 病基因有超过 269 种致病变异。绝大多数突变为错义突变。相较而言，只有非常少的患者是在同一变异位点的纯合子变异，而大部分患者是复合的杂合子变异（即，两个不同的等位基因）。

• 尽管该病的临床表现多样，在 *ATPB7* 基因的等位基因异质性似乎与在患者中观察到的明显的临床表现差异无关。

• 虽然一个正常的等位基因足以防止临床疾病的发生，但 Wilson 病基因的杂合子可以表现为铜代谢亚临床异常。

三、发病机制

1. 铜的毒性在这种病的发病机制中起主要作用,受影响的器官铜水平升高。

2. 正常的铜代谢依赖于铜胃肠道吸收和胆道排泄之间的平衡,Wilson 病患者肠道铜的吸收与正常或肝硬化的个体没什么不同。

3. 在 Wilson 病患者胆汁排泄铜减少。研究表明,铜进入溶酶体可能缺陷,但溶酶体铜释放至胆汁正常。研究者提出,通过 Wilson 病基因产物将铜运输至高尔基体是溶酶体途径所必需的。而这个过程依赖于在高尔基体运输网络和小泡间隔之间的 Wilson 病蛋白循环的正常。

4. 血浆缺少铜蓝蛋白在 Wilson 病发病机制中可能不起作用。铜蓝蛋白比铜结合铜蓝蛋白的半衰期短,血清铜兰蛋白水平低被认为是铜与铜蓝蛋白结合少的结果。

5. 过多的铜通过产生自由基,引起脂质过氧化、抗氧化物质耗损和铜－蛋白多聚体化发挥毒性作用,导致坏死和凋亡。氧化损伤导致的形态学异常已确定,特别是在线粒体内(即,线粒体嵴的增大、扩张,晶状体的沉积)。

6. 脑基底核的病理性铜沉积,特别是在尾核、豆状核,引起该病的神经、精神症状,而过多的铜沉积在角膜后弹力层会导致 K-F 环出现。

四、临床表现

虽然大部分 WD 患者有肝脏的或神经系统的表现,但也可以无症状。5 岁前很少出现临床症状,而大多数未经治疗的患者直到 40 岁才出现症状,他们一般表现为神经症状,而这些症状常常被忽视。通过对大量病例的研究发现,首发症状为肝病的占 42%,神经系统疾病的占 34%,精神病的占 10%,血液病占 12%;少数患者表现为肾脏、骨骼、心脏、眼科、内分泌和皮肤病等各方面疾病。

肝病

首发的肝病表现比神经系统疾病的表现更易于发生在较年轻的患者(中位 10~12 岁)。表现为肝硬化、慢性肝炎和暴发性肝衰竭。

1. 肝硬化

- 疾病早期没有或仅有轻微症状,肝功能检查接近正常。
- 晚期隐匿地进展为肝硬化及肝衰竭。
- 发生肝细胞癌的少见,尽管有这方面的报道。

2. 慢性肝炎

- 年轻患者的临床特征与病毒性或自身免疫性慢性肝炎难以区分。
- 35 岁以下慢性肝炎患者不到 5% 原发疾病为 Wilson 病，Wilson 病有 5%~30% 表现为慢性肝炎。
- 在已有严重的肝细胞坏死和炎症时，血清转氨酶中度升高是 Wilson 病慢性肝炎的一个突出特征。
- 诊断可能是困难的，因为几乎 50% 的患者没有 K-F 环和缺少神经病学的表现；甚至即使已有严重的肝脏炎症，血清铜兰蛋白仍旧可以正常。
- 接受治疗的患者预后好，即使已有肝硬化。

3. 暴发性肝衰竭

- 患者趋向于年轻化，临床症状类似于病毒引起的大片肝坏死。
- 特征性的临床表现包括血管内溶血、脾大、K-F 环、暴发性过程，除非进行肝移植否则患者很少能活过数天至数星期。
- 血清转氨酶轻或中度升高，血清胆红素显著升高，低水平的碱性磷酸酶，溶血性贫血。血清铜兰蛋白可能在正常范围，但是 24h 尿铜和血清游离铜的水平通常升高。
- 如果进行肝组织活检（尽可能通过经颈静脉途径），会发现肝内铜含量升高，并常与肝硬化共存。

神经系统疾病

1. 多在 20~30 岁累及神经系统。

2. 眼科检查（裂隙灯）几乎无一例外都能发现 K-F 环。

3. 一般早期症状为构音障碍、四肢活动不灵、震颤、流口水、慌乱步态、面具脸及笔迹的变差。

4. 明显帕金森症样肌肉强直、屈曲挛缩、癫痫大发作和病程晚期少见的强直状态。

5. 尽管已有严重的神经病表现，认知能力通常保持正常。

6. 经过充分的螯合治疗常常仍会留下一些残余的症状，但神经病学症状可能会显著改善。

7. 根据临床症状和磁共振检查结果，患者可以分为如下三个分组：

- 第一组：第三脑室扩大，运动迟缓、僵硬、识别力受损，MRI 可见第三脑室扩大。
- 第二组：以运动失调、震颤、功能减退为特征，病灶在丘脑。
- 第三组：表现为运动障碍、构音障碍、器质性人格综合征，病灶在壳核、苍白球。

精神病

- 1/3 的 Wilson 病患者表现为精神病症状,在明确诊断之前,患者可能会被误诊为进展期精神病。
- 精神病的症状实际上表现在所有精神病学方面受影响的患者,严重性趋向于与神经病学异常的程度相一致。
- 早期症状仅限于微细的行为变化和学习理论与工作能力的下降。
- 晚期患者表现为人格的改变,情绪不稳、易动感情、易冲动和敌视社会的行为,抑郁和性占有增加。
- 通过螯合剂治疗,精神病症状通常会消失。

眼科

1.K–F 环

- 角膜边缘区域出现棕黄色的或绿色的改变,明显开始于角膜的上极和下极,最后变成圆环。
- 是由富含铜和硫的密电子颗粒组成,在角膜后弹力层沉积。
- 通过眼科专家用眼裂隙灯检查可以确定其有或无。
- K-F 环发生在大多数有症状的 Wilson 病患者,在有神经症状的患者中常常被发现。K-F 环通常很少出现在无症状的病例中,在肝脏病变的患者中超过 40%,尤其是慢性肝炎的患者。
- K-F 环不是 Wilson 病特异性的,因为也偶见于其他原因导致的长期瘀胆的患者。
- 螯合疗法治疗 3~5 年,80% 的患者 K-F 环消失。

2. 葵花状白内障

- 通常与 K-F 环同时发现,但不是经常出现。
- 视力未受损伤。
- 通过治疗,它会比 K-F 环更迅速地消失。

肾脏

1. 近端肾小管酸中毒或 Fanconi 综合征的特征。
2. 也可以发生远侧肾小管酸中毒,并且是 Wilson 病肾结石发生率增高的一个主要因素。
3. 大多数镜下血尿是由于肾结石或肾小球病变。
4. 蛋白尿已被认为是 Wilson 病表现之一,尽管肾病综合征和肺出血肾炎综合征可能是 D-青霉胺治疗的不良反应(见后面)。
5. 螯合剂治疗会使肾功能明显改善。

骨骼

1. 超过一半的 Wilson 病患者在放射性检查中显示骨质减少,原因是软骨病、骨质疏松或两者并存。

2. 25%~50% 的 Wilson 病患者发生有症状的关节病,影像学检查显示是一种退化的关节病变,类似于早期的骨关节炎,涉及脊柱和大关节。

3. 亦可见软骨炎、髌骨软骨软化、软骨钙沉积症。

其他

- 急性血管内溶血:累及 15% 的患者,是暂时的和自限的,但是经常与暴发性肝衰竭或慢性肝炎有关。
- 心脏受累:过去经常忽视心脏受累的情况。1/3 的病例可见心电图异常。
- 指甲蓝弧:指甲根部变蓝不常见,但却是特征性的发现。
- 色素和胆固醇性胆石症的发病率增加。
- 亦可见青春期延迟、男子乳房发育、闭经。

五、诊断

3~40 岁的个体有下列情况时需要考虑 Wilson 病:
- 无法解释的血清转氨酶升高、暴发性肝衰竭、伴有脂肪变性的慢性肝炎、肝硬化,或治疗反应差的自身免疫性肝炎。
- 病因无法解释的神经病学方面的表现(行为异常、震颤、运动障碍、运动失调)。
- 有肝脏的或神经病体征的精神错乱,或对治疗无反应。
- 在常规眼科检查中发现 K-F 环。
- 无法解释的获得性 Coombs 试验阴性的溶血性贫血。
- 同胞或双亲中有人已被诊断为 Wilson 病。

诊断性检查

1. 血浆铜兰蛋白

a. 正常血清浓度是 20~40 mg/dL。

b. 在 Wilson 病患者中,90% 的患者以及 65%~85% 有肝脏表现的患者低于正常。

c. 同时发现血清铜蓝蛋白水平偏低及 K-F 环可确诊为 Wilson 病。

d. 肝脏受累的 Wilson 病患者 15% 以上血浆铜兰蛋白水平正常,这是肝脏损伤的急性期反应的表现,亦见于因妊娠和外源给药而雌激素水平升高的患者。

e. 血浆铜蓝蛋白水平下降不是 Wilson 病的特异性表现。还应考虑以下非 Wilson 病的原因:

- 由于严重肝病导致的合成功能的降低。
- 肾病综合征、蛋白质丢失性肠病和肠道吸收不良。
- 10%~20% 的无症状的 Wilson 病基因的杂合子携带者(人群中大约每 2000 人中有 1 个)。
- 2 岁以内的儿童(生理上的低水平)。
- 与 Wilson 病无关而与铁过载相关的遗传性血浆铜蓝蛋白缺乏症。

2. 非铜兰蛋白血清铜

- 游离的血清铜浓度 = 总的血清铜 – 铜蓝蛋白结合铜(铜兰蛋白含铜 0.047 μmol/mg)。
- Wilson 病患者与血浆蛋白和氨基酸结合的铜及非铜蓝蛋白结合铜含量升高,但是总血清铜通常保持在 80 μg/dL 以下。
- 在未治疗的患者中,非铜蓝蛋白结合的铜超过 25 μg/dL,Wilson 病造成的暴发性肝衰竭,其水平显著增高。
- 在维持治疗中用于监测螯合剂治疗的效果。

3. 尿铜检测

- 正常的尿铜排泄低于 40 μg/24 h。
- 大多数有症状的 Wilson 病患者尿铜排泄量超过 100 μg/24 h,暴发性肝衰竭的患者尿铜排泄量超过 1000 μg/24 h。
- 无症状的 Wilson 病患者可以有正常的尿铜排泄量。16%~23% 的有肝病的 Wilson 病患者 24h 排出量 < 100 μg。
- 在其他的肝脏疾病中可见其水平升高,如原发性胆汁性肝硬化、慢性肝炎和由于严重的血浆铜兰蛋白在尿中丢失而造成严重的蛋白尿。
- 该项检查在确诊 Wilson 病和随访螯合治疗的疗效时很重要。
- 在采集 24 h 尿之前使用 D-青霉胺 0.5g,可以增加尿铜的排泄量。但是不能可靠地鉴别 Wilson 病和其他肝脏疾病。

4. 肝活检

a. 光学显微镜下的变化是非特异性的。早期特征包括汇管区周围肝细胞核中糖原沉积和中度脂肪浸润。脂肪变进行性加重,某些病例类似酒精性脂肪肝。

b. 晚期病例可见肝硬化,在急性重型肝炎和慢性肝炎,可见坏死、肝硬化和 Mallory 小体。

c. 肝活体标本使用绕丹宁或红氨酸的铜染色价值有限,除非阳性,因为在病情的早期阶段铜弥漫地分布在细胞浆内不能染色。

d. 干燥的肝组织中铜含量 >250 μg/g(正常值 15~55 μg/g)伴有血清铜兰蛋白降

低可以确诊 Wilson 病。应注意以下两点：

- 活检针及标本瓶应不含铜,推荐用一次性钢针或 Klatskin 针或 Menghini 针;在每例患者,应使用 0.1 M 的 EDTA 清洗,用软化水冲洗。
- 肝内铜含量正常可以除外诊断,但是单项升高也可见于其他肝病：
- 瘀胆性肝病(如,原发性胆汁性肝硬化、原发性硬化性胆管炎、儿童肝内瘀胆、胆道闭锁)；
- 非 Wilson 病的肝铜中毒(如,印度儿童肝硬化,流行性 Tyrollean 小儿肝硬化,特发性铜中毒)。

5. 放射性铜掺入试验

- 在口服放射标记铜(^{64}Cu 或 ^{67}Cu)后 1 h、2 h、4 h 和 48 h 后测定血清放射活性(主要为含放射性铜的铜兰蛋白)。正常时血清放射铜很快出现,随后消失(血清铜被肝清除或掺入新合成的铜兰蛋白),然后在铜兰蛋白内再出现铜放射活性。
- Wilson 病放射活性在血清中不会再现。与正常个体比较杂合子显示一种较慢、较低的再现水平。
- 诊断困难时,这项试验可能是有用的,如肝活检有禁忌或其他肝病出现肝铜浓度升高并发 K-F 环。但由于同位素不易获得,所以这个试验很难实施。

6. 基因学诊断

a. 在家族研究中,在已诊断的患者的表兄弟中使用单倍型基因分析检出携带者,误差不足 1%~2%。然而,运用 DNA 标记方法(直接的变异分析)诊断 Wilson 病有其局限性：

- 这项技术相对昂贵而且劳动强度大。
- Wilson 病是由单一基因的多种突变造成的。
- 只有在家庭内部的一个成员,已经用患者 DNA 指数作参考确诊时,才能应用 DNA 标记方法。

b. 当通过单体型分析或通过基因突变分析确定了 Wilson 病的诊断时,生化评价仍应进行。

7. 评分系统：Ferenci 等已经开发和验证了一个评分系统来帮助临床医生决定何时应该考虑 Wilson 病,这个系统使用了结合症状、实验室结果及变异分析的方法。

诊断步骤

见图 17.3。

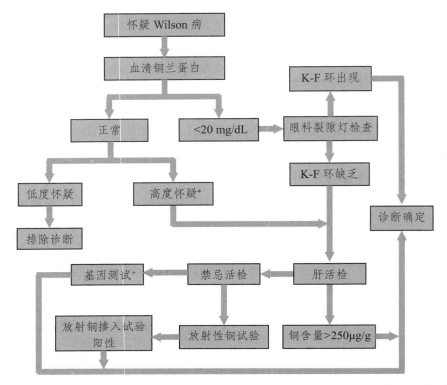

图 17.3　Wilson 病诊断步骤。过去使用的是放射性铜测试,若血浆铜蓝蛋白未见口服的放射性铜即可诊断为 Wilson 病;该测试目前已很少使用。* 例如: K-F 环存在,高水平的尿铜排泄,神经系统症状伴有肝脏受累。+ 当家庭内部的一个成员已经用患者 DNA 指数作参考证实诊断时,进行家庭基因检查。

六、治疗

饮食

1. 低铜饮食没有必要。
2. 减少饮食铜摄入的方法如下:
- 避免高铜含量的食物,如动物肝脏、巧克力、坚果、蘑菇、豆、甲鱼。
- 如果饮用水的铜含量 >0.2 ppm,用去离子或蒸馏水。
- 避免使用家用水软化剂和未检验的井水。

药物治疗

1.BAL（二巯丙醇、巴尔、英国抗路易士毒气）
- 最有效的铜螯合剂（3 mL 10% 的 BAL，肌肉注射治疗）。
- 已被淘汰，因为肌内注射的疼痛。
- 当用 D-青霉胺治疗患者有进行性的神经病症状恶化时，与 D-青霉胺合用，偶而可能是有益的。

2.D-青霉胺
- D-青霉胺被鉴定为在使用青霉素治疗的患者的尿中的一种氨基酸衍生物，而其仍是 Wilson 病治疗的一线药物。
- D-青霉胺作用机制包括铜螯合、解毒和可诱导细胞合成金属蛋白，提高无毒的铜－金属蛋白的比例。
- 空腹服用吸收最好，首量 1~2 g/d，标准维持量 1 g/d。
- 每天应该给小量的维生素 B6（25 mg/d），因为 D-青霉胺有轻度的抗维生素 B6 作用。
- 大约 20% 的患者在治疗的头一个月会有不良反应，最常见的不良反应是过敏反应，包括发热、不适、皮疹，偶尔会有淋巴结病；大多数患者通过再服药可以渐渐脱敏。
- 出现骨髓抑制或有明显的蛋白尿（超过 1 g/24 h）或逐渐恶化的蛋白尿通常需要停药。
- 亦可促发明显的逐渐恶化的神经症状或自身免疫的表现，例如肌无力、天疱疮、多发肌炎、系统性红斑狼疮，一旦这样的不良反应发生，应该停止治疗，开始合适的替代疗法。
- 皮肤的不良反应包括天疱疮、黑棘皮症、匐行性穿通性弹力纤维病。匐行性穿通性弹力纤维病也可在曲恩汀治疗时发生，可能是对异维甲酸的反应。

3. 曲恩汀（trientine）
- 1969 年推出，作为替代 D-青霉胺的一种螯合制剂。
- 作用机制包括铜的螯合和解毒。
- 剂量同青霉胺，1~2 g/d，分 3 次空腹服用。
- 铁粒幼红细胞性贫血是这种药唯一的主要不良反应。其他方面报道的不良反应包括皮疹、胃肠病，横纹肌溶解罕见。
- 除了匐行性穿通性弹力纤维病，大多数 D-青霉胺的不良反应在改用曲恩汀后消失。
- 尽管它的安全性更好，但因为它对铜的螯合作用比 D-青霉胺差，在获得更多的疗效对比数据前应该作为二线药物使用。

4. 锌
- 锌的作用是诱导肠和肝的金属蛋白合成。

- 锌通过增加小肠上皮细胞铜－金属蛋白的合成而减少铜的吸收,当小肠上皮细胞脱落时铜也被排泄,从而形成负向的铜平衡。
- 锌是相对安全的,常见的不良反应包括肠功能紊乱和头痛。
- 醋酸锌和硫酸锌的剂量是 150 mg/d,分为 2~3 次两餐间服用。
- 治疗中锌的作用主要是对出现症状前及神经症状患者,以前有过驱铜治疗的患者的维持治疗或者联合治疗,锌也可以在怀孕期间被用作临时措施。
- 锌单方不推荐作为有症状的患者的初始治疗药物,但对那些此前有神经症状的患者有好的治疗效果。然而,对有肝病的患者,治疗效果不令人满意,因为它除铜效果不佳。

5. 四硫钼酸铵(Ammonium tetrathiomolybdate)

- 在肠腔形成复合物从而减少小肠的铜吸收。
- 吸收后,与血清铜形成无毒复合物,阻止铜被组织吸收。
- 因为它对铜的亲和力高于金属蛋白,能结合已与金属蛋白结合的铜,其螯合作用可能比 D-青霉胺和曲恩汀更强。
- 当用 D-青霉胺和曲恩汀治疗初期,神经系统症状恶化,该药能清除重新分布的铜。
- 目前正在比较四硫钼酸盐与锌联合应用,与曲恩汀和锌联合治疗神经 Wilson 病患者的疗效。
- 可能的不良反应是骨髓抑制和骨骼异常(在动物),限制了它的应用。在 FDA 批准和常规应用之前,应进行进一步的试验。

治疗方案

1. 初始治疗

- 应该观察 24 h 尿铜量基线。
- 治疗首选 D-青霉胺。
- 开始剂量是从 250~500 mg/d 逐渐增加到 1.0~1.5g/d,通常要求达到所要求的铜排泄水平(很少需要剂量 >2.0 g)。
- 因为骨髓抑制和肾病综合征的潜在危险,在治疗的头两个月应该每两周进行一次完全的血细胞计数和尿常规检查。
- 不能耐受青霉胺的患者可以用曲恩汀治疗,当 D-青霉胺引起的不良反应也同曲恩汀有关时,可以用锌或四硫钼酸铵。
- 也许要至少 6~12 个月不间断的治疗后才能有临床症状的改善。
- 患者有严重的肝功能不全而药物治疗无效时,应该考虑肝移植(见后面)。

2. 维持治疗

- 一旦临床症状和体征稳定,尿铜排泄 < 0.5 mg/24 h,或非铜蓝蛋白铜 < 10~15 μg/dL,螯合剂的剂量应减至最小维持量。

- 青霉胺和曲恩汀的维持量通常 750~1250 mg/d,锌 150 mg/d。
- 非铜蓝蛋白铜大幅度下降,远远 < 10 μg/dL 提示严重的铜耗竭,导致亚铁氧化酶活性下降肝铁蓄积,这种情况下应减少螯合剂的用量。
- 肝合成功能的恢复可能延迟,在开始治疗后 3~6 个月转氨酶水平升高,这种情况并不罕见。
- 如果患者充分驱铜,一年一次的眼科裂隙灯检查将观察到 K-F 环褪色。
- 可以用替代制剂,如锌和曲恩汀,但是 D-青霉胺治疗经验更多。
- 家庭成员普查诊断的无症状的 Wilson 病患者可以在 3 岁时开始治疗。
- 所有的 Wilson 病患者需要终身无间断治疗,停止治疗会导致迅速的、不可逆的肝脏和神经症状恶化。

3. 妊娠

- 整个妊娠期应继续 Wilson 病的治疗。
- D-青霉胺、曲恩汀和锌似乎在妊娠期间是安全的。
- 在妊娠期间 D-青霉胺的剂量不应超过 1.0 g/d。如果预期剖腹产,在分娩前 6 周直到伤口完全愈合,应减少剂量到 0.5 g/d。
- 妊娠期间不需要调整锌的剂量。

4. 表现为神经症状的患者

- 经过 D-青霉胺初步治疗,大约 10%~20%(大样本研究中最高 50%)有神经症状患者的神经症状加重。
- 这种现象很可能是初期治疗中铜在脑中的动员和再分布引起的。
- 在这些患者中应该坚持 D-青霉胺治疗,且逐渐调整剂量,增加尿铜的排泄。
- 如果神经表现持续加重,两种方法可行:①加 BAL,本药有通过血脑屏障的优点;②以四硫钼酸铵代替 D-青霉胺,但这种方法还是实验性的。
- D-青霉胺初步治疗时神经症状恶化的鉴别诊断包括:疾病进展超过治疗效果;用量不够;罕见的 D-青霉胺的不良反应,如狼疮样中枢神经系统脉管炎和脑炎。

5. 联合治疗

- 联合作用机制不同且互补的药物,如锌和另一种螯合剂(如曲恩汀),已在神经性 Wilson 病初始治疗中与四硫钼酸铵联合锌对比观察疗效。
- 无对照的联合治疗报告显示在有症状的和严重肝病的患者效果令人鼓舞,在一些患者可以减少肝移植需要。

肝移植

1. 可使铜代谢缺陷完全逆转,尿铜明显增加,肝脏和神经症状明显改善。

2. 55 名肝移植的 Wilson 病患者,急性重型肝炎占 38%,肝衰竭药物治疗无效的占 58%,神经病 1 例,再发性胃肠出血 1 例。

3. 在没有严重的肝脏疾病时,肝脏移植对于难治性的神经症状治疗还是实验性的,有几例报道证明这些患者进行肝移植后症状有改善。

4.暴发性肝衰竭的患者,由于确定预后指数使患者容易选择(表17.1)。选择肝移植的患者预后好,生存率达90%。

未来的治疗

1.随着对 *ATP7B* 基因和疾病的发病机制的认识使分子治疗包括基因治疗,在未来成为可能。

2.另一个有前景的治疗是肝细胞移植,这应用在 Wilson 病的动物模型, LEC 小鼠中,代谢完全被纠正。

表 17.1 Wilson 病急性重型肝炎预后指数

评分 *	0	1	2	3	4
胆红素(正常 3-20 mol/l)	<100	100~150	151~200	201~300	>300
谷草转氨酶(正常 7-40U/L)	<100	100~150	151~200	201~300	>300U
凝血酶原时间延长(s)	<4	4~8	9~12	13~20	>30

* 预后指数 7 以上的患者应该考虑肝移植。

来源:Nazer H, Ede RJ, Mowat AP, Williams R. Wilson disease: clinical presentation and use of prognostic index. Gut 1986; 27:1377–1381.

七、其他铜相关的肝脏疾病

印度儿童肝硬化

- 迅速进展型肝硬化,6 个月至 5 岁发病,通常局限在印度次大陆。
- 肝脏、尿和血清铜的浓度明显增加。
- 环境造成摄入过量的铜,铜和黄铜器皿在本病中是造成铜过载的原因,尽管可能也有遗传因素。
- 在印度,这种病曾经是引起慢性肝炎的最重要原因之一,但是现在由于健康教育和黄铜容器的禁用已很少见。

特发性铜中毒

- 世界各地散发的、罕见的疾病。
- 严重的、进展性的肝硬化,而无神经症状,通常 2 岁时出现临床症状。

- 血清铜蓝蛋白水平正常,肝活检显示肝硬化伴有 Mallory 小体和肝内铜浓度 >400 μg/g 干重。
- 也许是由于不明原因的基因缺陷或环境中铜过多(如流行性 Tyrollean 小儿肝硬化是由于污染的泉水)引起的。

Menke 病

- X 染色体隐性遗传,以铜在胎盘、肠道和血脑屏障转运受损为特征,导致严重的铜缺乏状态(重要的铜代谢相关酶的活性缺陷)。
- 症状通常会在 3 个月以前出现。
- 以生长迟缓、低体温、皮肤毛发脱色素、骨质疏松症、主要动脉曲折、扩张、静脉曲张、明显中枢神经系统损害为特征。
- 通常 5~6 岁时死亡。

John L.Gollan,Alexander T. Hewlett　著

汪杨　丁艳华　译

参考文献

Akil M, Brewer GJ. Psychiatric and behavioral abnormalities in Wilson's disease. *Adv Neurol* 1995; 65:171–178.

Durand F, Bernuau J, Giostra E, et al. Wilson's disease with severe hepatic insufficiency: beneficial effects of early administration of d-penicillamine. *Gut* 2001; 48:849–852.

Emre S, Atillasoy EO, Ozdemir S, et al. Orthotopic liver transplantation for Wilson's disease: a single center experience. *Transplantation* 2001; 72:1232–1236.

Ferenci P, Caca K, Loudianos G, et al. Diagnosis and phenotypic classification of Wilson disease. *Liver Int* 2003; 23:139–142.

Gollan JL, Gollan TJ. Wilson disease in 1998: genetic, diagnostic and therapeutic aspects. *J Hepatol* 1998; 28:28–36.

Huster D, Hoppert M, Lutsenko S, et al. Defective cellular localization of mutant ATPB7 in Wilson's disease patients and hepatoma cell lines. *Gastroenterology* 2003; 124:335–345.

Linn FH, Houwen RH, Hattum JV, et al. Long-term exclusive zinc monotherapy in symptomatic Wilson disease: experience of 17 patients. *Hepatology* 2009; 50:1442–1452.

Loudianos G, Gitlin JD. Wilson's disease. *Semin Liver Dis* 2000; 20:353–364.

O'Halloran TV, Culotta VC. Metallochaperones: an intra-cellular shuttle service for metal irons. *J Biol Chem* 2000; 275:25057–25060.

Roberts EA, Schilsky ML. A practice guideline on Wilson disease. *Hepatology* 2003; 37:1475–1492.

Roberts EA, Schilsky ML. Diagnosis and treatment of Wilson disease: an update. *Hepatology* 2008; 47:2089–2111.

Schilsky ML. Wilson disease: Current status and the future. *Biochemie* 2009; 91:1278–1281.

Steindl P, Ferenci P, Dienes HP, et al. Wilson's disease in patients presenting with liver disease: a diagnostic challenge. *Gastroenterology* 1997; 113:212–218.

Sternlieb I. Wilson's disease and pregnancy. *Hepatology* 2000; 31:531–532.

Zucker SD, Gollan JL. Wilson's disease and hepatic copper toxicosis. In: Zakim D, Boyer T, eds. *Hepatology: A Textbook of Liver Disease* 4th edn., Philadelphia: Saunders; 2003:1405–1439.

第18章 α₁抗胰蛋白酶缺乏和其他代谢性肝病

要 点

1. α₁抗胰蛋白酶缺乏（α₁ATD）是儿童最常见的代谢性肝病。所有不明病因的慢性肝炎或肝硬化的成人和儿童均应考虑此病。在美国10%的成人慢性肝病、10%~15%的儿童慢性肝病与此有关。
2. 遗传性酪氨酸血症的特征为进行性肝衰竭、肾小管功能障碍、低磷酸盐佝偻病。如果未获得治疗，那么肝细胞癌发生率高。如果早期发现可采取治疗措施。
3. 戈谢病（Gaucher's disease）是最常见的溶酶体沉积疾病。临床表现和肝脏受累程度不一。
4. 囊性纤维化（CF）是白种人中最常见的具有潜在致死风险的常染色体隐性遗传性疾病。肝硬化并发门静脉高压的发生率为10%~20%。
5. 卟啉症是遗传性和获得性血红素生物合成障碍的一大类疾病。患者出现不明原因的腹痛、其他胃肠道、肾脏和神经系统症状时需要考虑本病。

一、概述

1. 越来越多的急性和慢性肝病被发现具有遗传性，至少具有部分遗传倾向。

2. 大多数情况下，完整的病史、查体和适当的辅助检查可以确诊；有些需要进行肝活检才能确诊。

3. 10%的儿童肝移植患者是遗传性和代谢性肝病。

4. 儿童代谢性肝病出现生长发育停滞、毒性代谢产物引起的靶器官功能障碍（如，中枢神经系统或肾脏）和进行性肝衰竭时需要考虑进行肝移植（LT）。

5. 特殊肝病出现一个基因位点突变可以引起其他疾病的严重程度发生变化。杂合子抗胰蛋白酶缺乏可能增加HBV和HCV感染、NAFLD、囊性纤维化和隐源性肝硬化疾病进展的风险。基因多态性是肝纤维化潜在的发生原因。

二、α₁ 抗胰蛋白酶缺乏（ α₁ATD ）

遗传学

1. α₁ 抗胰蛋白酶（ α₁AT ）是一种中性粒细胞蛋白酶和弹性蛋白酶的抑制剂。

2. α₁ 抗胰蛋白酶（ α₁AT ）由位于 14 号染色体长臂上的基因（ 14q31-32.2 ）编码；α₁ 抗胰蛋白酶缺乏是一种常染色体显性遗传性疾病，每出生 1800 个活胎儿有 1 个患本病。

3. PiMM（ Pi= 蛋白酶的抑制剂 ）是正常变异体，存在于 95% 的人群中，与血清中 α₁ 抗胰蛋白酶水平正常有关。

4. 目前发现 100 多个 α₁ 抗胰蛋白酶等位基因变异。并非所有的变异均与临床疾病有关。

5. α₁AT 蛋白是由单碱基置换使谷氨酸（ Glu ）被赖氨酸（ Lys ）替代引起，北欧后裔多见。

6. PiZZ 和 PiSZ 表型与 α₁AT 严重缺乏和肝病有关，PiMZ 表型导致中度缺乏。

7. α₁AT 低水平可以引起肺气肿，而肝病是由内质网中异常折叠蛋白聚集引起。

临床特点

1. α₁ 抗胰蛋白酶缺乏可引起儿童和成人肝病。

2. 由于出现持续的胆汁淤积性黄疸，往往在新生儿期即可发现肝脏受累。受累的婴儿在胎儿期偏小。10%~15% PiZZ 表型者在出生后数年内出现肝病的表现（ 表 18.1 ）。

表 18.1　抗胰蛋白酶缺乏（ *PiZZ* 或 *PiSZ* 表型 ）患者的表现

	婴儿期（ 1~4 个月 ）（ % ）	18 岁（ % ）
血清 ALT 水平升高	48	10
血清 GGTP 水平升高	60	8
肝病临床表现	17	0

来源：Sveger T，Eriksson S.The liver in adolescents with alpha 1-antitrypsin deficiency. *Hepatology* 1995；22：514–517.

• 10%~30% 新生儿肝病可发展为中度至重度肝病，出现凝血障碍，儿童期表现为生长发育差和腹水。

• 在一项对新生儿期即被检测出本病的瑞士儿童回顾性研究中发现，85% 的 PiZZ 儿童在长达 18 年研究中可出现肝病有关的临床和实验室指标改善。只有 5%~10% 的 PiZZ 儿童发展的严重的肝病（图 18.1）。

3. 血清转氨酶、碱性磷酸酶、GGTP 水平可能全部升高。

4.60%~70% 年龄超过 25 岁的抗胰蛋白酶缺乏患者出现肺气肿，在 40~50 岁时达到高峰。

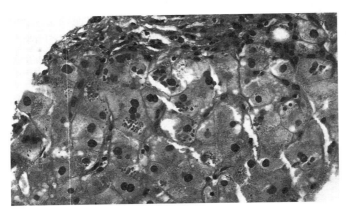

图 18.1　α_1 抗胰白酶缺乏症的肝脏组织病理表现。汇管区肝细胞含有许多 PSA 染色阳性的嗜酸性耐淀粉酶小体。（见彩插）

发病机制和诊断

1. 肝病与异常折叠 Z 蛋白在肝细胞内质网内聚集有关，多见于 PiZZ 和 PiSZ 表型的患者，PiMZ 表型出现肝病者罕见，其他表型者不出现肝病（如，PiZZ）。

2. 抗胰蛋白酶缺乏相关的肝病和肺病发病率远远低于通过对人群基因估测计算的预估值，这可能提示某些未发现的遗传、环境因素和改良基因参与组织损伤发生的过程。

3. 抗胰蛋白酶缺乏相关肝病的发病机制尚未完全明确。目前有以下几种理论：

• 变异蛋白在内质网的聚集可能导致肝毒性。转基因小鼠模型和另一项研究均已证实这个理论。这项研究发现伴发肝病的患者会出现变异 α_1AT Z 蛋白延迟降解。

• 自噬现象是一种处理聚集蛋白的细胞机制，对肝病有防御作用。

• 导致蛋白降解的其他遗传特性和环境因素（如，病毒性肝炎）可能增加缺陷蛋白质的聚集，引起肝脏损伤。

• 肝脏损伤不太可能由"蛋白溶解攻击"机制引起，但这个机制可能会引起肺损伤。

4. 并发其他不同的肝病时（HBV、HCV 感染、酒精性肝病、囊性纤维化相关肝病、NAFLD），PiMZ 倾向于引起更严重的肝损伤。

5. 根据血清 α₁AT 水平、Pi 表型、基因型可确诊。

• 患者血清 α₁AT 水平通常是降低的。然而，α₁AT 是一种急性期反应蛋白，可能出现假性增高。PiZZ 表型的患者血清 α₁AT 水平一般不超过 50~60 mg/dL。

• 肝脏组织学典型表现为门静脉周围肝细胞内质网可见球状物沉积，这些球状物过碘酸 – 雪夫（PASperiodic acid–Schiff）染色成阳性，不被淀粉酶消化。但是这个特点不能用来进行诊断，因为 PiMZ 患者也可有此表现（图 18.1）。

6. 所有不明原因的儿童和成人慢性肝炎或肝硬化患者、不明原因的门静脉高压儿童患者、患新生儿黄疸的婴儿均应考虑本病。

治疗和筛查

1. 对于 α₁ 相关肝病无特殊治疗方法。

2. 具有胆汁淤积的婴儿可补充脂溶性维生素（维生素 A、D、E、K）和婴儿配方的中链三酰甘油。尽管没有证据表明应用 UDCA 可以使患者长期获益，但是 UDCA 可能增加胆汁流动性，减少胆汁淤积导致的肝脏损伤。

3. 避免吸烟（包括二手烟）和环境污染可以减缓肺损伤的进展。非随机试验证实吸入或者静脉应用纯化或者重组的 α₁AT 进行替代治疗可以成功延缓用力呼气量的降低，因此，这个治疗方法常常被用于该病的治疗。

4. 推荐 α₁ATD 相关的终末期肝病和肝衰竭进行肝移植（LT）。受者接受 Pi 表型的供体，患肺气肿的风险消失。长期预后佳。应当在肺功能衰竭之前行肝移植。

5. 体细胞基因治疗是将正常的抗胰蛋白酶缺乏基因转入器官内，这个器官可以合为成熟蛋白质并将其分泌入血循环内。体细胞基因治疗对于治疗肺病具有潜在的益处。如果用基因疗法治疗肝病，那么需要将合成的肽类运输至内质网内，以阻止变异蛋白的多聚化或阻止降解的过程被破坏，这两项均可导致肝损害。这个技术目前的关键是基因产物很难运送，且尚不清楚安全风险。

6. 目前小分子药物伴侣蛋白疗法和自噬操作是否具有治疗价值正在被评估。

7. 推荐对 α₁ATD 患者的所有亲属进行 PiZZ 或 PiSZ 检测，患者的兄弟姐妹必须进行检测。尚未开展对普通新生儿的检测。

三、先天性酪氨酸血症

遗传学

1. 先天性酪氨酸血症是由于延胡索酰乙酰乙酸水解酶（FAH）基因缺陷所致，这种酶是苯丙氨酸和酪氨酸降解的末端酶。

2. 本病是常染色体隐形遗传病,发病率为 1：100 000。多见于加拿大魁北克的法裔加拿大人,发病率可达 1：1800.

3. 目前已发现很多延胡索酰乙酰乙酸水解酶基因的突变,但是未发现突变的基因类型和疾病的严重程度之间存在相关性。已在魁北克发现创始者突变（ founder mutation ）。

临床特点

1. 本病的特征为进行性肝衰竭、肾小管功能障碍和低磷酸盐血症性佝偻病。

2. 本病可表现为婴儿期急性肝衰竭、新生儿黄疸、佝偻病、生长发育障碍、儿童期代偿期或失代偿期肝硬化。急性期通常表现为生长迟缓、易激惹和呕吐。如果未经治疗,1~2 岁期间容易因肝衰竭死亡。

3. 即使转氨酶和胆红素水平轻度增高,患者也会出现具有特征性的凝血酶原时间（ PT ）延长。由于肾小管受累导致佝偻病,因此血清碱性磷酸酶常常不合比例地增高。

4. 本病可出现神经系统异常,与急性间歇性卟啉病类似,可能由于琥珀酰丙酮竞争性抑制 δ- 氨基酮戊酸（ ALA ）所致。

5. 30% 新诊断的患者发现心肌病,尤其是室间隔肥厚。大多数患者经过积极治疗得到缓解。

6. 未经治疗的患者中肝细胞癌的发病率高,即使是 2~3 岁的患者。

发病机制和诊断

1. 酪氨酸代谢产物包括酪氨酸和琥珀酰丙酮聚集。

2. 琥珀酰丙酮和琥珀酰乙酸抑制胆色素原合酶等,导致 δ- 氨基酮戊酸水平增高,δ- 氨基酮戊酸（ ALA ）与急性神经系统症状有关。

3. 毒性产物聚集引起肝脏受损的机制尚未明确。

4. 肝组织学的特点是大泡性脂肪变,肝细胞假性腺泡形成,含铁血黄素沉着,不同程度的肝细胞坏死和凋亡。门静脉区纤维化逐步进展为小结节性肝硬化伴有再生结节。

5. 尿中琥珀酰丙酮水平增高或基因检测可以确诊本病。血中酪氨酸、蛋氨酸和甲胎蛋白水平升高对于诊断本病特异性不高。对于肝脏合成功能减退转氨酶水平轻度升高的肝硬化患者应当考虑是否存在本病。肾小管功能障碍导致糖尿、蛋白尿、氨基酸尿和高磷酸盐尿。

治疗和监测

1. 尽管营养限制疗法不能阻止肝病的进展,但仍非常重要。限制苯丙氨酸、酪氨酸和蛋氨酸的摄入,严密监测血清氨基酸水平。本疗法有益于肾脏。

• 补充维生素 D 和磷酸盐可预防佝偻病。

2. 药物治疗应用尼替西农(Nitisone, NTBC),可以抑制 4- 羟基苯丙酮酸二氧化酶,该酶是酪氨酸分解代谢途径中的第二个酶,可以减少琥珀酰丙酮等毒性产物的生成。如果在婴儿期即开始应用尼替西农治疗,会阻止神经系统症状和肝衰竭的出现,肾功能也会得到保护。该药对肝细胞癌的影响尚不清楚。

3. 肝移植(LT)可以逆转肝脏代谢性疾病,阻止神经系统症状的出现,稳定肾脏疾病。如果尼替西农治疗失败,但是疾病被诊断时即处于进展期,或存在肝细胞癌,或疑似肝细胞癌时,可进行肝移植。

四、戈谢病

遗传学

1. 本病是由葡萄糖脑苷酯聚集引起的最常见的溶酶体沉积病。葡萄糖脑苷酯酶缺乏导致该酶底物葡萄糖脑苷酯在全身巨噬细胞溶酶体内聚集,最常见的部位包括脾、肝脏、骨髓、骨骼,其次是肺、皮肤、结膜、肾脏和心脏。

2. 本病是常染色体隐形遗传病,在美国发病率为 1:40 000。

3. 病变基因位于 1q2.1。与该病有关的基因突变有 300 多种。

临床特点

1. 戈谢病是一种由轻到重的连续性疾病,即使具有相同基因型的患者,临床表现也具有很大差别。

2. 本病分为三型:

• Ⅰ型(非神经病变型):最常见,占 95%。发病率 1:20 000~1:20 0000。阿什肯纳兹犹太人发病率为 1:600。常表现为肝大、脾大、贫血、血小板减少、骨质减少、血清转氨酶升高。进行性肝纤维化和肝衰竭罕见。

• Ⅱ型和Ⅲ型(神经病变型):发病率低于 1:100 000。Ⅱ型表现为神经系统症状,大多在 2 岁时死亡。Ⅲ型也表现为神经系统受损,从癫痫到轻度共济失调和痴呆,伴有肝功能异常,但是此型的严重程度低于Ⅱ型。

3. 肝脏受累往往与肝外系统受累有关。贮积细胞位于典型的中央带。患者可能出现门静脉高压的并发症。

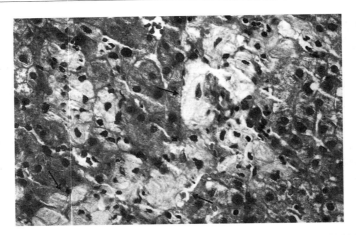

图 18.2 戈谢病肝脏受累的组织病理学。肝窦内可见充满脂质的组织细胞（箭头）。（见彩插）

诊断

1. 检测白细胞或成纤维细胞中 β-葡糖脑苷脂酶活性或者基因检测可以确诊本病。

2. 本病组织病理学特点为：脾内、肝窦内、骨髓和淋巴结内找到戈谢细胞（图 18.2）。

3. 所有未明原因的肝功能异常、脾肿大、脾功能亢进、出血和骨骼异常，包括儿童和成人，均应考虑本病。

4. 对羊膜或绒毛膜标本进行基因检测可以对胎儿进行诊断。

治疗和筛查

1. 所有Ⅲ型患者及其兄弟姐妹均应接受治疗。Ⅰ型治疗的适应证包括：已确诊，至少累及 2 个器官或系统。Ⅱ型治疗效果不佳。

2. 酶替代疗法：伊米苷酶（Imiglucerase）是一个重组的 β-葡糖脑苷脂酶。

3. 去除底物疗法：对于不能使用酶替代疗法的患者可以选择口服制剂。

4. 使用 X 线或 MRI 监测骨骼（股骨、脊柱和有症状的地方）。

5. 一般不需要肝移植治疗，除非罕见的肝衰竭患者。

6. 基因治疗正在研究中。

五、糖原累积症（GSD）

遗传学

参与糖原降解为葡萄糖过程中的酶缺乏引起糖原过度累积。

1. Ia 型：由葡萄糖-6-磷酸酶缺乏所致（常染色体隐形遗传）。Ib 型：由内质网转位酶异常导致葡萄糖-6-磷酸酶利用障碍。Ic 型：由磷酸-焦磷酸-转位酶缺乏引起。所有 I 型均引起葡萄糖产生障碍。过多的葡萄糖-6-磷酸酶被用来参与乳酸、三酰甘油、胆固醇和尿酸的合成，导致这些物质的升高。

2. Ⅲ 型：由脱支酶缺陷引起，常染色体隐形遗传，此酶的基因位于 1p21。

3. Ⅳ 型：由位于 3p12 的糖原脱支酶缺陷引起，常染色体隐形遗传。

4. Ⅵ和Ⅸ型：磷酸化酶或磷酸化激酶缺陷。

临床特点

1. 儿童表现为非特异性胃肠道症状、身材矮小、低血糖和生长发育障碍。如未治疗，将在 2~4 岁内出现肝大（I 型、Ⅵ型和Ⅸ型）、门静脉高压（Ⅲ和Ⅳ型）、肝衰竭和死亡（Ⅳ型）。

2. I 型、Ⅲ型、Ⅳ型、Ⅵ型和Ⅸ型可出现肝病。

• I 型：葡萄糖-6-磷酸酶缺乏导致空腹低血糖。此外，可出现乳酸酸中毒、高尿酸血症、高三酰甘油血症、高胆固醇血症，伴有重度肝大、身材矮小和发育障碍。特征性的"玩具娃娃脸"是面部有脂肪沉积所致。也可见肾脏增大。

• Ib 型：类似于 Ia 型，此外，还可见中性粒细胞功能障碍或中性粒细胞减少。如未系统治疗，可在 10 岁前出现肝脏腺瘤。

• Ⅲ型：累及肝脏或肌肉。临床表现与 Ia 型类似，但轻于 Ia 型。可出现肝大、低血糖、高脂血症、高尿酸血症、生长迟缓，实验室指标也与 Ia 型相似。肝纤维化较重。也可出现骨骼肌消瘦或心肌病。

• Ⅳ型（安德森病）：表现多样，主要有三种表现：①进行性肝衰竭和肝硬化导致夭折；②不伴有进行性肝纤维化的慢性肝病；③神经肌肉发育异常。大多数患者伴有肝硬化和大脑心脏病变，并且导致患者 5 岁前死亡。

发病机制和诊断

1. 糖原累积症以糖原在组织内异常沉积为特点，包括肝脏、心脏、骨骼、肌肉、肾脏和大脑。

2. 确诊取决于对肝脏或肌肉进行特殊酶活性的检测或基因检测。

3. 电子显微镜下发现肝脏或肌肉组织内有糖原的异常沉积提示诊断该病。

治疗和筛查

1. 对于出现低血糖的 I 型和Ⅲ型糖原累积症患者，进食高淀粉、低单糖或进食葡萄糖聚合物饮食有助于维持血糖稳定。全天（包括晚上）进食高淀粉食物，同时补充未经烹饪的玉米淀粉。

2. 夜间鼻饲或通过胃造口管滴入法有助于维持夜间血糖水平稳定。

3. 肝移植是进行性肝衰竭和肝硬化（Ⅲ 型和 Ⅳ 型）患者的唯一有效治疗方法。

4. Ⅵ 型和 Ⅸ 型糖原累积症患者通常不需要特殊治疗方法。

5. 载体介导的基因疗法是未来的希望。

六、囊性纤维化（CF）

遗传学

1. 囊性纤维化是常染色体隐性遗传病，新生儿发病率为 1∶2000~1∶3500。囊性纤维化是白种人群中最常见的致死性遗传病。

2. 突变出现在第 7 号染色体长臂（CFTR）基因。目前已发现超过 1500 个基因突变位点，最常见的是 ΔF508。

3. CFTR 是氯离子通道，也可能调节其他细胞转运通路。

临床特点

1. 囊性纤维化的临床表现变化差异大，这与不同器官上皮细胞受累有关。呼吸道、汗腺、胰腺、肠道和肝脏是最常见的受累组织。

2. 局灶胆汁性肝硬化是囊性纤维化相关肝病最具特征性的表现（大约 70% 成人囊性纤维化会出现）。硬化病灶的区域性分布保留了部分正常肝组织，因此并不会引起严重的症状。这种区域病灶的特点是囊性纤维化相关肝病病情轻、隐匿的原因。

3. 20%~50% 囊性纤维化患者出现肝病的临床表现。3%~5% 囊性纤维化患者出现新生儿胆汁淤积，6%~30% 囊性纤维化患者仅出现肝大。23%~67% 囊性纤维化患者出现脂肪肝。12%~27% 患者出现胆结石。10%~15% 囊性纤维化患者出现门静脉高压和多小叶性肝硬化。

4. 囊性纤维化患者平均寿命已增加至 40 岁。随着医学的进步和生存期的延长，囊性纤维化患者肝胆疾病的发病率正逐渐增加。

发病机制和诊断

1. 肝病的病理生理学尚未完全清楚。可能的机制有：肝内胆管的阻塞、胆汁酸代谢异常、细胞因子水平增加、维生素的缺乏、细菌毒素和肝毒性药物。

2. 诊断依据：金标准是汗液中氯化物检测；或者 CFTR 基因型检测。

3. 因为肝脏病变的局域性分布，因此肝活检对于囊性纤维化的诊断价值有限。大多数囊性纤维化患者在病程中某个时期会出现转氨酶和碱性磷酸酶的升高，但是与肝病的进展无相关性。

治疗和筛查

1. 熊去氧胆酸(UDCA)15mg/(kg·d),可以改善 AST、ALT 和 GGTP 的水平,但是其长期应用价值仍有争议。

2. 应用胰酶制剂治疗胰腺功能不全有助于治疗严重的脂肪肝和营养不良。

3. 有学者认为补充牛磺酸可以使那些长期应用熊去氧胆酸、有严重胰腺功能不全和营养状态差的囊性纤维化患者获益。

4. 终末期肝病和门静脉高压患者的手术治疗方法有:TIPS、门体分流术、部分脾栓塞术、脾切除术和肝移植。可采取肝肺联合移植。

5. 目前许多新的治疗方法正在研究中,包括小分子药物,如能在 mRNA 翻译时产生有功能的 CFTR 的核糖体,以及重组生长因子。一项动物研究成功应用体细胞基因转移技术纠正 CFTR 缺陷。

七、卟啉症

遗传学

1. 卟啉症是一组由先天性和后天性因素导致血红素生物合成途径(heme biosynthetic pathway)障碍的疾病。

2. 先天性卟啉病有三种属于常染色体隐性遗传病,有五种属于常染色体显性遗传病。

临床特点

1. 卟啉病包括 8 种代谢性疾病,根据酶缺乏和组织受累特点进行分类(急性、光皮肤性、混合型)。在青春期或青春期后发病。也有在儿童期发病的报道。

2. 急性卟啉病:包括急性间歇性卟啉病、混合型卟啉病、遗传性粪卟啉病、氨基酮戊酸(ALA)脱水酶缺乏卟啉病。

- 通常在青春期发病,50 岁时病情可能会减轻。
- 环境因素和药物常常诱发疾病发作。
- 症状有:严重腹痛常伴有恶心、便秘、血压波动、低钠血症、肾功能不全和神经系统症状,如周围神经病变。
- 精神症状有:抑郁、精神错乱和歇斯底里。
- 肝病表现轻重不一,从发作期 AST 和 ALT 的轻度升高到出现肝衰竭。

3.光皮肤性卟啉病:包括红细胞生成性卟啉病、迟发型皮肤卟啉病(PCT)、混合型卟啉病和遗传性粪卟啉病。

• 卟啉的沉积导致光过敏和日晒后皮肤病变。典型的皮肤病变表现为皮肤脆弱性增加、表皮下大疱、色素沉着和多毛。皮肤卟啉病与神经精神症状无关,但是常并发肝损害。

• 自发性迟发型皮肤卟啉病(PCT)与以下因素有关:酒精性肝病、HCV 感染、铁沉积、HFE 等位子(遗传性血色病)变异和先天性肝内胆管发育不良症(Alagille's syndrome)。迟发型皮肤卟啉病患者原发性肝细胞癌发病率增高。

4.混合型卟啉病(急性和光皮肤性卟啉病的混合型):50% 混合型和 30% 遗传性粪卟啉病患者出现皮肤病变。

发病机制和诊断

1.代谢物的沉积导致临床表现多样。急性卟啉病是由于一种或两种卟啉前体氨基酮戊酸(ALA)和胆色素原(PBG)的沉积所致。皮肤卟啉病是由于卟啉类化合物的沉积所致。

2.诊断本病具有一定的难度,但是理解血红素生物合成途径包括代谢物有助于简化诊断。

3.检测 24h 尿氨基酮戊酸(ALA)或胆色素原(PBG),超过正常上限值(7 mg)3~10 倍可诊断急性卟啉病。

4.急性间歇性卟啉病时红细胞胆色素原脱氨酶水平降低。

5.先天性红细胞生成性卟啉病、迟发型皮肤卟啉病和肝性红细胞生成性卟啉病患者尿液中尿卟啉水平升高。

6.水溶性粪原卟啉水平升高有助于诊断混合型卟啉病和红细胞生成性原卟啉病。

治疗和筛查

1.治疗主要目的是减少肝脏的原卟啉水平。

2.急性发作时:

• 寻找去除诱因(表 18.3)。

• 维持水电解质平衡;止痛(避免羟考酮)。

• 摄入充足热量可使葡萄糖抑制氨基酮戊酸合成酶活性,有助于缓解急性发作。

• 大发作时可静脉应用高铁血红素(hematin)。高铁血红素是血红素的稳定形式,可以抑制氨基酮戊酸合成酶以及氨基酮戊酸和胆色素原(PBG)的沉积。

• 鹅脱氧胆酸可以促进原卟啉分泌入胆汁。

• 重症患者可以进行肝移植,但是骨髓仍产生原卟啉,引起移植肝脏的损害。因此,重症患者可单独进行骨髓移植或骨髓移植联合肝移植。

表 18.3　急性卟啉症的诱发因素

环境	药物
酒精	抗惊厥药物:苯巴比妥、卡马西平、苯妥英钠、2-丙基戊酸钠
吸烟	抗生素:氨苯砜、多西环素、甲硝唑、利福平、磺胺药物
感染	心血管药物:胺碘酮、硝苯地平、维拉帕米
应激	利尿剂:呋塞米、安体舒通、噻嗪类
月经	成瘾药物:可卡因、迷幻药、大麻、安非他命
低热量膳食	

3. 光皮肤卟啉病

- 避免紫外线照射(应用防晒霜或者防晒衣物)。
- 迟发型皮肤卟啉病患者可采取放血疗法,以减轻铁负荷。应用氯喹可以与尿卟啉形成复合物。
- 治疗红细胞生成性原卟啉病的皮肤病变可应用 β 胡萝卜素。

八、其他先天性代谢性疾病

高血氨综合征

- 病因较多:尿素循环中相关酶缺乏(如鸟氨酸氨甲酰基转移酶缺乏),尿素循环中间产物转运障碍,有机酸血症,脂肪酸氧化异常,呼吸链异常和丙酮酸代谢异常。
- 随着年龄不同临床表现亦不同。新生儿患者吸乳能力差,嗜睡,甚至可出现惊厥或昏迷。年长的儿童表现隐匿,可出现发育迟缓,持续呕吐或易激惹。摄入过多蛋白或感染等情况能促进蛋白质分解代谢从而诱发本病发作。
- 有以下疾病家族史的儿童均应考虑本病:婴儿猝死、Reye 综合征、频繁呕吐、共济失调或不明原因生长发育障碍。
- 诊断本病需要检测血氨水平、酸碱、血糖、乳酸、丙酮酸、酮体、血浆氨基酸水平。检测尿中有机酸和乳清酸排泄量对于诊断本病和排除其他代谢性疾病是必需的。
- 治疗:去除血氨可采取以下方法:透析、应用苯甲酸钠使氮从尿素转化为其他废物排出体外。减少氨的生成:静脉补充足够的葡萄糖,应用抗生素。肝移植效果佳,可纠正尿素循环中酶缺乏导致的代谢异常。基因疗法可能是未来研究的方向。

引起其他器官损害的疾病（参见第23章）

1. I 型 Crigler–Najjar 综合征

• 本病属于常染色体隐性遗传疾病，由于肝脏尿苷二磷酸葡萄糖醛酸基转移酶缺乏导致胆红素不能与葡萄糖醛酸结合，引起非结合型胆红素增高。

• 如果不能用苯巴比妥诱导酶活性以降低胆红素水平，血清胆红素水平超过15~20 mg/dL，胆汁中缺乏结合型胆红素和基因检测均有助于诊断本病。

• 患儿在儿童时期出现不可逆脑损伤（核黄疸）的风险高。

• 血清胆红素水平升高。

• 如需紧急治疗，可采用血浆置换、光照疗法（10~12 h/d）降低血中胆红素水平。

• 锡原卟啉可降低血胆红素水平，缩短每天光照疗法时间，但会增加光敏感性。

• 肝移植是唯一疗效值得肯定的治疗方法。

2. 原发性高草酸尿症（I 型草酸盐贮积症）

• 本病是常染色体隐性遗传疾病，由于患者缺乏肝脏特异性丙氨酸／乙醛酸氨基转移酶导致乙醛酸代谢异常所致。

• 患者表现为反复发生的尿路结石或肾钙质沉着症，可进展为终末期肾病，如果未积极治疗，可导致死亡。本病并不引起肝病。

• 治疗方法包括摄入大量液体，减少钙和草酸盐的摄入，补充维生素 B_6、柠檬酸盐或磷酸盐。

• 推荐联合进行肝肾移植。肝移植后应迅速维持尿排出量在较高水平直至肾中草酸盐负荷明显降低。

3. 原发性高胆固醇血症

• 低密度脂蛋白受体基因纯合子突变导致血中胆固醇水平增高。发病率为1：1 000 000。

• 本病是心肌缺血的危险因素，容易在 30 岁前死亡。

• 唯一有效的治疗方法是肝移植。药物治疗无效。治疗目标是在动脉粥样硬化出现之前纠正代谢异常。肝细胞移植和基因治疗正在研究中。

Christine E. Waas dorp Hurtado. Rnald J.Sokol, Hugo R. Rosen 著

许芳 于冬冬 译

牛俊奇 校

参考文献

Alwaili K, Alrasadi K, Awan Z, Genest J. Approach to the diagnosis and management of lipoprotein disorders. *Curr Opin Endocrinol Diabetes Obes* 2009; 16:132–140.

Colombo C. Liver disease in cystic fibrosis. *Curr Opin Pulm Med* 2007; 13:529–536.

Dhawan A, Mitry RR, Hughes RD. Hepatocyte transplantation for liver-based metabolic disorders. *J Inherit Metab Dis* 2006; 29:431–435.

Fairbanks KD, Tavill AS. Liver disease in alpha 1-antitrypsin deficiency: a review. *Am J Gastroenterol* 2008; 103:2136–2141:quiz 2142.

Farrell PM, Rosenstein BJ, White TB, et al. Guidelines for diagnosis of cystic fibrosis in newborns through older adults: Cystic Fibrosis Foundation consensus report. *J Pediatr* 2008; 153(Suppl):S4–S14.

Hansen K, Horslen S. Metabolic liver disease in children. *Liver Transpl* 2008; 14:391–411.

Harmanci O, Bayraktar Y. Gaucher disease: new developments in treatment and etiology. *World J Gastroenterol* 2008; 14:3968–3973.

Hoppe B, Beck BB, Milliner DS. The primary hyperoxalurias. *Kidney Int* 2009; 75:1264–1271.

Koeberl DD, Kishnani PS, Chen YT. Glycogen storage disease types I and II: treatment updates. *J Inherit Metab Dis* 2007; 30:159–164.

Lim-Melia ER, Kronn DF. Current enzyme replacement therapy for the treatment of lysosomal storage diseases. *Pediatr Ann* 2009; 38:448–455.

Martins AM, Valadares ER, Porta G, et al. Recommendations on diagnosis, treatment, and monitoring for Gaucher disease. *J Pediatr* 2009; 155(4 Suppl):S10–18.

Moyer K, Balistreri W. Hepatobiliary disease in patients with cystic fibrosis. *Curr Opin Gastroenterol* 2009; 25(3):272–278.

Scott CR. The genetic tyrosinemias. *Am J Med Genet C Semin Med Genet* 2006; 142C:121–126.

Taddei T, Mistry P, Schilsky ML. Inherited metabolic disease of the liver. *Curr Opin Gastroenterol* 2008; 24:278–286.

Thadani H, Deacon A, Peters T. Diagnosis and management of porphyria. *BMJ* 2000; 320:1647–1651.

<table>
<tr><td>第 19 章</td><td>柏－查综合征及其他血管性疾病</td></tr>
</table>

要　点

1. 肝静脉阻塞，或称为柏－查综合征（BCS），是一种不常见的疾病，以肝大、腹水和腹痛为特征。这种疾病最常见于有潜在栓塞体质的患者，包括真性红细胞增多症、V 因子变异、C 型蛋白质缺乏和阵发性夜间血红蛋白尿、肿瘤和慢性炎症性疾病。
2. 在多普勒超声、三期增强 CT 或磁共振显像（MRI）下见到血栓或肝静脉断流可考虑诊断。
3. 如果未经治疗，柏－查综合征经常是致命的。治疗上提倡分阶梯治疗。首先进行抗凝治疗，然后通过血管成形术或 TIPS 进行门脉减压治疗。对于疾病进展而其他治疗方案无效者可以考虑肝移植术。治疗方案的改进使得本病 5 年生存率提高到 85%~90%。
4. 门静脉血栓（PVT）发生于有潜在血栓疾病或肝硬化的患者。肝细胞癌侵及门静脉时也可引起门静脉血栓。急性期时，推荐进行抗凝治疗。对于慢性门静脉血栓患者，可以进行食管静脉曲张套扎和服用 β－受体阻滞剂预防食管静脉曲张破裂出血。
5. 肝窦阻塞综合征（静脉闭塞疾病）是一种肝小静脉闭塞的疾病，类似柏－查综合征。主要是继发于异体或自体骨髓移植后的患者，可能是由于肿瘤细胞减灭治疗引起的内皮细胞毒性损伤的结果。治疗在很大程度上是支持性的。

一、柏－查综合征

柏－查综合征（BCS）是由于肝静脉流出受阻所致，可由血栓或非血栓阻塞引起。

分类及病因学

1.BCS 分类如下：

a. 根据肝病的持续时间和体征分为急性、亚急性和慢性。

b. 根据阻塞的位置分为小静脉(不包括终末小静脉)、大的肝静脉和下腔静脉肝段(IVC)。

c. 根据阻塞的原因分为膜性、肿瘤或转移瘤沿着静脉的直接浸润和血栓形成。

2. 绝大部分柏-查综合征出现于症状发作后 3 个月内。大部分呈亚急性或慢性过程,这提示肝内静脉栓塞后随之导致大静脉闭塞。

3. 在亚洲,肝静脉膜性闭塞(MOHV)是引起柏-查综合征的最常见原因,但是在美国却非常罕见。发病机制目前仍有争议,许多研究者认为膜蹼是先天的,但是 40 岁后发病及其病理学特征提示疾病发生于血栓后。

4. 大部分柏-查综合征患者具有基础的血栓形成体质。特发性病例低于 20%。与柏-查综合征有关的疾病包括:

a. 血液系统疾病:真性红细胞增多症、伴有 JAK2 变异 V617F 的骨髓增殖性疾病、阵发性夜间血红蛋白尿、抗磷酸脂抗体综合征。

b. 遗传性血栓性体质:因子 V Leiden 变异、蛋白 C 缺乏症、凝血酶原基因突变(G20210A)、蛋白 S 缺乏(少见)、抗凝血酶缺乏(少见)。

c. 妊娠或应用大剂量的雌激素(口服避孕药)。

d. 肝脏的慢性感染:曲霉菌、阿米巴脓肿、棘球蚴、结核。

e 肿瘤:肝细胞癌、肾细胞癌、平滑肌肉瘤。

f 慢性炎症性疾病:白塞病(BD)、炎症性肠病、结节病。

临床表现和常规实验室检查

1. 典型的三联征:肝大、腹水和腹痛可见于绝大部分患者,但没有特异性。几乎一半的患者可发展为脾肿大。周围水肿提示下腔静脉血栓形成或受到压迫。黄疸很少见。

2. 未经治疗的 BCS 患者其自然病程为症状逐渐发展,死于门静脉高压的并发症。未经处理的患者除了膜性的阻塞(该类患者症状进展缓慢)外,死亡率超过 50%。

3. 常规生化和血液学检测:

• 对鉴别诊断价值很小。

• 可以异常,但不特异。

• 异常结果没有明显的模式。

4. 腹水的特点对于诊断是有价值的线索,蛋白浓度高(>2.0g/dL),白细胞计数通常小于 500/mm³,血清/腹水清蛋白梯度通常大于 1.1。

5. 鉴别诊断包括:

• 右心衰竭。

- 缩窄性心包炎。
- 累及肝脏的转移性疾病。
- 肝细胞癌。
- 酒精性肝病。
- 肝脏肉芽肿病。

诊断

1. 临床表现和实验室检查结果是非特异的,因此应及时怀疑此病。
2. 显示肝静脉的影像学技术:
a. 超声
- 彩色多普勒超声优于二维超声,而后者又优于实时超声。
- 提供有价值的肝静脉血流减少或缺如的依据,且价格不贵。
- 偶尔在肝静脉内可见到血栓。
- 彩色多普勒的灵敏性和特异性均约为 85%~95%。
b. MRI(应用钆造影剂或脉冲序列)
- 可观察到血栓及肝静脉血流的减少或缺失。
- 费用比多普勒超声贵。
- 灵敏度和特异性均接近 90%。
c. 三期螺旋 CT 扫描
　　其敏感性和特异性可达 85%~90%,在一些柏-查综合征患者中,还能检测到某些患者发生的多灶性再生性结节(一些大于 2 cm)。

3. 肝静脉造影
- 肝静脉内可见血栓。
- 侧支循环"蛛网"形成。
- 插管不能插入肝静脉口。
- 如果非侵入性检查已发现特征性异常改变,则无需进行肝静脉造影。
- 通常与治疗性干预手段如 TIPS 一起进行。

4. 肝脏组织学检查
- 静脉高度充血。
- 肝小叶中央细胞萎缩。
- 终末肝静脉内罕见有血栓。
- 肝脏病理变化的不均匀性影响病理诊断的效果。

　　5. 疑有肝静脉阻塞的患者诊断应先行彩色多普勒超声检查,然后是三期增强 CT 或 MRI 检查。如果确定有或可疑为柏-查综合征,则适宜接着做肝静脉造影和下腔静脉造影以证实诊断。肝组织学检查对于确定纤维化的程度是有价值的,但是常常不必行此检查。

治疗

1.内科治疗可以在短期内减轻症状,推荐作为首选。

• 利尿剂有利于减少腹水,但不改变远期结局。

• 推荐所有患者接受肝素和华法林抗凝治疗,因为有助于防止再发血栓,但是仅有不超过 25% 的患者可以长期缓解症状。对于确诊存在血栓性疾病的患者,抗凝治疗是至关重要的。

• 少数病例报告溶栓治疗很成功,但远期效果不明确。

2.微创治疗

a.原则

• 肝细胞受损可能是由于充血导致微血管缺血所致。

• 门体分流提供了一个低压力通道为充血的肝脏减压。

b.短节段狭窄如蹼状或短的肝静脉狭窄可以进行血管成形术。梗阻的缓解是暂时的,需要重复治疗以达到长期治疗的目的。

• 短节段狭窄血管成形术后在肝静脉内置入金属支架可以改善长期结果。

• 在下腔静脉内置入支架可以缓解增大的肝尾叶引起的对下腔静脉的压迫,如果需要的话,可以随后进行侧对侧门体循环分流术或肠系膜上静脉－下腔静脉吻合术分流。

c.尽管肝静脉梗阻,但是超过 90% 的患者可以进行 TIPS。

• 死亡率低于 2%,并发症发生率为 15%~20%。

• 5 年内无需肝移植的生存率约为 85%。

• 涂层支架长期效果优于未涂层支架。

• 难治性脑病的发病率小于 10%,一旦发生可能需要接受肝移植治疗。

3.肝移植

• 可以纠正潜在的凝血异常、恢复肝细胞功能。

• 3 年生存率为 80%, 5 年生存率约 70%;显著地改善终末期肝病模型(MELD)的评分。

• 推荐微创治疗失败的患者、肝衰竭或门静脉血栓患者接受肝移植治疗。

• 移植后肝脏可以出现柏－查综合征复发。

4.经心脏膜切除术可用来缓解下腔静脉的隔膜阻塞,但很少用于肝静脉。其他术式被用于其他原因所致的少数柏－查综合征患者,由于人们偏向于报道成功者多失败者少,故结果差别很大。

5.在微创治疗如 TIPS 被广泛应用以前,门体分流术是治疗柏－查综合征的主要方法。门体分流术仍被应用,但是由于并发症发生率高,已经不作为首选治疗方法。

a.有以下术式:

- 侧对侧门体循环分流术
- 肠系膜上静脉－下腔静脉吻合术。
- 肠房分流术。
- 侧对侧门体循环分流术伴腔房分流术

b. 分体分流术的成功取决于以下因素：

- 手术操作者的特殊分流手术经验。
- 基础疾病。
- 宿主因素，包括肝纤维化程度、是否存在肝硬化。
- 手术时肝功能状态。

c. 分流通路畅通率达到 65%~95%，并取决于以下因素：

- 病程长短：病程越长，分流通路畅通率越低。
- 肝纤维化或肝硬化降低分流通路畅通率。
- 分流手术的类型：肠房分流术的分流通路畅通率略低于肠腔分流术。
- 基础疾病导致血栓形成倾向持续存在者。

d. 生存率（5 年生存率 38%~87%）取决于以下因素：

- 移植物的通畅情况。
- 肝脏纤维化程度。
- 分流手术类型。

柏－查综合征的评估和治疗

1. 任何出现腹水和肝大的患者进行诊断时都需要考虑柏－查综合征，尤其是存在血栓倾向者。腹水蛋白浓度高或血清－腹水清蛋白梯度高者，提示柏－查综合征。如果确定存在血栓疾病者，应该进行抗凝治疗。

2. 应用彩色多普勒或二维超声检查肝静脉，检测下腔静脉（IVC）的通畅情况。如果疑似异常，应行 CT 三期增强扫描或 MRI 检查。

3. 如果患者明确存在肝静脉流出道梗阻，应考虑行血管成形术或 TIPS 减轻门脉压力。可以在下腔静脉置入支架以暂时缓解增大的尾叶对下腔静脉的压迫。所有患者应当进行早期门体减压治疗。

4. 如果 TIPS 治疗失败，且没有肝硬化，可以考虑进行门体分流手术。进行肠房、肠腔分流手术前需要进行肝静脉造影和下腔静脉造影。如果术者经验丰富，那么对于肝－下腔静脉压力增高的患者选择肠房分流术更佳。如果下腔静脉通畅，可以选择肠腔分流术伴或不伴下腔静脉支架置入术。

5. 如果肝功能失代偿或者其他干预措施失败者，需要进行肝移植治疗。未进行肝移植之前，可以选择 TIPS 进行早期门体减压治疗。

二、门静脉血栓

分类

1. 急性门静脉血栓

- 症状出现时间小于 60 天。
- 内镜或影像学检查未发现肝硬化或门静脉高压。

2. 慢性门静脉血栓

- 可单独出现或作为肝硬化的并发症出现。
- 存在门静脉侧枝循环(门静脉海绵样变性)和门静脉高压。

3. 脾静脉血栓

- 可单独出现。
- 导致脾肿大和不伴有食管静脉曲张的单独胃静脉曲张。

病因

1. 约 70% 的门静脉血栓患者具有凝血异常疾病

这些凝血异常疾病与柏 – 查综合征类似。

2. 腹腔内感染可能由门静脉炎引起

- 急性阑尾炎。
- 急性胆囊炎或胆管炎。
- 胰腺炎。

3. 单纯的脾静脉血栓可能由以下疾病引起：

- 慢性胰腺炎。
- 腹部直接创伤。

4. 肝硬化引起的门静脉血栓可能与以下因素有关：

- 门静脉血流量减少。
- 蛋白 C 和蛋白 S 水平降低。
- 肝细胞癌可以通过促凝途径或者直接侵犯门静脉引起门静脉血栓。

临床特点

1. 急性门静脉血栓

- 腹痛、恶心。
- 肠缺血,尤其当血栓侵及肠系膜上静脉时。
- 肠坏死,罕见但是可致命性。

2.慢性门静脉血栓

- 胃食管静脉曲张。
- 脾肿大。
- 血小板减少。
- 静脉曲张引起的出血,如果没有肝硬化,则不常见。
- 腹水,如果没有肝硬化,少见。

诊断

1.多普勒超声具有较高的敏感性(超过 70%)和特异性(超过 80%)。

2. CT 和 MRI 可确定位于门静脉的血栓,当多普勒超声不能确诊时,CT 和 MRI 具有较大意义。敏感性和特异性可达到 98%。个别情况时,门静脉再通不好解释。

3.肝生化学检查通常是正常的,除非伴随慢性肝病。

4.需要对是否存在凝血异常疾病和肝细胞癌进行彻底评估。

治疗

1.急性门静脉血栓

a.低分子肝素抗凝治疗

- 起病 30 天内应用可能促进血管再通。
- 减少肠梗阻等并发症的发生。
- 如果存在凝血异常疾病,需要长期抗凝治疗。

b.溶栓治疗导致出血率增高。

c.不推荐手术切除血栓,因为并发症发生率高,除非出现肠坏死。

2.慢性门静脉血栓

a.长期应用 β- 受体阻滞剂可降低静脉曲张出血的风险。

b.静脉曲张内镜下套扎治疗是一种安全有效的措施。

c.如果其他微创治疗失败,可以考虑进行门体分流术。

d.对于单纯的脾静脉血栓引起的胃静脉曲张可以采取脾切除术。

e.肝硬化门静脉血栓是否进行长期抗凝治疗。

- 是否有效尚未得到证实。
- 如果谨慎选择患者可能是安全的。

三、肝窦阻塞综合征

定义和病因

1. 肝窦阻塞综合征(SOS)最初由 Chiari 于 1899 年进行了描述，1954 年 Bras 进一步将其描述为肝静脉内膜炎。组织学特征如下：
- 肝静脉末端内皮下硬化。
- 继发于硬化的血栓。
- 肝窦纤维化，尤其是进展期和慢性损伤时。
- 小叶中央肝细胞坏死。

2. 肝窦阻塞综合征(以前定义为静脉阻塞疾病)最常见于：
- 继发于骨髓移植(BMT)或造血干细胞移植，常为急性，原因为术前伴或不伴肝移植前大剂量化疗的毒性。
- 慢性型多为无痛型，多见于摄入吡咯生物碱中毒，如猪尿豆属、千里光属、天芥菜属。生物碱是以草药茶的形式摄入，因此称为牙买加灌木茶病。

3. 肝窦阻塞综合征这一定义是依据临床表现(见后面)。并没有某种单一的组织学特征能确定诊断。组织学异常程度与临床严重程度之间有相关性。

临床表现

1. 继发于骨髓移植的肝窦阻塞综合征定义如下，在骨髓移植后 20 天内出现两种或两种以上如下特征：
- 疼痛性肝大。
- 突然体重增加超过基础体重的 2% 以上。
- 血清总胆红素超过 2.0mg/dL(34.2μmol/L)。

2. 肝窦阻塞综合征的出现与随后出现的肾功能不全、胸膜腔积液、心衰、肺水肿及需输血的出血显著相关。

3. CT 可以帮助鉴别肝窦阻塞综合征和移植物抗宿主(GVH)疾病。肝窦阻塞综合征出现门脉区水肿、腹水、右肝静脉狭窄，但是 GVH 疾病通常出现小肠的增厚。

4. 根据临床定义，大约 50% 骨髓移植后的患者发展为肝静脉阻塞性疾病，所有有临床证据的肝静脉阻塞性疾病者死亡率接近 40%。

5. 口服吡咯(Pyrrolizidine)生物碱者更易发展为肝窦阻塞综合征的慢性类型。临床特征与肝静脉阻塞相似，包括触痛性肝大、腹痛、腹水、疲乏无力。由于没有特异性特征及缺乏检测这种疾病的非侵入性方法，诊断很困难。肝组织学检查通常能显示肝血窦及静脉周围的纤维化和内皮下硬化。中毒最常在无意中发生，且可能由于含吡咯碱的植物污染食物所致。

骨髓移植或造血干细胞移植（HSCT）后的急性肝窦阻塞综合征发展的危险因素

1.BMT 后出现肝窦阻塞综合征的危险因素包括：
- 移植前血清谷丙转氨酶和谷草转氨酶升高。
- 既往病毒性或药物性肝炎史。
- 既往腹部照射史。
- 受者年纪大或者小（小于 6.5 岁）。
- 移植前状态差和肺弥漫功能减退。
2.许多强效抑制骨髓化疗制剂与肝窦阻塞综合征发病率增加有关：
- 放射线剂量 >12Gy。
- 环磷酰胺加白消安。
- 环磷酰胺、卡氮芥（BCNU）和依托泊苷。

发病机制

1. 骨髓移植前预处理时进行的化疗主要针对内皮细胞，包括肝窦和血管内皮细胞，在缺少谷胱甘肽时这些细胞对许多药物，包括达卡巴嗪（dacarbazine）、硫唑嘌呤（azathioprine）、野百合碱（monocrotaline）更加敏感。

2. 在对细胞减少性治疗应答中，各种细胞因子，包括肿瘤坏死因子 α（TNF-α）释放，肝和多器官衰竭综合征患者显示循环中 TNF-α 和其他细胞因子增高，TNF 尤其对蛋白 C 发挥促凝作用，并可能与肝窦阻塞综合征血栓形成的发病机制有关，但目前只是推测。

治疗

1. 对继发于骨髓移植的肝窦阻塞综合征大多采用支持疗法。
- 应注意患者的输液情况，避免输入过多液体导致心肺功能损害。
- 由于伴随骨髓移植会有严重血细胞减少，故常需要输入血小板和红血球。
- 常需用多巴胺及其他血管加压素来维持肾脏的血液灌注，特别是存在毛细血管渗漏综合征时。
- 在特殊病原体鉴定出来以前应用广谱抗生素来治疗感染。

2. **去纤苷酸（Defibrotide）**

是一种单链寡核苷酸的多聚物，治疗肝窦阻塞综合征可能有效，完全缓解率为 30%~60%。
- 如果早期给药，抗凝血酶可能有助于阻止肝窦阻塞综合征的进展。

- 前列腺素 E、熊去氧胆酸、已酮可可碱和肝素预防肝静脉阻塞性疾病效果有限。
- TIPS 技术上可行，对小部分患者有效。

3. 治疗与服用吡咯碱有关的慢性肝窦阻塞综合征常需行肝移植，这是因为在做出诊断时已存在广泛的肝纤维化。早期病例应行门体静脉分流术。

Mack C. Mitchell　著

许芳　王美霞　译

参考文献

Beckett D, Olliff S. Interventional radiology in the management of Budd–Chiari syndrome. *Cardiovasc Intervent Radiol* 2008; 31:839–847.

Buckley O, O'Brien J, Snow A, et al. Imaging of Budd–Chiari syndrome. *Eur Radiol* 2007; 17:2071–2078.

Garcia-Pagan JC, Heydtmann M, Raffa S, et al. TIPS for Budd–Chiari syndrome: long-term results and prognostics factors in 124 patients. *Gastroenterology* 2008; 135:808–815.

Hernandez-Guerra M, Turnes J, Rubinstein P, et al. PTFE-covered stents improve TIPS patency in Budd–Chiari syndrome. *Hepatology* 2004; 40:1197–1202.

Janssen HLA, Garcia-Pagan JC, Elias E, et al. Budd–Chiari syndrome: a review by an expert panel. *J Hepatol* 2003; 38:364–371.

Janssen HLA, Meinardi JR, Vleggaar FP, et al. Factor V Leiden mutation, prothrombin gene mutation, and deficiencies in coagulation inhibitors associated with Budd–Chiari syndrome and portal vein thrombosis: results of a case-control study. *Blood* 2000; 96:2364–2368.

Kamath PS. Budd–Chiari syndrome: radiologic findings. *Liver Transplant* 2006; 12(Suppl):S21–S22.

Mentha G, Giostra E, Majno PE, et al. Liver transplantation for Budd–Chiari syndrome: a European study on 248 patients from 51 centres. *J Hepatol* 2006; 44:520–528.

Narayanan Menon KV, Shah V, Kamath PS. The Budd–Chiari syndrome. *N Engl J Med* 2004; 350:578–585.

Orloff MJ, Daily PO, Orloff SL, et al. A 27-year experience with surgical treatment of Budd–Chiari syndrome. *Ann Surg* 2000; 232:340–352.

Parikh S, Shah R, Kapoor P. Portal vein thrombosis. *Am J Med* 2010; 123:111–119.

Plessier A, Sibert A, Consigny Y, et al. Aiming at minimal invasiveness as a therapeutic strategy for Budd–Chiari syndrome. *Hepatology* 2006; 44:1308–1316.

Reiss U, Cowan M, McMillan Horn B. Hepatic venoocclusive disease in blood and bone marrow transplantation in children and young adults: incidence, risk factors, and outcome in a cohort of 241 patients. *J Pediatr Hematol Oncol* 2002; 24:746–750.

Segev DL, Nguyen GC, Locke JE, et al. Twenty years of liver transplantation for Budd–Chiari syndrome: a national registry analysis. *Liver Transplant* 2007; 13:1285–1294.

Valla DC. Primary Budd–Chiari syndrome. *J Hepatol* 2009; 50:195–203.

第 20 章　　心力衰竭中的肝病

要　点

1. 前向性心力衰竭和后向性心力衰竭均经常累及肝脏(心源性肝病)。
2. 后向性心力衰竭会引起伴有肝大和非特异性肝生化检测异常的肝脏瘀血。
3. 如果前向性心力衰竭严重并且持续时间长,会引起肝脏的缺血性损害。转氨酶水平迅速地升高和下降是特征性的表现。
4. 当无急性肝病发生而出现明显的肝功能变化时,特别是如果碱性磷酸酶的水平高于正常值两倍以上或者是 ALT 远高于 AST 时,要注意其他诊断。
5. 累及肝脏的频率和严重程度取决于心衰的严重程度。除非已经出现了心源性肝硬化,心力衰竭严重程度决定预后。
6. 对肝功能异常没有特殊的治疗,除非已经发生了心源性肝硬化,心功能改善可使肝功能恢复至正常。
7. 肝硬化患者中进行心脏手术,包括心脏移植,会伴随较高的死亡率。

一、概述

1. 肝功能异常(心源性肝病)一直以来被认为是一种严重的急性和慢性充血性心衰的并发症。

2. 心衰通常源于泵功能衰竭导致的心输出量减少、静脉充血和细胞外液潴留。

3. 了解肝脏的血循环以及正常的肝脏结构对正确评价心衰时血液动力学的改变如何影响肝脏并导致相关的临床、生化和组织学特征是重要的。

二、肝脏的血循环

肝脏的血液供应

1. 肝脏有双重的血液供应

- 门静脉提供肝脏血流量的 66%~83% 来源于胃、肠和脾的富含营养物质，但是相对缺少氧合的静脉血。

- 肝动脉为腹腔动脉的分支，提供肝脏血流量大约 17%~34%，为动脉血，同时提供给肝脏需氧量的 50%。

2. 门静脉流量的减少或窦状隙压力的下降会导致肝动脉血流量的反应性增加，从而确保窦状隙压力不变。

3. 肝动脉血流的原发性改变与门静脉血流的改变无关。

4. 心输出量的减少常导致肝血流量的减少，然而，肝脏接受的心输出量的百分比保持相对稳定。

5. 灌注量的减少常由氧释放的增加来补偿，这种氧释放往往会增加近 95%。

6. 如果存在高碳酸血症，会引起广泛性的血管舒张，进而增加肝脏的血流量。

肝静脉的引流

1. 肝脏的血液回流通过肝静脉，由右、中、左三条肝静脉组成。

2. 肝静脉血流排入下腔静脉，然后进入右心房。

肝脏的微循环

1. 门静脉和肝动脉分支后进入左、右肝叶，进一步再分支 5~6 次直至终末支到达汇管区。

2. 门静脉分支直接开口于窦状隙。肝动脉分支进入部分（不是全部的）窦状隙中。门静脉分支和终末肝小静脉之间在各种水平上与窦状隙自由吻合。

3. 肝窦状隙具有如下特征：它们构成一组丰富的血管网络，并向终末肝小静脉汇聚。肝窦壁由内皮细胞及称为库普弗细胞的特殊的巨噬细胞组成，内皮细胞下没有基底膜。窦状隙的多孔结构产生低静水压，窦状隙和间质间隙——Disse 间隙之间血液自由流动。窦状隙的直径小于红细胞，因此红细胞通过窦状隙时挤压变形。

4. 窦状隙狭窄严重影响肝细胞氧合。

三、肝脏结构

1. 肝脏的组织学单位是肝小叶（图 20.1A）

- 其边界由结缔组织基质和汇管区所围绕。
- 肝小叶的中心是终末肝静脉。

2. 肝脏的功能性单位是肝腺泡（图 20.1B）

- 肝脏的实质性细胞环绕汇管区并以此为中心分作三个功能区，1 区最近中心，2、3 区较远。
- 从 1 区到 3 区氧张力和营养物质逐渐减少。
- 1 区肝细胞最先接受氧合的血液，最后坏死。
- 2、3 区接受的血液氧和营养物质相对少，并且对肝细胞毒素和缺氧性损伤更脆弱。

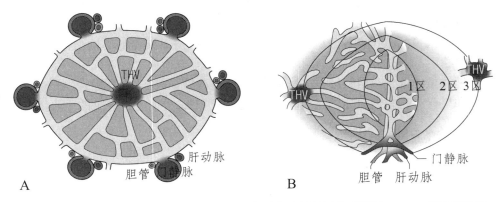

图 20.1　（A）肝脏的组织学单位：肝小叶；（B）肝脏的功能性单位：肝腺泡。THV，终末肝静脉。

四、病理生理学

1. 肝脏氧供和需求之间出现不平衡时就会发生肝脏缺血。
2. 前向性心力衰竭导致心输出量和肝脏血流量下降。
3. 后向性心力衰竭伴有静脉充血而引起肝脏瘀血。
4. 前向性和后向性心力衰竭都会导致细胞缺氧和肝脏损伤。
5. 动脉氧饱和度降低也引起肝损害（图 20.2）。

慢性被动性充血

1. 心输出量降低的充血性心力衰竭时，肝血流量大约降低 1/3。

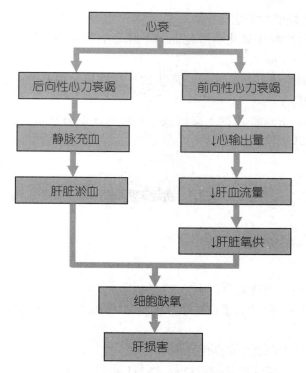

图 20.2　心衰时肝损害的病理生理机制。

2. 系统静脉压力升高导致肝静脉压升高、窦状隙充血并扩张，随后肝细胞萎缩。

3. 窦周隙水肿导致氧和其他的代谢产物弥散进入肝细胞减少。

4. 源于慢性瘀血的 Disse 间隙的胶原性疾病也使氧扩散减少。

5. 低心输出量和随后肠壁内发生的循环改变可能促使内毒素弥漫到门静脉，从而加重肝脏损害。

肝血流量降低

1. 肝脏在低血流量的情况下增加氧释放以确保肝血流量减少时氧消耗量不变。所以肝血流的轻度减少不会导致肝脏缺氧性损害。

2. 肝血流下降超过 70% 会导致氧摄入量、半乳糖清除力和三磷腺苷浓度的降低，以及乳酸 / 丙酮酸（组织缺氧的指标）比例升高。

3. 明显的低灌注和休克导致肝动脉及选择性的内脏血管强烈收缩引起肝脏的缺氧性损害。

4. 缺氧性损害尤其易发生于毗邻末端肝静脉的区域（腺泡 3 区）——此区域离携氧的血液供应最远。

5. 即使有系统性循环支持，底物浓度不足、代谢物积聚以及炎症反应次生的细胞因子释放都会引发缺氧性损害。

6. 缺氧导致的线粒体氧化磷酸化能力下降会引起膜功能受损,破坏细胞内离子的稳定,以及蛋白质合成减少。

7. 缺血的肝细胞重新暴露于氧时产生的反应性氧自由基会引起再灌注损伤,由此加重肝脏的损害。

8. 急性心衰时,肝血流量的下降以及中心静脉压的升高都会促使其进展为缺血(或缺氧)性肝炎。

五、病理学

宏观变化

1. 肝脏增大,边界呈淡紫色(图 20.3)。

2. 结节化不明显,但是如果存在结节再生性增生(见后面)或心源性肝硬化,则可见结节。

3. 切面显示出明显的增粗的肝静脉。

4. 可见"肉豆蔻"样改变,出血性中心区域(紫色)和正常的汇管区及汇管周围区域(黄色)交替(图 20.4)。

5. 汇管区表现出比正常的汇管区黄色更深,这可能是因为汇管区脂肪的增加。

微观变化

1. 肝组织学严重程度常与心衰时的临床及生化指标的严重程度以及心脏重量和腔室

图 20.3　充血性心力衰竭时肝脏的宏观改变。(见彩插)

大小有关。

2. 在充血性心衰早期,末梢肝静脉充血扩张,毗邻末梢肝静脉的窦状隙也扩张,并且其内含有不同量的红细胞。在严重病例,可出现肝性紫癜(血池)。

3. 也有肝板的压迫和各种形式的萎缩,以及肝细胞的胞浆中脂褐质的量明显增加。

4. 中等程度的充血性心衰会导致肝细胞的 3 区坏死,细胞浸润不明显。

5. 在急性严重低血压和休克时,也可以出现中心坏死。

6. 坏死的肝细胞常被棕色的片段所包裹,此片段大概与胆红素的降解有关。

7. 当心衰进展时,肝细胞坏死从 3 区向汇管区发展。大多数源于心衰的重度肝脏充血中,在汇管区周围残余有少部分存在正常肝细胞的区域。

8. 网硬蛋白网状结构凝固并且随着肝细胞的减少在终末肝静脉周围塌陷。可见

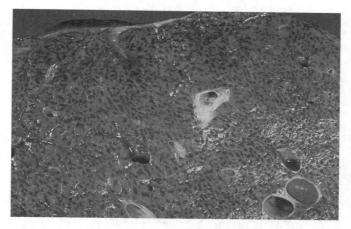

图 20.4　心衰时肝脏切面呈"肉豆蔻"样改变。(见彩插)

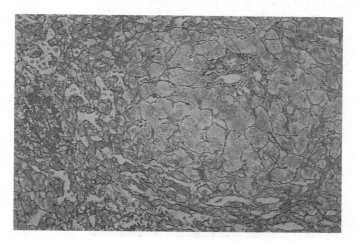

图 20.5　充血性心衰肝脏终末静脉周围网状组织塌陷和结节形成。(见彩插)

桥接坏死延伸并连接毗邻的终末肝静脉。最终,未受影响的汇管区被环型纤维组织所包绕,并导致反向的小叶化(图 20.5)。

9. 真正的心源性肝硬化少见,与早期纤维化和小的及中等大的肝静脉血栓形成有关。缺血导致肝细胞坏死,瘀血增加了成纤维细胞的活性及胶原沉积。

10. 汇管区周围可以出现肝细胞再生,导致肝板细胞增多,这些再生的肝细胞重组进入汇管区周围,压缩中央肝细胞,同时窦状隙充血并扩张,这些改变被描述为结节再生性增生(图 20.6)。

11. 终末肝静脉壁有不同程度的纤维性增厚,称为静脉硬化(图 20.7)。

12. 一旦心衰控制,与充血性心衰相关的肝损害就会逆转,肝细胞再生、纤维带变窄,肝结构恢复接近正常。

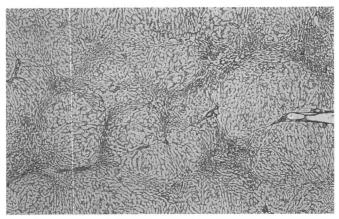

图 20.6　充血性心衰肝脏再生结节形成(网硬蛋白)。(见彩插)

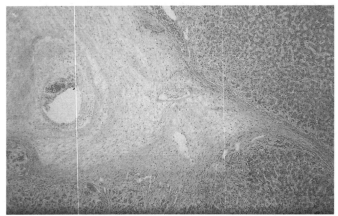

图 20.7　充血性心衰肝脏终末肝静脉壁观察到的静脉硬化(Masson 三联征)。(见彩插)

表 20.1　心源性肝病的常见病因

病因	百分率(%)
心肌病	49
瓣膜病	23
心包疾病	17
肺病	9
混合原因	2

来源: Myers RP, Cerini R, Sayegh R, et al. Cardiac hepatopathy: clinical, hemodynamic, and histo-logic characteristics and correlations. Hepatology 2003; 37:393-400.

六、病因学

1. 左右心衰经常共同存在,并导致肝脏充血。(表 20.1)

2. 伴有心律不齐和心源性休克的急性心肌梗死可以导致缺血性肝炎和慢性肝脏瘀血。

3. 风湿性心脏病伴有二尖瓣狭窄和三尖瓣反流表现出更为严重的肝脏瘀血。

4. 突然出现房颤或进展为细菌性心内膜炎会降低左室输出量并加重缺氧性肝损害。

5. 有发育不良性左心综合征和主动脉狭窄的儿童特别容易出现肝坏死。这可能是因为循环血流量下降、左向右分流以及右室压力明显升高的共同作用。

6. 既引起肝病又引起心衰的疾病包括酒精摄入过度、丙型肝炎、血色病、侵润性疾病如淀粉样变性,以及肝的血管肿瘤如血管内皮瘤,等。

7. 某些心血管疾病用药可以引起肝损伤,如脂肪变和肝纤维化,但极少进展为肝硬化,如使用胺碘酮的病例。

七、发病率

1. 肝脏受累常见于严重心衰。

2. 当风湿性心脏瓣膜病发生率下降时,冠状动脉疾病和相关的充血性心肌病成为肝脏充血的一个重要因素。

3. 在充血性心力衰竭时肝脏充血的整体发生率取决于患者的选择以及肝脏受累的判断标准(临床、生化及组织学)。

4. 心脏指数超过 $2L/min/m^2$ 的患者仅 20%~30% 有轻度肝酶升高,而心脏指数低于 $1.5L/min/m^2$ 的患者超过 80% 有明显的肝生化异常。

八、临床特征

充血性肝脏病

1. 大多数患者的临床表现往往以右心衰竭的症状和体征为主,可能掩盖了肝脏疾病的症状和体征(表 20.2)。

表 20.2　心源性肝病患者的临床特征

特征	急性心衰(占全部病例数 %)	慢性心衰(占全部病例数 %)
肝大	83	76
黄疸	50	11
腹水	42	68
(肝性)脑病	25	2
脾大	8	15
食管静脉曲张	0	8

来源:Myers RP,Cerini R,Sayegh R,et al. Cardiac hepatopathy: clinical, hemodynamic, and histo-logic characteristics and correlations. Hepatology 2003; 37:393-400.

2. 除非肝脏疾病和心脏疾病由同一病因如血色病引起,慢性肝病的特征如肝掌、蜘蛛痣和海蛇头少见。

3. 右上腹疼痛的原因是肝包膜扩张经膈神经传递。

4. 在严重的肝脏瘀血的过程中当纤维化进展时肝脏能恢复至正常大小,但体积不会缩小。

5. 黄疸

• 轻度黄疸常见,很少发展为重度黄疸。

• 随着心衰时间延长和反复发作黄疸加重。

• 部分患者高胆红素血症可能是未结合型胆红素升高,与组织梗塞特别是肺梗塞有关。黄疸可能迁延并伴有高结合胆红素血症,因为缺氧的肝脏处理胆红素的能力下降。

6. 三尖瓣反流患者可触及到收缩期肝脏搏动,与右房压传递至肝静脉有关。

7. 脾肿大常见,但门静脉高压的其他特征常常缺如,但缩窄性心包炎相关的严重的心源性肝硬化除外。

8. 腹水极可能与窦状隙压力和通透性的升高、淋巴液漏出增加有关,而不是肝硬化的表现,导致患者腹水蛋白量升高(达 2.5g/dL 或更高)伴血清 - 腹水清蛋白梯度增高（达 1.1g/dL 或更高）。

9. 周围性水肿和胸腔积液是心脏疾病的表现，而不是肝瘀血的表现。

缺血性肝炎

1. 是指由于急性灌注不足导致的弥漫性肝损伤。

• "缺血性肝炎"其实用词不当，因为肝损伤其实是以不伴有炎症的小叶中性坏死为特征的。

• 作为心脏低输出量的结果，缺血性肝炎可能在临床上并不明显。只有 50% 的病例可以观察到"休克"的存在，低血压也往往没被记录，因而左心衰可能是微不足道的。

2. 肝损伤通常不会表现出特别的症状，患者偶尔会有急性肝炎的表现（见第 3 章）。

• 某些患者会有精神状态的改变，往往是因为大脑灌注不足而非肝性脑病的表现。

3. 接近半数患者会进展为可逆性的肝肺综合征。

4. 偶尔会有功能性肾衰竭（血清肌酐和钾升高，尿钠降低，尿沉渣正常），且为突然发生。

5. 伴有扑翼样震颤和昏迷的暴发性肝衰竭是心衰的罕见并发症。常在循环衰竭进展 2~3 天时发生。血清氨基转移酶会升高至超过 1000 U/L，预后较差，半数患者死于原发的心脏疾病。

心源性肝硬化

1. 心源性肝硬化罕见，出现时以右心衰症状为主要表现。

2. 有明确诊断的三尖瓣反流患者不伴有肝脏震动时应疑似诊断为心源性肝硬化。

3. 在以下患者中也应考虑诊断：

• 严重的二尖瓣狭窄；

• 缩窄性心包炎；

• 迁延不愈或复发性充血性心力衰竭；

• 临床上虽肝脏未增大，但被动性肝脏充血伴有脾脏肿大和腹水者。

导致肝病和心脏衰竭同时出现的常见病因

• 铁饱和度超过 50%、血清铁蛋白增高、肝铁指数增高、HFE 基因变异时提示血色病（详见第 16 章）。

• 长期大量酒精摄入会导致酒精性肝硬化和酒精性心肌病；诊断有赖于患者既往史（见第 6 章）。

3. 代谢综合征以腹型肥胖、高血压、糖尿病和血脂异常为特征,与非酒精性脂肪性肝病和动脉粥样硬化相关(见第 7 章)。

4. 丙型肝炎通过检测血清丙型肝炎病毒(HCV)抗体和病毒核酸(HCV RNA)来诊断(见第 3、4 章)。

九、实验室检查

瘀血性肝病

在公开发表的文章中伴有心衰的患者肝功能异常的发生率很不一致,这最可能是由于患者的个体差异所致。在心衰的临床严重程度和肝功能检测异常之间没有绝对的相关性。然而通常在较高的右房压和有严重的心衰临床表现的患者中倾向于出现更多的肝功能异常。

1. 胆红素

- 15%~50% 充血性心衰的患者血胆红素升高。心衰时黄疸常是轻度的,血清胆红素常低于 80mmol/L(4.5mg/dL)。
- 由于同时有轻度溶血、肝细胞摄入以及结合减少,约 50%~60% 的血清胆红素是非结合型的。
- 血清胆红素水平显著升高常见于急性右心衰,高胆红素血症似乎与肝细胞本身功能异常有关。
- 血清胆红素水平可以在肝脏充血改善后迅速下降,在 3~7 天内达正常水平。
- 长期的充血性心衰的患者,血清胆红素水平可能在肝瘀血消退后的数月内都不会恢复至正常,这可能是因为胆红素与清蛋白共价结合形成 δ- 胆红素,其半衰期长达 21 天。
- 心衰患者总胆红素升高是心脏病预后不良和死亡的独立预测因素。
- 心脏移植的患者,直接和间接胆红素水平超过正常值的三倍是出院后存活的负性预测因子。

2. 氨基转移酶

- 在不伴有失代偿的稳定心衰患者中只有 3%~10% 的病例转氨酶升高,水平常是正常值上限的 2~4 倍。
- 转氨酶水平明显升高(正常值上限的 10 倍以上)见于急性恶化的严重慢性充血性心力衰竭、低血压或休克,提示缺血性肝炎发生(见后)。
- 天冬氨基转移酶(AST)通常高于丙氨酸氨基转移酶(ALT),因为心肌细胞富含 AST,AST 的升高常早于 ALT 升高。
- 极高的 AST 水平也可见于患有药物性或病毒性肝炎的患者,但是病毒性肝炎中 ALT 水平常高于 AST 水平(见第 1 章)。

• 如果 AST 的升高是因为心力衰竭,其水平预计在循环改善后的几日内下降。相较而言,持续 AST 升高见于病毒性肝炎和药物性肝损伤,循环改善对其并无影响。

• AST 的中度升高也见于心肌梗死,随之发生的心功能异常和心衰会影响对 AST 水平升高的判断,同时检测肌钙蛋白和肌酸激酶同工酶对诊断心肌损害有帮助。

• 转氨酶水平、右心房压力及心脏指数之间存在一种尽管微弱但有意义的相关关系。心脏功能的改善会使转氨酶水平在 3~7 天内恢复正常。

3. 碱性磷酸酶

• 碱性磷酸酶水平升高不常见于心衰。即使有也是轻度的,常不超出正常值上限的两倍,除非肝脏疾病和心衰由同一原因所致。

• 肝脏瘀血导致碱性磷酸酶水平升高机制还不清楚。压力诱发的肝内胆道梗塞和肝功能异常两者可能同时起作用。

• 当心衰并发结节再生性增生时,仅有的肝功能检测异常是碱性磷酸酶升高。

4. 国际标准化比值(INR)

• 心衰患者中超过 80% 该项指标升高。

• 相较于慢性肝脏充血,在急性肝脏充血中更易出现凝血酶原时间升高。急性肝脏充血时,凝血酶原时间会迅速升高至正常值两倍,对注射维生素 K 没有反应,随着有效治疗充血而迅速恢复正常。

• 受累的患者对华法林异常敏感。

• 随着对慢性心衰的有效治疗,前凝血酶原时间会在 2~3 周内恢复至正常。

5. 血清蛋白

• 30%~50% 心衰的患者血清蛋白中度下降。在腹水和水肿患者中血清蛋白水平会更低。

• 血清蛋白水平降低归因于肝脏合成能力下降和液体潴留所致的稀释作用。

• 血清蛋白通常与充血性心衰的持续时间及肝损害程度均无关。

• 随着心衰的缓解,血清蛋白水平可能需要 1 个多月的时间恢复。

缺血性肝炎

缺血性肝炎的生化改变是特异性的,通过观察以下指标变化可以诊断:

• 在急性循环衰竭的 24~48 小时内转氨酶水平明显升高,AST 远高于 ALT(超过正常值 100 倍)。

• 在治疗急性循环衰竭后转氨酶水平在 3~11 天内迅速恢复至正常。

• 血清乳酸脱氢酶(LDH)大幅度的升高和下降,比 ALT 的程度还要大,而且 ALT/LDH 比值低于 1.5 相较病毒性肝炎在缺血性肝损伤中更为典型。

• 碱性磷酸酶水平常保持正常。

• 血清胆红素可以升高,但是极少超出正常值上限的 4 倍。

- INR 仅轻度升高。

心源性肝硬化

- 没有生化检测可以用于鉴别充血的非硬化的肝脏和心源性肝硬化的肝脏。
- 因此,心源性肝硬化是一个临床和组织学诊断。

十、影像学特点

1. 多普勒超声
- 有肝硬化时出现双相波。

2. 增强计算机断层扫描(CT)
- 增大的肝脏内部质地不均、小叶分隔。
- 不规则的血管周围增强信号及延迟的实质增强信号。
- 下腔静脉扩张,进入下腔静脉和肝静脉的造影剂过早反流。

3. 瞬时弹力成像(FibroScan)
- 一个快速的、非侵入性的测量肝脏硬度的方法;在酒精性肝病和病毒性肝炎中已经验证可以作为判断肝脏纤维化程度的替代指标。
- 在心衰时其可靠性明显降低,因为肝脏的硬度测量与中心静脉压直接相关。

十一、治疗

1. 治疗肝脏充血应直接针对原发问题——心衰。

2. 除非心源性肝硬化已经存在,肝脏生化指标会随着临床的好转而改善。

3. 对已经存在的心源性肝硬化的治疗措施包括治疗心衰和对难治性腹水的穿刺治疗。

- 在穿刺放腹水后不必常规给予补充清蛋白,因为肝脏的合成能力是存在的。
- 跟其他引起肝硬化的情况不同(见第 27 章),并不推荐对原发性肝癌进行常规筛查;但是确有报道在心源性肝硬化中发生肝癌。
- 局灶性结节性增生结节在心源性肝硬化患者中可以发现,需要鉴别巨大再生结节、增生性结节和原发性肝癌。可以通过结节穿刺活检进行确诊。

十二、心脏手术

1. 心功能的临床改善可以随着心衰的病因性治疗出现戏剧性变化,如瓣膜置换、缩窄性心包炎时心包切除术,或纠正先天畸形。

2. 然而伴或不伴有肝衰竭的心源性肝硬化会增加围手术期死亡率,因为可能成为手术禁忌证(见第 30 章)。

• 处于代偿期的 Child A 级患者可以成功耐受心脏手术,然而 Child B 和 Child C 级患者术后出现严重并发症和死亡的比例增高。

• 在心脏手术伴有心肺分流术时,CTP(Child-Turcotte-Pugh)评分大于 7 分对于判断术后死亡数有较高的敏感性(86%)和特异性(92%);而且在此种情况下,一项研究(见第 30 章)表明,CTP 评分优于 MELD 评分。

• 心肺分流术由于可以引发血小板功能障碍、纤维蛋白溶解、低钙血症而加剧已经存在的凝血功能障碍恶化。有限证据表明,创伤较低的术式如血管成形术、瓣膜成形术和不伴有分流的血管重建术在肝硬化患者中应作为优选术式。

3. 肝源性肝硬化一般被视为心脏移植的禁忌证。在一些有肝源性肝硬化患者做心脏移植案例中,住院期间死亡率约 50%。

• 相较原发性心肌病、既往行胸骨切开术和大量腹水的患者而言,患有心脏疾病的患者死亡率最高。

• 经专家谨慎挑选患者,肝脏和心脏联合移植是可行的。

十三、预后

1、心脏疾病累及的肝脏功能失常预后取决于心脏病情况。

2、慢性充血性心衰,如果治疗后病情缓解,预后会好。

3、缺血性肝炎预后常不良,黄疸迁延,特别严重的黄疸是预后不良的标志。

4、缺血性肝炎的死亡常由于循环衰竭,肝功能异常通常对结局没有影响。

5、除非进行心脏手术,心源性肝硬化的预后不会有改变。

Rania Rabie,Florence S. Wong　著

王美霞　译

窦晓光　牛俊奇　校

参考文献

Allen LA, Felker GM, Pocock S, et al. Liver function abnormalities and outcome in patients with chronic heart failure: data from the Candesartan in heart failure. Assessment of reduction in mortality and morbidity (CHARM) program. *Eur J Heart Fail* 2009; 11:170–177.

Dichtl W, Vogel W, Dunst KM, et al. Cardiac hepatopathy before and after heart transplantation. *Transpl Int* 2005; 18:697–702.

Giallourakis CC, Rosenberg PM, Friedman LS. The liver in heart failure. *Clin Liver Dis* 2002; 6:947–967.

Henrion J, Schapira M, Luwaert R, et al. Hypoxic hepatitis: clinical and hemodynamic study in 142 consecutive cases. *Medicine (Baltimore)* 2003; 82:392–406.

Hsu RB, Chang CI, Lin FY, et al. Heart transplantation in patients with liver cirrhosis. *Eur J Cardiothorac Surg* 2008; 34:307–312.

Millonig G, Friedrich S, Adolf S, et al. Liver stiffness is directly influenced by central venous pressure. *J Hepatol* 2010; 52:206–210.

Myers RP, Cerini R, Sayegh R, et al. Cardiac hepatopathy: clinical, hemodynamic, and histologic characteristics and correlations. *Hepatology* 2003; 37:393–400.

Naschitz JE, Slobodin G, Lewis RJ, et al. Heart diseases affecting the liver and liver diseases affecting the heart. *Am Heart J* 2000; 140:111–120.

Raichlin E, Daly RC, Rosen CB, et al. Combined heart and liver transplantation: a single-center experience. *Transplantation* 2009; 88:219–225.

Shaheen AM, Kaplan GG, Hubbard JN, et al. Morbidity and mortality following coronary artery bypass graft surgery in patients with cirrhosis: a population-based study. *Liver Int* 2009; 29:1141–1151.

Shiffman ML. The liver in circulatory failure. In: Schiff ER, Sorrell MF, Maddrey WC, eds. *Schiff's Diseases of the Liver*. 10th edn. Philadelphia: Lippincott Williams & Wilkins; 2006:1185–1198.

Suman A, Barnes DS, Zein NN, et al. Predicting outcome after cardiac surgery in patients with cirrhosis: a comparison of Child-Pugh and MELD scores. *Clin Gastroenterol Hepatol* 2004; 2:719–723.

Teh SH, Nagorney DM, Stevens SR, et al. Risk factors for mortality after surgery in patients with cirrhosis. *Gastroenterology* 2007; 132:1261–1269.

Vandeursen VM, Damman K, Hillege HL, et al. Abnormal liver function in relation to hemodynamic profile in heart failure patients. *J Card Failure* 2010; 16:84–90.

Wanless IR, Liu JJ, Butany J. Role of thrombosis in the pathogenesis of congestive hepatic fibrosis (cardiac cirrhosis). *Hepatology* 1995; 21:1232–1237.

第 21 章　妊娠期肝病

要　点

1. 妊娠肝病包括在妊娠过程中、与妊娠同时发生、在妊娠时发现的特发性肝病三种。
2. 妊娠时生理上的正常变化可能会影响生化检查的正常值范围(表 21.1)。
3. 既往史和体格检查可以为诊断提供重要线索。
4. 诊断妊娠肝病时特别重要的实验室检查指标包括:蛋白尿、高尿酸血症、血清胆汁酸升高、血小板减少和贫血。
5. 腹部超声检查有助于诊断。完全没有必要进行肝穿刺或组织检查,但是它可能有助于妊娠急性脂肪肝的诊断。
6. 及时诊断和正确治疗对预后非常关键。对于严重的先兆子痫、子痫发作、妊娠急性脂肪肝、严重的 HELLP 综合征(溶血、肝酶升高、血小板降低),治疗措施是中止妊娠,而母亲是乙肝患者的婴儿注射乙肝疫苗及免疫球蛋白是很关键的。
7. 尽管患有慢性肝脏疾病的妇女妊娠时会有更多问题出现,但妊娠本身并不加重肝脏疾病的进展。

一、概述

1. 妊娠期肝病包含下述情况:
- 只有在妊娠时才会出现的肝脏疾病。
- 恰巧在妊娠期发生或是表现出来。
2. 并发肝脏生化指标检查异常的妊娠患者需要通过彻底的询问既往史和体格检查来确定。
3. 妊娠独有的肝脏异常包含下述情况:
- 妊娠剧吐。
- 妊娠期肝内胆汁淤积症(IHCP)。

- 妊娠急性脂肪肝(AFLP)。
- 先兆子痫 / 子痫。
- HELLP(溶血、肝酶升高、血小板减少)综合征。
- 肝脏破裂。

4.恰巧与妊娠同时出现的肝脏疾病包括:病毒性肝炎、布加综合征、胆石症、胆囊炎、Wilson 病和自身免疫性肝炎(AIH)。

表 21.1　正常妊娠肝生化检查的变化

肝功能检查	结果	达到最高值时段(3 个月 / 段)
清蛋白	↓ 10%~60%	第二段
γ- 球蛋白	正常至轻度降低	第三段
纤维蛋白原	↑ 50%	第二段
转铁蛋白	↑	第三段
胆红素	无	—
碱性磷酸酶	↑ 2~4 倍	第三段
AST(SGOT)	无	—
ALT(SGPT)	无	—
胆固醇	↑ 2 倍	第三段

AST(SGOT):谷草转氨酶;ALT(SGPT):谷丙转氨酶

来源: Olans LB, Wolf JL. Liver disease in pregnancy. In Carlson KJ, Eisenstat SA, eds. *The Primary Care of Womea*, 2nd edn. St.Louis: Mosby-Year Book; 2003:531–539.

二、妊娠患者的治疗

病史

1.肝功能异常与妊娠时间关系(表 21.2)。

2.**瘙痒**

- 是 IHCP 的特征性表现。
- 最初开始于掌心及足底,而后到身体的其他部位。

3.**恶心、呕吐**

- 见于全部孕妇的 50%~90%。
- 是妊娠剧吐的重要特征。
- 伴有头痛及外周性浮肿提示先兆子痫的可能。

- 妊娠后期发生腹痛,伴或不伴低血压,考虑肝破裂的可能性。

表 21.2　根据妊娠中各阶段血清转氨酶升高和(或)黄疸的鉴别诊断

妊娠时段(3 个月 / 段)	鉴别诊断
第一段	妊娠剧吐
	胆石病
	病毒性肝炎
	药物性肝炎
	IHCP*
第二段	IHCP
	胆石病
	病毒性肝炎
	药物性肝炎
	先兆子痫、子痫*
	HELLP 综合征*
第三段	IHCP
	先兆子痫、子痫
	HELLP 综合征
	AFLP
	肝破裂
	胆石病
	病毒性肝炎
	药物性肝炎

* 在这 3 个月内不常见;HELLP 综合征:溶血性贫血、肝酶升高、血小板减少
来源: Olans LB, Wolf JL. Liver disease in Pregnancy. In: Carlson KJ, Eisenstat SA, eds. The Primary care of Women, 2nd edn. St.Louis: Mosby-Year Book; 2003:531–539.

4. 腹痛

- 出现腹痛应注意部位、特征、持续时间、诱发或减轻疼痛的因素。
- 在妊娠后期的右上腹或中腹痛应考虑胆石病、妊娠急性脂肪肝、肝破裂、先兆子痫。

5. 黄疸

- 注意黄疸与其他症状出现的关系。
- 发生在 IHCP 时伴瘙痒。

6. 全身症状

- 先兆子痫时可表现为头痛、外周性水肿、泡沫尿、少尿、神经系统症状。
- 发热、不适、排便改变意味着感染如肝炎。
- 易出现瘀斑,见于 HELLP 综合征。

- 消瘦、增重或眩晕见于妊娠肝脏疾病。

7. 既往妊娠史及节育史

- 注意既往妊娠时症状发作的时间。
- 注意既往妊娠的结果。
- 既往节育史中出现黄疸提示 IHCP 发生风险。

8. 有关的妊娠相关因素

- 多次 / 单次妊娠(表 21.3)。
- 初产妇 / 经产妇。
- 用药史。

表 21.3　再次妊娠中妊娠相关肝病复发率

妊娠相关肝病	发生率
IHCP	40%~70%
HELLP 综合征	4%~27%
AFLP	携带 LCHAD 变异基因者 20%~70%
先兆子痫	2%~43%

HELLP 综合征:溶血性贫血、肝酶升高、血小板减少;LCHAD, 长链 3- 羟烷基 - 辅酶 A 脱氢酶

体格检查

- 在正常孕妇中可见蜘蛛痣及肝掌。
- 妊娠并发肝病的异常表现有:黄疸、肝大、肝压痛、摩擦音或杂音、脾大、墨非征、弥漫性的脱皮。
- 妊娠并发肝病的系统性异常包括:高血压、体位性低血压、外周性水肿、扑翼样震颤、反射亢进或其他神经系统症状、瘀点瘀斑。

诊断性检查

- 同非妊娠状态相比唯一的禁忌是避免放射线和钆暴露。
- 常规血生化及血细胞计数有助于诊断,妊娠急性脂肪肝和先兆子痫患者的酶原时间延长尿酸水平经常升高。
- HELLP 综合征有血小板计数降低及溶血,并可见伴纤维蛋白原降低的弥散性血管内凝血(DIC),纤维蛋白降解产物增加及部分凝血酶原时间延长。
- 在 IHCP 发作前或发作同时可有血清胆汁酸水平的升高。
- 若发生腹痛应检测胰淀粉酶及脂肪酶。
- 若疑似病毒性肝炎,则进行血清学检查,包括甲型肝炎(查 HAV 特异性 IgM 及

IgG 抗体）、乙型肝炎（表面抗原及抗体、核心抗体；若表面抗原阳性，则进一步查 e 抗原及抗体）和丙型肝炎（查抗体及 HCV RNA）。如果患者曾去过流行区，则考虑做戊肝检测（见第 3 章）。

- 应权衡妊娠时内镜检查包括逆行胰胆管造影（ERCP）的受益风险比，风险可能来自镇静剂或固定体位造成的胎儿缺氧。应将镇静剂和射线控制在最小剂量。
- 腹部超声安全、有效。
- 尽管腹部 CT 检查相较超声对于肝破裂诊断更有意义且能提供更多信息，但辐射暴露和患者的稳定性仍应作为选择检查方式的考虑因素。
- 血管造影很少用于肝破裂的诊断。
- MRI 是较安全的，尽管还没有明确证实。钆禁止用于孕妇。

妊娠期特有的肝病

表 21.4 到出与这些肝病有关的实验室检查。

表 21.4　妊娠相关肝病的实验室检查结果

	转氨酶 *	胆汁酸 *	胆红素	碱性磷酸酶 *	尿酸	血小板	PT/PTT	尿蛋白
妊娠剧吐	1~2 倍	正常	<5mg/dL	1~2 倍	正常	正常	正常	正常
IHCP	1~4 倍	30~100 倍	<5mg/dL	1~2 倍	正常	正常	正常	正常
AFLP	1~5 倍	正常	<10mg/dL	1~2 倍	↑	± ↓	± ↑	± ↑
先兆子痫 / 子痫	1~100 倍	正常	<5mg/dL	1~2 倍	↑	± ↓	± ↑	↑
HELLP 综合征	1~100 倍	正常	<5mg/dL	1~2 倍	↑	↓	± ↑	± ↑
肝破裂	2~100 倍	正常	± 升高	升高	正常	± ↓	± ↑	正常

*:指检测当时的正常值上限。PT:凝血酶原时间；PTT:部分凝血酶原时间

妊娠剧吐

1.定义
妊娠过程中导致脱水、电解质紊乱、体重减轻 5% 或更多、营养不足的顽固性呕吐。

2.流行病学
- 多见于妊娠的最初 3 个月。
- 发生率:0.3%~2%。
- 危险因素:年龄低于 25 岁、罹患糖尿病、甲状腺机能亢进、体重过大、初产妇、多胎妊娠、既往有妊娠剧吐史、葡萄胎。

3. 病因学

涉及免疫、激素和精神因素的多因素综合作用。

4. 临床特点及辅助检查

- 50% 患者肝脏生化检测异常;
- ALT 的升高通常为正常的 1~3 倍,但可至正常值上限的 20 倍。
- 偶尔可有碱性磷酸酶及胆红素的升高。
- 约 50% 患者伴发甲亢。

5. 诊断

临床诊断。

6. 治疗

治疗措施支持治疗,包括补充液体和维生素、少量多次低脂饮食、止吐(如,胃复安 10~30mg 每日四次口服,或 10mg 每 4~6 小时一次肌肉 / 静脉注射;或昂丹司琼 4~8mg 每 8 小时口服一次或 8mg 每 4~8 小时一次静脉注射);重症患者可能需要全肠道外营养。

7. 预后

自然流产率较低,但仍可见出生低体重和新生儿髋关节发育不良。

妊娠肝内胆汁淤积(IHCP)

1. 定义

可逆性肝内胆汁淤积,以妊娠时强烈瘙痒、空腹时血清 ALT 和胆汁酸升高、产后 4~6 周天症状和体征自发缓解为特征。

2. 流行病学

- 常见于妊娠中晚期,但可以出现在任何阶段。
- 发生率:0.01%~2%,在南亚、南美洲和斯堪的纳维亚人种中发生率更高;在智利阿洛柯人印度人中发生率最高,可高达 27%。
- 危险因素:妊娠期使用黄体酮,IHCP 既往史或家族史,口服避孕药或雌激素致胆汁淤积的个人史。

3. 病因学

多因素致病,包括遗传因素、激素和环境因素。相关理论包括:

- 在某些患者体内发现肝微管转运蛋白(ATP- 结合盒 ABC 转运体 B4= 磷脂酰胆碱转移酶,ABC 转运体 B11= 胆汁盐输出泵,ABC 转运体 C2= 共价阴离子转运体,ATP8B1=FIC1)和其他调节因子(如胆汁酸传感器法尼酯 X 受体,FXR)的基因变异;在患有进展性家族性肝内胆汁淤积症 3 型(PFIC)的患儿中其母亲患 ICHP 的概率增加。
- 对雌激素的遗传敏感性。
- 与血清硒低水平有关;智利人血清硒水平升高后发病率降低。

4. 临床表现和辅助检查

- 25% 患者有黄疸,并随之出现瘙痒。
- 转氨酶可升高(高达 4 倍),血清胆汁酸水平升高 30~100 倍,孕激素单体或重硫酸盐代谢产物(特别是 3-, 5-α 异构体)增加。偶尔血清胆固醇及三酰甘油也可升高。
- 肝活检(不是常用诊断方法)提示胆汁淤积伴轻微的肝细胞坏死。

5. 诊断:见临床。

6. 治疗

- 控制症状:在较冷的房间起居,局部酒精和樟脑薄荷洗浴,口服考来烯胺,熊去氧胆酸 10~15mg/kg 体重口服。
- 密切观察,尽早分娩。

7. 预后

- 母亲一般无大碍。
- 但下列风险增加:早产(19%~60%)、胎粪污染羊水(24%)、胎儿心动过缓(14%)、胎儿窘迫(22%~41%)、围生期死亡(平均 0.4%,重症 4.1%),特别是空腹胆汁酸水平超过 40μmol/L 时。

妊娠急性脂肪肝(AFLP)

1. 定义

是一种罕见的、威胁生命的妊娠期并发症,以肝内微多孔状脂肪浸润和进展性肝衰竭为特征。

2. 流行病学

- 多见于妊娠晚期(35 周之后,但也可在 26 周及刚分娩后发病)。
- 发病率为每 10 000~15 000 产妇可有 1 人发病。
- 易患因素:初产、多胎妊娠、胎儿为男性者。

3. 病因学

- 胎儿长链 -3- 羟烷基 - 辅酶 A 脱氢酶(LCHAD)缺陷导致母亲线粒体脂肪酸 β 氧化缺陷。LCHAD 是线粒体三功能蛋白(MTP)的组成部分,催化长链脂肪酸 β 氧化的第三步。70% 病例发病原因是杂合子母亲怀有纯合子的长链 3- 羟基辅酶脱氢酶缺陷的胎儿。
- 胎儿异常长链脂肪酸浓度进行母体循环后对母体有毒性作用。
- MTP 中 G1528C(E474Q 变异)导致 LCHAD 缺陷。
- 第二种脂肪酸氧化缺陷的情况——肉碱棕榈酰转移酶 I 缺乏——亦与母体 AFLP 发病有关。
- 有人提出营养因素、脂蛋白合成的改变、线粒体内尿素环酶缺乏也是病因。

4. 临床特点及实验室检查

- 症状包括头痛、乏力、不适、恶心、呕吐以及右上腹、上腹部或腹部弥漫性腹痛。
- 前驱症状后,可出现黄疸。
- 进行性肝衰竭伴随着凝血机制障碍、脑病或肾衰。
- 50% 病例可发生先兆子痫。
- 通常转氨酶可升高(多低于 500U/L)。
- 碱性磷酸酶及胆红素水平轻度至中度升高。
- 80% 病例有高尿酸血症。

5. 诊断

- 探查脂肪浸润情况时腹部超声检查和 CT 结果不一致。
- 若临床怀疑提前结束妊娠存在风险,应实施紧急肝穿刺活检。肝活检冰冻切片油红染色提示肝脏小泡性脂肪浸润。

6. 治疗

- 治疗的关键是终止妊娠,多数患者可得到改善,但仍可发生暴发性肝衰竭,目前已有针对此病行肝移植的报道。
- 受累的患者应进行脂肪酸氧化缺陷筛查。

7. 预后

- 母亲死亡率达 8%~18%。
- 胎儿死亡率达 18%~23%。

先兆子痫和子痫

1. 定义

是高血压、蛋白尿和水肿三联征。先兆子痫是一种以肾脏、血液系统、肝脏、中枢神经系统和胎盘受累为特征的多系统损伤的疾病。子痫在先兆子痫症状基础上还会出现抽搐和昏迷。

2. 流行病学

- 通常见于妊娠中晚期,也可发生于产后。
- 先兆子痫在孕妇中发病率为 5%~7%,子痫为 0.1%~0.2%。
- 易患因素:胰岛素抵抗、糖尿病、高血压、年龄过大或过小(小于 20 岁或大于 45 岁)、具有先兆子痫或子痫的家族史、初产、伴有感染、多胎妊娠、葡萄胎、胎儿水肿、羊水过多以及产前护理不周。

3. 病因学

尚不明确。可能的机制包括血管痉挛、胎盘发育不良、内皮反应异常、凝血异常激活、一氧化氮合成的减少。Fms 样酪氨酸激酶 1(sFlt1,亦称可溶性血管内皮细胞生长因子)水平升高,因而上调了胎盘内皮糖蛋白。导致这个结果的可能原因是编码 STOX1 转录因子的基因发生了变异,但只是猜测,尚无足够数据来证实。

4. 临床特点及辅助检查

a. 高血压:

- 轻度先兆子痫:血压 ≥ 140/90mmHg,但 <160/110mmHg。
- 严重先兆子痫:血压 ≥ 160/110mmHg。

b. 子痫还包括痉挛或昏迷。

c. 严重病例可有头痛、视觉改变、腹痛、充血性心力衰竭、呼吸窘迫、少尿。

5. 诊断

- 依靠临床症状和体征。
- 血清转氨酶水平升高者在子痫患者中达 90%,严重先兆子痫为 50%,轻度先兆子痫 24%。
- 转氨酶水平升高 5~100 倍,伴有胆红素的中度升高(近 5mg/dL)。
- 可有血小板减少及微血管溶血性贫血。
- 肝活检可见门静脉周围有纤维及纤维蛋白原沉积,伴有出血,伴或不伴肝细胞坏死。有些病例可以看到微多孔性脂肪浸润,提示妊娠急性脂肪肝重叠。

6. 治疗

- 子痫及接近足月的先兆子痫应终止妊娠。对不足月的病例的处理尚有争议,包括卧床休息、抗高血压治疗和硫酸镁。
- 营养补充并**不能**降低先兆子痫的概率。包括钙剂或低剂量阿司匹林。

7. 预后

- 发病率和死亡率与病情严重程度相关。
- 多数死亡原因为大脑受累。
- 肝破裂和 HELLP 综合征的危险增大。
- 胎儿危险包括早产、胎儿生长发育迟缓、胎盘早期剥离和出生低体重。
- 围生期母亲和胎儿发病率与死亡率增加的相关因素包括先兆子痫的严重程度、早产、多胎妊娠、母亲的既往医疗和疾病情况。
- 产后肝功能异常通常可得到缓解。

HELLP 综合征

1. 定义

溶血,肝功能异常和血小板减少。

2. 流行病学

- 多在妊娠晚期(32 周或 32 周以后,也可提前至 25 周);15%~25% 发生在分娩后(多在分娩后 2 天内,也可晚些)。
- 占孕妇的 0.2%~0.6%;先兆子痫和子痫患者发病率为 4%~12%。
- 可见于 AFLP 或单独发生。
- 易患因素:白种人,经产妇及高于 25 岁产妇。

3. 病因学

尚不清楚,但与血管紧张度异常、血管痉挛、凝血异常或婴儿 LCHAD 缺陷有关。

4. 临床特点及辅助检查

a. 65% 出现上腹痛,恶心、呕吐 30%,头痛 31%,高血压 85%,其他还有视觉改变、体重增加和水肿。

b. 微血管病性溶血性贫血、血清乳酸脱氢酶及间接胆红素升高,结合珠蛋白水平降低。

c. 血清转氨酶升高(轻度或 10~100 倍)。

d. 血小板计数减少(可能 <10 000/mm³)。

e. 蛋白尿。

f. 先兆子痫病例 D- 二聚体测试阳性有助于预测 HELLP 的发生。

g. 产后病情可缓解:

- 血小板异常通常在最初 5 天内缓解。
- 高血压及蛋白尿可持续至 3 个月。

5. 诊断

存在溶血性贫血、血清转氨酶升高和血小板降低。

6. 治疗

- 母亲或胎儿情况危急或血小板计数迅速下降时应立即终止妊娠。并发先兆子痫或妊娠急性脂肪肝时应提前分娩;
- 住院以治疗高血压、稳定 DIC、预防癫痫发作及监测胎儿。
- 妊娠少于 34 周时推荐使用皮质类固醇以促进胎儿肺部发育。但应用皮质类固醇来改善孕产妇的预后仍处于探索阶段。

7. 预后

- 母亲死亡率为 1%。
- 围生期婴儿死亡率 7%~22%。
- 并发症:母体弥散性血管内凝血、胎盘早期剥离、子痫、腹水、被膜下血肿、肝脏破裂、伤口血肿,以及肾衰竭、心肺和肝衰竭。
- 婴儿早产、宫内生长迟缓、弥散性血管内凝血及血小板减少的危险增加。

肝脏破裂

1. 定义

肝包膜的破裂。

2. 流行病学

- 每 45 000~250 0000 次分娩可有 1 人发病。
- 发病率:患有 HELLP 综合征患者中为 0.9%~2%。
- 大部分病例与先兆子痫、子痫、AFLP 和 HELLP 有关。

- 亦与肝细胞癌、腺瘤、血管瘤及肝脓肿相关。
- 再发罕见。

3. 病因学

在 HELLP 和子痫 / 先兆子痫时,血小板减少症的患者肝破裂前先有严重肝实质出血,继而进展为被膜下血肿。

4. 临床特点及辅助检查

- 多发生于妊娠最后 3 个月或有时发生于分娩后 24 小时内。
- 典型症状为突然发作的腹痛、恶心、呕吐,随之腹部膨隆及低血容量性休克。
- 多发生于肝右叶,但也可见于左叶或累及两叶。
- 肝功能结果转氨酶升高 2~100 倍伴有贫血、消耗性血小板减少、伴或不伴 DIC。

5. 诊断

腹部超声、CT、MRI、血管造影均有诊断意义。

6. 治疗

- 早期诊断,迅速终止妊娠并行外科或放射线介入手术。
- 外科治疗包括直接加压、止血、填塞或止血包扎、局部应用止血药、缝合破裂处、肝动脉结扎、部分肝切除、肝移植。
- 血管造影行栓塞治疗亦可供选择。

7. 预后

- 母亲死亡率为 50%(死因主要为失血性休克、肝衰竭和脑出血)。
- 胎儿死亡率约 10%~60%(死因为胎盘破裂、早产、宫内窒息)。

三、患有慢性肝病的孕妇

概述

- 肝病患者更不易怀孕。
- 妊娠对于肝病的进展无不良影响。

肝硬化(参见第 9 和第 10 章)

1. 食管静脉曲张出血的风险增加(在妊娠中晚期尤为常见)

a. 病因:母亲血容量增加及胎儿对母体下腔静脉和平行脉管系统的压迫。

b. 食管出血的风险

- 肝硬化中发生率为 18%~32%。

- 已知存在门静脉压力增高：50%。
- 先前存在静脉曲张：78%。

c. 治疗

- 同非妊娠患者，包括硬化治疗、结扎，若有必要可行经颈静脉肝内门－体分流或门－体分流手术；
- 推荐在肝硬化患者中妊娠前或在妊娠中期之前进行内镜筛查静脉曲张。
- 存在争议的问题包括分娩方式（剖宫产术以避免经阴道分娩时出现的瓦尔萨尔瓦动作？）的选择和预防出血方法的选择：结扎还是β-受体阻滞剂。

d. 预后：母亲死亡率为 18%~50%。

2. 肝硬化基础上的妊娠并发症包括肝功能失代偿（24%）、脾动脉瘤破裂（2.6%）、产后子宫出血（7%~10%）、自发流产（30%~40%）、早产（25%）、死胎（13%）和新生儿死亡（4.8%）。

3. 用于治疗肝硬化的药物在妊娠时应谨慎评估其安全性（如呋塞米、安体舒通、β-受体阻滞剂、氟喹诺、利福昔明按照 FDA 分类属于妊娠 C 级，奥曲肽和乳果糖属于妊娠 B 级药。）

Wilson 病（参见第 17 章）

1. 对妊娠的影响
该疾病可以降低生育能力、增加习惯性流产的概率。

2. 治疗
鉴于如果在妊娠时停止驱铜治疗母亲预后非常不好（包括死亡），故应继续驱铜治疗（青霉胺、曲恩汀、锌）。

- 上述三种驱铜药在妊娠中的数据非常有限。
- 青霉胺在动物和人类有潜在致畸作用，曲恩汀有动物致畸作用。
- 青霉胺相对低剂量在妊娠期间应用是安全的（0.25~0.5g/d）。有限数据证实曲恩汀是安全有效的。
- 由于青霉胺和曲恩汀的潜在致畸作用，一些权威推荐在妊娠期间应用锌。

3. 特别考虑
应提供遗传咨询。

自身免疫性肝炎（AIH）（参见第 5 章）

1. 对妊娠的影响
- 妊娠时 AIH 的自然史多种多样。
- 控制良好的 AIH 患者可以成功妊娠。
- 病态妊娠发生率为 19%~24%（与其他慢性病所致者相同）。

2. 治疗

- 妊娠时停止治疗会导致疾病复发。
- 对使用硫唑嘌呤存在争议,但有经验表明,器官移植后或炎症性肠病应用硫唑嘌呤对母亲和婴儿有益。
- 妊娠期和分娩后早期应对患者 AIH 病情严密观察。

3. 特别考虑

患有 AIH 的育龄女性应去咨询,在疾病控制良好时再行妊娠。

原发性胆汁性肝硬化(PBC)(参见第 14 章)

1. 对妊娠的影响

- 有些数据表明,患有 PBC 的患者可以正常妊娠。
- 妊娠时血清抗线粒体抗体滴度和碱性磷酸酶、丙氨酸氨基转移酶、胆汁酸、胆红素、IgG 和 IgM 水平升高。
- 存在产后疾病发作的风险。

2. 治疗

继续 UDCA 治疗,该药对妊娠安全。

原发性硬化性胆管炎(参见第 33 章)

1. 对妊娠的影响:妊娠时该病的自然史未知。

2. 治疗:继续 UDCA 治疗,该药对妊娠安全,能够改善母体的症状、减少胎儿并发症。

四、妊娠时肝炎病毒和单纯疱疹病毒感染

(参见第 3 章和第 4 章)

概述

- 对所有病毒性肝炎来讲,仅戊型肝炎病程受妊娠影响。
- 病毒性肝炎在整个妊娠过程中均可发病。

甲型肝炎

1. 流行病学

- 在美国,妊娠时发病率为 1/1000。

- 围生期传播罕见。
- 仅见急性感染(无慢性化)。

2. 治疗

- 妊娠对病程和治疗无影响。
- 对暴露后母亲应用免疫球蛋白预防,对母亲及胎儿均安全。
- 若母亲在分娩时或分娩后不久感染,婴儿免疫球蛋白剂量为 0.02mL/kg 肌注(可考虑在 2 岁时接种甲肝疫苗)。

乙型肝炎

1. 流行病学

- 妊娠时急性乙型肝炎发病率为 2/1000。
- 美国慢性乙型肝炎发病率妊娠时为 5~15/1000。

2. 未进行预防接种可能传播给婴儿的情况

- 母亲 HBsAg(+)和 HBeAg(-),慢性感染率为 40%。
- 母亲 HBsAg(+)和 HBeAg(+),慢性感染率为 90%。
- 传染后婴儿的概率与母亲 HBV DNA 水平相关。
- 母亲妊娠前 3 个月内感染,10% 新生儿 HBsAg(+)。
- 母亲妊娠后 3 个月内感染,80%~90% 新生儿 HBsAg(+)。
- 新生儿传染多发生在围生期。

3. 治疗

联合主动免疫(乙肝疫苗)和被动免疫(抗乙肝病毒免疫球蛋白)防止母婴传播的有效率为 85%~95%,可将母婴传播率降至 10% 以下(表 21.5)。

表 21.5 乙型肝炎母亲的新生儿的治疗

治疗	根据母亲 HBsAg 滴度新生儿的接种时间		
	+	不明	-
乙肝免疫球蛋白 100IU(0.5mL 肌注)	12 小时内	12 小时内	不用
乙肝疫苗,首剂 5.0μg (0.5mL 肌注)	12 小时内	12 小时内	1 周内
后续乙肝疫苗剂量:			
Riconbivax HB 5μg(0.5mL)	1 个月	1~2 个月	1~2 个月
Engerix-B 10μg(0.5mL)	6 个月	6 个月	6~18 个月

来源:American College of Obstetricians and Gynecologists.ACOG practice bulletin no.86:viral hepatitis in pregnancy.*Obstet Gynecol* 2007;110:941–956.

丙型肝炎

1. 流行病学

• 母亲传染给婴儿的概率总体低（4%~10%）。母亲 HCV RNA 滴度较高、并发 HIV 感染时传播率亦较高（当母亲 HCV RNA 滴度超过 10¹⁰ copies/mL 时为 36%）；

• HCV 感染对妊娠并无不良影响；

• HCV 感染病程也不受妊娠影响。

2. 治疗

• 对婴儿尚无有效预防措施；

• PEG 干扰素联合利巴韦林治疗丙型肝炎在妊娠时是禁忌证，因利巴韦林有致畸胎作用。

丁型肝炎

• 罕见垂直传播的报道。

• 控制乙型肝炎感染可防止其传播。

戊型肝炎

• 感染 HEV 时，妊娠妇女通常较非妊娠妇女黄疸出现概率高 9 倍。

• HEV 感染是导致妊娠时暴发性肝衰竭的首要原因。

• 在妊娠晚期时感染较其他时间严重得多，母亲死亡率达 27%，远超过非妊娠患者死亡率的 0.5%~4%。

• 暴发性肝衰竭患者中，孕妇死亡率高达 65%，远高于非妊娠女性患者的 23%。

• 流产及宫内死亡的危险为 12%。

• 垂直传播率达 33%。

• 妊娠期无特殊治疗方法。

单纯疱疹病毒感染

• 妊娠期间播散性单纯疱疹病毒感染少见，但有报道，多发生于妊娠中期和晚期。

• 临床表现包括急性重型肝炎（见第 2 章）。

• 可见发热、恶心、呕吐、腹痛、白细胞减少、血小板减少、凝血异常和显著的转氨酶水平升高。

• 肝活检可见广泛的肝坏死，通常是出血性的，可见核内病毒包涵体颗粒。

• 如果没有及时进行抗病毒治疗，会很快发生肝坏死、播散性血管内凝血、低血压和死亡。

布加综合征（亦见于第 19 章）

1. 定义
三条肝脏静脉中有一条或一条以上血栓形成。

2. 流行病学
- 20% 病例与妊娠及避孕药有关。
- 产后发作少见且预后差。

3. 病因学
- 高凝状态（如，凝血因子 V 莱顿突变）可能有一定作用。
- 还可能与抗磷脂抗体、先兆子痫及摄入草药茶有关。

4. 临床特征
- 在妊娠患者中，通常急性发作。
- 表现为腹痛、肝大、腹水。

5. 诊断
- 依据 MRI 、超声、肝活检。
- 若有可能，分娩前避免静脉或血管造影。

6. 治疗
同非妊娠患者。

7. 预后
妊娠期间急性发病者母亲死亡率高达 70%。

妊娠并发胆石病及胆囊炎（参见第 32 章）

1. 流行病学
- 在妊娠中晚期症状更常见。
- 经产妇发病率为 18%~19%，初产妇发病率为 7%~8%。妊娠中有症状的胆石症发生率只有 0.1%~0.3%。
- 易患因素包括：年龄增长、多次妊娠、肥胖、血清瘦素高水平、胰岛素抵抗和血清高密度脂蛋白水平降低。
- 孕妇中新的胆石、胆泥的发病率在妊娠中末期分别为 2% 和 14%，产后 2~4 周分别为 2% 和 31%。
- 分娩后 3 个月胆泥消失率为 61%， 12 个月为 96%， 1 年胆结石消失率为 13%~28%。

2. 病因学
- 在妊娠中晚期雌激素水平增高促进胆汁形成胆石（促进胆固醇分泌和胆汁过饱和）。
- 孕激素促进胆囊容量增大和减少排空时间。

3. 临床表现

- 32% 发生呕吐,28% 消化不良,10% 出现瘙痒。
- 胆绞痛发生分别为伴结石时 29%,伴胆泥时 4.7%,但新形成胆泥及结石通常不出现胆绞痛。

4. 治疗

a. 静脉给液、纠正电解质、肠道休息、光谱抗生素的保守治疗在妊娠时是安全的。

b. 如果内科治疗失败或病情复发,可在妊娠中期进行腹腔镜胆囊切除术;尽量避免在妊娠头 3 个月进行手术。

- 在最初 3 个月内行手术可能有自发流产增多。
- 在第 7~9 个月内行手术有 40% 病例可早产。

c. 胆总管结石时可以采用 ERCP,可保护胎儿免受射线暴露和减少辐射时间。

Michelle Lai, Jacqueline L, Wolf　著

王美霞　译

参考文献

Aggarwal R, Naik S. Epidemiology of hepatitis E: current status. *J Gastroenterol Hepatol* 2009; 24:1484–1493.

American College of Obstetricians and Gynecologists. ACOG practice bulletin no. 86: viral hepatitis in pregnancy. *Obstet Gynecol* 2007; 110:941–956.

Badizadegan K, Wolf JL. Liver pathology in pregnancy. In: Odze RD, Goldblum JR, eds. *Surgical Pathology of the GI Tract, Liver, Biliary Tract, and Pancreas*. Philadelphia: Saunders Elsevier; 2009:1231–1243.

Brewer GJ, Johnson VD, Dick RD, et al. Treatment of Wilson's disease with zinc XVII: treatment during pregnancy. *Hepatology* 2000; 31:364–370.

Date RS, Kaushal M, Ramesh A. A review of the management of gallstone disease and its complications in pregnancy. *Am J Surg* 2008; 196:599–608.

Fang CJ, Richards A, Liszewski MK, et al. Advances in understanding of pathogenesis of aHUS and HELLP. *Br J Haematol* 2008; 143:336–348.

Glantz A, Marschall H-U, Mattsson L-Å. Intrahepatic cholestasis of pregnancy: relationships between bile acid levels and fetal complication rates. *Hepatology* 2004; 40:467–474.

Indolfi G, Resti M. Perinatal transmission of hepatitis C virus infection. *J Med Virol* 2009; 81:836–843.

Kondrackiene J, Beuers U, Kupcinskas L. Efficacy and safety of ursodeoxycholic acid versus cholestyramine in intrahepatic cholestasis of pregnancy. *Gastroenterology* 2005; 129:894–901.

Reck T, Bussenius-Kammerer M, Ott R, et al. Surgical treatment of HELLP syndrome–associated liver rupture: an update. *Eur J Obstet Gynecol Reprod Biol* 2001; 99:57–65.

Schramm C, Herkel J, Beuers U, et al. Pregnancy in autoimmune hepatitis: outcome and risk factors. *Am J Gastroenterol* 2006; 101:556–560.

Tan J, Surti B, Saab S. Pregnancy and cirrhosis. *Liver Transpl* 2008; 14:1081–1091.

Terrabuio DR, Abrantes-Lemos CP, Carrilho FJ, Cançado EL. Follow-up of pregnant women with autoimmune hepatitis: the disease behavior along with maternal and fetal outcomes. *J Clin Gastroenterol* 2009; 43:350–356.

United States Preventive Services Task Force: Screening for hepatitis B virus infection in pregnancy: U.S. Preventive Services Task Force reaffirmation recommendation statement. *Ann Intern Med* 2009; 150:869–873.

Urato AC. Maternal and neonatal herpes simplex virus infections. *N Engl J Med* 2009; 361:2678;author reply 2679.

全身性疾病中的肝脏

要　点

1. 许多全身性疾病可见肝功能异常,这些异常一般意义不大,然而,在某些全身性疾病,肝脏可能严重受累以致危及生命(表 22.1)。
2. 在评价全身性疾病及肝功能异常的患者时,区分全身性疾病中的肝脏表现、用于治疗疾病使用药物所致的肝毒性和同时存在的原发肝病是对临床医生的挑战。
3. 心力衰竭、结缔组织病、内分泌失调、肉芽肿性疾病、淋巴瘤、血液系统疾病、全身感染,包括脂泻病和炎症性肠病在内的胃肠道疾病以及淀粉样变都可以累及肝脏。

一、心脏疾病(见第 20 章)

心力衰竭

右心衰竭可引起肝脏功能的超负荷;可出现以下与肝脏相关的临床、实验室检查及病理特征:

1. 患者有右上腹钝痛。

2. 50% 的患者有肝大,10%~20% 的患者肝大与脾大及腹水。右心衰竭的其他体征包括颈静脉怒张和外周性水肿(表 22.2)。

3. 肝脏生化结果的异常为 25%~75% 的患者出现胆红素水平升高和血清转氨酶水平正常或轻度升高。碱性磷酸酶(ALP)通常(但不总是)正常的。高达 75% 的患者会出现凝血酶原时间(PT)延长。

4. 病理检查提示肝脏增大,呈紫色,切面为苍白、受累较少的区域与充血的肝小叶中央区域相交替,呈现所谓的"**槟榔肝**"样外观。

5. 镜下可见中央静脉及肝小叶中央肝窦扩张、充血,但炎症不明显。长期肝脏充血可导致广泛肝纤维化称为"**心源性肝硬化**"。治疗潜在的心衰通常可导致肝脏功能的临床及实验室参数改善。

表 22.1　全身性疾病中的肝脏

疾病	肝脏表现	肝脏生化检测水平 （最常见的异常结果）
心血管系统		
心力衰竭	血管充血;肝大	↑ Bil; ↑ ALT; ↑ PT
缺血性肝炎	肝细胞坏死	↑ ↑ ↑ ALT; ↑ Bil
结缔组织		
风湿性多肌痛和巨细胞动脉炎	肝细胞坏死;汇管区炎症	↑ ALP; ↑ ALT
类风湿性关节炎; Felty 综合征;成人斯蒂尔病	非特异的:汇管区炎性浸润和纤维变性;药物性肝损伤	↑ ALP; ↑ ALT
系统性红斑狼疮	自身免疫性肝炎;自身免疫性胆管病;结节再生性增生;药物性肝损伤	↑ ↑ ALP; ↑ Bil ↑ ↑ ALT
硬皮病;干燥综合征	布加综合征;抗线粒体抗体;原发胆汁性肝硬化	↑ ↑ ALP; ↑ Bil; ↑ ↑ ALT
内分泌和代谢性		
甲状腺功能亢进症	非特异性炎症和胆汁淤积	↑ ALP; ↑ ALT; ↑ GGTP
2 型糖尿病	脂肪变性;脂肪性肝炎	↑ ALT; ↑ GGTP
胃肠道和营养性疾病		
脂泻病(见表 22.3)	转氨酶水平升高;与原发性胆汁性肝硬化,自身免疫性肝炎和 PSC 相关;黄疸	↑ ALT
炎症性肠病	与 PSC、胆管癌相关;肝脂肪变性;免疫抑制剂药物性肝损伤;黄疸	↑ ALT
厌食症	脂肪变性;肝衰竭	↑ ALT
肥胖	脂肪变性;脂肪性肝炎	↑ ALT; ↑ GGTP
肉芽肿		
肉状瘤(结节病)	上皮样肉芽肿	↑ ↑ ALP; ↑ ALT
血液系统疾病		
淋巴瘤,急性和慢性白血病;骨髓增生性疾病(包括骨髓纤维化)	肝大;浸润;肝外胆道梗阻	↑ ALP; ↑ Bil
镰状细胞病	溶血;贫血;色素胆石病	↑ ↑ Bil; ↑ ALT; ↑ ALP
感染		

（待续）

（续表）

疾病	肝脏表现	肝脏生化检测水平 （最常见的异常结果）
脓毒症	肝内胆汁淤积；缺血性肝炎； 药物性肝毒性	↑ Bil；↑ ALT；↑ ALP
HIV 感染	肝大；与乙型肝炎或丙型肝炎共 感染	↑ ALT
结核病	干酪样肉芽肿；药物性肝损伤	↑ ALT；↑ ↑ Bil；↑ ALP
肺炎	非特异性炎性变化	↑ ↑ Bil；↑ ALP；
淀粉样变性	浸润；血管充血	↑ ↑ ALP；↑ ALT；

ALT，丙氨酸转氨酶；ALT，碱性磷酸酶；Bil，胆红素；GGTP，γ谷氨酰转肽酶；HIV，人类免疫缺陷病毒；PSC，原发性硬化性胆管炎

表 22.2　175 例急性或慢性右心衰竭患者肝脏瘀血的症状和体征

	急性心力衰竭（%）	慢性心力衰竭（%）
各种肝大（>11cm）	99	95
明显的肝大（超过右肋缘下 5cm）	57	49
外周性水肿	77	71
胸腔积液	25	17
脾大	20	22
腹水	7	20

来源：Richman SM, Delman AJ, Grob D. Alterations in indices of liver function in congestive heart failure with particular reference to serum enzymes. *Am J Med* 1961；30：211–225.

缺血性肝炎和左心衰竭

急性左心衰竭引起的肝损伤常称为缺血性肝炎。常发生在急性心肌梗死或心源性休克时，及任何原因造成的心输出量突然严重减少或者是血管活性药物的影响（如可卡因、麦角胺过量），或者源于严重的低氧血症。

1. 肝脏的主要表现是生化异常：血清中的天门冬氨酸（AST）和丙氨酸转氨酶（ALT）水平升高及乳酸脱氢酶（LDH）（主要是肝脏部分的）升至正常值上限的 25 倍或更多倍，在发病的 1~3 天内达到峰值，通常在 7~10 天内快速恢复到接近正常。血清胆红素及 ALP 水平通常正常或仅轻度升高。可能会发生肝衰竭和肝性脑病。

2. 缺血性肝炎患者的死亡率高（在一些情况达 40%~50%），但不与肝功能检测的异常程度相关。死亡原因与肝脏的缺血损伤相关，与肝衰竭无关。治疗应针对于改善基础疾病。

二、结缔组织病

风湿性多肌痛和巨细胞动脉炎

1. 患风湿性多肌痛和巨细胞动脉炎的患者可见肝功能异常，30% 的患者 ALP 升高，也可见到转氨酶水平升高。

2. 肝活检可见局部肝细胞坏死，汇管区炎症及散在小的上皮样肉芽肿。

3. 肝脏异常通常不引起明显的临床症状，并且在皮质类固醇治疗开始几周内好转。

类风湿性关节炎（RA）

1. RA 患者中患 **Felty 综合征**（在 RA 患者中伴有脾大及中性粒细胞减少）的患者肝损伤最常见，这些患者通常还有肝大，约 25% 患者有血清转氨酶及 ALP 的升高，肝活检通常可见非特异性改变：汇管区淋巴细胞、浆细胞浸润及轻度汇管区纤维化。

2. 有些 RA 患者发展成**结节再生性增生**，再生结节的萎缩及结节形成导致门静脉高压、腹水及静脉曲张出血（见第 20 章）。有人提出结节再生性增生的发病机制是药物诱导或免疫复合物诱导门静脉的闭塞。

3. 应用水杨酸盐、重金属及甲氨蝶呤均可导致肝脏中毒性损伤。

成人斯蒂尔病

1. 这种不明原因的多系统炎症性疾病的特点是峰型热、容易消退的皮疹、关节炎和多器官受累。

2. 通常认为 50%~75% 会有肝脏异常，包括肝大和肝酶异常；应用非甾体类抗炎药物可能是重要的辅助因子。

3. 考虑到应用药物可能会引起肝脏功能损伤，所以应用抗炎药物、免疫抑制剂或生物制剂治疗基础疾病时要明确指征。

系统性红斑狼疮（SLE）

1. 尽管在 SLE 中肝功能异常常见，但有临床意义的肝病少见。

2. 常见的异常有血清 ALT 和 ALP 升高，通常不超过正常值上限的 4 倍，少数（约 5%）患者出现黄疸。

3. SLE 肝脏异常的原因如下：

- 脂肪变（肝活检常见）。
- 自身免疫性肝炎：原发于 SLE 或与典型的自身免疫性肝炎共存（见第 5 章）。

- 自身免疫性胆管病：ALP 升高超过 ALT。
- 结节再生性增生（可见于所有结缔组织病）。
- 同时存在病毒性肝炎（在一项研究中，11% 的 SLE 患者血清中 HCV RNA 结果为阳性）。
- 布加综合征（尤其是抗磷脂抗体综合征的患者）。
- 药物，尤其是甲氨蝶呤和水杨酸盐。

4. 怀疑有引起肝生化检测水平异常的药物应停用，尤其是水杨酸盐。另外 SLE 肝功能改变的治疗主要是病因治疗。大部分肝生化检测异常并不代表有临床意义的肝病。

系统性硬化症（硬皮病）

1. 约 8%~15% 患硬皮病的患者有**抗线粒体抗体**，且这部分患者在肝活检时常常可见**原发性胆汁性肝硬化**的改变（见第 14 章），这些变化在少数患者中常见，并不是在系统性硬化症中散发存在的。

2. 将近 5% 有原发性胆汁性肝硬化的患者有系统性硬化症的表现，可以比原发性胆汁性肝硬化诊断早许多年。

干燥综合征

1. 大约 5%~10% 患干燥综合征的患者及 40% 同时患干燥综合征及 RA 的患者有**抗线粒体抗体**；这些患者中的多数有血清 ALP 升高。

2. 肝脏活检显示这些患者通常有 I 期的原发性胆汁性肝硬化的表现，即使在缺乏肝功能检测异常的情况下。

3. 这部分患者发展为原发性胆汁性肝硬化的危险性不确定。早期治疗是否有价值还不清楚。

其他原因所致的血管炎

1. **结节性多动脉炎**的患者常有慢性乙型肝炎病毒感染（见第 3~4 章）。
2. **冷球蛋白血症**的患者常有慢性丙型肝炎病毒感染（见第 3~4 章）。

三、内分泌代谢性疾病

甲状腺功能亢进

1. 未经治疗的甲状腺功能亢进与肝功能生化检测异常相关，通常可能引起胆汁淤积。在严重的情况下,可能会发生高输出量的缺血性心力衰竭。

2.丙基硫氧嘧啶治疗也可能会导致肝脏毒性(见第 8 章)。

2 型糖尿病以及代谢综合征

1.非酒精性脂肪性肝病(NAFLD)可被认为是代谢综合征中的肥胖、胰岛素抵抗、高血压和血脂异常在肝脏中的表现(见第 7 章)。大约 60% 的 2 型糖尿病患者有NAFLD 的证据,在肥胖的 2 型糖尿病患者中频率增加至 90% 以上。

2.一部分患者疾病会进展,且并发肝硬化,包括肝细胞癌的风险增加。

3.这类患者死亡的最常见原因仍然是心血管疾病。

肉芽肿性疾病和结节病(见第 26 章)

1.引起肝脏肉芽肿性疾病的原因有很多:
- 全身感染(如结核)。
- 恶性疾病(如霍奇金淋巴瘤)。
- 药物。
- 自身免疫性疾病(如自身免疫性肝炎)。
- 特发性情况(如肉状瘤病)。

2.结节病患者经常可见肝功能异常,但很少需要治疗。通常是转氨酶和 ALP 轻度升高。

3.较少见的临床表现包括慢性肝内胆汁淤积、门静脉高压和布加综合征。

4.肝活检在门静脉和门静脉周围区域可见肉芽肿;也可见淤胆性和坏死炎症性改变。

5.对无症状患者不需要治疗,有症状的患者可以考虑熊去氧胆酸、皮质类固醇和甲氨蝶呤治疗。

四、淋巴瘤和血液病

淋巴瘤

1.霍奇金淋巴瘤患者中有 5% 累及肝脏,但在尸检时约 50% 的患者肝脏受累。此外,在没有肝脏直接受累的淋巴瘤病例可见非特异性炎症浸润或非干酪样肉芽肿。

- 即使在没有肝脏直接受累的病例, ALP 高于正常值上限 1.5~2.0 倍是很常见的。

- 在**霍奇金淋巴瘤**患者中黄疸不常见,黄疸通常反映淋巴瘤已侵及肝脏,而非肝外胆管阻塞。

2. **非霍奇金淋巴瘤**患者约 25%~50% 肝脏受累,更少见者,肝脏可能是原发受累部位。典型患者可见淋巴瘤引起汇管区结节样浸润。除了肝外阻塞通常在肝门水平更常见外,临床及实验室检查与霍奇金淋巴瘤相似。

恶性血液系统疾病

1. **系统性肥大细胞增多症**可有肝大脾大、淋巴结病和皮肤损害。肝活检可见含嗜伊红颗粒的多角形细胞,主要在汇管区。姬姆萨及甲苯胺蓝染色可见特征性的异染浆细胞颗粒。可见门静脉周围纤维化。5% 的患者发展为肝硬化。

2. 肝大在**急性淋巴细胞白血病**和**急性髓系白血病**中是常见的,在死后解剖发现肝大在两种疾病中分别为 95% 和 75%。因为出血的风险较高,因此很少进行肝脏活检。

3. 大多数慢性白血病患者(如,**慢性淋巴细胞白血病**、**毛细胞白血病**)也在尸检中证明了肝脏浸润。

4. **多发性骨髓瘤**很少与临床表现明显的肝病有关;肝脏表现可能包括弥漫性的窦状隙或汇管区浸润、结节再生性增生、黄疸以及并发门静脉高压。多发性骨髓瘤也与**淀粉样变**有关(见后)。

5. 严重的肝大可见于**原发性骨髓纤维化**以及其他的骨髓增生性疾病,这与髓外造血增加肝血流量有关。最常见的生化异常是 ALP 水平升高,这可能与窦状隙膨胀的严重程度相关。

镰状细胞贫血

1. 尽管在镰状细胞贫血的患者肝功能检测异常是常见的,这些异常往往是其他原因如慢性病毒性肝炎或心力衰竭引起。

2. **肝脏危象**通常发生在镰状细胞危象时,以右上腹痛、黄疸及触痛的肝大为特征。

- 血清胆红素水平通常升高为 10~15mg/dL,也可以高至 40~50mg/dL。
- 血清 AST 及 ALT 水平也升高,可达正常值的 10 倍。
- LDH 水平可明显升高,反映肝功能障碍及溶血。
- 溶血可导致胆红素及转氨酶水平升高,而升高的 ALP 常来源于骨。
- 在肝脏危象时肝活检可见窦状隙增宽、镰状红细胞、库普弗细胞吞噬红细胞的现象。
- 鉴别诊断包括急性胆囊炎及胆管炎。
- 尽管曾有报道存在致命的肝衰竭,但通过支持疗法,通常可在几日内使病情缓解。

3. 胆色素结石可见于 40%~80% 的镰状细胞贫血的患者;同时 20%~65% 胆囊切除的患者可见胆总管结石。
- 腹部超声或 CT 有助于胆囊炎诊断的建立。
- 经内镜逆行性胰胆管造影术(ERCP)对于鉴别及治疗胆管结石是必要的。

五、感染(见第 29 章)

许多全身感染都会直接或间接地引起肝脏生化检测结果的异常。这些异常通常随着潜在感染的解决而恢复。肺炎通常会引起肝酶的升高。特别是嗜肺军团菌(引起军团病)、肺炎支原体和肺炎链球菌感染会引起转氨酶水平显著升高和胆汁淤积。

全身感染、脓毒症和病情危重的患者

肝酶水平升高多见于全身脓毒症的患者。引起这种变化的原因和可能的机制是复杂的;在大多数情况下,这种作用是多方面的。

1. **肝内胆汁淤积**在脓毒症患者中常见,独立于病原微生物。

高水平前炎症细胞因子如肿瘤坏死因子 α 和白细胞介素 6 抑制了毛细胆管排出结合胆红素。肝脏活检标本中通常没有胆管炎的证据。

2. 生化结果包括血清中 ALP 水平轻度升高(高于正常值上限 1~3 倍)以及血清中胆红素水平升高,尽管这些水平可能不一致。

3. 抗生素如阿莫西林 - 克拉维酸和氟氯西林与淤胆型药物反应相关(见第 8 章)。

4. 缺血性肝炎(见前)可能发生在血流动力学不稳定的败血症患者中。

5. 肠外营养与肝毒性和非酒精性脂肪性肝炎相关(见第 7~8 章),可通过在配方中加入胆碱来缓解病情。

HIV 感染(见第 25 章)

1. 大约 70% 的获得性免疫缺陷综合征(AIDS)患者有肝大,通常伴有肝脏生化检测水平异常。

2. 肝功能改变通常是肝细胞性的,以血清转氨酶升高为主,经常与共感染 HBV 和 HCV 相关。

结核(见第 26 和 29 章)

1. 粟粒性肺结核(TB)可影响肝脏导致肝炎,很少出现黄疸。肝活检标本提示多发的干酪样肉芽肿。

2. 药物治疗尤其是异烟肼及利福平可引起肝炎,表现为血清转氨酶水平升高和黄疸。

3. 与 HIV 和 HCV 联合感染是抗结核药物引起肝炎的独立危险因素。

六、胃肠道和营养障碍性疾病

脂泻病

1.40% 的脂泻病成人患者在确诊时,会出现血清转氨酶水平升高(小于正常值上限的 5 倍)。在这些患者中 66% 会发现肝脏组织学改变,但这些改变通常是轻微和非特异性的。

2. 对于坚持无麸质膳食的脂泻病患者,有 75%~95% 的患者通常在 1 年内血清转氨酶水平可降至正常。

3. 脂泻病患者与一般人群包括那些原发性胆汁性肝硬化、自身免疫性肝炎和原发性硬化性胆管炎(PSC)患者相比,自身免疫性肝病更常见。它们相互之间的发病机制尚不清楚,但有人提出可能与某种人类白细胞抗原(HLA)相关。坚持无麸质膳食通常没有益处。

4. 与脂泻病相关的其他肝脏疾病见表 22.3。

5. 脂泻病可能增加肝硬化的死亡风险。

表 22.3　与脂泻病相关的肝脏疾病

单纯的血清转氨酶水平升高(脂泻性肝炎),无麸质饮食可逆转

隐源性肝硬化

自身免疫性肝病

　　原发性胆汁性肝硬化

　　自身免疫性肝炎:1 型和 2 型

　　自身免疫性胆管炎

　　PSC

慢性丙型肝炎

血色素沉着症

非酒精性脂肪肝

急性肝衰竭

再生性结节性增生

肝细胞癌

来源:Rubio-Tapia A,Murray JA.The liver in celiac disease.*Hepatology*.2007;46:1650-1165.

炎症性肠病

肝脏异常

1. 在炎症性肠病患者中,异常的肝脏生化值常见(血清转氨酶和 ALP 水平轻度升高),大约为 30%。

2. 在一大型数据中,异常的肝脏生化与死亡率增加有关,虽然引起死亡率增加的原因还不清楚,但是肝功能异常与疾病的活动是不相关的。

3. **脂肪变性**在观察到的肝脏生化异常的肝活检标本中常见。此外,亦可见以汇管区或肝小叶单核细胞浸润为特征的**慢性肝炎**表现。但是否这种肝炎是炎症性肠病或 **PSC** 的一个表现或其他原因的肝脏疾病(如**丙型肝炎**或药物性损伤)所致的直接结果还不甚清楚。炎症性肠病的患者,**自身免疫性肝炎**的发生频率有所增加。

4. 克罗恩病患者不常发生**肝肉芽肿**或**淀粉样变性**。

胆道异常

1. **PSC** 是炎症性肠病最重要的肝胆并发症,发生于约 5%~10% 溃疡性结肠炎的患者,但克罗恩病患者发生率小于 1%(见第 15 章和第 33 章)。

2. 早期 PSC 患者的唯一预兆是血清 ALP 水平升高。PSC 逐渐进展的患者可表现为瘙痒或黄疸。

3. 不同患者之间病程进展有很大差别,可能与个体的 HLA 状态相关。多数患者最终可发展为胆汁性肝硬化,伴血清胆红素及 ALP 水平升高,伴有腹水形成及食管静脉曲张破裂出血的门静脉高压。也可发生细菌性胆管炎,特别是那些胆管经历过外科手术或内镜检查的患者。

4. 多达 20% 的 PSC 患者发展为胆管癌。

5. **硬化性胆管炎**诊断依据 ERCP 或磁共振胰胆管造影(MRCP)所见的胆道改变。典型所见为多处胆管狭窄伴串珠样扩张。依据放射学标准区分良性狭窄与胆管癌常是很难的。ERCP 细胞涂片或活检(见第 33~34 章)对诊断有一定帮助。

6. 治疗炎症性肠病的内外科方法都不能改变 PSC 的病程。应用熊去氧胆酸治疗可改善症状与肝功能生化检测值。继发于 PSC 的进展期肝病患者,若未发展至胆管癌可考虑肝移植,虽然在移植过程中 PSC 可能会复发。

肥胖症

1. 世界各地的肥胖率都在持续上升,而且与胰岛素依赖和非酒精性脂肪肝密切相关(见第 7 章)。

2. 最主要的治疗方法是通过限制饮食减轻体重。减肥手术(胃旁路术或结扎胃部)减少了肥胖患者非酒精性脂肪肝的严重性。

神经性厌食症

1. 神经性厌食症患者可能有肝脏生化检测值升高,主要是转氨酶水平升高。

2. 高达 30% 的中度（体重指数为 12~16）和 75% 的重度（体重指数小于 12）厌食症患者有转氨酶水平升高；如果转氨酶水平显著升高，则是即将发展为多脏器衰竭的标志。

3. 神经性厌食症以及其他原因所致的绝食的患者恢复正常进食后可能会发生短暂的肝酶水平升高；通常，当完全恢复正常进食后，这些异常的指标会完全恢复正常。

七、淀粉样变性

全身淀粉样变性的特征是纤维蛋白在多种组织的胞外沉积。可以分为 **AL（原发性淀粉样变性）** 和 **AA（继发性淀粉样变性）** 两类，见于大约 90% 的患者。淀粉样蛋白在刚果红染色、偏振光下检查可见绿色双折射胞外物质。

1. AL 患者（占所有病例约 80%），淀粉样物质由浆细胞的单克隆群产生的 kappa 或 lambda 免疫球蛋白轻链组成。尿中可出现本－周蛋白，大约 1/3 的患者有多发性骨髓瘤。

2. **AA** 患者，淀粉样物质来源于血清淀粉样物质 A，是一种对慢性感染或炎症过程（如，结核病、瘤型麻风病、骨髓炎、类风湿性关节炎、克罗恩病、淋巴瘤）发生应答反应时由肝脏分泌的一种急性期反应物。

3. 肝脏淀粉样变性患者的临床表现通常是非特异性的，患者可以表现出其他器官淀粉样沉积的症状：心力衰竭、肾病综合征、肠吸收不良、周围或自主神经病和腕管综合征。

4. 在慢性感染和炎症过程中出现肝大的患者应考虑**肝淀粉样变性**，尤其伴蛋白尿或单克隆丙种球蛋白病的患者。

5. 60% 的患者有肝大（充血或浸润），脾大少见（约 5%）。

6. 肝脏生化检测值异常包括血清 ALP 水平明显升高，转氨酶不超过正常值 2 倍。肾脏受累患者大约占 30%，肾脏受累所致的蛋白尿通常是引起血清蛋白水平降低的原因。

7. 肝活检如果可能的话应该尽量避免，活检后出血的风险增加。

8. 全身淀粉样变性的患者预后差，平均生存时间不到两年。然而，死亡原因多是由于心脏或肾脏疾病而仅少数由于肝脏受累。针对慢性炎症的诱因进行治疗可以改善结局。

Jeremy F. L. Cobbold, John A. Summerfield   著

张凯宇   温晓玉   译

参考文献

Berry PA, Cross TJ, Thein SL, et al. Hepatic dysfunction in sickle cell disease: a new system of classification based on global assessment. *Clin Gastroenterol Hepatol* 2007; 5:1469–1476.

Carithers RL. Endocrine disorders and the liver. In: Gitlin N, ed. *The Liver and Systemic Disease*. London: Churchill Livingstone; 1997:59–72.

Chowdhary VR, Crowson CS, Poterucha JJ, Moder KG. Liver involvement in systemic lupus erythematosus: case review of 40 patients. *J Rheumatol* 2008; 35:2159–2164.

Csepregi A, Szodoray P, Zeher M. Do autoantibodies predict autoimmune liver disease in primary Sjögren's syndrome? Data of 180 patients upon a 5 year follow-up. *Scand J Immunol* 2002; 56:623–629.

Ebert EC, Hagspiel KD. Gastrointestinal and hepatic manifestations of systemic lupus erythematosus. *J Clin Gastroenterol* 2011; 45:436–441.

Ebert EC, Kierson M, Hagspiel KD. Gastrointestinal and hepatic manifestations of sarcoidosis. *Am J Gastroenterol* 2008; 103:3184–3192.

Ebert EC, Nagar M. Gastrointestinal manifestations of amyloidosis. *Am J Gastroenterol* 2008; 103:776–787.

Gertz MA, Kyle RA. Hepatic amyloidosis: clinical appraisal in 77 patients. *Hepatology* 1997; 25:118–121.

Giallourakis CC, Rosenberg PM, Friedman LS. The liver in heart failure. *Clin Liver Dis* 2002; 6:947–967.

Kyle V. Laboratory investigations including liver in polymyalgia rheumatica and giant cell arteritis. *Baillieres Clin Rheum* 1991; 5:475–484.

Mendes FD, Levy C, Enders FB, et al. Abnormal hepatic biochemistries in patients with inflammatory bowel disease. *Am J Gastroenterol* 2007; 102:344–350.

Pope JE, Thompson A. Antimitochondrial antibodies and their significance in diffuse and limited scleroderma. *J Clin Rheumatol* 1999; 5:206–209.

Rubio-Tapia A, Murray JA. The liver in celiac disease. *Hepatology* 2007; 46:1650–1658.

Walker NJ, Zurier RB. Liver abnormalities in rheumatic diseases. *Clin Liver Dis* 2002; 6:933–946.

Youssef WI, Tavill AS. Connective tissue diseases and the liver. *J Clin Gastroenterol* 2002; 35:345–349.

第23章　小儿肝脏疾病

要　点

1. 围生期肝脏在生理上尚未发育成熟,在儿童时期肝脏代谢过程明显成熟化,这些代谢过程影响暴露于病毒及毒素时肝脏的表现和反应。
2. 获得性肝病在儿童较成人少见,而先天性或代谢性疾病则较为常见。
3. 儿童肝脏疾病可表现为高胆红素血症、肝大、肝衰竭、肝硬化、肝脏囊性疾病、门静脉高压或继发于肝病的全身性疾病。
4. 肝病的继发影响可危及生命,包括:
   - 代谢紊乱(低血糖)。
   - 由于维生素 K 的缺乏所致凝血机制障碍可导致婴儿颅内出血。
   - 持续暴露于内生"有毒物质",可见于半乳糖血症或果糖血症。
   - 脓毒症是肝脏疾病的原因或是继发于营养不良的免疫缺陷的后果。
   - 可能导致胃肠出血的门静脉高压。

一、婴幼儿肝脏生理上的未成熟性

1. 代谢和清除潜在的内源性及外源性的有毒物质的能力不同

- 婴儿肝脏细胞色素 P-450 水平低,且氨基比林 -N- 脱甲基酶、苯胺 -P- 羟化酶的活性也低,因此肝脏内依赖上述系统清除的某些药物或胆红素的过程低下,因此与年长儿相比,婴儿体内这些化合物的血清水平将很快升高。
- 在年长儿,依赖 P-450 清除药物的速度较成人为快,到青春期则形成成人代谢的模式。
- 婴儿体内谷胱甘肽过氧化物酶及谷胱甘肽 S 转移酶的水平低,使肝脏易受氧化性损伤。

**2. 胆汁酸池大小及组成存在变化。这种变化是有益的(一部分胆酸易在尿中排

出)还是有害的(非典型胆酸形成可加重胆汁淤积)尚不清楚。

3. 生理性黄疸

约 1/3 的新生儿在生后的第一周内出现非结合高胆红素血症。母乳喂养的婴儿比非母乳喂养婴儿出现黄疸的危险性更高,通常称为"生理性黄疸",可自然消退,无并发症。生理性黄疸是由母体排除与代谢的未结合胆红素的过程向婴儿的转移,其发生机制是多因素的,包括:

- 胆红素生成增多,新生儿红细胞数量多且较成人红细胞半衰期短。
- 血清蛋白与胆红素结合的效率低,影响肝细胞对胆红素的摄取。
- 肝细胞胆红素结合过程未发育成熟。这些机制还没有被证实,但可能是多因素的。

4. 病理性黄疸

- 出生后 3 天内出现或持续超过 14 天的胆红素升高。
- 血清总胆红素 >15mg/dL
- 血清结合胆红素 >2mg/dL。

二、高胆红素血症

病理生理机制

在胆红素代谢过程中任何一个过程有变化都可引起超越生理性黄疸范围的黄疸(图 23.1),原因如下:

1. 胆红素生成的增加

这是由于血液中红细胞释放的血红蛋白增加所致,包括:

- Rh、ABO 及其他次要的血型不相容导致的溶血。
- 红细胞脆性增加,如先天性球形红细胞血症、遗传性椭圆形红细胞血症、红细胞增多症、葡萄糖 6 磷酸脱氢酶(G6PD)、丙酮酸激酶(PK)及己糖激酶等红细胞酶(HK)的缺乏。
- 闭合性血肿。

2. 肝细胞对胆红素摄取能力下降

- 可由甲状腺功能低下或妊娠时的激素抑制肝细胞对胆红素的摄取引起,因为甲状腺素对于肝脏浆膜功能非常重要。
- 与血清蛋白结合的胆红素数量的减少也可导致肝细胞摄取胆红素的减少。结合胆红素减少可能的原因是低清蛋白血症,一般的低蛋白血症或由于胆红素被包括磺胺类、水杨酸盐、肝素、咖啡因等药物置换,不能与蛋白结合。

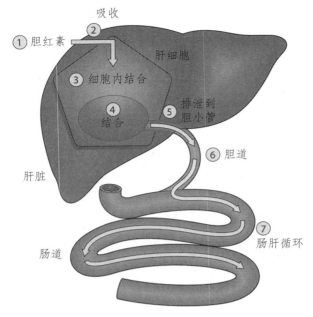

图 23.1   胆红素代谢

3. 肝细胞结合或储存胆红素异常

这种情况较为少见,原因包括谷胱甘肽 -S 转移酶缺乏及改变,及细胞内胆红素结合蛋白的缺乏或改变。

• 该病无需治疗预后良好。

4. 肝细胞内无效结合

肝细胞内胆红素与葡萄糖醛酸经胆红素尿苷二磷酸(UDP)葡萄糖醛酸转移酶结合形成单或双葡萄糖醛酸胆红素。

• 在 Gilbert 综合征中,UDP- 葡萄糖醛酸转移酶活性降低,导致血清非结合胆红素水平良性升高,特别是在应激时,如病毒性疾病。

• Crigler-Najjar 综合征以胆红素 UDP- 葡萄糖醛酸转移酶缺乏为特征,染色体 2q37 异常,临床特点为严重的高胆红素血症伴有核黄疸所致的神经系统改变。

• 肝实质疾病可引起新生儿时期高胆红素血症,导致继发性肝细胞损伤(见后面)。

5. 胆汁经小胆管膜进入胆道的分泌过程发生障碍

胆汁借助于一种载体蛋白排泄至胆管。

• 这种载体蛋白的改变被认为是 Dubin-Johnson 综合征的病因。这种综合征的发病率及死亡率还不清楚,但它以血清结合与非结合胆红素水平的升高为特征。

• 妊娠及口服避孕药物加重高胆红素血症。

• 这种综合征可能为常染色体隐性疾病。

- 此类患者可见尿粪卟啉水平的升高。
- 肝活检示肝细胞内特征性的黑色素样色素沉着的改变,而无其他组织学改变。
- 该综合征为良性病变,无需治疗。

6. **胆管系统结构的异常**

可阻碍胆汁由胆管向小肠的排放,引起胆汁淤积及胆汁回流体循环。

a. **胆道闭锁(BA)**是一种以肝外胆道炎症、纤维化为特征的进行性疾病,引起部分或完全肝外胆道阻塞。

- 典型 BA 多发生在 2~6 周的新生儿,表现为胆汁淤积(直接胆红素升高)。
- 肝活检显示纤维化及胆管增生。
- BA 可能是心脏异常、多脾、旋转不良或内脏转位等综合表现之一(15%),或者与这些综合征无关(大多数病因不明)。
- 这种异常最初以 Kasai 肝门肠造口术即让胆汁直接由肝脏排入小肠的方法来治疗,但这种方法并不十分有效,它通常只起到延缓疾病进展的作用。
- 继发于 BA 的终末期肝脏疾病是儿童肝移植的最常见原因。

b. **肝内胆汁淤积**可能与小胆管减少这一组织学改变有关,定义为小叶间胆管与大胆管的比率减少(正常 0.9~1.8,缺乏者 <0.5),胆管缺乏可为综合征(Allagille 综合征,表现为周围肺动脉狭窄、蝶状椎骨、特征性面容),也可为非综合征的表现,治疗针对症状给予营养及止痒剂,部分病例需要肝移植。

- **进展性家族性肝内胆汁淤积,Ⅰ型(PFIC-1)**,又称为 Byler 病。该病是由于位于染色体 18q21-22 位点的 FICI 基因缺失所致。这种 P 型 ATP 酶的功能是通过肝细胞内小胆管膜来转运氨基磷酯。本病的特点是 γ- 谷氨酰转肽酶(GGT)降低。平均发病年龄为 3 个月的婴儿,并可进展为肝硬化,出现水样腹泻,还可继发肠道 FICI 缺乏。治疗目的在于减轻瘙痒和生长发育障碍。肝移植是治愈的主要方法,多在 20 岁前进行。移植后仍可出现由于 FICI 点缺乏所致的良性肝内胆汁淤积,但疾病不再进展。
- **进展性家族性肝内胆汁淤积,Ⅱ型(PFIC-2)**,临床特点与 PFIC-1 相似,也伴 GGT 水平下降,水样腹泻不常见,但进展为肝硬化的速度则比 PFIC-1 快。该综合征是由于位于染色体 2 q24 位的肝细胞胆盐输出泵缺乏所致。
- **进展性家族性肝内胆汁淤积,Ⅲ型(PFIC-3)**,该综合征迅速进展为肝硬化和肝衰竭,且血清 GGT 水平升高。它是由于 MDR_3 变异所致,MDR_3 是通过肝细胞内小胆管膜转运磷酯酰胆碱的活性输出泵。

c. **胆总管囊肿**:胆道囊性扩张可以是单纯肝外的或者包括肝内胆管扩张。

- 本病在东亚常见,约 50% 以上的病例报道来自日本。
- 多数患者于婴幼儿期发病。
- 以伴或不伴有明显的腹部包快的腹痛及黄疸为临床表现。
- 诊断依据超声、CT 及内镜逆行或磁共振胰胆管造影。

• 治疗可切除扩张部分而不采取分流术或引流术,原因为囊性上皮有恶变的可能。

7.肠肝循环的变化可使从小肠重吸收的胆红素增加,原因可以是肠梗阻,如小肠闭锁、Hirschsprung 病的小肠梗阻或者由于应用抗生素造成肠道菌群的改变。

并发症

1.非结合胆红素升高

• 核黄疸(胆红素脑病)的原因是非结合胆红素升高。新生儿和 Crigler-Najjar 综合征 I 型是高危因素。

• 胆红素水平超过 30mg/dL 容易发生肝性脑病。

• 核黄疸的高危因素包括低蛋白血症,以及药物和有机离子竞争抑制胆红素与清蛋白结合。

2.胆汁淤积

• 由于脂肪吸收不良的营养不良,导致生长发育障碍及脂溶性维生素缺乏。

• 顽固的瘙痒。

• 继发于胆固醇代谢改变的黄瘤病。

治疗

a.非结合高胆红素血症

• 双倍体积交换输液,迅速降低血胆红素水平,使新生儿核黄疸的发生率降低。

• 光疗使胆红素随尿排出。

• 苯巴比妥治疗能诱导溶酶体酶,使胆红素代谢加快。

b.胆汁淤积

• 可外科治疗纠正解剖学的病变。

• 熊去氧胆酸是一种促胆汁分泌的胆汁酸,在胆汁郁积时可应用,增强胆汁的流动(每天 15mg/kg,每天分次服)。

• 有必要补充脂溶性维生素,因为没有正常的胆汁流动,脂溶性维生素的吸收差。

• 在某些患者有可能需要肝移植。

三、肝大

肝脏可能因为细胞肿胀、静脉充血、脂肪浸润、或者肝内一些物质不正常积聚引起体积增加。

病因

1. 细胞增生、肥大（包括肝细胞、库普弗细胞、炎症细胞）。
2. 纤维化。
3. 静脉充血。
4. 胆道扩张。
5. 代谢物质的积聚（脂肪、胆固醇、糖原、鞘脂类、鞘磷脂、不正常的 α-1 抗胰蛋白酶、铜）。
6. 肿瘤浸润。

炎症细胞浸润及库普弗细胞增殖

- 病毒性肝炎可伴有继发于炎症的触痛的肝大。
- 自身免疫性肝炎的组织学改变包括严重的炎症浸润，体格检查时表现肝大。

纤维化

先天性肝纤维化可以表现为继发于门静脉高压的肝大。在这一节中还将讨论由于其他物质或细胞浸润所引起的肝大并引起纤维化的其他疾病。纤维物质取代了肝细胞后肝脏可缩小。

静脉充血

任何引起心功能不全的原因或肝血液流出障碍（布加综合征），都可引起肝脏被动充血，从而导致肝大。

代谢物质蓄积

1. 脂肪蓄积

在许多疾病中可见到因脂肪积聚所致的肝大，最常见的有肥胖症、营养不良和糖尿病。

a. 糖尿病：由于胰岛素量不足导致肝大。

- Mauriac 综合征是糖尿病控制不良三联征（特征为生长发育迟缓、肝大、脂肪肝），可通过控制血糖得到改善。

b. 脂肪酸氧化缺陷：中链乙酰 CoA 脱氢酶缺乏及长链三羟酰基乙酰 CoA 脱氢酶缺乏可表现出肝大、低血糖症及血清转氨酶水平升高。这些缺陷可引起储脂利用的障碍，使之在肝脏储存。

- 常因中耳炎或急性胃肠炎等常见儿科疾病病情加重导致失代偿，特点为严重的低血糖及嗜睡。补充液体及葡萄糖治疗效果好。

- 尿有机酸异常可提示诊断。酮体与二羧酸的比率低表明不能代谢储存脂肪，此外，总血清肉毒碱降低，而酰基肉毒碱部分非常高。

c. 半乳糖血症：由于半乳糖 1- 磷酸尿苷转移酶缺乏，通常在生后数日内发病，这种缺陷造成 1- 磷酸半乳糖、半乳糖醇的聚积及脂肪肝。

- 新生儿最初可能表现为大肠杆菌败血症。
- 如果不治疗，婴儿可死于肝衰竭。
- 治疗主要是除去饮食中的乳糖及半乳糖，因乳糖可分解为葡萄糖及半乳糖。

d. 氧化磷酸化的缺陷：Alper 综合征导致严重的乳酸酸中毒。这种缺陷表现为乳酸盐 / 丙酮酸盐比值的升高及 3- 羟基丁酸的升高。

- 这些疾病常表现为神经病变、肌病或癫痫发作及进行性肝衰竭。
- 最初通常很难鉴别是抗癫痫药物的肝脏毒性不良反应还是 Alper 综合征。

e.Reye 综合征（见下）可表现为肝脏迅速增大，原因为三酰甘油聚积及滑面内质网肥大。

- 它与一些病毒性疾病的典型前驱症状有关，最常见于上呼吸道感染或水痘。也与应用阿司匹林有关。
- 可表现为持续的呕吐、定向力障碍及不同程度的肝衰竭、明显脑水肿。
- 治疗以支持治疗为主。

2. 胆固醇蓄积只见于胆固醇酯储存疾病及 Wolman 病

- 胆固醇酯储存疾病除肝大外可以没有其他方面的症状。
- Wolman 病以溶酶体酸性脂肪酶的缺陷为特征，导致胆固醇降解的减少，营养不良可引起肠道上皮内脂质聚积，在 6~12 个月时可因神经系统恶化死亡。治疗包括肠外营养，提倡骨髓移植，可使酸性脂肪酶水平正常化。

3. 糖原累积症（GSD）Ⅰ型及Ⅳ型　　表现为继发于肝细胞内糖原聚积的肝大。

- 在 GSD Ⅰ型，葡萄糖 6- 磷酸酶缺乏或活性异常，因此不能进行糖原异生，患者在短时间不进食后发生明显低血糖并伴乳酸酸中毒、高尿酸血症、低磷酸盐血症及高脂血症。治疗包括高淀粉饮食（进食谷物淀粉或多次进食法）以保证持续的葡萄糖来源。患者更易发展成肝腺瘤。
- GSD Ⅳ型是一种继发于脱支酶缺乏的婴儿期肝（脾）大及消瘦的罕见疾病，表现为糖原异生的缺陷及糖原蓄积，治疗方法是肝移植。

4. 高雪氏病

鞘脂类蓄积是本病的特征，是由于常染色体隐性遗传葡萄糖脑苷脂酶缺乏引起的溶酶体储存病。分三型。

- Ⅰ型表现为肝（脾）大，慢性、非神经病型。
- Ⅱ型也同样有肝（脾）大但有神经系统病变，多于两岁内死亡。
- Ⅲ型表现为肝（脾）大及延迟发生的神经系统病变。

5. 尼曼皮克病

组织学上以脂质丰富的"泡沫细胞"及巨噬细胞内鞘磷脂的蓄积为特征。因为鞘磷脂酶减少,引起鞘磷脂及胆固醇在多器官,包括肝脏的网状内皮系统内聚积。

6. α−1 抗胰蛋白酶缺乏

表现为肝大,由于异常的 α-1 抗胰蛋白分子在细胞内质网蓄积,电泳可检出不正常的纯合子(PiZZ),α-1 抗胰蛋白酶缺乏的表现型,肝移植可用于治疗这种疾病。

7. 铜蓄积疾病

a.Wilson 病(WD)是一种铜过量的遗传性疾病。

* 其不正常基因位于 13 号染色体。携带率为 1/90。

* 即使在同一个家庭此种疾病亦会有多种不同的表现,但铜排泄障碍可导致肝脏内铜过量蓄积,继而出现中枢神经系统及其他器官的铜蓄积。

* 多在 20~40 岁发病,早期肝脏病变表现为转肽酶的升高及肝大,后期多表现为神经系统或精神异常。

* 诊断依据血清铜兰蛋白 <20mg/dL,肝铜 >250μg/g,尿铜排泄 >100μg/d。

* 肝活检显示在炎症、肝纤维化、肝硬化的进展过程中早期脂肪变性。肝脏的铜染色有助于诊断但不是特异性的,铜染色阴性者不能除外 WD 的可能。

* 若不经治疗可发展至致命的肝衰竭,螯合治疗可控制病情进展。D- 青霉胺及曲恩汀是可增加尿铜排出的螯合剂,锌剂因可阻断肠道铜的吸收,亦可应用。

* 某些患者表现为暴发性肝衰竭,唯一有效的治疗方法是肝移植。

b. 印度儿童肝硬化是一种年幼儿铜蓄积疾病。

* 病因不清楚,可能是铜过量摄入并发铜排泄的障碍。

* 肝衰竭的表现早于 WD,在出现临床症状的数周至数月内很快死亡,通常在 4 岁前死亡。

* 患者表现出厌食及易激惹的非特异性症状,随后出现继发于肝病的表现——肝大及黄疸。

* 肝铜含量经常 >1000μg/g,铜蓄积抑制细胞内蛋白质的运输而导致肝细胞肿胀。

* 治疗同 WD,螯合剂治疗。

肿瘤浸润

肝肿瘤浸润可致肝大。

* 原发肿瘤包括胆道胚胎横纹肌肉瘤、畸胎瘤及肝母细胞瘤和血管内皮瘤。

* 可继发性浸润肝的肿瘤包括神经母细胞瘤、Wilm 肿瘤及淋巴瘤。

* CT 可鉴别这些肿瘤是局灶的异常而不是扩散的浸润,诊断依据活检。

* 治疗依据肿瘤的类型而定。

四、急性肝病

许多先前讨论过的疾病是发病时无症状或症状轻微的,急性肝病如病毒性肝炎及 Reye 综合征多是急性发作。

1. 病毒性肝炎

儿童最常见的病毒性肝炎为甲型及乙型肝炎,二者均可表现为伴有黄疸及肝大的急性发热性疾病,过程不同,临床表现及发病过程亦可与成人不同。

a. **甲型肝炎**通过粪—口途径传播,常在卫生条件不理想的托幼机构暴发,在这类机构工作的成人接触这类疾病的危险性更高。

- 此种疾病在儿童通常无症状(75%~95%),而成人多数是有症状的(75%~95%),小部分发展至重症肝病。

- 近来对高危儿童及成人注射甲型肝炎疫苗可降低甲型肝炎的发病率。

b. **乙型肝炎**是非肠道传播的,儿童患这种疾病的方式与成人相同且临床经过亦相似。

- 少见的相关疾病见于由免疫复合物介导的肝外疾病,例如膜性的肾小球性肾炎或儿童丘疹性肢皮炎(Gianotti-Crosti 综合征)。

- 在儿童尤应注意围生期感染。那些 HBsAg 阳性(特别是抗 -Hbe 阳性)母亲所生的孩子有高度的成为慢性携带者及发展至肝细胞癌的危险。

- 乙型肝炎免疫球蛋白在生后 4~6 小时注射配合乙型肝炎疫苗应用可预防乙型肝炎,乙型肝炎疫苗目前在美国已成为新生儿常规用药。

2.Reye 综合征

Reye 综合征是婴幼儿暴发性肝衰竭的一种罕见原因。

- 典型表现为有一个发热的前驱症状,例如上呼吸道感染或水痘,通常与应用阿司匹林治疗有关。

- 最初症状发作后出现 5~7 天持续的呕吐,呕吐通常是最先改善的症状。进展至肝衰竭与神经病变恶化相关,可以很快发生昏迷。

- 血清转氨酶水平通常高于正常 3~4 倍,血氨明显升高或凝血酶原时间的延长提示疾病进展。

- 肝活检显示肝细胞内三酰甘油泡沫状积聚,电子显微镜显示线粒体的改变,相同改变也见于脑细胞内线粒体。

- 治疗为支持疗法及重点控制颅内压。存活率依赖早期诊断,在严重神经系统受累之前进行治疗可能有完全治愈的机会。

3. 肝囊肿(见第 28 章)

肝囊肿源于胚胎时期胆道发育异常,其表现依据胆道受累程度。

- Caroli 病是侵犯肝内大的胆管的囊性肝病,因囊肿处胆汁淤积有并发复发性胆囊炎的倾向。
- Caroli 病及其他多数的多发性肝囊肿与肝外疾病相关,特别是肾囊肿。

五、影响肝脏的全身性疾病(见第 22 章)

1. 囊性纤维化(CF)
一种氯化物分泌异常的疾病,通常影响肺及胰腺,但多数 CF 有相关的局灶性及多发性胆汁性肝硬化、门静脉高压等相关的并发症。
- 肝病的表现不依赖于 CF 的基因型,亦与肺病的严重程度无关。
- 患者表现出肝大常被错误地归结为肺的高度膨胀。
- CF 患者胆汁淤积、胆结石、胆道狭窄、小胆囊及迁延的新生儿胆汁淤积的发病率增高。
- 已证实熊去氧胆酸改善 CF 相关肝脏疾病的实验室异常,而预防性治疗是否对所有 CF 患者有效尚不清楚。

2. 镰形细胞病
- 镰形细胞病通常表现为肝大,显然继发于窦状隙的膨胀及库普弗细胞的增生,病因尚不清楚,但认为与慢性低水平的组织缺氧有关。
- 结石症发病率增高。

3. 肥胖症
a. 像成人一样儿童也可出现肝大,这与脂肪变性、轻度炎症及库普弗细胞的增殖有关。

b. 据估计 3%~5% 的儿童患非酒精性脂肪肝,这一比率在肥胖儿童增加 10~20 倍。

c. 像成人一样儿童可进展至纤维化及肝硬化(见第 7 章)。
- 在脂肪变性和脂肪肝的进展中,代谢综合征和胰岛素敏感性受损似乎比单纯肥胖更重要。
- 种族也是一个危险因素;西班牙裔和美洲原住居民危险性最高,而非裔美国人危险性最低。

d. 治疗方法主要是减轻体重,控制高血糖和高脂血症。减轻体重不能过快,如果过快可使肝脏炎症恶化,建议在儿童每周体重减轻 500g。
- 成人应用维生素 E 治疗有益,但应用于儿童和青少年中的疗效正在研究。

4. 完全肠外营养(TPN)
- 在儿童,特别是新生儿,与胆汁淤积有关。可发展至肝硬化及肝衰竭。
- 确切的原因尚不清楚,很可能是多因素的,包括在 TPN 中的毒性物质、营养素的缺乏和有毒的细菌产物通过萎缩的小肠黏膜屏障。

- 唯一有效的治疗是肠内营养。

5. 乳糜泻

- 乳糜泻患者可能表现为血清转氨酶升高,凝血酶原时间延长,或者在没有胃肠道症状时表现为非特异性肝脏组织学改变。

- 乳糜泻也与自身免疫性肝炎、原发性硬化性胆管炎、原发性胆汁性肝硬化有关。

- 不含麸质的饮食治疗可以明显改善实验室检测指标和肝脏组织学异常。

6. 原发性硬化性胆管炎(PSC)和炎症性肠病(IBD)(第 22~23 章)

- IBD 患儿,尤其是溃疡性结肠炎,经常进展为 PSC。

- PSC 的进展与 IBD 的持续时间或严重性无关,可能出现肠道症状。

- 应用免疫抑制剂治疗 IBD 没有改善症状,或者使 PSC 进展。

7. 儿童组织细胞综合征:网状内皮系统不正常激活导致肝病。

- 郎格罕组织细胞病(LCH):发病率 4~5 例 /10 万,平均年龄 30.2 个月,郎格罕细胞不正常激活,浸润肝脏导致转氨酶升高、清蛋白降低、凝血酶原时间延长和肝大。组织学检查可见汇管区炎性细胞浸润,包括淋巴细胞、中性粒细胞和嗜酸细胞。需要肝移植的患者急性细胞排斥和移植后淋巴增生病的风险增加。

- 嗜血细胞性淋巴组织细胞病(HLH):发病率每年 1.2 例 /10 万,平均年龄 2.9 个月,非恶性巨噬细胞的不正常激活导致这一多器官疾病。临床表现多样,包括婴儿急性肝衰竭。组织学改变包括不同大小的淋巴巨噬细胞浸润,诊断标准包括高三酯甘油血症、脾大、血细胞减少症和发热。治疗措施是骨髓移植。

8. 肌营养不良

肌营养不良与肝脏疾病无特殊的相关性,但通常有天门冬氨酸氨基转移酶(AST)水平的升高而使人认为肝脏亦受累,肌酸激酶水平升高证实 AST 升高源自肌肉。

9. 先天性糖基化障碍

碳水化合物缺陷的糖蛋白综合征,包括寡糖组装缺陷的多系统紊乱。

- Ia 型最常见,病因是磷酸甘露糖变位酶 2 基因缺陷,发病率 1 / 8 万,多系统疾病的婴儿死亡率高。

- 幸存的婴儿常常有严重的精神运动性和精神发育延迟。婴儿期的患者由于脂肪变和肝纤维化,通常有不同程度的肝功能不全。

- 诊断依靠转氨酶不正常的电泳带。

- 应用甘露糖治疗可改善肝脏和胃肠道症状。

Bernadette Vitola, William F.Balistreri　著

王玥　温晓玉　译

参考文献

Alisi A, Manco M, Vania A, Nobili V. Pediatric nonalcoholic fatty liver disease in 2009. *J Pediatr* 2009; 155:469–474.

Balistreri WF, Bezerra JA, guest eds. Whatever happened to "neonatal hepatitis"? Pediatric hepatology. *Clin Liver Dis* 2006; 10:27–53.

Kurbegov AC, Sokol RJ. Hepatitis B therapy in children. *Expert Rev Gastroenterol Hepatol* 2009; 3:39–49.

Leonis MA, Balistreri WF. Evaluation and management of end-stage liver disease in children. *Gastroenterology* 2008; 134:1741–1751.

Mieli-Vergani G, Heller S, Jara P, et al. Autoimmune hepatitis. *J Pediatr Gastroenterol Nutr* 2009; 49:158–164.

Shneider BL. Progressive intrahepatic cholestasis: mechanisms, diagnosis, and therapy. *Pediatr Transplant* 2004; 8:609–612.

Sokol RJ, Shepherd RW, Superina R, et al. Screening and outcomes in biliary atresia: summary of a National Institutes of Health workshop. *Hepatology* 2007; 46:566–581.

Suchy FJ, Sokol RJ, Balistreri WF, eds. *Liver Disease in Children*. 3rd edn. Cambridge: Cambridge University Press; 2007.

Sundaram SS, Bove KE, Lovell MA, Sokol RJ. Mechanisms of disease: inborn errors of bile acid synthesis. *Nat Clin Pract Gastroenterol Hepatol* 2008; 5:456–468.

第 24 章　老年肝病

要　点

1. 几种肝病的临床表现、预后及处理在老年人与年轻人是不同的。
2. 肝血流量、肝脏体积及肝的再生能力随年龄增长而下降可引起对某些药物代谢能力的下降,并可导致肝脏从疾病如急性病毒性肝炎中迅速恢复能力的下降。
3. 某些疾病过程,例如暴发性肝衰竭及药物性肝炎,在老年人比年轻人往往较为严重且预后更差。
4. 肝细胞癌的发展与肝硬化的持续时间直接相关,因此,肝硬化的成人应常规监测是否发生肝细胞癌。
5. 高龄不再是肝移植的禁忌,老年晚期肝病可以选择肝移植。反之,可从老年捐赠者那里得到供肝,虽然可能有一些供肝功能差及有急性重型肝炎复发的风险。

一、老年肝脏细胞及生物化学特点

概述

1. 年龄增长过程影响肝脏,但较身体的其他部分影响程度要小。

2. 肝脏体积(男性 6.5%,女性 14.5%)及肝血流随年龄增长减少,可引起细胞功能及肝脏生化过程的改变。

3. 这些改变有相当重要的意义,随着人口的老化,老年人应用的药物占所有处方药物大约 1/3,而许多药物在肝脏中代谢。

老年肝脏细胞及生化改变

1. 细胞老化主要是以肝脏合成蛋白质的减少及一些异常蛋白质聚积为特征(表 24.1)。

表 24.1　老年肝脏内蓄积的蛋白

葡萄糖 6 磷酸脱氢酶
磷酸甘油激酶
NADP 细胞色素 C 还原酶
组织蛋白酶 D
超氧化物歧化酶
碱性磷酸酶
氨基酰 -tRNA 合成酶

NAPD, 烟酰胺腺嘌呤二核苷酸

来源: Dice JF. Aging and the uncertain role of sirtuins. In: Arias IM, Wolkoff A, Boyer J, et al, eds. The Liver: Biology and Pathobiology. Singapore: Wiley-Blackwell; 2009:955–960.

2. 在老化的肝脏见到的组织病理改变包括细胞体积增加,异常胞核的数量、染色体异常的频率增加,通常还有溶酶体大小及数量的增加。线粒体体积增大数量减少,伴肝血流量下降可能减弱某些特定药物的代谢。

3. 脂褐素及消耗色素在老年患者肝活检时常见,被认为是大片的非酶的糖基化和异质的细胞成分(包括核酸、蛋白、脂质)交叉连结。近来研究提示,脂褐素可能是(至少部分)视黄棕榈酸蓄积。虽然认为脂褐素生物学上是没有意义的,但它可能干扰细胞内生化反应。

4. 老年人肝细胞对胰岛素及糖皮质激素的敏感性降低,蛋白质转录、翻译及分解过程减少,细胞蛋白质分解的改变对细胞生活造成严重的影响,可能成为衰老过程的主要特征。

二、老年人肝脏病理生理

概述

1. 常规肝脏功能生化检测,如血清蛋白、转氨酶、胆红素随年龄增长改变不明显。

2. 与年龄相关改变包括肝脏重量及血流的减少、药物代谢的减弱、对激素生长因子反应的减弱以及再生障碍。

药物代谢的改变

1. 年老时对许多依赖肝细胞的细胞色素 P450 系统代谢的药物清除减弱,但细胞色素 $P4503_A$ 及 $P4502_{EI}$ 的酶活性并不随年龄而改变,这意味着老年人对乙醇和对乙酰氨基酚等药物的肝脏毒性与年轻人一样敏感。

2. 上述药物清除率降低一定有其他机制,老年人肝脏体积减少40%,而肝血流量约减少50%,说明某些高首过效应药物(例如心得安)系统性清除减少。无明显高首过肝吸收的药物清除率下降更可能与肝脏体积的缩小有关。

3. 在年老患者水溶性药物的分布通常减少,原因在于机体脂肪与水分比率的增加。尽管随年龄增长对乙醇的代谢并不发生明显改变,但在年长者大量饮酒后由于分布体积的减少,血液中乙醇水平是增加的。

4. 与年龄相关的肝脏血流减少主要是由于门静脉血流的减少,应用灵敏的多普勒技术,显示出门静脉血流可由40岁以下个体的740±150 mL/min减少至70岁健康个体的595±106 mL/min。门静脉血流减少的原因还不清楚,但与动脉粥样硬化及肠系膜动脉的血流减少有关。

胆固醇代谢的改变

1. 胆汁胆固醇含量随年龄增长而增加。这是由于肝脏分泌胆固醇增加及胆酸生成减少,也可能是年老时胆囊对内源性胆囊收缩素应答降低,导致餐后胆囊收缩减弱。超过正常4倍的过饱合的胆汁在老年妇女较年轻妇女多见。

2. 胆结石的发生随年龄增长而增加,80岁时几乎40%~60%有胆结石,而胆结石的并发症在老年人中更为严重。

三、老年人肝脏疾病

急性病毒性肝炎(见第3章)

老年人的病毒性肝炎较年轻人病程长、病情重、不容易恢复,这可能是由于共病性条件可能性的增长,年龄相关性免疫功能的降低以及老年人肝脏再生能力减低。

1. 甲型肝炎

• 在老年人中相对不常见,原因是预防免疫率高。近来显示西方国家的老年人甲型肝炎缺乏免疫的比例增加。(美国50岁以上人口中增长了30%)

• 急性甲型肝炎的病死亡率随年龄增长而增加,15~39岁死亡率为0.4%;40岁以上时为1.1%;65岁以上为4%。

• 老年人前往甲型肝炎高发区之前应进行甲型肝炎抗体检测,若血清反应阴性,在出行至少4周前应接受甲型肝炎疫苗初次剂量注射。其他由免疫实践咨询委员会推荐的甲型肝炎疫苗接种指征,也适用于老年人。

2. 乙型肝炎

• 老年人群中,乙型肝炎不如年轻人群中常见。

- 多表现为胆汁淤积,少见肝细胞坏死,然而患者常有症状,呕吐,恢复过程通常较长。
- 老年人 HBsAg 的清除需要的时间更长,整个预后与年轻人相似,然而,老年患者更易发展成慢性肝炎。
- 此外,老年人对乙型肝炎疫苗反应差,可能是由于产生抗体的 B 细胞数量的减少。对于老年人来说,大剂量追加免疫对于乙型肝炎疫苗接种成功是很有必要的。

3. 丙型肝炎

丙型肝炎在年轻人与老年人中的流行率是相似的,像甲型肝炎及乙型肝炎一样,胆汁淤积是一个突出的特征。

老年人新近感染的丙型肝炎,自发清除率更低。尽管干扰素和利巴韦林治疗没有严格的年龄上限,但应用于老年人时仍需谨慎注意。心脏、中枢神经系统不良反应及全身效应在老年人中可能更严重。老年人更有可能肾功能减低,因此剂量选择和肾功能监测很重要。

4. 其他原因引起的肝炎

- 在免疫抑制的患者发生肝炎时应考虑并排除疱疹病毒及巨细胞病毒性肝炎的可能性。
- 在那些表现为急性肝炎的老年患者中,鉴别诊断包括休克肝、败血症、肝转移癌、药物性肝损伤及阻塞性黄疸(见第 1 章)。
- 相反有黄疸及肝脏酶学升高并怀疑肝外胆道阻塞的老年患者需要与急性病毒性肝炎相鉴别。

慢性病毒性肝炎(见第 4 章)

1. 慢性乙型肝炎

- 乙型肝炎的临床表现在青年患者和老年患者中通常是相似的,但许多患慢性乙肝的老年患者 HBeAg 为阴性及 HBV DNA 水平低,研究表明病毒复制和感染力都处于低水平。这项血清学发现表明了病程漫长并被称为非活动性携带状态。
- 处于非活动性携带状态的患者通常无需抗病毒治疗,但老年患者可能的肝硬化年发生率为 4%。
- 治疗乙型肝炎的主要抗病毒药物包括恩替卡韦、替诺福韦、干扰素 α-2a;拉米夫定、阿德福韦酯和替比夫定不再是一线药物。干扰素 α-2a 或拉米夫定治疗,在老年人和年轻人中等效。
- 当肌酐清除率低于 50 mL/min 时(在老年人中常见),恩替卡韦、替诺福韦及其他核苷及核苷类药物的剂量应减低。
- 高龄常与肝细胞癌高风险相关,因此老年患者需要警惕监测这种恶性疾病。

2. 慢性丙型肝炎

- 丙型肝炎的临床表现在青年患者和老年患者中通常是相似的。

- 在发达国家,老年慢性丙型肝炎的发病率逐渐升高(美国和德国大约 1%,意大利、西班牙、法国和日本 16%~42%)
- 干扰素 α 联合利巴韦林目前被批准用于治疗慢性丙型肝炎。在老年患者中,这种联合疗法的耐受性通常会减低,且伴有神经精神副反应和利巴韦林所致贫血的发生率升高。老年患者治疗的持续病毒学应答率有所下降。
- 治疗决策需要考虑病情、预计寿命、肝病分期以及可能的长期治疗应答。

3. 慢性乙型肝炎和丙型肝炎的重要并发症是肝细胞癌。由于肝细胞癌与长期慢性肝炎相关,慢性乙型肝炎、丙型肝炎致肝硬化的老年患者需要每年接受两次肝脏超声及血清甲胎蛋白检查(见第 9 章及第 27 章)。

药物的肝毒性(见第 8 章)

1. **药物性肝损伤的危险随年龄增长而增加**。20% 的老年黄疸病例继发于药物,相较全年龄段需要住院的黄疸患者中的比例是 2%~5%。

2. 药物毒性增长是由于分布改变(清蛋白水平下降导致药物分布容积上升),继发于血流量下降及酶系的受抑(尤其是细胞色素 P450)所致的清除率下降,以及肾清除率的下降。

3. 老年患者更有可能同时服用多种药物,有报道发现不利的药物反应在同时服用 6 种药物的患者较服用单一药物的患者高 3 倍。这种"多味药剂"可能使细胞色素 P450 活性增加或减少,从而导致药物间的反应并导致毒性。

4. 所有出现肝脏酶学改变或黄疸的老年患者都应考虑药物引起的肝脏毒性作为主要诊断。最常见的可有老年人肝毒性的药物分类包括抗生素(如阿莫西林克拉维酸)、心血管药物(如胺碘酮)以及解热镇痛药(如对乙酰氨基酚)。表 24.2 列出一些随年龄增长而肝脏毒性增强的药物。

5. 所有非必要药物应停用,核心药物应换用其他类别。

表 24.2　随年龄增长肝毒性增加的某些药物

苯噁丙酸
丹曲林
氟西林
氟烷
异烟肼
甲基多巴

非酒精性脂肪肝和非酒精性脂肪性肝炎(NAFLD 和 NASH)(见第 7 章)

1. NAFLD 的发病率在普通人群中是 20%~30% 并随年龄增高而增长，46~75 岁人群至 60%；NASH 的发病率约是 10%，10%~15% 的患者可以进展为肝硬化、肝衰竭和肝癌。

2. 胰岛素抵抗、肥胖、糖尿病、高三酯甘油血症和高血压等代谢综合征的发病率随年龄增高而增加，在 NAFLD 患者中几乎很普遍。

3. 高龄是 NASH 患者严重肝纤维化的独立预测因子。

自身免疫性肝病

1. 自身免疫性肝炎（见 5 章）

通常发生在中年女性，然而，17%~56% 的患者在 65 岁后发病且男女比例为 1：9。老年患者常表现有黄疸、疲惫或嗜睡，且比年轻患者更易有腹水。治疗策略适用于全部成年人，但老年患者的治疗很困难，原因是绝经后妇女已经处于高发骨质疏松、青光眼、高血压及肥胖症的危险中，长期应用皮质激素容易出现不良反应。

2. 原发性胆汁性肝硬化（见第 14 章）

主要影响中年妇女，发病的中位年龄是 50 岁；在某些群体中接近 50% 的患者 65 岁后发病。大多数患者无症状发病，与 65 岁以下患者相比，老年患者有症状（体重减轻、疲惫）发病的可能性更显著要小。年龄增长在原发性胆汁性肝硬化患者中是否为预后不良的指标的证据尚有争议。监测老年患者骨密度降低及给予适当治疗尤其重要。

3. 原发性硬化性胆管炎（见第 15 章）

多见于 30~40 岁，因此很少在老年患者中诊断。年龄增长是不良结局独立危险因素。在表现为胆汁淤积型黄疸及胆道造影可以原发性硬化性胆管炎的老年患者中，胆管癌应排除（见第 34 章）。

酒精性肝病（见第 6 章）

1. 酒精性肝病重要的年龄段在 50~60 岁或以上。

2. 年龄相关的乙醇代谢功能减弱导致肝脏乙醛水平增高，这是老年人肝脏中伴线粒体脂肪酸氧化减弱的脂肪变性的基础。

3. 老人较年轻人更有可能有组织学上进展的肝病并表现出肝脏失代偿的典型症状：腹水、黄疸及下肢浮肿。

4. 一年酒精性肝病总的死亡率在 60 岁以上人群为 34%，年轻人为 5%，在 70 岁以上人群升至 75%。

代谢性肝病

1. 遗传性血色病（见第 16 章）

• 多于中年发病，有些老年患者以肝细胞癌及其他晚期肝病的并发症为首发症状就医。

• 遗传性血色病可在老年发病。携带血色病变异基因 C282Y 的男性可长寿并无生化学及组织学异常。

• 对比男性,女性患者通常晚大约 10 年出现症状,这是由于月经和生产对铁的消耗。

• 常见症状包括乏力、糖尿病、阳痿及关节炎,在老年人中都较常见。有神经系统病变的老年患者也应当考虑遗传性血色病,因为铁过度负荷会导致小脑综合征。

• 因为血色病所致肝硬化的重要死因是肝细胞癌,应每 6 个月行甲胎蛋白检测及超声检查(见第 27 章)。

• 老年患者可能无法耐受高强度的放血疗法,频率和量都应较年轻人减少。

2. α₁ 抗胰蛋白酶缺乏(见第 18 章)

• 纯合子 α₁ 抗胰蛋白酶缺乏的患者通常在 65 岁以前发病。

• 杂合子 α₁ 抗胰蛋白酶的缺乏在 65 岁以上的肝硬化患者约占 5%,其他人群也常见,细胞内积聚的 α₁ATD 球形包涵体是否有肝细胞毒性尚无确切证据。

• 尽管目前无有效的治疗方法,但对于家庭成员的诊断是很重要的,因为可使他们避免一些危险行为(例如饮酒、吸烟及静脉吸毒)从而使肝脏及肾脏功能免受进一步损害。

3. Wilson 病(见第 17 章)

在老年人中诊断极为少见,少有患者在 65 岁后诊断。

肝脓肿(见第 28 章)

1. 在北半球多数肝脓肿的患者在 60 岁以上,有报导的中位年龄是 47~65 岁。

2. 诊断较年轻人困难,因为典型表现如发热、黄疸及右上腹痛多不明显,老年患者更可能有非特异性症状,例如上腹痛、虚弱、疲劳及气促。

3. 约 1/2 的感染源自胆道(多数是逆行胆管炎的结果),其他腹部内的及胃肠道原因亦应考虑,包括:

• 胃或十二指肠溃疡穿孔
• 胰腺炎
• 肝周脓肿
• 门静脉血栓形成
• 腹膜炎(任何原因)
• 炎症性肠炎
• 结肠癌憩室炎或憩室脓肿
• 其他不明原因(某些病例源于齿发育不良)

4. 老年患者更易发生胆石相关疾病或恶性肿瘤,且更常有多种微生物感染。

5. 几乎 1/3 患肝脓肿的老年患者尸检时发现生前被误诊为肝脏恶性病。细针穿刺可获得肿瘤的证据,特别是如果恶性病原发灶未查明时。

6.同年轻人一样,脓肿可经皮穿刺同时引流结合系统性应用抗生素可成功治疗肝脓肿。

胆结石(见第 32 章)

1.胆结石是一种与年龄相关的疾病,由于治疗不及时胆道疾病的死亡率也随年龄增长而增加,老年人胆囊癌的发生率也较年轻人高(见第 34 章)。

• 胆汁成石性增高、胆色素降解、胆汁菌群增加及胆囊运动性改变等年龄相关的变化都能导致胆石形成增加。

• 80 岁以上的胆石症患者中,胆管结石发生率达到 50%。

2.老年人胆道疾病的治疗见表 24.3。

• 由于腹腔镜胆囊切除术的问世,早期手术干预使老年人的发病率与死亡率与年轻人相接近。

• ERCP 括约肌切开术也使老年人与年轻人之间发病率及死亡率无明显差异,尽管老年人住院时间长。

• 老年患者在胆囊切除术过程中不应同时作阑尾切除术,原因是创伤感染的危险及发生急性阑尾炎的危险相对低。

表 24.3　老年人胆道疾病的治疗

病症	治疗
急或慢性胆囊炎	早期胆囊切除术(最好为腹腔镜)及手术期间胆道探查(急性胆囊炎)
胆管炎伴胆总管结石	ERCP 伴括约肌切开术及取石术
胆总管结石伴胆囊结石	ERCP 伴括约肌切开术,若症状持续则行胆囊切除术或开腹胆囊切除术并除去结石
无症状胆结石	观察优于预防性的治疗

ERCP,内镜逆行胰胆管造影

肝脏肿瘤(见第 27 章)

1.肝细胞癌

• 肝硬化的老年患者具有高度的患肝细胞癌的风险,肝细胞癌的发展与肝硬化持续时间有明确的相关性。在西方国家, 50% 肝硬化发展为肝癌的患者超过 60 岁, 40% 超过 70 岁。

• 因其自然史长,丙型肝炎相关肝硬化是老年患者肝细胞癌的主要原因(每年 5%)。逐渐地非酒精性脂肪性肝病也被认为是老年患者肝硬化与肝细胞癌的原因。

- 如前所述,应进行肝细胞癌的筛查,早期发现小肿瘤可提高生存率。
- 老年患者肝细胞癌的非手术治疗包括射频消融、肝动脉化疗栓塞、微波消融、钇-90局部放疗以及索拉菲尼特异性化疗,与在年轻患者中应用效果相似。
- 70岁及以上代偿良好的肝硬化患者中,若肿瘤的位置与大小适宜,肝细胞癌的肝切除术可以安全进行。但尽管治疗性切除完成了,总体预后也较70岁以下患者差。
- 高龄与肝细胞癌复发及不良预后相关。
- 肝移植为可选治疗方案(见后)。

2. 转移瘤

- 转移瘤是老年患者肝脏最常见的恶性肿瘤。
- 肝脏转移瘤的发病率以在门静脉引流区域内发生的肿瘤(结肠、胰腺、胃癌)最高,但其他肿瘤,例如肺及乳腺癌也可转移至肝。
- 生存率与肝脏侵袭范围直接相关。
- 治疗可延长存活时间,单一肝脏转移灶的患者手术切除后20%可存活5年。

急性肝衰竭(见第2章)

1. 不管是什么病因,急性肝衰竭在老年人比年轻人的死亡率高(表23.4)。

2. 甲型肝炎所致急性肝衰竭在老年人病情特别重,比年轻患者的死亡率要高得多(见前。)

3. 年龄大于40岁是非对乙酰氨基酚所致急性肝衰竭的消极预后因素。

4. 老年人急性肝衰竭最好的治疗是预防其发生,如下:

- 甲型肝炎及乙型肝炎疫苗接种应在所有易感的老年患者中进行高肝脏毒性的药物,如异烟肼。
- 除非绝对必要,应避免使用无意的对乙酰氨基酚过量使用。
- 应通过每次就诊时仔细回顾老年患者的药物记录(包括补剂的使用)来避免对于那些需要应用具有潜在肝脏毒性药物的老年人。
- 应定期监测肝脏酶学变化。

表24.4 FHF年龄相关的生存率

年龄组	存活率(%)	
	乙型肝炎	非甲非乙
15~24岁	40	20
25~44岁	35	5
45岁以上	15	0

门静脉高压（见第 10 章）

1. 老年患者伴有食管静脉曲张出血的短期死亡率与青年人相似，但 1 年存活率则低于年轻人。

2. 在老年患者静脉曲张破裂出血的药物治疗中，持续输注奥曲肽较垂体后叶素或特利加压素更好。

3. 结扎疗法、硬化治疗、及 β- 受体阻滞剂可用于预防再出血，虽有部分老年人不能耐受 β- 受体阻滞剂的不良反应（疲乏、眩晕、抑郁等）。

4. 门腔静脉分流术及经颈内静脉肝内门体分流术（TIPS）可用于预防再出血，但由于分流术后肝性脑病的发生率高，分流术的应用受限。60 岁以上患者应用 7~8 mm 小口径支架，以减少肝性脑病的风险将肝静脉压力梯度减至 12 mm Hg 以下也可降低老年肝硬化患者 TIPS 术后肝性脑病的发生率。

5. 伴有顽固性腹水或静脉曲张再出血的老年患者，若其他方面健康，可考虑行肝移植（见下一节）。

肝移植（见第 31 章）

1. 高龄并非肝移植的禁忌证，一部分研究表明 60 岁以上的患者，肝移植术后 10 年存活率与年轻人相似。1999 年欧洲 16% 的肝移植受体大于 60 岁，2000 年美国超过 10.7% 的肝移植受体大于 65 岁。决定是否行移植手术是根据患者全身健康情况而非年龄的大小。

2. 使死亡率更差的因素有肝移植前住院治疗及 MELD 高评分。60 岁及以上长期肝移植受体的最常见死因是恶性疾病，而 60 岁以下者为感染。

3. 50 岁以上的个体可以安全地提供供肝。对供肝需求的增加使年长供体的供肝使用增加。一些研究报道不管供体肝脏年龄如何，患者及移植肝的结局是相同的，老年人的肝脏有显著的脂肪变性是事实，但更有可能用于那些需要紧急肝移植的患者。老年人的肝脏在术后早期功能上有轻微的降低，表现为明显的血清转氨酶及胆红素水平的升高，胆汁排出量的减少。

4. 来源于 50 岁以上供体肝脏与低于 30 岁的相比，在移植后肝脏功能恢复需要的时间显著增加。功能延迟是年轻人的三倍之多以致需要再移植，但是早期识别功能延迟与进行再移植两组的一年生存率相同。

5. 目前高于 65 岁以上的供体肝脏优先应用于肝细胞癌、高 MELD 评分或需要紧急肝移植的患者（例如肝肾综合征或急性肝衰竭）。若应用老年供体肝脏，则缺血时间应被限制在最小的范围内，以减轻保存时损伤以及肝脏移植术后的功能障碍。

6. 老年供体肝脏能够经得住肝移植时发生的的极度的生理状况（采集、移植、再灌注、排斥、药物的毒性作用、感染等），并最终提供出色的功能，证明了人类肝脏即使随着年龄的增加也同样有较高的复原功能。

7. 丙型肝炎感染的肝移植受体接受 65 岁以上供体的供肝,已被证实结局更差,是由于丙型肝炎复发的概率上升且程度更重。

Santiago J.Munoz,Vishal Patel　著

任天昇　温晓玉　译

参考文献

Cainelli F. Hepatitis C virus infection in the elderly: epidemiology, natural history and management. *Drugs Aging* 2008; 25:9–18.

Czaja AJ. Clinical features, differential diagnosis and treatment of autoimmune hepatitis in the elderly. *Drugs Aging* 2008; 25:219–239.

Frith J, Jones D, Newton JL. Chronic liver disease in an ageing population. *Age Ageing* 2009; 38:11–18.

Gentona B, D'Acremonta V, Furrerb H, et al. Hepatitis A vaccines and the elderly. *Travel Med Infect Dis* 2006; 4:303–312.

Gramenzi A, Conti F, Felline F, et al. Hepatitis C virus–related chronic liver disease in elderly patients: an Italian cross-sectional study. *J Viral Hepat* 2010; 17:360–366.

Huang J, Li B, Chen G, et al. Long-term outcomes and prognostic factors of elderly patients with hepatocellular carcinoma undergoing hepatectomy. *J Gastrointest Surg* 2009; 13:1627–1635.

Ikeda K, Arase Y, Kawamura Y, et al. Necessities of interferon therapy in elderly patients with chronic hepatitis C. *Am J Med* 2009; 122:479–486.

Junaidi O, Di Bisceglie AM. Aging liver and hepatitis. *Clin Geriatr Med* 2007; 23:889–903.

Kawaoka T, Suzuki F, Akuta N, et al. Efficacy of lamivudine therapy in elderly patients with chronic hepatitis B infection. *J Gastroenterol* 2007; 42:395–401.

Mindikoglu AL, Miller RR. Hepatitis C in the elderly: epidemiology, natural history, and treatment. *Clin Gastroenterol Hepatol* 2009; 7:128–134.

Oishi K, Itamoto T, Kobayashi T, et al. Hepatectomy for hepatocellular carcinoma in elderly patients aged 75 years or more. *J Gastrointest Surg* 2009; 13:695–701.

Onji M, Fujioka S, Takeuchi Y, et al. Clinical characteristics of drug-induced liver injury in the elderly. *Hepatol Res* 2009; 39:546–552.

Saneto H, Kobayashi M, Kawamura Y, et al. Clinicopathological features, background liver disease, and survival analysis of HCV-positive patients with hepatocellular carcinoma: differences between young and elderly patients. *J Gastroenterol* 2008; 43:975–981.

Seitz HK, Stickel F. Alcoholic liver disease in the elderly. *Clin Geriatr Med* 2007; 23:905–921.

第 25 章

HIV 的肝胆系统并发症

要 点

1 全世界大约有 10% 的人类免疫缺陷病毒（HIV）感染者并发慢性乙型肝炎病毒（HBV）感染。HBV 感染的治疗方案取决于 HIV 的治疗需要。

2 大约 30% 的 HIV 感染者并发有慢性丙型肝炎病毒（HCV）感染。抗逆转录病毒治疗可改善这类患者肝病的预后和生存率。针对 HIV 和 HCV 基因 2 型或 3 型共感染者,应用聚乙二醇干扰素 α 联合按体重给药的利巴韦林治疗,持续病毒应答率达到 72%;而共同感染 HCV 基因 1 型或 4 型患者的持续病毒应答率为 35%。目前正在研究该人群中,蛋白酶抑制剂抗 HCV 作用。

3 浸润性感染（主要是细菌和真菌）可导致免疫抑制反应严重的 HIV 感染者肝细胞坏死或肝脏肉芽肿性炎症。其中,鸟型结核分枝杆菌感染最为常见。

4 HIV 和 HCV 共感染的患者中,肝活检发现 40%~69% 存在大泡性肝细胞脂肪变性,而且脂肪变性往往伴随较严重的肝纤维化。

5 几乎每一种抗逆转录病毒药物都有肝毒性。在怀疑抗逆转录病毒药物导致肝损害时,如出现以下情况应考虑停药:①血清转氨酶水平超过正常值上限的 10 倍;②出现明显的黄疸;③肝炎临床症状加重;④观察到与药物相关的过敏（如皮疹、发热、嗜酸粒细胞增多）。

6 获得性免疫缺陷综合征（AIDS）相关胆管病变是感染引起胆道狭窄,导致胆管梗阻的综合征,往往见于 CD4+ 细胞计数低于 100/ mm³ 的患者中。隐孢子虫是最常见的相关病原体。

一、肝炎病毒和其他病毒感染

甲型肝炎病毒（HAV）

1.HIV 感染者血清甲型肝炎病毒（HAV）抗体血清阳性率较高,可达 40%~70%。

2. 据报道,在 HIV 阳性人群中,HAV 感染的年累积发生率为 5.8%。

3.HIV 感染者的 HAV 病毒血症持续时间较长,其病毒血症程度也重于无 HIV 感染者。即使在 CD4$^+$T 淋巴细胞计数相对较高的患者中,也同样如此。

4. 没有证据表明,抗逆转录病毒治疗(ART)对 HAV 感染有不良影响。

5. 针对所有 HIV 阳性但 HAV 阴性的感染者建议接种甲型肝炎疫苗,间隔 6~12 个月给予标准剂量进行免疫接种。免疫应答显著(总应答率可达 78% ~94%),即使患者 CD4$^+$T 淋巴细胞计数低于 200/ mm^3,应答率也较高(应答率达 64%)。

乙型肝炎病毒和丁型肝炎病毒

1. 全世界有 10% 的 HIV 感染者并发慢性 HBV 感染。

2. HIV 对 HBV 感染病程有负面影响。与单纯 HBV 感染患者相比,并发 HIV 感染的患者, HBV 急性感染发展慢性感染的概率更高, HBV DNA 复制水平更高, HBeAg 血清转换率更低,复发率更高,进展为肝硬化更快,发生肝细胞癌更早,侵袭性更强。

3. 并发 HIV 感染可能会加重丁型肝炎病毒(HDV)相关肝病的进展。

4. 所有 HBV 复制活跃的 HIV/HBV 共感染者均应考虑抗 HBV 治疗,可预防肝脏并发症的发生,减少 HBV 传播。

5. 对于共同感染 HIV 的患者, HBV 治疗的目标是将 HBV DNA 抑制到低于检测下限(同无 HIV 感染患者治疗目标相同),血清转氨酶恢复到正常水平, HBeAg 血清转换 [不适用于 HBeAg 阴性前核心 / 核心启动子突变的情况(见第 3 章和第 4 章)],肝脏组织学好转。

6. 截至 2011 年,已有七种抗病毒药物被批准在美国用于慢性乙型肝炎的治疗,有三种也被批准用于艾滋病治疗(见表 25.1)。HBV 感染的治疗方案取决于 HIV 的治疗需要。

7. 当 HIV 感染与 HBV 感染均符合治疗指征,推荐口服核苷和核苷酸类药物替诺福韦每天 300mg,联合恩曲他滨每天 200mg 或拉米夫定每天 300 mg 治疗。因为这

表 25.1　慢性乙型肝炎抗病毒药物

干扰素 α-2b

聚乙二醇干扰素 α-2a

拉米夫定 *

阿德福韦酯

恩替卡韦

替比夫定

替诺福韦 *

* 也被批准用于治疗 HIV 感染。替诺福韦有与恩曲他滨组合的复方药物(Truvada®)。

zhi 两种病毒的复制依赖于逆转录过程，HIV/HBV 共同感染的治疗可以使用同样的逆转录酶抑制剂。

8. 当 HBV 感染需要治疗，而 HIV 感染不需要治疗时，治疗方案如下：

·可以使用不诱导 HIV 耐药突变的药物，如皮下注射聚乙二醇干扰素 α-2a 或口服阿德福韦酯（每天 10mg）。

·可选择替诺福韦联合恩曲他滨（或拉米夫定）抗病毒治疗。

·不进行抗逆转录病毒治疗时，恩替卡韦可降低 HIV RNA 水平，但也会引起 HIV RNA 耐药突变。所以在不进行抗逆转录病毒治疗时，HIV 感染者不应使用该药。替比夫定在体外不具有抗 HIV 活性，但亦可引起 HIV RNA 水平下降，诱发拉米夫定耐药突变。目前，针对 HIV/HBV 共感染者，不推荐使用恩替卡韦或替比夫定。

9. 聚乙二醇干扰素 α-2a 毒性反应发生率高而治疗应答率较低，限制了其在 HIV/HBV 共感染者中针对 HBV 的治疗，但它对血清转氨酶升高和 HBV DNA 低复制的 HBeAg 阳性患者可能是有效的。

10. 拉米夫定耐药发生率为每年 15% ~25%，既往抗逆转录治疗方案中使用过拉米夫定的 HIV 感染者可能会产生耐药。对拉米夫定耐药的 HBV 感染者，替诺福韦治疗有效，并能抑制 HBV DNA 到检测下限。这有赖于替诺福韦的药效以及在拉米夫定与替诺福韦之间不存在交叉耐药。

11. 替诺福韦与恩曲他滨（或拉米夫定）联合治疗，在 24~48 周无法有效抑制 HBV DNA 的患者，可以考虑加用恩替卡韦（每天 1mg）。

12. 由于肝癌可发生于慢性 HBV 感染的任何阶段，建议每 6~12 个月进行腹部 B 超和甲胎蛋白检测（见第 27 章）。

13. 所有 HIV 阳性 / 抗 -HBs 阴性的患者均应接种乙型肝炎疫苗。若血清中仅能检测出抗 -HBc 而无其他 HBV 血清标志物，这最可能反映患者既往感染 HBV 现已恢复，而非假阳性，但这种情况并不绝对。

14.HIV 感染者在接种乙型疫苗后应检测抗 -HBs 滴度。这些患者应用 HBV 疫苗后的免疫应答常常不够理想，如发生免疫应答的速度、抗体滴度和抗体耐久性等。CD4+ 细胞计数大于 500/ mm³ 和 HIV 病毒载量低于 1000 拷贝 /mL 提示疫苗的免疫应答状态最佳。如果抗 -HBs 效价小于 10 IU/L 应再次接种。

丙型肝炎病毒

1. 在 HIV 感染者，30% 并发有慢性 HCV 感染。

2. HIV 共同感染会对 HCV 感染的病程造成不利影响。与单纯 HCV 感染者相比，HIV/HCV 共感染者更易演变成慢性丙型肝炎；HCV RNA 的水平更高；发生肝硬化、失代偿、肝病相关死亡的风险更高；一旦发展为终末期肝病，生存期更短。

3. 目前，在 HIV 感染者中，HCV 相关的肝病是主要的死亡原因。

4. 与单纯 HIV 感染而无 HCV 感染相比，HIV/HCV 共感染会增加肝细胞癌发生风险。

5. 现有数据表明,对于 HIV 感染者,ART 能有效治疗 HIV 感染,降低肝脏疾病相关的死亡率。因此,不应该由于其潜在的毒性,而限制在 HIV / HCV 共感染者的应用。

6. HIV/ HCV 共感染者出现肝纤维化,应针对 HCV 进行治疗。随着共感染患者肝纤维化程度进展时,肝功能失代偿或死亡的发生率相应升高。

7. HCV 治疗的时机取决于 HIV 的治疗需要。如果 HIV 感染还在早期阶段而肝病已进展至晚期,那么应首先考虑治疗 HCV。如果 HIV 感染需要治疗,应首先进行 ART。当 HIV 感染被控制时,可以考虑进行 HCV 的治疗。

8. 鉴于 HIV/HCV 共感染者可迅速进展为终末期肝病,所有肝硬化无失代偿期表现和治疗禁忌证的患者均应考虑针对慢性 HCV 感染进行治疗。聚乙二醇干扰素 α-2a 联合利巴韦林治疗 48 周(不考虑 HCV 基因型)是慢性 HCV 感染并发 HIV 感染的标准治疗方案。治疗的主要目标是清除病毒(即持续病毒学应答),并减少肝脏相关并发症的风险(见第四章)。

9. 聚乙二醇干扰素 α-2a 联合利巴韦林(利巴韦林按体重给药,如果体质量不足或等于 75kg,每天 1000mg;如果体质量超过 75kg,每天 1200mg)治疗共同感染 HIV 和 HCV 基因 2 型或 3 型患者的持续病毒学应答率高达 72%;共同感染 HIV 和 HCV 基因 1 型或 4 型患者的持续病毒学应答率达到 35%。大多数临床试验使用较低剂量的利巴韦林(800mg),但想要增加应答率,需要按体重增加利巴韦林的剂量。对于共同感染的患者,蛋白酶抑制剂对抗 HCV 的有效性正在研究中。

10. 避免应用齐多夫定,它可能会抑制利巴韦林诱导的溶血后造血。同时,它与 HCV 治疗期间血红蛋白显著下降有关。在治疗丙型肝炎前,应考虑更换其他核苷类似物。

11. 避免应用去羟肌苷,与利巴韦林联合使用时,会增加肝功能失代偿的风险。因此,在 HCV 治疗时不应使用该药。

12. 阿巴卡韦和利巴韦林都是鸟嘌呤核苷类似物,阿巴卡韦可以与利巴韦林在细胞内相互竞争从而干扰药物对 HCV 的治疗效果。然而,利巴韦林按体重计算用药剂量后,阿巴卡韦(或其他 ART)不影响早期或持续病毒学应答。这一发现表明,利巴韦林按体重给药可以克服阿巴卡韦和利巴韦林之间相互竞争作用导致的问题。因此,对于 HIV/HCV 共感染者,阿巴卡韦可以应用于 HCV 的治疗。

13.HCV 治疗的部分不良反应在 HIV/HCV 共感染者中更为突出。在治疗过程中,聚乙二醇干扰素可以减少绝对 CD4$^+$ 细胞计数,但 CD4$^+$ 细胞的百分比通常是不变的。在 HCV 治疗中,与 HCV 单独感染相比,HIV/ HCV 共同感染时体重下降更为常见。

14. 对于聚乙二醇干扰素 α 联合利巴韦林治疗无应答的 HIV/HCV 共感染者,聚乙二醇干扰素单一疗法维持治疗不能减缓肝纤维化进程。

其他病毒感染

1. 急性 HIV 感染可以表现为类肝炎的症状,有发热、乏力和肌痛等单核细胞增多症样疾病的部分体现;体格检查可发现肝、脾大;血清氨基转移酶和碱性磷酸酶水平升高。这种表现称为急性逆转录病毒综合征。

2. 其他一些常见的病毒感染可累及肝脏,引起急性肝炎。腺病毒、EB 病毒、巨细胞病毒、单纯疱疹病毒和水痘 - 带状疱疹病毒是导致 HIV 感染者急性病毒性肝炎的罕见原因。

二、其他感染（参见第 29 章）

播散性鸟型结核分枝杆菌复杂感染

1. MAC 是指感染鸟分枝杆菌或胞内分枝杆菌这两种非结核分枝杆菌中的一种。

2. 获得性免疫缺陷综合征(AIDS)患者,MAC 感染通常表现为播散性疾病,可累及肝脏。

3. 播散性 MAC 感染的症状包括发热、盗汗、腹痛(特别是右上腹)、腹泻和体重减轻。体格检查可见肝脾肿大。

4. 实验室检查异常通常包括贫血和血清碱性磷酸酶、乳酸脱氢酶升高。

5. 诊断可以从以下几点确定:

· 从血培养、淋巴结或骨髓可分离出 MAC。

· 在肝活检标本病理结果显示肉芽肿抗酸杆菌染色阳性。

· 从活检获得的肝组织培养出分枝杆菌。

肝紫癜病

1. 巴尔通体可引起肝紫斑病,是一种导致肝脏血管增生的感染性疾病,发生在免疫抑制反应较重的 HIV 感染者。其特点是肝脏内有多发血性囊腔。

2. 患者可以有发热、腹痛、食欲不振、恶心、呕吐、体重减轻的症状。体格检查时发现肝脾肿大。可有血清碱性磷酸酶水平增加,血小板减少或全血细胞减少。

3. 腹部 CT 通常显示肝脾肿大和散布于肝实质的低密度病灶。

4. 巴尔通体血清学阳性临床上支持肝紫癜病的诊断,但从血液或肝脏组织中培养出巴尔通体或活检标本 W-S 嗜银染色阳性后才可确诊。

5. 针对肝紫癜病的治疗,推荐口服红霉素(500mg, 每天 4 次)或强力霉素(100mg,每天 2 次),疗程 4 个月。对于不能耐受红霉素或强力霉素的患者,可以选择口服阿奇霉素(500mg,每天 2 次)或克拉霉素(500mg,每天 2 次),疗程 4 个月。

真菌和原生动物感染

一些真菌和原生动物可以浸润到 AIDS 患者的肝脏,这通常是播散性疾病的一部分表现(表 25.2)。

表 25.2　肝病 HIV 感染者选择的原因

传染病
细菌
　鸟结核分枝杆菌复合体
　结核分枝杆菌
　巴尔通体(肝紫癜病)
病毒
　HAV
　HBV
　HCV
　HDV(与 HBV 共感染)
　其他:腺病毒,EB 病毒,巨细胞病毒,HIV,单纯疱疹病毒,水痘 – 带状疱疹病毒
真菌
　白色念珠菌
　粗球孢子菌
　新型隐球菌
　荚膜组织胞浆菌
　申克孢子丝
　马尔尼菲青霉菌
　卡氏肺囊虫
原核生物
　微孢子虫属
　血吸虫属
　弓形虫
恶性病
　肝癌
　淋巴瘤
　卡波西肉瘤
　非酒精性脂肪性肝病
药物和毒物
　对乙酰氨基酚
　乙醇
　核苷类似物:去羟肌苷、司他夫定、多夫定
　非核苷逆转录酶抑制剂:奈韦拉平
　抗结核药物:异烟肼、利福平
　抗菌药物:大环内酯类、磺胺

三、恶性病

淋巴瘤（参见第 22 章）

1. 系统性艾滋病相关淋巴瘤中非霍奇金淋巴瘤所占比例最大，大约有 1/3 累及肝脏。
2. 肝脏受累可无临床表现或伴有疼痛及 "B" 症状，包括发热、体重下降和盗汗。黄疸可发生于肝内或肝外胆管梗阻患者。
3. 影像学检查常可发现一处或多处肝脏占位和受累淋巴结。
4. 可通过肝占位或受累淋巴结活检明确诊断。

卡波济肉瘤

1. 主要发生在有同性性行为的男性中。
2. 常由皮肤病变累及肝脏。临床可见腹痛、肝大，血清碱性磷酸酶水平升高。
3. 腹部超声检查可显示非特异性的小的（5～12mm）高回声结节。肝脏 CT 显示增强病灶位于包膜、肝门区以及汇管区，并入侵肝实质。

肝细胞癌（参见第 27 章）

1. 肝硬化的 HIV 感染者中，肝细胞癌的发生率较高。
2. 在无肝硬化的慢性 HBV 感染的病例中，也可发现肝细胞癌。
3. 患者常有晚期肝病的临床表现，血清甲胎蛋白可有升高、腹部影像学检查可见一个或多个腹部肿块。

四、非酒精性脂肪性肝病

1. HIV/HCV 共感染常见组织学改变是大泡性肝脂肪变性，可见于 40%~69% 的肝活检标本。
2. HIV/HCV 共感染者发生肝脂肪变性的危险因素包括：白种人、BMI 高、高血糖、使用双脱氧核苷类似物（如去羟肌苷和司他夫定）、血浆高密度脂蛋白胆固醇水平低。
3. HIV 感染者中，肝脂肪变性／脂肪性肝炎常伴有更严重的慢性丙型肝炎肝纤维化。

4.HIV/HBV 共感染与单纯 HIV 感染肝脂肪变性发生率仍不清楚。

5. 大多数患者无症状,常发现肝脏肿大。

6. 血清转氨酶和碱性磷酸酶水平可能升高。腹部超声或 CT 可作为脂肪肝的诊断依据。

抗逆转录病毒治疗导致的肝毒性

1. 几乎每一种 ART 都会使肝生化指标升高。

2. 在 HIV 感染者中,ART 相关的肝毒性有四个主要机制:

· 线粒体毒性

· 累及肝脏的过敏反应

· 直接的药物毒性

· 共感染者抗逆转录病毒疗法开始后的免疫重建

3.ART 诱导的肝毒性无特殊临床表现。可以没有症状,或有腹部不适、恶心、皮疹、厌食、黄疸、发热。

4. 血清转氨酶水平升高常提示有肝毒性。胆汁淤积并不常见,在一些病例中特征性表现为肝细胞炎症和胆管炎同时存在。

5. 根据 AIDS 临床试验组肝毒性量表,严重的肝毒性被定义为在 ART 期间,血清转氨酶达 3 级(正常值上限的 5.1~10 倍)或血清转氨酶达 4 级(正常值上限的 10 倍以上)或在 ATR 开始时,转氨酶水平就超过上述基线的 3.5 倍以上。

6.HBV 感染和 HCV 感染会增加 ART 相关的肝毒性的风险,进展期肝纤维化或肝硬化的 HIV/HCV 共重感染者风险更高。HCV 抗病毒治疗后达到病毒根除可改善对抗逆转录病毒疗法的耐受。

7. 在开始 ART 前就有转氨酶升高的患者,其发生肝毒性的风险增加。酒精和可卡因的使用可加重 ART 引起的肝毒性。

8. 在怀疑有肝中毒时,ART 药物停药应考虑以下情况:

· 血清转氨酶水平超过正常值上限的 10 倍。

· 明显的黄疸伴直接胆红素水平升高。

· 肝炎症状加重(重度肝损伤的风险增加)。

· 观察到与药物过敏一致的表现(如皮疹、发热、嗜酸粒细胞增多)。

HIV 感染患者肝脏疾病表现总结见表 25.2。

艾滋病相关胆管疾病

1.感染相关胆道狭窄导致的胆道梗阻综合征常见于 CD4$^+$ 细胞计数低于 100/ mm^3 的患者。

2. 由于 ART 的应用,AIDS 相关胆管疾病发病率已大幅下降。

3.隐孢子虫是艾滋病胆管相关疾病最常见的病原体,鸟型结核分枝杆菌、巨细胞病毒、微孢子虫属、孢子虫也为该病的病原体。非感染性疾病因包括淋巴瘤或卡波济肉瘤侵入胆管系统。20%~40% 的患者未发现特殊病因。

4. 对于免疫抑制较重的（CD4$^+$ 细胞计数低于 100/mm^3）患者，若伴发热、右上腹或上腹部腹痛、恶心、呕吐、腹泻、黄疸、肝大，应警惕该病。

5. 腹痛的严重程度取决于胆道损害程度。剧烈的腹痛常提示严重的乳头狭窄，而不甚剧烈的腹部疼痛往往与无乳头狭窄的肝内外硬化性胆管炎有关。

6. 血清转氨酶、碱性磷酸酶和总胆红素水平通常轻度升高，但 20% 的患者肝生化水平正常。

7. 影像学检查可显示肝内、外胆管扩张或胆管增厚。

8. 经内镜逆行胰胆管造影（ERCP）是首选方法，因为它可以作为诊断性（壶腹部活检）或治疗性（括约肌切开术）手段。胆道造影可见以下四种模式：
- 硬化性胆管炎和乳头狭窄（最常见）。
- 单纯的硬化性胆管炎。
- 单纯的乳头狭窄。
- 长段肝外胆管狭窄，伴或不伴有硬化性胆管炎。

9. 首选的治疗方法是内镜，具体方法根据解剖而定。
- 乳头狭窄：考虑括约肌切开术。
- 单纯或主要胆管狭窄：考虑内镜下支架置入术。
- 单纯肝内硬化性胆管炎：考虑应用熊去氧胆酸（300mg，每天 3 次，口服）。

10. 针对典型病原体（如隐孢子）的经验性抗菌治疗不会导致症状加重或对胆管异常有不利影响。

非结石性胆囊炎

1. 可发生在艾滋病患者的胆管。

2. 典型的病原体包括巨细胞病毒、隐孢子、微孢子虫属和等孢球虫。不太常见的病原体是白色念珠菌、克雷伯氏菌、鼠伤寒沙门氏菌和绿脓杆菌。

3. 临床表现类似结石性胆囊炎，有严重的右上腹疼痛、发热、墨菲征阳性。重症患者可出现不明原因的发热或难以定位的腹部不适（参见第 32 章）。

4. 体格检查可触及右上腹肿块，可见黄疸（20%）。

5. 化验白细胞升高，血清胆红素、碱性磷酸酶、转氨酶水平升高。

6. 腹部超声检查显示胆囊壁增厚（超过 3~4mm）、胆囊周围液体影、结石或胆管异常。超声检查后诊断不清的病情稳定的患者，用肝胆管亚氨基二乙酸（HIDA）扫描行胆道闪烁显像可能有助于诊断。显像见胆囊不浑浊可明确诊断。

7. 非结石性胆囊炎一旦发生，常继发肠道致病菌感染。采集血培养后，首先应用广谱抗生素（如哌拉西林他唑巴坦、氨苄西林舒巴坦、第三代头孢菌素用甲硝唑，或泰能）。微生物学诊断明确后可缩窄抗生素谱。

8. 权威疗法为胆囊切除术。如果有手术禁忌证,可考虑经皮胆囊引流术。

Uincent Lo Re Ⅲ,K.Rajender Reddy 　著

辛桂杰　赵娜　译

参考文献

Amorosa VK, Slim J, Mounzer K, et al. The influence of abacavir and other antiretroviral agents on virologic response to hepatitis C virus therapy among antiretroviral-treated HIV-infected patients. *Antivir Ther* 2010; 15:91–99.

Chen XM, LaRusso NF. Cryptosporidiosis and the pathogenesis of AIDS-cholangiopathy. *Semin Liver Dis* 2002; 22:277–289.

Gandhi RT, Wurcel A, Lee H, et al. Response to hepatitis B vaccine in HIV-1–positive subjects who test positive for isolated antibody to hepatitis B core antigen: implications for hepatitis B vaccine strategies. *J Infect Dis* 2005; 191:1435–1441.

Laurence J. Hepatitis A and B immunizations of individuals infected with human immunodeficiency virus. *Am J Med* 2005; 118(Suppl):75S–83S.

Lo Re V 3rd, Kostman JR, Amorosa VK. Management complexities of HIV/hepatitis C virus coinfection in the twenty-first century. *Clin Liver Dis* 2008; 12:587–609.

Lo Re V 3rd, Kostman JR, Gross R, et al. Incidence and risk factors for weight loss during dual HIV/hepatitis C virus therapy. *J Acquir Immune Defic Syndr* 2007; 44:344–350.

McGovern BH, Ditelberg JS, Taylor LE, et al. Hepatic steatosis is associated with nucleoside analogue use and hepatitis C genotype 3 infection in HIV-seropositive patients. *Clin Infect Dis* 2006; 43:365–372.

Nunez M. Hepatotoxicity of antiretrovirals: incidence, mechanisms and management. *J Hepatol* 2006; 44(Suppl):S132–S139.

Pineda JA, Romero-Gomez M, Diaz-Garcia F, et al. HIV coinfection shortens the survival of patients with hepatitis C virus–related decompensated cirrhosis. *Hepatology* 2005; 41:779–789.

Soriano V, Puoti M, Garcia-Gasco P, et al. Antiretroviral drugs and liver injury. *AIDS* 2008; 22:1–13.

Soriano V, Puoti M, Peters M, et al. Care of HIV patients with chronic hepatitis B: updated recommendation from the HIV-Hepatitis B Virus International Panel. *AIDS* 2008; 22:1399–1410.

Sulkowski MS, Mehta SH, Torbenson M, et al. Hepatic steatosis and antiretroviral drug use among adults coinfected with HIV and hepatitis C virus. *AIDS* 2005; 19:585–592.

Sulkowski MS, Thomas DL. Hepatitis C in the HIV-infected person. *Ann Intern Med* 2003; 138:197–207.

Torriani FJ, Rodriguez-Torres M, Rockstroh JK, et al. Peginterferon alfa-2a plus ribavirin for chronic hepatitis C virus infection in HIV-infected patients. *N Engl J Med* 2004; 351:438–450.

Weber R, Sabin CA, Friis-Moller N, et al. Liver-related deaths in persons infected with the human immunodeficiency virus: the D: A:D study. *Arch Intern Med* 2006; 166:1632–1641.

第 26 章　肉芽肿性肝病

要　点

1. 肉芽肿由活化的巨噬细胞(上皮样巨噬细胞)、T淋巴细胞和其他免疫细胞组成。当外来抗原刺激或发生过敏反应时,这些细胞浸润肝脏形成结节性病变。
2. 肝脏肉芽肿的主要病因包括感染(特别是结核病)、类肉状瘤病、原发性胆汁性肝硬化、全身性疾病(克罗恩病)和肿瘤(霍奇金淋巴瘤)。
3. 肝功异常主要表现为碱性磷酸酶水平升高。
4. 大约50%的肝脏肉芽肿原因不明。
5. 肝脏肉芽肿的诊断包括完整的药物治疗史、抗线粒体抗体、血管紧张素转换酶和肝活检标本分枝杆菌抗酸染色、霉菌的银染色。

一、肉芽肿的发病机制

定义

1. 肉芽肿呈球形,1~2 mm,由活化的巨噬细胞、T淋巴细胞和其他免疫细胞浸润宿主组织(包括肝脏)形成,是这些细胞对外来的、未消化抗原的应答,或是过敏反应所致(图26.1)。

2. 在利什曼病的非干酪样肝肉芽肿标本,主要组成成分是上皮样巨噬细胞,周围有淋巴细胞散布。肉芽肿的主要成分包括活化的上皮样巨噬细胞,CD4+T淋巴细胞[辅助性T淋巴细胞(Th细胞)],有时还有由巨噬细胞融合产生的多核巨细胞。

3. 肉芽肿的病因不同,构成肉芽肿的免疫细胞及产生的细胞因子也不同,Th1细胞及其细胞因子主要见于感染性肉芽肿;而Th2细胞及其细胞因子主要见于血吸虫性肉芽肿(图26.2)。

4. 肉芽肿发展依赖其组成细胞分泌的细胞产物(Th细胞分泌干扰素γ和白细胞介

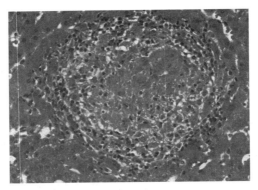

图 26.1 非干酪样肉芽肿(结节病),肉芽肿中心为上皮样巨噬细胞,周围散在淋巴细胞。(见彩插)

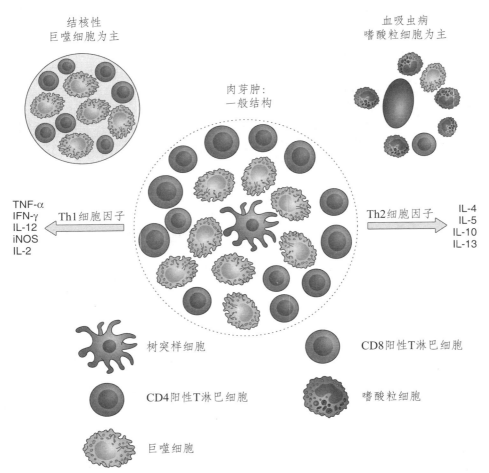

图 26.2 一般肉芽肿与特异肉芽肿的结构和功能特征。结核性肉芽肿富含巨噬细胞,淋巴细胞反应以 Th1 为主,产生 Th1 淋巴因子;与之相对的,血吸虫病肉芽肿内 IL-5 介导的嗜酸粒细胞增多。此外,血吸虫病中,IL-13 是导致门脉纤维化的重要因子。

素 2）、巨噬细胞和 T 淋巴细胞池的扩增以及摄入抗原的巨噬细胞的特化（图 26.3）。

5. 肉芽肿的结局有消失、纤维化或钙化。

肉芽肿的分类

根据组织特征和成分，肝病肉芽肿分为几种不同的类型（见表 26.1）。

表 26.1 肉芽肿类型

肉芽肿类型	组织学特点	疾病
干酪样肉芽肿	外周是巨噬细胞 ± 巨细胞，中心坏死	结核病
非干酪样肉芽肿	成群的巨噬细胞 ± 巨细胞	结节病
		药物
脂肪性肉芽肿	巨噬细胞和淋巴细胞围绕脂质空泡	脂肪肝、矿物油
纤维素环肉芽肿	中央是脂质空泡或空泡，围绕巨噬细胞和淋巴细胞及纤维素环	Q 热、别嘌呤醇、霍奇金淋巴瘤

肝肉芽肿发生率和部位

McCuggage 和 Sloan（1994 年）通过肝活检查发现肝肉芽肿发生率为 2.4%~14.6%，

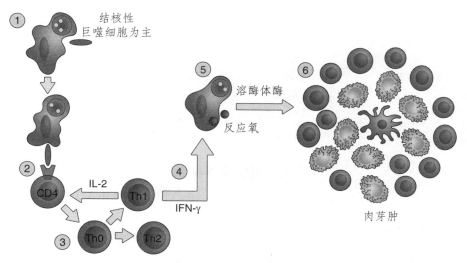

图 26.3 肉芽肿的发展（红色杆状物代表分枝杆菌）。第一步：巨噬细胞吞噬分枝杆菌。第二步：巨噬细胞将分枝杆菌蛋白产物提呈给 CD4⁺ T 淋巴细胞的受体。第三步：CD4⁺T 淋巴细胞分化为 Th 细胞前体（Th0），然后分化为 Th1 细胞或 Th2 细胞。第四步：Th1 细胞分泌 IL-2（刺激 CD4⁺T 淋巴细胞扩增）和 IFN γ；第五步：IFN γ 上调溶酶体酶和活性氧（ROS reactive oxygen species）；第六步：进一步招募淋巴细胞和巨噬细胞消化分枝杆菌。

但经常引用的数字是 10%。

肉芽肿见于以下部位,可单发或于同时发生于多个部位:

- 小叶(结核、肉瘤样变、药物)。
- 汇管区和汇管区周围(结节病)。
- 胆管周围(原发性胆汁性肝硬化)。
- 静脉周围(矿物油性脂肪肉芽肿)。
- 动脉内或动脉周围(苯妥英)。

二、肝脏肉芽肿的病因

病因是多种多样的,见表 26.2。

表 26.2　肝脏肉芽肿病因

病因	例子
感染性因素	病毒:巨细胞病毒属、传染性单核细胞增多症
	细菌:布鲁杆菌病、结核病
	立克次体:Q 热
	螺旋体:梅毒
	寄生虫:血吸虫病
	真菌:组织胞浆菌病
原发性胆汁性肝硬化	早期多见
异物	缝合线、滑石粉
相关的系统性疾病	结节病、克罗恩病
药物	别嘌呤醇、苯妥英、青霉素
肿瘤	霍奇金淋巴瘤

三、临床特征

症状和体征

腹痛、体重下降、疲劳、寒战、肝大、脾大、淋巴结肿大、不明原因发热。

肝功能检查

肝生化检查结果提示浸润性疾病,通常 ALP 升高至正常值上限的 3~10 倍,转氨酶正常或仅有轻度升高。肝功能也可能正常。

其他实验室检查

• 在结节病、原发性胆汁性肝硬化、硅肺病和石棉沉着病中血管紧张素转换酶（ACE）升高。
• 在结节病、铍中毒和儿童慢性肉芽肿病中血清球蛋白升高。
• 在药物或寄生虫相关的肉芽肿疾病中外周血嗜酸性粒细胞增多。

四、特殊类型的肉芽肿性肝病

结节病

结节病肉芽肿主要集中在汇管区及汇管区周围，并与玻璃样变性及纤维化有关。
　为非干酪样肉芽肿，可能含有包涵体（星形小体与 Schaumann 小体），病变可位于小叶实质部分内或汇管区附近。

其他的病理学特征

• 胆管破坏所致慢性肝内瘀胆。
• 类似于原发性胆汁性肝硬化的胆管损害。
• 类似原发性硬化性胆管炎的胆管周围纤维化。
• 化脓性胆管炎。
• 肉芽肿性静脉炎。

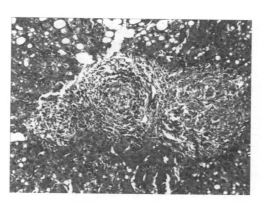

图 26.4　结节病患者肝活检显示肉芽肿聚集在汇管区及其周围。结节性肉芽肿常导致玻璃样变与纤维化（肉芽肿外周可见蓝色的胶原纤维沉积）（三色染色）。（见彩插）

- 肝炎,表现为汇管区和小叶淋巴细胞、浆细胞浸润以及肝细胞坏死。
- 肝硬化可以发生,但极罕见。

结核病(见 29 章)

- 结核分支杆菌感染的患者中, 29% 肝活检和 78% 尸检标本中见到干酪样坏死。
- 抗酸染色常为阴性。
- 结核性肉芽肿见于整个肝实质。
- 肉芽肿穿破胆管可能导致结核性胆管炎。

血吸虫病(见 29 章)

- 大体标本可见致密的门静脉周围纤维化(Symmers,clay pipestem fibrosis)。

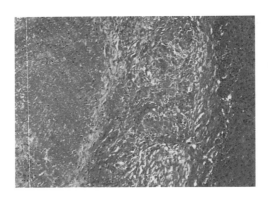

图 26.5 肝结核瘤的病理。左侧结核瘤的中心可见干酪样坏死,周围可见无坏死的肉芽肿(苏木素伊红染色)。(见彩插)

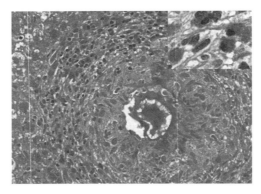

图 26.6 血吸虫病性肉芽肿 肉芽肿中心可见虫卵,周围可见大量巨噬细胞,肉芽肿周围可见淋巴细胞和嗜酸性粒细胞(右上角)(苏木素伊红染色)。(见彩插)

- 虫卵达门静脉根部形成肉芽肿,外周嗜酸性粒细胞浸润。
- 肉芽肿、门静脉和窦状隙内,镜下可见黑色的血红素颗粒(成虫破坏血红蛋白形成)。
- 血吸虫患者应该检查有无病毒性肝炎,因其有共同的流行地区。

人类免疫缺陷综合征(AIDS)

- AIDS 患者中,肝脏感染性肉芽肿的发生率非常高的。因此, AIDS 患者肝标本应常规行抗酸染色和银染色。
- AIDS 与鸟分枝杆菌复合感染形成的肉芽肿特征:常规苏木素 – 伊红染色可见含有线性结构(分枝杆菌)的淡染上皮样巨噬细胞;抗酸染色可见巨噬细胞内有大量病原体。
- 巨细胞病毒肝脏感染偶发小的非干酪样肉芽肿。
- AIDS 患者其他感染亦可导致肝脏肉芽肿,包括组织胞浆菌病、隐球菌病和弓形体病。
- AIDS 治疗使用的药物(如磺胺、异烟肼)可能引起肝脏肉芽肿。

原发性胆汁性肝硬化

- 肉芽肿在原发性胆汁性肝硬化患者中发生率 25%。
- 肉芽肿通常见于原发性胆汁性肝硬化早期,位于邻近受损胆管的汇管区。
- 病因不明的组织细胞性肉芽肿偶尔见于小叶实质。

脂肪肉芽肿

- 由脂肪肝或食物中矿物油的摄取引起。

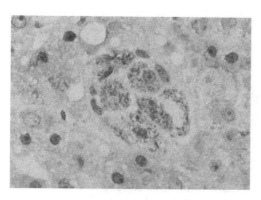

图 26.7　播散性鸟分枝杆菌感染的 AIDS 患者的肝肉芽肿(抗酸染色),肉芽肿内可见大量微生物。(见彩插)

- 由脂肪空泡、散在的淋巴细胞、巨噬细胞和少许结缔组织组成。
- 矿物油脂肪肉芽肿,见于汇管区或近中央静脉处,或兼而有之。
- 这种类型的肉芽肿不引起严重的临床后果。

纤维蛋白环肉芽肿

肉芽肿由中心空泡或空白区以及外周的粉色纤维蛋白环、上皮样巨噬细胞和淋巴细胞组成。

肉芽肿的纤维蛋白环可用 PTAH 或 Lendram 法染色。

纤维蛋白环肉芽肿最早发现于 Q 热患者中。

一般认为这些肉芽肿是非特异性的,可见于诸多疾病:

- Q 热。

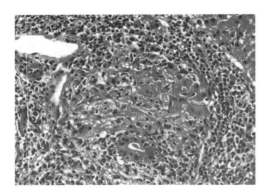

图 26.8　原发性胆汁性肝硬化患者的肝肉芽肿,汇管区可见一肉芽肿(图中央),六点处可见一损伤的小叶内胆管,单核细胞浸润。受损胆管附近出现肉芽肿可能是由于胆管损伤释放抗原性物质(苏木素伊红染色)。(见彩插)

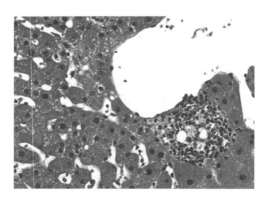

图 26.9　脂肪肉芽肿,与中央静脉相邻,中心是脂质空泡,周围围绕巨噬细胞和淋巴细胞。矿物油暴露可于汇管区内出现的类似的损害(苏木素伊红染色)。(见彩插)

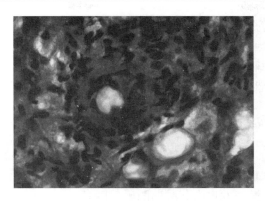

图 26.10 纤维环肉芽肿,见于巨细胞病毒感染的 AIDS 患者(苏木素伊红染色)。(见彩插)

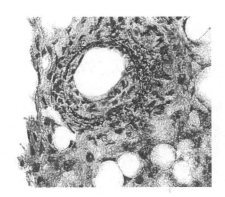

图 26.11 纤维环肉芽肿,纤维带为深紫色(磷钨酸苏木精染色 PTAH)。(见彩插)

- 霍奇金淋巴瘤。
- 别嘌呤醇。
- 巨细胞病毒感染。
- E-B 细胞病毒感染。
- 黑热病。
- 弓形体病。
- 甲型肝炎。
- 系统性红斑狼疮。
- 巨细胞动脉炎。
- 葡萄球菌感染。
- 斑疹热。

药物引起的肉芽肿

近 1/3 的肝肉芽肿可能是由药物引起的。

药物引起的肉芽肿可见于整个肝脏实质,肉芽肿内可见嗜酸粒细胞。伴有药物性肝炎的其他表现(瘀胆、脂肪变性、肝细胞气球样变和嗜酸性变性)。

能引起肉芽肿的药物很多(见第 8 章)。

药物引起的肉芽肿通常能愈合,无后遗症。

其他肉芽肿疾病

组织胞浆菌病是儿童肉芽肿的重要的病因,在流行区更为明显。

Simon 和 Wolff(1973 年)描述特发性肉芽肿性肝炎见于不明原因的发热患者,这些患者的肝活检也没有发现肉芽肿的明确病因。

在慢性丙型肝炎患者肝活检中偶然发现有小的非干酪样坏死的肉芽肿,肝移植后仍可能复发。

五、治疗

病因明确时,应该针对病因治疗,包括微生物感染时的抗生素治疗,停用有关药物,使用糖皮质激素治疗结节病。

特发性肉芽肿性肝炎中,用糖皮质激素治疗或甲氨蝶呤治疗,结节可能自行消退。

Jay H. Lefkowitch　　著

辛桂杰　王守庆　译

丁艳华　牛俊奇　校

参考文献

Burt AD. Liver pathology associated with diseases of other organs or systems. In: Burt AD, Portmann BC, Ferrell L, eds. *MacSween's Pathology of the Liver*. 5th edn. Edinburgh: Elsevier Churchill Livingstone; 2007:881–932.

Denk H, Scheuer PJ, Baptista A, et al. Guidelines for the diagnosis and interpretation of hepatic granulomas. *Histopathology* 1994; 25:209–218.

Drebber U, Mueller JJM, Klein E, et al. Liver biopsy in primary biliary cirrhosis: clinicopathological data and stage. *Pathol Int* 2009; 59:546–554.

Ferrell LD. Hepatic granulomas: a morphologic approach to diagnosis. *Surg Pathol* 1990; 3:87–106.

Gaya DR, Thorburn KA, Oien KA, et al. Hepatic granulomas: a 10 year single centre experience. *J Clin Pathol* 2003; 56:850–853.

Knox TA, Kaplan MM, Gelfand JA, Wolff SM. Methotrexate treatment of idiopathic granulomatous hepatitis. *Ann Intern Med* 1995; 122:595-595.

Martin-Blondel G, Camara B, Selves J, et al. Etiology and outcome of liver granulomatosis: a retrospective study of 21 cases. *Rev Med Interne* 2010; 31:97–106.

Mert A, Tabak F, Ozaras R, et al. Hepatic granulomas in chronic hepatitis C. *J Clin Gastroenterol* 2001; 33:342–343.

Murphy E, Griffiths MR, Hunter JA, Burt AD. Fibrin-ring granulomas: a non-specific reaction to liver injury? *Histopathology* 1991; 19:91–93.

Portmann BC, Nakanuma Y. Diseases of the bile ducts. In: Burt AD, Portmann BC, Ferrell LD, eds. *MacSween's Pathology of the Liver*. 5th edn. Edinburgh: Elsevier Churchill Livingstone; 2007:517–582.

Sandor M, Weinstock JV, Wynn TA. Granulomas in schistosome and mycobacterial infections: a model of local immune responses. *Trends Immunol* 2003; 24:44–52.

Schneiderman DJ, Arenson DM, Cello JP, et al. Hepatic disease in patients with the acquired immune deficiency syndrome (AIDS). *Hepatology* 1987; 7:925–930.

Tjwa M, De Hertogh G, Neuville B, et al. Hepatic fibrin-ring granulomas in granulomatous hepatitis: report of four cases and review of the literature. *Acta Clin Belg* 2001; 56:341–348.

Vakiani E, Hunt KK, Mazziotta RM, et al. Hepatitis C–associated granulomas after liver transplantation: morphologic spectrum and clinical implications. *Am J Clin Pathol* 2007; 127:128–134.

第 27 章　肝脏肿瘤

要　点

1. 血管瘤在正常人群的发生率大约为 7%，且很少引起临床症状。
2. 其他的肝脏良性肿瘤罕见，包括肝脏腺瘤。肝脏腺瘤通常需要手术切除，因为有破裂和转变成恶性肿瘤的危险。
3. 在肝硬化患者，原发性肝细胞癌（HCC）发生率大约占全部肝肿瘤的 75%。发生 HCC 最危险的因素是任何原因的肝硬化和有明显肝纤维化的慢性乙型肝炎病毒和丙型肝炎病毒的感染。
4. 尽管手术切除或肝移植是治疗 HCC 的最好方法，但适合外科手术治疗的患者很少。
5. 美国 CCC 发病率逐年增高，胆管癌（CCC）可能与慢性肝病有关。中心型 CCC 常与原发性硬化性胆管炎有关，预后极差。

一、肝脏的良性肿瘤

肝细胞腺瘤

- 是肝细胞的良性增生，很少见，大都发生于女性。发病率在近几十年明显升高，很可能与口服避孕药的大量应用有关。
- 研究显示腺瘤与基因异常相关，包括干细胞核因子（HNF）-1α 失活和 β-catenin 活化。
- 尽管腺瘤有时是在偶然的情况下意外发现的，但患者通常有右上腹疼痛和不适感，并可能发生破裂引起腹腔积血。
- 腺瘤通常是单发的，但也可能是多发，很少超过 5 个，大小不定，但诊断时通常直径在 5cm 以上，有时则是巨大的。
- 肝腺瘤病是一种以有大量腺瘤在肝中高度重现为特征的状况。
- 肝组织检查表明由良性的肝细胞索组成，无汇管区。

- 肿块可通过 CT、超声或磁共振成像（MRI）发现，^{99m}Tc 放射性核素扫描可见肝内缺损区。
- 确诊需要肝脏活组织检查。
- 治疗包括停止使用雌激素和外科手术切除。
- 外科手术切除一方面可获得肝脏组织明确诊断，另一方面避免了破裂的危险。
- 腺瘤伴有 I 型肝糖原储积病或肝腺瘤病有较高恶化的危险，应考虑肝移植。

肝细胞肿瘤样病变

- 局灶性结节性增生（FNH）表现为异常肝动脉周围肝细胞的非正常增殖，动脉通常包埋在一个特征性的中央星状瘢痕内。

通常无症状，因其他原因或意外偶然发现。

- 与肝脏腺瘤相比较，FNH 较小，20% 是多发性的，破裂的危险性很小。
- 如果肿瘤位于较大肝动脉分支周围，肝动脉造影有助于诊断。
- 穿刺活组织检查诊断困难，常常需要切除治疗同时进行活组织检查，通常是可治愈的。

结节性再生性增生（NRH）：特征为整个肝脏弥漫由肝细胞构成的结节，与肝硬化结节非常相似，但结节周围没有围绕的纤维环。

- 常伴有明确的系统性疾病，如自身免疫性疾病、类风湿性关节炎（包括 Felty 综合征）和骨髓增生性疾病（见第 22 章）。
- 发病机制不明，可能与累及门静脉分支的静脉闭塞有关。
- NRH 的发病率随年龄的增长而增加，最常见于 60 岁以上的老人，常伴发窦前性门静脉高压，患者可出现脾肿大、脾功能亢进或食管静脉曲张出血。
- 没有特殊的治疗方法，但是患者需要降低门静脉压力（β- 受体阻滞剂、内镜治疗、门静脉减压）以防止发生静脉曲张再次出血。一般来讲，NRH 的患者可能因为有较好的肝脏合成功能，比肝硬化患者更能耐受静脉曲张引起的出血。

腺瘤样增生（大的再生结节，混合型结节）

- 指在肝硬化或亚大块肝坏死（罕见）时直径超过 1cm 的再生结节。腺瘤样增生是混合型结节的一种类型。
- 在肝硬化时腺瘤样增生被认为是 HCC 的前期病变。
- 不需要特殊的治疗，对于肝硬化患者，出现腺瘤样增生是一个需密切注意可能发生 HCC 的信号（见后面）。

局灶结节病变

- 部分结节增生形成，以肝细胞结节存在于肝门周围区并伴有门静脉高压为特征,较为罕见。

血管瘤

- 肝脏的血管瘤相对来说比较常见,尸检发现血管瘤发生率高于 7%。
- 由内皮衬在纤维基质薄层内组成的充满血液的多孔空间构成。
- 体积通常较小,如果直径超过 10cm,常称为"巨大的"血管瘤或海绵状血管瘤。
- 常无症状,但是体积过大会引起一些不适。偶尔在巨大血管瘤内形成血栓导致血小板消耗性减少,尤其是儿童(Kasabach–Merritts 综合征)。血管瘤可逐渐变大,但不恶性化。
- 不需要特殊的治疗。如果有明显的症状可以切除。因有出血风险,应避免经皮穿刺活组织检查。

起源于胆管细胞的肝良性肿瘤

- 胆管腺瘤:通常是单个的肝包膜下肿物,由增生的小圆形的、外观正常的胆管上皮组成。
- 胆管微小错构瘤:为成人多囊性疾病表现的一部分,亦可与其他多囊性疾病(成人型或婴儿型)同时存在,如先天性肝纤维化或 Caroli 病(见第 23、28、33 章)。
- 胆管囊腺瘤:多囊性,类似于胰腺的黏液性囊腺瘤,发展成恶性肿瘤的可能性很大。
- 胆管乳头状瘤:较为罕见,由多中心胆道腺瘤样息肉状肿瘤组成,有时可演变成腺癌(该病与结肠息肉疾病相似)。

起源于间质的良性肝脏肿瘤见表 27.1。

表 27.1　起源于间质的良性肝脏肿瘤

肿瘤	评注
间质错构瘤	儿童时期的肿瘤,有混合成份(胆管、血管和间质细胞)
婴儿的血管内皮细胞瘤	婴儿期肿瘤,可伴血小板减少、高动力心力衰竭、可能需要切除。
脂肪瘤	脂肪细胞聚积,与局灶性脂肪变性有区别
淋巴管瘤	由扩张的淋巴管团块组成
血管肌脂瘤	有独特的影像学改变
平滑肌瘤	极罕见
纤维瘤	肝内的纤维化肿瘤
炎性假瘤	慢性炎症和纤维化、可引起疼痛和发热
黏液瘤	黏液性结缔组织

二、肝脏的恶性肿瘤

转移癌

　　肝脏的转移癌较常见。在肝脏恶性肿瘤中转移癌是目前为止最常见的形式,转移癌最常见的来源有肺、乳腺、胃肠道、泌尿生殖器官等。

肝细胞癌(HCC)

　　HCC 是一种肝细胞的恶性肿瘤。

1. 流行病学

• 是世界上最常见的恶性肿瘤之一。其发病率在世界各地差别较大,高发区包括中国、中国台湾、南韩和东南亚其他地区及撒哈拉以南大部分地区,年发病率高达 120/10 万,其次为日本、南欧一些国家(特别是意大利和西班牙)和中东地区。低发区包括北欧一些国家、美国和南美,年发病率低至 5/10 万。

• 西方发达国家发病率逐年上升。

• 发病男性高于女性,在高发病区平均确诊年龄是 40~50 岁,而在其他一些地区年龄则有所升高。

2. 危险因素

• HCC 是在大多数病例中能找到明确病因的人类癌症之一。我们所知道确切和可能因素见表 27.2。

• 在高发地区慢性乙型肝炎病毒感染是最常见的病因。一般发病区主要病因是慢性丙型肝炎病毒感染。

　　—慢性肝炎病毒感染导致 HCC 的具体机制尚不清楚,但是可能与肝硬化时的肝细胞的再生与坏死有关。

　　—乙型肝炎病毒(HBV)是 DNA 病毒,它的基因组可以整合到肝细胞的基因上,因此可能干扰癌基因及抑癌基因的活性。已知 HBV 的 X- 蛋白是一个转化激活剂,能够改变 DNA,因此能激活生长因子或癌基因。

　　—丙型肝炎病毒(HCV)是一种 RNA 病毒,不能整合到肝细胞上,几乎所有与 HCV 相关的 HCC 病例都有肝硬化,在 HCC 的发生上,酒精是 HCV 的重要辅助因子。

• 某些代谢性疾病与 HCC 的发生有关,但总是伴肝硬化(如血色病、α-1 抗胰蛋白酶缺陷)。遗传性酪氨酸血症是一个罕见的先天代谢性缺陷,在儿童时期伴有严重肝损伤,在修复过程可能发展成为肝癌。

- 在某些地区环境中的毒素在 HCC 的发生上可能起作用。黄曲霉素是食物贮存过程中发生霉变的一种产物。在啮齿动物可直接导致肝癌,在人类与 HBV 共同作用引起 HCC。
- 糖尿病、肥胖和非酒精性脂肪性肝炎(NASH)也是 HCC 的高危因素。

表 27.2　已知的和可能的 HCC 的原因

已知危险因素	可能的危险因素
肝硬化(任何原因引起的)	酒精(除外肝硬化)
慢性乙型肝炎	吸烟
肝硬化的慢性丙型肝炎	合成的或雌激素类固醇
肝硬化的非酒精性脂肪肝	
代谢性疾病:	
α-1- 抗胰蛋白酶缺陷	
血色病	
遗传性酪氨酸血症	
致癌因素:	
黄曲霉素	
胶质氧化二钍(Thorotrast)*	

* 胶质氧化二钍(Thorotrast)是一种二战后应用的动脉造影对比剂,其中含有二氧化钍——一种低水平的放射性物质,造影后遗留在库普弗细胞内。

3. 临床症状

- 腹部的疼痛或不适以及体重减轻是最常见的症状。HCC 偶可发生破裂,表现类似急腹症。许多患者在确诊为 HCC 时无症状,是意外发现或在高危者筛查时发现。
- HCC 可以出现低血糖症、高胆固醇血症、红细胞增多症、女性化等全身症状,这些通常与转移无关。

4. 诊断

- 诊断的关键是影像学检查, B 超和 CT 是诊断的主要方法。小的 HCC 在超声表现为低密度区,B 超可以探测到 0.5~1.0cm 大小的肿瘤。

—而 CT 不如 B 超敏感,CT 在确定直径 2~3cm 的肿瘤和明确肿瘤在腹腔内的界限时很有价值。

- 多相 CT 或 MRI 与多相图像的使用大大提高了检测灵敏度。如果病变部位出现特征性的动脉增强和静脉冲洗多像图像,可以给出 HCC 的诊断。
- 血清学标志物检测是有价值的。尽管大多数的小肝癌(直径小于 5cm)AFP 可能正常或轻度升高,80%~90% 的 HCC 患者有血清 AFP 升高。

- AFP 在某些没有发生 HCC 的慢性肝炎或肝硬化的患者中可以升高,易对诊断产生干扰。

- AFP-L3 为 AFP 与凝集素结合部位,比 APF 诊断 HCC 更有特异性。

- 肝脏活组织检查可确诊 HCC。但是与良性疾病相比, HCC 和其他恶性肿瘤肝脏活组织检查出血的危险稍高。肝脏的非肿瘤活组织检查是可取的,尤其是考虑切除的情况下,可以评估潜在的肝脏疾病的严重程度。

- 有纤维包膜的肝癌是肝癌的一个变异型,通常与肝硬化及其他已知病因无关,它比其他形式的 HCC 预后好。

治疗

- 预后一般来说很差。在非洲和亚洲,确诊时肿瘤已经到高级阶段,HCC 存活的时间平均只有几星期到几个月。

- 手术治疗:如果没有肝硬化,可行肝脏大范围切除。有肝硬化的患者,只能小范围切除、节段切除或摘出肿瘤,由于确诊时肿瘤的范围或者潜在肝病的严重程度,患者对外科治疗不接受,即使切除,复发率非常高。

- 肝癌患者肝移植生存率与伴有肝硬化的肝癌患者手术切除生存率相似,但复发率很低,在西方发达国家 HCC 是重要的肝脏移植指针,不幸的是,只有很少的几个国家能进行肝移植手术,并且供肝的不足阻碍了肝移植的广泛开展。

- 射频治疗:是一个现代的技术,能经皮进行,可在 1~2 次治疗后肿瘤完全毁损。

- 注射无水乙醇可使肿瘤坏死,且简单易行不良反应少,限于直径小于 4cm 的肿瘤,最适用于失代偿期肝硬化不能耐受手术及 HCC 手术后复发的病例。

- 肝动脉化疗栓塞:化疗药物被注射进入肝动脉,随后使之闭塞,对适合治疗的患者可有效缩小肿瘤,提高生存率。

- 全身化疗不如局部化疗效果好,经肝动脉联合应用顺铂和其他药物似乎效果最好。

表 27.3　治疗 HCC 的方案(根据肿瘤的范围和基础肝病的情况)

肿瘤的范围	肝硬化	治疗选择
局限于肝	无	大范围切除
局限于肝	有,代偿期	节段切除,可以做酒精注射、射频消融、化疗或肝移植
局限于肝	失代偿期	肝移植
肝外转移	有或无	索拉菲尼

预防

HCC 是一种可能预防的癌症。世界范围的 HBV 疫苗预防接种预计可降低 HCC

高发区的发病率。目前尚无疫苗可预防 HCV 感染。抗病毒治疗可以减少与 HCV 感染相关的肝癌。

胆管癌（CCC）

流行病学：与 HCC 相比非常少见，在全世界范围内分布更广，CCC 倾向于发生在年龄较大的人群，性别差异不明显。

CCC 发病风险似乎在美国升高，可能与肝硬化流行增加有关。

- 发病原因（见表 27.4）。
- 临床特征：
- 可分为二种基本类型，周围型和中心型。它们的发病原理和临床表现不同。
- 周围型很少有原发性硬化性胆管炎，常有腹部疼痛和体重减轻。
- 中心型常发生在主要的胆管，且常伴有慢性胆道炎症，如原发性硬化性胆管炎。Klatskin 肿瘤发生在胆管分叉。中心型的 CCC 经常出现阻塞性黄疸。

表 27.4　胆管癌风险因素

原发性硬化性胆管炎

慢性丙型肝炎伴肝硬化

华支睾吸虫感染

肝内结石、胆结石

先天性异常（Carolis 病）

钍造影剂

良性囊肿，von Meyenberg 复合

炎症性肠病

诊断

- 针刺活组织检查可确诊周围型肿瘤。中心型肿瘤难以诊断，因为有原发性硬化性胆管炎，胆管解剖已经存在异常。通过内镜刷取细胞行细胞学检查，穿刺活检行组织学病理检查有利于诊断或者直接胆管窥镜检查可以确诊。血清 CA19-9 水平升高在确定恶性肿瘤时也有意义。
- 区别胆管癌与其他形式的腺癌较困难，仅能通过剖腹探查或尸检才能诊断。HCC 和 CCC 复合肿瘤与肝硬化密切相关。
- 治疗：
- 周围型 CCC 有时可以手术切除，中心型 CCC 特别小的时候也可以切除，如 Klaskin 肿瘤。

- 然而,两型肿瘤手术切除后的复发率很高且存活率很低。
- 肝移植后复发率高,目前并不是切实可行的治疗方案。

小儿的肝脏肿瘤

- 一些肝脏的肿瘤特别易发生于儿童,而且常发生在一个特殊的年龄阶段。
- 肝母细胞瘤是肝脏恶性肿瘤,常发生在小于 2 岁以下的幼儿,不伴有肝硬化。所有的病例均有血清 AFP 升高,联合手术疗法和化学疗法有治愈的可能。
- 尽管 HCC 通常是成人疾病,有报道记载其发病年龄最小可到 4 岁儿童,与HBV 感染有关。

肝脏的其他肿瘤

上皮样血管内皮瘤

- 为一种来源于血管内皮细胞的低度恶性肿瘤。它可以发生在除肝脏外的其他部位,特别是肺脏。
- 累及血管是一个突出的特征。这种恶性肿瘤细胞因子Ⅷ染色阳性。在组织学上必须与血管肉瘤、胆管癌相区分。
- 大约 1/3 的患者有转移,但有长期存活的报道。
- 因为这种肿瘤为恶性肿瘤,但通过大范围切除或肝脏移植有治愈的可能性,早

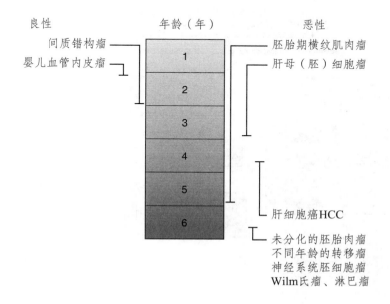

图 27.1 发生在儿童特殊年龄阶段的肿瘤。

期识别是非常重要的。

原发的肝脏淋巴瘤

- 虽然常见继发性淋巴瘤侵犯肝脏,但肝脏淋巴瘤亦可原发于肝脏。
- 这些肿瘤通常源于 B 淋巴细胞,并且在 HIV 感染和 AIDS 的患者中发病率高。
- 对化疗反应差,且预后差。

血管肉瘤

- 发生于肝内血管、高度恶性化。
- 易感因素是暴露于氯乙烯单体及静脉注射二氧化钍造影剂。
- 生长迅速,对放射疗法和化学疗法反应差,预后差。

三、肝脏肿块或肿瘤的诊断程序

根据患者是否有肝硬化,诊断方法有很大不同。图 27.2 示无肝硬化患者的诊断步骤,图 27.3 示有肝硬化患者的诊断步骤。

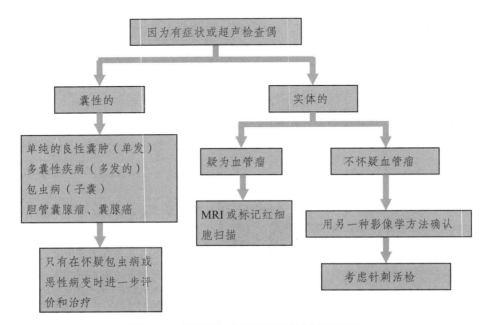

图 27.2　非肝硬化患者肝脏肿瘤的诊断程序。

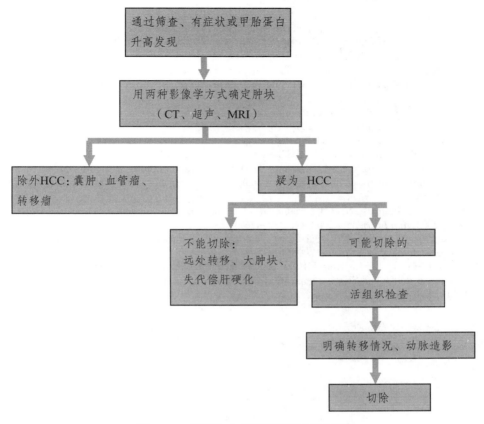

图 27.3　肝硬化患者肝脏肿瘤诊断步骤。

Adrian M.Di Bisceglie　著
辛桂杰　庞相军　译
丁艳华　牛俊奇　校

参考文献

Ang JP, Heath JA, Donath S, et al. Treatment outcomes for hepatoblastoma: an institution's experience over two decades. *Pediatr Surg Int* 2007; 23:103–109.

Di Bisceglie A, Lyra A, Schwartz M, et al. Hepatitis C-related hepatocellular carcinoma in the United States: influence of ethnic status. *Am J Gastroenterol* 2003; 98:2060–2063.

Bosetti C, Levi F, Boffetta P, et al. Trends in mortality from hepatocellular carcinoma in Europe, 1980–2004. *Hepatology* 2008; 48:137–145.

El-Serag H. Hepatocellular carcinoma: recent trends in the United States. *Gastroenterology* 2004; 127(Suppl):S27–S34.

Emre S, McKenna GJ. Liver tumors in children. *Pediatr Transplant* 2004; 8:632–638.

Heathcote E. Prevention of hepatitis C virus–related hepatocellular carcinoma. *Gastroenterology* 2004; 127(Suppl 1):S294–S302.

Hemming AW, Reed AI, Fujita S, et al. Surgical management of hilar cholangiocarcinoma. *Ann Surg* 2005;

241:693–699.

Jemal A, Siegel R, Ward E, et al. Cancer statistics, 2008. *CA Cancer J Clin* 2008; 58:71–96.

Llovet J, Bruix J. Systematic review of randomized trials for unresectable hepatocellular carcinoma: chemoembolization improves survival. *Hepatology* 2003; 37:429–442.

Llovet JM, Burroughs A, Bruix J. Hepatocellular carcinoma. *Lancet* 2003; 362:1907–1917.

Llovet JM, Ricci S, Mazzaferro V, et al. Sorafenib in advanced hepatocellular carcinoma. *N Engl J Med* 2008; 359:378–390.

Marrero J, Fontana R, Fu S, et al. Alcohol, tobacco and obesity are synergistic risk factors for hepatocellular carcinoma. *J Hepatol* 2005; 42:218–224.

Marrero JA, Fontana RJ, Su GL, et al. NAFLD may be a common underlying liver disease in patients with hepatocellular carcinoma in the United States. *Hepatology* 2002; 36:1349–1354.

Omata M, Tateishi R, Yoshida H, Shiina S. Treatment of hepatocellular carcinoma by percutaneous tumor ablation methods: ethanol injection therapy and radiofrequency ablation. *Gastroenterology* 2004; 127:S159-S66.

Tanaka H, Imai Y, Hiramatsu N, et al. Declining incidence of hepatocellular carcinoma in Osaka, Japan, from 1990 to 2003. *Ann Intern Med* 2008; 148:820–826.

Tan JCC, Coburn NG, Baxter NN, et al. Surgical management of intrahepatic cholangiocarcinoma: a population-based study. *Ann Surg Oncol* 2008; 15:600–608.

Welzel TM, Graubard BI, El-Serag HB, et al. Risk factors for intrahepatic and extrahepatic cholangiocarcinoma in the United States: a population-based case-control study. *Clin Gastroenterol Hepatol* 2007; 5:1221–1228.

第28章　肝脓肿和肝囊肿

要　点

1. 肝脓肿根据其性质可分为化脓性肝脓肿和阿米巴性肝脓肿。
2. 肝脓肿的诊断依靠详细的病史采集和简单的影像学检查。
3. 化脓性肝脓肿和阿米巴性肝脓肿的鉴别依靠详细的病史(包括旅行史)、影像学、血清学检查和培养结果。
4. 阿米巴肝脓肿的患者仅20%有痢疾史或腹泻史,考虑使用抗生素和腔内杀阿米巴药物治疗。
5. 化脓性肝脓肿是一种致命性疾病,源于血源及胆道感染,经常有多种微生物感染,包括厌氧菌。治疗方法适宜采用抗生素及脓液引流。
6. 世界范围内引起肝囊肿的最常见感染性原因是细粒棘球绦虫—包虫病,其他感染原因包括单纯囊肿、肿瘤、先天性胆管疾病以及多囊病。

一、阿米巴肝脓肿

概述

1. 全世界有4.8亿人感染原生溶组织阿米巴。

2. 阿米巴感染可以无任何症状,也可以是痢疾、阿米巴肝脓肿或其他少见表现。

3. 由于影像学和介入放射学的发展,针对阿米巴肝脓肿的诊断和治疗已出现革命性的进展。

4. 目前,治疗几乎完全依赖药物。

寄生虫学

1. 阿米巴肝脓肿的病原体是原生动物溶组织内阿米巴,宿主是人。

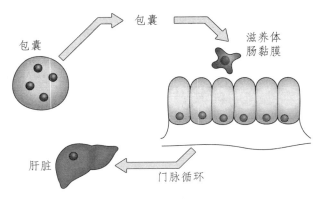

图 28.1　溶组织内阿米巴的生活史。

2. 感染形式是包囊（直径 12μm），其不能被消化。包囊在小肠脱囊形成滋养体，滋养体（10~60μm）感染结肠可导致炎症及痢疾。阿米巴经门脉循环播散至肝脏。

3. 包囊在体外可存活几周至几个月，而滋养体却在几分钟内死亡。

4. 阿米巴可以是致病性的，也可以是非致病性的。非致病形式已重新归类，如 E.dispar。区别致病性阿米巴和非致病性阿米巴的方法如下：

- 酶原分析：电泳分离 22 种特异性同功酶形式。
- RNA 和 DNA 探针。

流行病学

1. 溶组织内阿米巴感染者占全世界人口的 10%；每年有 4~5 千万人进展为阿米巴结肠炎甚至阿米巴肝脓肿，每年有 4~10 万人死于相关疾病。

2. 在工业化国家其感染率 <1%，而在某些热带地区则高达 50%~80%，在冈比亚的一次调查中发现当地感染率竟高达 100%。

3. 传播途径为粪—口途径，促进其传播的因素如下：

- 卫生状况差。
- 苍蝇污染食物。
- 不洁食品处理。
- 不洁水质。
- 用人类粪便作为肥料。

4. 高危人群包括：

- 疫区社会经济地位低下的人群。
- 来自疫区的移民。
- 被收容的人口如精神病院的住院患者。
- 男性同性恋者。
- 旅行者。

- 免疫抑制的患者,包括 AIDS(HIV)感染患者。

发病机制

1. 在肝脏,溶组织内阿米巴利用细胞胞浆空泡中的蛋白水解酶溶解肝组织。

2. 肝脓肿由坏死肝组织构成,常见于肝右叶。宿主对阿米巴的最早反应是嗜中性粒细胞迁移至感染的局灶部位,但是阿米巴裂解嗜中性粒细胞,使后者释放多种酶,从而加重组织损伤过程。

3. 脓肿内包含无细胞碎片;阿米巴滋养体仅见于脓肿边缘,有利于它们继续侵袭周围组织。

4. 促进疾病加重的宿主因素:
- 年龄(儿童 > 成年)
- 妊娠
- 营养不良和嗜酒
- 应用皮质类固醇
- 恶性肿瘤

临床特征

- 阿米巴肝脓肿患者中,同时伴有阿米巴结肠炎的仅占 10%。
- 20% 的病例有腹泻史或痢疾史。
- 约 50% 病例可以从粪便中分离出寄生虫。

1. 病史:社会经济学和人口统计学
- 患者一般来自或居住于疫区或,
- 旅行到过疫区。
- 发病率男多于女(高 3~10 倍)。
- 青年多于儿童或老年人。

2. 症状
- 有发热、畏寒、盗汗。
- 恶心、厌食、精神欠佳。
- 右上腹不适。
- 体重下降。
- 胸部症状:干咳、胸膜刺激征。
- 膈刺激征:肩痛、呃逆。

3. 体征
- 发热。

- 轻微肝脏触痛。
- 胸部体征:右肺底叩诊浊音(源于右隔肌升高);右肺底捻发音;胸膜磨擦音。

黄疸、腹膜炎或心包磨擦音:极少见,出现则提示预后不良。

诊断

1. 实验室检查见表 28.1

- 血清胆红素升高不常见。

表 28.1　阿米巴肝脓肿相关实验室检查

实验室检查	比例(%)
白细胞升高	80
血清碱性磷酸酶升高	80
贫血	>50
血沉升高	常见
蛋白尿	常见
血清转氨酶升高	提示不良预后

2. 影像学诊断

a. 胸部 X 线

- 右膈升高。
- 右肋膈角变钝。
- 肺不张。

b. 超声检查

- 肝内可见圆形或卵圆形单个病灶(有时多个)。
- 缺少明显的壁回声,因此从脓肿到正常肝组织有一个突然的信号转变。
- 与正常肝组织相比,病灶处呈低回声影,整个脓肿呈散射信号。
- 病灶位于周围部位,位置靠近肝包膜。
- 末梢信号增强。

c. 计算机断层扫描(CT)

- 可清晰确定病灶,呈圆形或椭圆形,大多为单个(有时多个)。
- 与周围正常肝组织相比呈低密度灶。

- 脓肿内部结构不均一。

d. 磁共振成像（MRI）

- 肝脓肿特征为在 T1 加权像上呈低信号强度，在 T2 加权像上呈高信号强度。

e. 放射性同位素扫描

- 阿米巴肝脓肿呈冷结节，与化脓性肝脓肿显著不同；该检查方法尚未被研究广泛应用。

3. 血清学检查

抗体检测是诊断侵袭性阿米巴病的主要依据。有效的检测方法还包括：

a. 间接血凝实验（IAT）

- 敏感性 90%~100%。
- 滴度升高可持续超过 2 年。

b. 乳胶凝集实验

- 可快速获得检测结果。

c. 间接免疫荧光实验

- 在治疗后其仍可持续阳性达 6 个月以上。

d. 胶分散实验

- 可用于区分既往和近期感染，因该实验结果仅维持阳性 6~12 个月。

f. 补体结合实验

g. 酶联免疫吸附实验

- 敏感度和特异度分别 97.9% 和 94.8%。

h. 在所有侵袭性形式的阿米巴疾病中，这些实验结果均为阳性（包括阿米巴痢疾）。因此，联合检测对于准确诊断十分必要。

- 阿米巴肝脓肿患者的血清学检查阳性率为 95%~100%。

4. 脓肿穿刺（仅限于诊断不明确或脓肿即将破裂时）

- 可抽出黄到暗棕色鱼酱样脓液。
- 无味。
- 脓液主要为非细胞碎片；阿米巴见于脓肿壁中。

并发症

1. 脓肿破溃导致如下并发症

a. 脓肿破入胸腔

- 造成肝支气管瘘（有或无咳出物呈"鱼酱样"脓液）。
- 肺脓肿。
- 阿米巴脓胸。

b. 脓肿破入心包

- 心衰。

- 心包炎。
- 心包填塞(常常致命;继而引发缩窄性心包炎)。

c.脓肿破入腹腔

- 腹膜炎。
- 腹水。

2.继发感染常为诊断性穿刺后的医源性感染

3.其他罕见的并发症

- 暴发性肝衰竭。
- 胆道出血。
- 下腔静脉阻塞。
- 柏－查综合征。
- 血源扩散引起的脑脓肿。

4.可能引起上述并发症的危险因素

- 年龄 >40。
- 使用皮质类固醇。
- 多发脓肿。

- 直径 >10cm 的巨大脓肿。
- 据报道血沉(ESR)和 C 反应蛋白水平都非常高的患者存在或即将发生系统性并发症。

治疗和预后

1.通常仅用药物治疗阿米巴肝脓肿

常用药物治疗方案:

- 甲硝唑 750mg, 3 次 / 日,服用 5~10 天[儿童 35~50mg/(kg·d),分 3 次服用,连用 5 天]。或
- 替硝唑 2g/d,服 3 天[儿童 50~60mg/(kg·d),服 5 天]。或
- 氯奎 1g 负荷量,1~2 天,随后改为 500mg/d,服 20 天(儿童 10mg/kg)。
在前述提及的起始治疗方案后,必须随之常规应用腔内杀阿米巴药物。
- 糠酸二氯散 500mg,3 次 / 日,10 天[儿童 20mg/(kg·d),分 3 次服]。或
- 双碘喹啉 650mg 3 次 / 日 , 20 天[儿童 30~40mg/(kg·d),分 3 次服,最大剂量 2g/d]。或
- 巴龙霉素硫酸盐 25~35mg/(kg·d),分三次服,5~10 天[儿童 25~35mg/(kg·d),分 3 次服]。

2. 最佳处理方案

• 疑似阿米巴肝脓肿患者,等待血清学检查确诊后应立即开始治疗。一般药效十分迅速, 48~72 小时内发热消退。

• 危重、左叶肝脓肿或药物初始治疗无效的患者,应在影像引导下行细针穿刺以避免脓肿破裂或除外化脓性肝脓肿。

• 如发生脓肿破裂等并发症,可采用内科疗法处置,但常采用经皮导管引流(图 28.2),极少需要手术切开引流。

3. 预后

a. 阿米巴肝脓肿能完全治愈

b. 无并发症者死亡率 <1%

c. 延误诊断会造成脓肿破裂,使死亡率升高

• 破入胸腔或腹腔:死亡率达 20%。

• 破入心包:死亡率 32%~100% 。

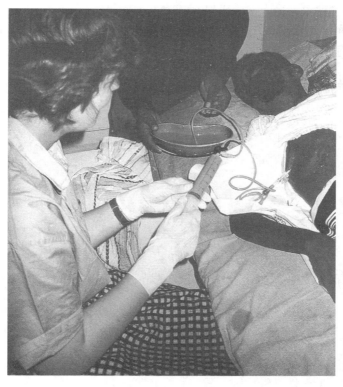

图 28.2　在非洲乡村为阿米巴肝脓肿患者排脓。(见彩插)

二、化脓性肝脓肿

概述

1. 化脓性肝脓肿是一种致命性疾病。
2. 发病率世界各地差异较大,但是在美国其发生率大约为 8~20/10 万人。
3. 20 世纪其预后可见改观,但是误诊和漏诊使其发病率和死亡率升高。
4. 常与其他内科疾病有关。

微生物学

大多数病例血培养或脓肿内容物培养呈阳性。

- 脓肿常由多种微生物致病。
- 克雷伯菌属(尤其是肺炎克雷伯)已超越大肠杆菌成为最常报道的致病菌。
- 微需氧菌尤其是链球菌致病性日趋增加,应仔细培养。
- 脓肿的多种微生物中常分离出厌氧菌。
- 不常见的致病菌有沙门氏菌、嗜血杆菌和耶尔森菌。结核杆菌、放线菌和类鼻疽杆菌也经常发生,以上致病菌尤其多见于免疫缺陷患者,如 AIDS 或器官移植后的患者。

流行病学

1. 化脓性肝脓肿极为少见;人口学相关研究提示其发病率为 11/ 百万 / 年。
2. 本病多发于中老年人。
3. 肝脓肿常发生在有如下疾病诱因的患者:
- 胆道疾病。
- 高血压。
- 恶性肿瘤。
- 既往腹部手术史或曾经使用内镜。
- 糖尿病。
- 心血管疾病。
- 克隆病。
- 憩室炎。
- 外伤史。
4. 性别分布平均
5. 发病率无地区性及种族间差异。

发病机制

1. 化脓性感染经血或胆道途径进入肝脏,通常无法查到感染源(隐匿性肝脓肿);然而,可以明确的常见感染源包括:

- 胆管炎、继发性胆管狭窄、结石或内镜检查。
- 腹腔感染(如憩室炎、腹膜炎)。
- 全身性脓毒血症。
- 口腔感染。
- 外伤,包括肝活检或手术。
- 原有肝囊肿继发感染,肝肿瘤(包括切除治疗后)或极为少见的阿米巴肝脓肿的二重感染。

2. 肝右叶最常受累。

3. 脓肿可单发或多发;由血源扩散造成的肝脓肿常为多发。

4. 肝脓肿内容物为嗜中性多形核白细胞和坏死肝细胞,周围包以纤维囊壳。

临床特点

1. 病史

- 表 28.2 为 79 例患者的回顾性研究结果。

2. 症状

- 发热。
- 杵状指(罕见)。
- 黄疸(约 33%)。
- 可触及肝大。
- 发生典型三联征发热、黄疸和可触及肝大的患者不足 10%。

诊断

1. 实验室检查(见表 28.3)

2. 影像学诊断

a.50% 的病例胸片异常

- 右膈升高。
- 右肋膈角变钝。
- 肺不张。
- 如脓肿的致病原为产气致病菌,则膈下可见液平面。

b. 超声检查

- 可见圆形、卵圆形或椭圆形病灶。
- 边缘不规则。

- 呈内部不规则的低回声影。

c. CT

- 高度敏感,病灶检出率达 94%。
- 脓肿处衰减减少,增强扫描后可能提高。

d. MRI

- 检测小脓肿灶敏感性高于 CT。
- 病灶密度在 T1 加权像上为低信号,在 T2 加权像上信号为极高密度;使用增强剂钆后,病灶信号强度进一步增强。

表 28.2　79 例化脓性肝脓肿患者回顾性研究的症状分析

症状	患者出现症状比例(%)
发热	89.6
右上腹痛	72.2
寒战	69.0
恶心	43.1
呕吐	32.3
体重下降	26.1
黄疸	21.4
头痛	17.5
肌痛	11.9
腹泻	10.7

表 28.3　化脓性肝脓肿患者的实验室检查特征

实验室检查	患者(%)
ESR 升高	100
白细胞升高	75
贫血	50
血清胆红素升高	常见
血清碱性磷酸酶升高	常见
血清转氨酶升高	常见
凝血时间延长	常见
血清蛋白降低	提示预后不良

3. 微生物学

- 应在开始使用抗生素前进行血培养。
- 血培养阳性率 50%~100%。
- 脓肿穿刺培养可增加病检阳性率。

- 由多种致病菌导致的脓肿,全部的致病原可能并不存在于血液中。

并发症

- 败血症。
- 转移性脓肿。
- 感染性休克。
- 急性成人呼吸窘迫综合征。
- 肾衰竭。
- 脓肿破裂。

治疗和预后

1. 治疗

a. 过去,标准的治疗方案为脓肿切开引流联合应用广谱抗生素。但是,自 20 世纪 90 年代的研究提示,采用经皮引流或穿刺排脓＋抗生素治疗具有同等的疗效。有些患者可采用内科治疗,不必进行手术或穿刺。

b. 针对这些患者,通常可以采取诊断性和治疗性穿刺相结合的方法。

c. 引流并发病包括:出血、内脏穿孔、引流道感染、导管移位。

d. 抗生素的抗菌谱应覆盖革兰阴性菌、微需氧和厌氧菌。经验性一线治疗方案如下:

- 疑为胆源性感染:氨苄青霉素＋庆大霉素＋甲硝唑。
- 疑为肠源性感染:三代头孢＋甲硝唑。

e. 抗生素治疗开始应静脉途径给药,静脉给药持续多长时间及何时改为口服用药应取决于患者的临床疗效。推荐应用抗生素总疗程应持续 2~3 周。

f. 如对快速内科治疗无效,应采取外科治疗;应采用灵活的治疗方案。

2. 预后

- 化脓性肝脓肿如不治疗,死亡率接近 100%。
- 2000 年以来的一系列的病例研究表明,患者死亡率低于 2.5%,但常达到 10%~30%,这取决于引发肝脓肿的病因及相关的医疗条件。其致死率的改善归结于先进的影像学和诊断技术,以及运用穿刺引流方法。

三、肝囊肿

概述

肝囊肿的病因多种多样。

1. 先天性

a. 多囊性疾病

• 幼年多囊病属罕见的常染色体隐性遗传病，表现为肝脏和肾脏的多发性囊肿。多数患儿出生时就已有肝大。肾损伤则是生存期缩短的主要原因。

• 成年多囊病属常染色体显性遗传病，主要侵犯肾脏，但 33% 的患者并存肝囊肿。

－ 极少见与之相关的肝功能异常。

－ 普遍认为存在症状才需要治疗。最佳治疗方案具有争议，但是主要根据囊肿的形态学特征、致死率和复发率；推荐进行囊剥除、肝切除以及终末期患者行肝移植。

b. 胆总管囊肿（见第 33 章）

• 主要的病变实际上是胆管的囊状扩张，肝内胆管呈非阻塞性扩张的 Carolis 病就是其中之一。

2. 获得性囊肿

a. 良性肿瘤（如错构瘤）

b. 单纯囊肿

• 多数较小且为偶发。

• 出现症状则提示需要进行治疗：穿刺结合硬化、开放手术或腹腔镜囊去顶术，其公认为最佳的治疗标准。

c. 感染性囊肿最多见的病因为包虫病（病原体为细粒棘球绦虫）

四、肝包虫病

概述

• 包虫病遍布世界各国，尤以饲养牛羊的牧区多见。

• 包虫病呈慢性病程，具有潜在危害性，在诱发腹痛及肝脏病变的病因中常被忽视。

寄生虫学

包虫病的病原体为细粒棘球绦虫。

• 细粒棘球绦虫长 3~6mm。

• 以食肉动物为终宿主，最常见终宿主是狗，因食入含有包囊的羊内脏而被感染。

- 由包囊转变的头节附着于狗的小肠,并发育为成虫。
- 在宿主小肠内,每个成虫产卵约 500 个。
- 虫卵随感染犬的粪便排出,在外界环境中可存活数周。
- 虫卵污染的土壤、食品或狗皮衣物等,人因为误食而被感染,虫卵在肠道发育成六钩蚴而后侵袭肠壁组织进入门脉循环。
- 每个六钩蚴成熟后,均包以一层囊膜随之形成包囊,称为后绦幼虫。
- 包囊可形成于任何器官,最常见于肝脏(50%~70%)。包囊膜由生发层组成,其以无性出芽方式形成子代包囊,其中含有原始头节的,并以此种形式感染终宿主。

流行病学

细粒棘球绦虫感染在世界各地均有发生,因记载不全而无法判断人类疾患此病的流行规模,但农村人口感染本病的情况较为严重。

此病有记载的高流行地区主要包括如下牧羊区:

- 地中海沿岸国家。
- 北肯尼亚(图尔卡纳地区)。
- 南美地区。
- 威尔士。
- 新西兰。

一项病例对照研究提示,在西班牙发现长期与狗共同生活是最主要的发生细粒棘球绦虫感染的危险因素,特别是与狗共同生活时有机会食入潜在污染物。

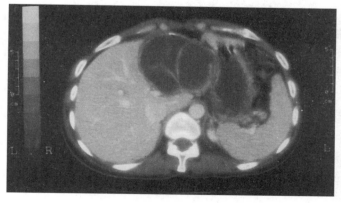

图 28.3 肝脏的多房包虫囊

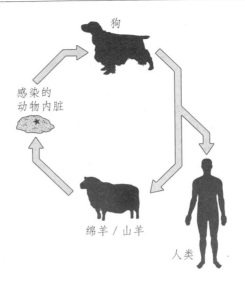

图 28.4　细粒棘球绦虫的生活史

发病机制

1. 六钩蚴经血流播散,最常见的是经门脉循环播散, 50%~70% 的患者引起肝脏病变,其他病变部位如下:

- 肺(20%~30%)。
- 骨(<10%)。
- 脑。
- 心脏。

2. 包囊缓慢增长,直接或通过妨碍血液供应损伤组织。其引发宿主反应从而在生发层外形成一层胶原壳,该壳可以出现钙化。宿主通常不出现炎症反应。

临床特征

1. 症状(表 28.4)

- 许多包虫病患者是无症状的,以及经感染数十年后出现症状,这主要因为其生长缓慢。出现症状主要为包囊压迫所致。
- 包囊破裂或内容物外漏后可出现症状。
- 包虫病继发感染的临床表现类似于化脓性肝脓肿。

2. 体征

- 触痛性包块。
- 胸部体征尤其是右肺底。
- 发热。

- 黄疸。

表28.4　650例肝包虫患者的临床特征

症状	出现的患者数量和比例（%）
腹痛	435（66.9）
上腹胀和消化不良	234（36.0）
肝大	201（30.9）
无症状	182（28.0）
黄疸	104（16.0）
右上腹包块	39（6.0）
急性腹痛	13（2.0）

诊断

1. 实验室检查

- 血清碱性磷酸酶升高。
- 外周血嗜酸细胞升高（>7%）见于 30% 的患者,常提示包囊破裂或内容物外漏。
- 血清胆红素升高（不常见）。

2. 影像学诊断

a. 胸片

- 可见右膈升高。
- 肺内可见包囊。
- 膈下可见肝内包囊的钙化灶。

b. 超声

- 病灶呈无回声影。
- 典型的呈圆形。
- 常见分隔或子包囊。
- 生发膜分离:"水上浮莲征"。
- 可见萎缩包囊。
- 包囊壁钙化。
- 囊"沙"。

c. CT

- 生发层清晰可见。
- 容易看到子包囊。
- 低衰减病灶:3~30 亨氏单位。

d. MRI

- 特征性低密度病灶,边缘 4~5mm 厚,T2 加权像清晰可见。
- 病灶中心信号不均一。
- 在 T1 加权像呈低信号,在 T2 加权像呈高信号。

3. 血清学检查

直接血凝素(IHA)和 ELISA 法敏感度为 75%~94%。特异性较低,需要确证实验(如分子生物学方法或免疫斑点杂交法)。

4、分子生物学检测

PCR 直接探针方法可进行诊断及分型。

并发症

1. 囊破裂及内容物外漏(有时为医源性,源于诊断性包囊穿刺)可导致如下并发症:

- 过敏反应,包括超敏反应(可能致命)。
- 疾病播散。
- 破入胆道则引起胆管炎。
- 破入支气管则引发咯血和继发感染。

2. 包虫病肝囊肿的继发感染类似于化脓性肝脓肿。

治疗和预后

1. 手术为主要的治疗方法

- 无论采用何种手术技术及方法,手术联合化疗药物是安全且更为有效的。
- 包虫病最为常见的继发感染应该采用如化脓性肝脓肿的方法进行治疗;然而,感染性包囊穿刺较化脓性肝脓肿更为危险。

2. 药物治疗方案

a. 先口服丙硫咪唑 10~14mg/(kg·d),共 3 个月(可持续应用 1 年);或

b. 甲苯哒唑 30~70mg/(kg·d),口服 3 个月[如果需要剂量可增至最大 200 mg/(kg·d)]。

- 此类苯并咪唑药物作用于生发层。

c. 吡喹酮[40mg/(kg·d),口服 14 天],近期已作为一种杀原虫头节药物使用,并在术前发挥着重要作用。

3. 可选择的手术和根治治疗方法

- 根治手术:外囊完整剥离术或肝切除。
- 保守手术治疗:包囊剥离术及残腔处理。
- 腹腔镜检查。
- 经皮穿刺技术,包括穿刺、引流、注射和再引流(PAIR)。

这些需要根据患者的个体情况,包囊特征以及外科医生和放射医生的经验。手术的并发病发生率高。譬如,59 例经治患者中的 57% 出现了感染播散、继发感染、瘘管形成以及并发液体成分渗漏于胆道(引起类似硬化性胆管炎的症状)。

4. 预后

- 包虫病可终身无任何症状。
- 囊肿破裂或感染与高死亡率相关。

五、肝脓肿和肝囊肿的诊断方法

鉴别肝脓肿和肝包虫的诊断方法摘要如图 28.5。

重要特征包括:

- 仔细询问病史是极为重要的诊断线索。
- 人口统计学史也极为重要。

血清学检查和血培养

- 阿米巴肝脓肿血清学检查阳性率为 90%~100%。
- 肝包虫病血清学检查阳性率为 75%~95%。
- 所有发热患者均应进行血培养;阿米巴和包虫可重叠感染。

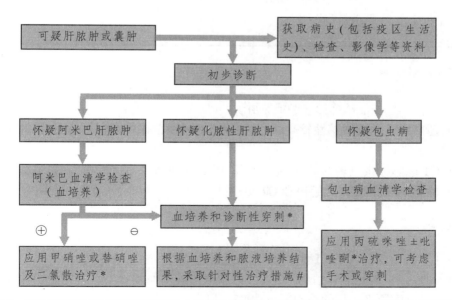

图 28.5 疑似肝脓肿或囊肿的诊断思路 * 诊断性肝穿刺的适应证:确诊化脓性肝脓肿;急需确诊的危重患者;治疗无效的患者。# 实际上治疗措施常常是在未确诊的情况下,根据临床特点及现有的实验结果,怀疑某病的基础上采用的。

- 化脓性肝脓肿患者单次血培养阳性率超过 50%。

表 28.5   阿米巴肝脓肿、化脓性肝脓肿和肝包虫病的鉴别诊断

	阿米巴肝脓肿	化脓性肝脓肿	包虫病
年龄	任何年龄,青年多见	任何年龄,老年多见	任何年龄,老年多见
性别	男 > 女	无差别	无差别
流病学特征	在疫区旅游或居住,贫穷、卫生条件差	无,偶与肠道寄生虫感染有关	居住疫区;牧场动物接触史
医源性病因	罕见	常见(如手术、胆道疾病、憩室炎)	罕见
显著黄疸	罕见	常见	罕见
多发脓肿(囊肿)	不常见	常见	有隔膜和子囊
肝功能检查	轻度异常	非常显著异常	轻度异常
阿米巴血清学检查	阳性	阴性	阴性
包虫血清学检查	阴性	阴性	阳性
血培养	阴性;阳性则提示重叠感染	多为阳性	阴性;阳性结果则提示重叠感染
脓肿内容物	脓液稠厚;多种颜色,黄褐色,无味,鱼酱样	脓性液体;奶黄色恶臭味	不提倡穿刺稀薄液体
药物治疗	几乎都有效	通常有效	常联合手术治疗
手术治疗	几乎不需要	有时	经常

影像学检查

- 影像学检查能够确诊囊肿或脓肿。
- 超声检查具有敏感性较高、放射性少、价格便宜、操作方便等特点,因此可做为首选检查。
- CT 能够提供更多的信息,尤其对于化脓性肝脓肿(对比增强)和包虫病。
- 检测小病灶 MRI 比超声和 CT 更敏感。

穿刺

- 应用于诊断和治疗可疑性化脓性肝脓肿。
- 80% 以上的化脓性肝脓肿患者,穿刺可明确病原学诊断。若结合引流和血培养阳性证据,病原微生物的检出率可达 85% 以上。
- 对于可疑的阿米巴肝脓肿,如脓肿巨大或即将破裂从而不能确诊时,通常穿刺不作为诊断的常规方法。

- 怀疑包虫病通常不宜行肝穿刺。但如囊肿并发感染时,穿刺检查可能是适应证。在穿刺包囊操作时,应采取一切措施防止囊肿内容物外漏,因为可能引起严重的后遗症。穿刺应由有经验的术者在影像学引导下通过正常肝脏的后缘进行。

Helen M. Ayles,Sarah Lou Baley　著

张锦前　吴荻　丁艳华　译

参考文献

Campos-Bueno A, Lopez-Abente G, Andres-Cercadillo AM. Risk factors for *Echinococcus granulosus* infection: a case-control study. *Am J Trop Med Hyg* 2000; 62:329–334.

Dziri C, Haouet K, Fingerhut A. Treatment of hydatid cyst of the liver: where is the evidence? *World J Surg* 2004; 28:731–736.

Gottstein B, Reichen J. Echinococcosis/hydatidosis. In: Cook GC, Alimuddin Z, eds. *Manson's Tropical Diseases*. 22nd edn. London: Elsevier; 2008:1549–1568.

Kershenobich D, Olivera-Martinez MA. Liver abscess. In: Schiff ER, Sorrell MF, Maddrey WC, eds. *Schiff's Diseases of the Liver*. 10th edn. Philadelphia: Lippincott Williams & Wilkins; 2006:1351–1358.

Kurland JE, Brann OS. Pyogenic and amebic liver abscesses. *Curr Gastroenterol Rep* 2004; 6:273–279.

Lodhi S, Sarwari AR, Muzammil M, et al. Features distinguishing amoebic from pyogenic liver abscess: a review of 577 adult cases. *Trop Med Int Health* 2004; 9:718–723.

Lok KH, Li KF, Li KK, Szeto ML. Pyogenic liver abscess: clinical profile, microbiological characteristics, and management in a Hong Kong hospital. *J Microbiol Immunol Infect* 2008; 41:483–490.

Mergen H, Genç H, Tavusbay C. Assessment of liver hydatid cyst cases: 10 years experience in Turkey. *Trop Doct* 2007; 37:54–56.

Prousalidis J, Kosmidis C, Anthimidis G, et al. Forty-four years' experience (1963–2006) in the management of primarily infected hydatid cyst of the liver. *HPB (Oxford)* 2008; 10:18–24.

Rahimian J, Wilson T, Oram V, Holzman RS. Pyogenic liver abscess: recent trends in etiology and mortality. *Clin Infect Dis* 2004; 39:1654–1659.

Santi-Rocca J, Rigothier MC, Guillén N. Host-microbe interactions and defense mechanisms in the development of amoebic liver abscesses. *Clin Microbiol Rev* 2009; 22:65–75.

Tekin A, Kücükkartallar T, Kartal A, et al. Clinical and surgical profile and follow up of patients with liver hydatid cyst from an endemic region. *J Gastrointestin Liver Dis* 2008; 17:33–37.

van Doorn HR, Hofwegen H, Koelewijn R, et al. Use of rapid dipstick and latex agglutination tests and enzyme-linked immunosorbent assay for serodiagnosis of amebic liver abscess, amebic colitis, and *Entamoeba histolytica* cyst passage. *J Clin Microbiol* 2005; 43:4801–4806.

Wells CD, Arguedas M. Amebic liver abscess. *South Med J* 2004; 97:673–682.

Yagci G, Ustunsoz B, Kaymakcioglu N, et al. Results of surgical, laparoscopic, and percutaneous treatment for hydatid disease of the liver: 10 years experience with 355 patients. *World J Surg* 2005; 29:1670–1679.

第 29 章　涉及肝脏的其他感染

要　点

1. 原发性肝脏细菌感染少见,然而许多全身感染会引起肝功紊乱,从轻度肝功异常到明显黄疸及少见的肝衰竭。
2. 各种螺旋体、原虫、蠕虫和真菌可侵犯肝脏。
3. 血吸虫病、毛细线虫病、弓蛔虫病和类圆线虫病引发强烈的宿主炎性反应和纤维化,导致肝脏病变。
4. 利什曼原虫病和疟疾通过破坏网状内皮组织系统的功能而导致疾病。
5. 肝吸虫和蛔虫病引起胆管炎、胆管增生,以及在某些病例中引起胆管癌。
6. 棘球蚴病引起严重的囊性疾病(详见第 28 章)。
7. 药物治疗的进展使所有非病毒性的肝脏感染都能有效治疗,因些,必须根据有价值的临床资料及时诊断。

一、累及肝脏的细菌感染

这些感染能直接影响肝脏,引起急性肝炎症状。

军团菌

• 肺炎是主要的临床表现,常有肝功检验异常,一般无黄疸,肝脏改变是全身感染的一部分不影响临床结局。

• 肝组织学特征是侵及门静脉,小泡性脂肪变性和局灶性坏死,无特异性,偶而可见病原体。

• 可用氟喹诺酮和大环内酯类抗生素治疗。

金黄色葡萄球菌（中毒性休克综合征）

• 由葡萄球菌的中毒性休克综合征毒素（TSST-1）引起的一种多系统的疾病,死亡率可达 8%。最初发现这种疾病与使用月经棉条相关,现在此综合征在外科创伤金黄色葡萄球菌感染中更为常见,但在女性仍然多发。

• 典型表现包括发热、猩红热样皮疹、黏膜充血、低血压、呕吐和腹泻,可迅速发展为多器官衰竭。由于灌注不足和毒血症几乎总是有肝脏的受累,表现为深度黄疸和血清转氨酶水平升高。

• 肝脏的组织学改变包括小泡性脂肪变性,坏死及胆汁淤积。

• 从创口、血液或其他身体部位培养出产毒的金黄色葡萄球菌或有中毒性休克综合征毒素的证据可确定诊断。

• 对甲氧西林敏感菌株可用克林霉素及萘夫西林治疗,耐甲氧菌株可用万古霉素或利奈唑胺治疗。由链球菌引起的中毒性休克综合征案例注射免疫球蛋白可能有疗效。

产气荚膜梭状芽胞杆菌

• 与肌肉坏死或气性坏疽有关,经常是一种混合的厌氧菌感染,并导致快速进展的局部创伤性疼痛、腹痛和腹泻。

• 20% 的气性坏疽患者发生黄疸,这是由于细菌外毒素引起的严重的血管内溶血作用的结果,伴有非结合胆红素升高。

• 肝脏病变包括脓肿形成和门静脉内的气体。肝脏表现似乎不影响死亡率（平均死亡率 60%）。

• 用青霉素及林可霉素静注治疗。

产单核细胞李斯特菌

• 以脑膜炎及肺炎为特征,在成年人感染中的肝脏侵犯并不常见。

• 新生儿及有基础慢性肝脏疾病或免疫缺陷患者更易被感染。

• 血清转氨酶水平明显升高。

• 患者可能表现为单发脓肿,多发微脓肿,或弥漫性或肉芽肿性肝炎,多发小脓肿结局很差。

• 治疗上引流脓液,结合青霉素及氨基糖苷类抗生素,通常 3~4 周。

淋球菌感染

• 50% 的播散性淋球菌感染的患者有肝功异常,在几乎所有这些病例中血清碱性磷酸酶水平升高,同时天冬氨酸转氨酶（AST）水平升高,黄疸不常见。

- 淋球菌感染最常见的并发症是 Fitz-Hugh-Curtis 综合征—肝周炎,通常只感染女性,其原因认为是来自骨盆感染的直接播散,不影响整体结局。它也可通过衣原体感染引起。

- 在临床上,患者表现为突发的尖锐的右上腹疼痛,随后下腹部疼痛,是长期盆腔炎症性疾病的典型特征。这可能会与急性胆囊炎或胸膜炎混淆。

- 肝周炎可有特征性肝区摩擦音,血培养阴性与淋菌血症鉴别。阴道分泌物淋球菌培养阳性可诊断,腹腔镜可看到在肝包膜与前腹壁间有琴弦样粘连的特征。

- 治疗可静注头孢曲松钠。

类鼻疽假单胞菌

- 类鼻疽假单胞菌是土壤和水传播的革兰染色阴性杆菌,引起类鼻疽综合征,主要见于东南亚及印度,临床表现形式为从无症状感染到暴发性败血症。

- 重症病例可累及肺脏、胃肠道和肝脏,伴随肝大及黄疸,组织学改变包括炎性浸润、多发性微小脓肿和局灶状坏死。

- 慢性疾病特点是具有类似结核中心坏死性肉芽肿。肝活检标本吉姆萨染色很少见到病原体,可通过间接血凝试验血清学检测来进行诊断。

- 治疗上抗生素可用头孢他啶、亚胺培南或米诺环素。

志贺菌和沙门菌

- 志贺菌肠道感染可以引起胆汁淤积性肝炎。肝内组织学表现包括汇管区和汇管区周围的多形核白细胞浸润和胆汁郁积性坏死。

- 伤寒由沙门伤寒菌引起,常累及肝脏,某些患者的表现类似急性肝炎,其特征是发热和触痛性肝大。可伴有胆囊炎、胆管炎、肝脓肿。

- 血清胆红素(超过 16% 的病例)和转氨酶(占 60%)水平中等升高是伤寒的常见表现。对诊断不能提供快速检验结果。

- 细菌内毒素可能介导肝损伤,引起非特异性反应,如汇管区周围单核细胞浸润,局灶性坏死,库普弗细胞增生和非坏死性肉芽肿。

- 肝脏病变不影响预后,通常在应用喹诺酮类、第三代头孢或氨苄西林 2~3 周治疗后减轻。

小肠结肠炎耶尔森菌

- 见于儿童的回肠结肠炎,成人的肠系膜淋巴结炎、末端回肠炎。

- 累及肝脏的患者有基础疾病如糖尿病、肝硬化或血色病,组织中过多的铁可能是耶尔森菌感染的促发因素。

- 该病的亚急性败血症形式类似于伤寒和疟疾,多发性脓肿弥漫性分布于肝脏和脾,死亡率大约为 50%。

- 可见非干酪肉芽肿。

伯纳特立克次体(Q 热)

- 特征是回归热、头痛、肌痛、不适、肺炎和培养阴性的心内膜炎,肝脏常受影响,主要改变是血清碱性磷酸酶水平升高。
- 肝脏组织学特征是中央脂肪空泡周分布纤维蛋白环及巨噬细胞腺泡样肉芽肿,"纤维蛋白环肉芽肿""炸圈样肉芽肿"。
- 血清补体结合抗体试验可确定诊断。
- 治疗上可选多西环素。

落基山斑疹热(RMSF)

- 由于早期诊断,这种蜱传播的全身性立克次体疾病死亡率明显下降,但少数患者有多器官表现且死亡率高。
- 肝脏累及常见于多器官 RMSF。主要肝脏表现是黄疸,病理检查显示门静脉血管周围炎及血管炎。
- 当疑似感染时,可选用四环素治疗。

伊氏放线菌(放线菌病)

- 伊氏放线菌分布在世界各地,存在于土壤内。
- 尽管颈颜面感染是最常见的放线菌病的临床表现,但波及胃肠道占 13%~60%。
- 波及肝脏(肝脓肿)占腹部放线菌病病例中的 15%,一般认为是通过门静脉及腹部播散的结果,这种肝脓肿较其他的肝脓肿相比是无痛性的(详见第 28 章),可以多发于肝脏两叶。
- 诊断依据为肝穿排脓可见特征性"硫磺颗粒"及厌氧菌培养阳性。
- 长期静滴青霉素或口服四环素可消除大多数脓肿。

杆菌状巴尔通体(巴尔通体病)

- 在哥伦比亚、厄瓜多尔和秘鲁流行,并通过受感染的白蛉传播。
- 巴尔通体病是一种伴有黄疸、溶血、肝脾肿大和淋巴结病的急性发热性疾病。
- 可以发生肝小叶中心性坏死和脾梗塞。
- 近 40% 的患者死于脓毒血症和溶血。应用氯霉素、喹诺酮类或四环素及时治疗可以防止致命性并发症发生。

布鲁菌病（波状热）

* 与已感染的猪（猪布鲁菌）、牛（流产布鲁菌）、山羊（马耳他布鲁菌）或绵羊接触可患病。
* 表现为一种急性发热性疾病，可伴随关节痛、头痛、全身不适或表现为亚急性或慢性疾病。
* 在许多病例可见肝（脾）大及肝功异常，严重病例可以有黄疸。肝活检通常显示为多发性非干酪样肉芽肿，汇管区、肝小叶局灶性单核细胞浸润及纤维钙化灶少见。
* 通过血清学检查结合动物接触史明确诊断。
* 影像学显示在病变部位有中央钙化及坏死。
* 对于病程迁延患者链霉素、利福平及强力霉素联合的抗菌治疗疗效佳。

二、肝脏螺旋体感染

钩端螺旋体病

* 世界上最常见的动物传染病之一，宿主包括多种驯养的动物和野生动物。人与人之间的传播是少见的。在一些热带国家可高达 80% 的人口已经患病；在美国却少见。人类疾病表现为无黄疸型钩体病和 Weil 综合征。
* 90% 的病例是无黄疸型钩端螺旋体病，有两期性特征。少数患者血清转氨酶及胆红素水平升高并伴有肝大。
  —初期突然发病，类似于病毒性疾病的症状，发热、钩端螺旋体血症和特征性结膜充血（一个重要的诊断线索）持续 4~7 天，钩端螺旋体存在于血液或脑脊液中。
  —第二期或免疫期，可持续 4~30 天，随后 1~3 天改善，其特征是肌痛、恶心、呕吐和腹部触痛，有无菌性脑膜炎的病例可达 80%。
* Weil 综合征是钩体病的一种严重的黄疸形式，占所有病例的 5%~10%。并发症主要是钩端螺旋体直接损害血管。疾病的两阶段分期并不明显。
  —初期常见明显的黄疸，可以持续数周。
  —第二期发热，体温可能较高，并且以肝、肾表现为主，黄疸明显，血清胆红素水平接近 30mg/dL，转氨酶水平常不超过正常值上限的 5 倍，血小板减少较常见。常发生急性肾小管坏死并能导致肾衰，可致命。可见心律失常、出血性肺炎。死亡率 5%~40%。
* 钩端螺旋体病的诊断要依据临床并结合一期的血、脑脊液或二期尿培养阳性。但分离病原体是困难的，可能需要数周的时间。微量凝集试验及 ELISA 血清学检测

可能在第二阶段确定诊断。

- 组织学改变包括肝细胞损害和小管性淤胆、仅有轻度的汇管区炎症。
- 如果在发病初期治疗或预防治疗,多西环素(200mg/d)对轻症患者有效,重症患者应注射青霉素,有吉海反应的风险。多数患者痊愈后不遗留器官损害。

梅毒

1. 先天性梅毒

- 肝脏病变可能是由于免疫机制,青霉素治疗后加重。
- 新生儿有特征性的皮肤黏膜损害和骨软骨炎,同时有肝(脾)大和黄疸。
- 肝组织学检查可见弥漫性的肝炎,迪塞间隙内可见螺旋体。

2. 二期梅毒

- 累及肝脏是特征性的(占 50% 以上)。梅毒性肝炎症状常为非特异性的,黄疸、肝大和右上腹触痛不常见,几乎所有患者表现为全身性淋巴结病。
- 常规的生化检验显示血清转氨酶和胆红素水平轻度升高;同时伴有不相称的血清碱性磷酸酶升高。
- 梅毒性肝炎的肝脏组织学检查显示为局灶性坏死,特别是在汇管区周围和小叶中心区,在超过半数的患者中可以通过嗜银染色证实螺旋体存在。
- 由于 Jarisch-Herxheimer 反应,治疗后肝功能可能恶化,在螺旋体感染的治疗上可发生该反应。

3. 三期(晚期)梅毒

- 肝脏损害常见,但通常无症状、偶尔出现触痛性肝大和结节可能怀疑转移癌。
- 如果肝脏表现未被发现,肝功障碍及门静脉高压并发症随之而来。
- 三期梅毒的特征性损害是树胶肿,可以是单个或多发的。梅毒性树胶肿是中央性坏死,并且常被包含淋巴浆细胞浸润和动脉内膜炎的肉芽肿组织所包绕,这些炎性过程可能导致大量疤痕组织形成。很少发现螺旋体。
- 治疗上可用苄星青霉素。

莱姆病

- 蜱传播的螺旋体伯氏疏螺旋体引起的多系统疾病,主要的临床表现是皮肤、心脏、神经和肌肉骨骼改变。20% 的患者有肝损伤,并常表现为血清转氨酶和乳酸脱氢酶增高。
- 在疾病的初期,螺旋体从皮肤到其他器官血行播散,包括肝脏。临床表现提示急性肝炎并常伴有慢性迁移性红斑、哨兵皮疹。
- 莱姆病肝炎的肝脏组织学改变通过 Warthin-Starry 染色显示肝细胞气球样变、明显的有丝分裂活跃、小泡性脂肪变、库普弗细胞增生、混合性窦状隙浸润、以及脑实质内和窦状隙内的螺旋体。

- 有典型临床病史的患者通过血清学检查确定诊断。
- 累及肝脏似乎不影响预后,用青毒素或多西环素对原发病治疗效果好。

三、累及肝脏的寄生虫疾病（表29.1）

原虫感染

1. 阿米巴肝脓肿（见第 28 章）

2. 疟疾

疟疾仍是世界范围内最严重的公共健康难题之一,在超过 100 个国家中感染近 300~500 万人,一年至少一百万人死亡。

a. 疟原虫的生活周期（见图 29.1）

- 在疟原虫生活周期的两期之中肝脏受影响,即红细胞前期和红细胞期,在这期间症状要引起注意。
- 感染的雌性蚊子将疟原虫子孢子体注入人体,随血循环至肝脏,进入肝细胞,并成熟为裂殖体。当裂殖体破裂时,裂殖子被释放入血流并进入红细胞。疟原虫的四个主要种属对应不同类型的疟疾,且与裂殖子的数量和成熟期有关。
- 恶性疟原虫和三日疟原虫感染在裂殖子释放后与肝脏无关,然而间日疟原虫和卵形疟原虫感染与持续的红细胞外期的休眠体有关,它可以在肝脏长期存在于并且可分裂并成熟为裂殖体。
- 肝脏损害的程度随疟原虫种属（恶性疟原虫最为严重）和感染的严重性而变化。高非结合性胆红素血症是溶血作用的最常见的结果,但是偶而可见肝细胞功能异常和高结合性胆红素血症及凝血酶原时间延长。
- 在恶性疟的急性期,门静脉血流可逆性减少,这可能是疟原虫寄生的红细胞引起的门静脉侧支微血管闭塞的结果。

b. 组织病理学

- 在恶性疟的急性发作打击中,大量的疟色素（血红蛋白被寄生虫降解的产物）蓄积在增大并吞噬红细胞的库普弗细胞内,可见窦状隙扩张。
- 肝活检组织检查可见汇管区浸润和色素沉着。成功的治疗可以使所有病变逆转。

c. 临床表现

- 仅疟疾的红细胞期与临床表现有关。被感染的蚊子叮咬后 30~60 天出现症状,包括间歇热、不适、厌食、恶心、呕吐、腹泻和肌痛。轻度肝脾肿大,溶血引起的黄疸常见于成人,特别是恶性疟原虫的严重感染。

表29.1 肝脏寄生虫感染

疾病(病原体)	流行区域	易患因素	病理生理学	临床表现	诊断	治疗
原虫						
阿米巴病(溶组织内阿米巴)	世界范围,特别是非洲,亚洲,墨西哥,南美洲	恶劣的公共卫生条件,性传播。	血源性传播及组织侵袭,脓肿形成	发热,右上腹疼痛,腹膜炎,右膈升高	在粪便可见包囊,血清学(CIE和IHA),肝脏影像	甲硝唑750mg,每日3次,7~10天;替硝唑2g,每日1次,5天,之后双碘喹啉650mg,每日3次,20天,口服;巴龙霉素25~35mg/kg/d,分3次口服,7天
疟疾(恶性疟原虫,三日疟原虫,间日疟原虫,卵形疟原虫)	非洲,亚洲,南美洲	蚊虫叮咬	子孢子体被肝细胞清除,肝内红细胞外复制	触痛性肝大,脾肿大,黄疸(HMS)很少发生肝衰竭(病毒性肝炎或恶性疟疾原虫)	血涂片证明寄生虫	对敏感种属用奎尼丁或奎宁;恶性疟疾原虫可用阿托伐醌/氯胍或奎宁与强力霉素,四环素或克林霉素合用;伯氨喹用于间日疟原虫和卵形疟原虫
利什曼原虫病(利什曼原虫,杜诺凡利什曼原虫属)	中美洲,南美洲,地中海,中东,亚洲,非洲,中美洲,南美洲	免疫抑制	RE细胞感染	发热,体重下降,肝脾肿大,继发性脾肿大,灰色细菌着色过度(kala-azar,黑热病,内脏利什曼原虫病)	脾,肝及骨髓活检中可见无鞭毛体	脂质体两性霉素B,葡萄糖酸锑钠或米替福新
弓形体病(鼠弓形体)	世界范围	子宫内感染,免疫抑制	肝内复制导致炎症,坏死	发热,淋巴结病,偶而的肝(脾)大,非典型的淋巴细胞增多症	血清学,组织中分离出病原体	乙胺嘧啶,甲酰四叶酸,磺胺嘧啶3~4周

(待续)

（续表）

疾病(病原体)	流行区域	易患因素	病理生理学	临床表现	诊断	治疗
线虫						
蛔虫病(人蛔虫)	热带气候地区	摄食生的蔬菜	幼虫移行至肝脏成虫侵入胆道	腹痛、发热、黄疸、胆道梗阻	粪便中的卵或成虫或影像学检查或病理检测有虫卵周围肉芽肿	单剂量阿苯达唑 400mg;甲苯达唑 100mg,每日2次,3天;或伊维菌素 150~200ug/kg
弓蛔虫病(犬弓蛔虫、猫弓蛔虫)	世界范围	接触猫、狗	幼虫移行至肝脏(I型内脏移行)	伴有嗜酸性粒细胞增多的肉芽肿形成	组织中幼虫血清学(EIA)	阿苯达唑 400mg,每日2次,5天;甲苯达唑 100~200mg,每日2次,5天
肝毛细线虫病(肝毛细线虫)	世界范围	接触啮齿类动物	幼虫移行至肝脏对卵的炎性反应	急性、亚急性肝炎、偶而触痛性肝大、嗜酸性粒细胞增多	肝活检见成虫或卵	甲苯达唑 200mg,每日2次,20天;阿苯达唑 400mg,每日1次,10天
类圆线虫病(粪类圆线虫病)	亚洲,非洲,南美,南欧,美国	免疫抑制(尤其 HTLV-1 相关性白血病)	幼虫从肠穿透至肝脏	肝大,偶而黄疸	幼虫见于粪便或十二指肠引流中,幼虫在汇管区或肝小叶中	伊维菌素 200g/kg,2天;阿苯达唑 400mg,每日2次,7天
旋毛虫病(旋毛虫)	温带气候区	摄食生肉类或未熟透的肉类	血行播散至所以器官包括肝脏	偶而黄疸,胆道梗阻	病史,嗜酸性粒细胞增多,发热,肌肉活检,幼虫肉或肝囊在肌肉或肝状隙中	服用皮质类固醇减轻经过敏性症状,阿苯达唑 400mg,每日2次,8~14天,甲苯达唑 200~400mg,每日3次,3天,随后 400~500mg,每日3次,10天

（待续）

续表

疾病(病原体)	流行区域	易患因素	病理生理学	临床表现	诊断	治疗
吸虫						
血吸虫病(曼氏血吸虫,日本血吸虫)	亚洲,非洲,南美洲,加勒比海地区	暴露于淡水的旅行者	门静脉内对虫卵的成纤维性宿主免疫反应	急性:嗜酸性粒细胞浸润;慢性:肝脾肿大,窦状隙前门脉高压	粪便,直肠或肝活检中发现虫卵,虫卵周有肉芽肿	吡喹酮40mg/kg,每日2次;奥沙尼喹15mg/kg,1次;急性毒血症吡喹酮75mg/kg
片吸虫病(肝片吸虫)	全世界	饲养牛羊,摄食污染的淡水植物水田芥	幼虫移行通过达肝脏	急性发热,腹痛,黄疸,胆道出血;慢性:肝大	粪便中虫卵,ERCP可见胆道内吸虫	Triclabendazole10mg/kg,1~2次,隔日1次,10~15次;硫氯酚30~50mg/kg,隔日1次;硝唑尼特500mg每日2次,7天
华支睾吸虫病/后睾吸虫病(华支睾吸虫,麝猫后睾吸虫,猫后睾吸虫)	东南亚,中国,日本,韩国,东欧	摄食生的淡水鱼	通过壶腹移行,虫卵沉积于胆道	胆道增生,梗阻,胆管结石,胆管癌	粪便中虫卵,ERCP可见胆道内吸虫	吡喹酮75mg/kg,分3次,2天;阿苯达唑10mg/kg,7天
绦虫						
棘球绦虫	世界分布	摄入污染狗粪便的蔬菜	幼虫迁移到肝形成囊	触痛性肝大,发热,嗜酸性粒细胞增多,胆梗阻	血清,影像	手术;PAIR方法;阿苯达唑400mg,每日2次,4周

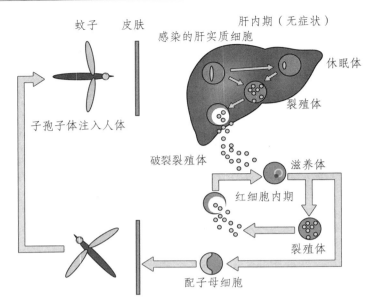

图 29.1　疟原虫生活周期图解

- 肝衰竭一般仅见于伴发病毒性肝炎或严重恶性疟感染的患者。

　　d. 诊断

- 鉴别诊断包括噬肝或非噬肝病毒性肝炎、胃肠炎、阿米巴肝脓肿、黄热病、伤寒、结核和布氏杆菌病。

- 依据临床病史、体格检查和在外周厚血涂片上查到寄生虫可确定急性疟疾诊断。因为寄生虫在血中的数量可能很少,当可疑指标升高时应重复进行血涂片检查。

- 血清学试验在急性感染价值低于慢性感染。

　　e. 治疗

- 急性疟疾的治疗应考虑寄生虫的种属和恶性疟原虫感染对氯奎的耐药性。

　　通常氯奎对间日疟、三日疟、卵形疟和恶性疟在流行地区的敏感种属有效。对耐药性的恶性疟原虫感染可以用阿托伐醌/氯胍或奎宁联合多西环素、四环素或克林霉素,或蒿甲醚/本芴醇或青蒿琥酯单用。

- 对间日疟和卵形疟感染,使用伯氨奎治疗(在没有葡萄糖 6- 磷酸脱氢酶缺乏的人中)能清除红细胞外的肝脏内休眠体。

　　f. 过度反应的疟原性脾肿大(热带脾肿大综合征)

- 反复暴露于疟疾可导致异常的免疫反应,抗疟原虫抗体免疫球蛋白 M 水平及 IgM 水平升高,肝窦状隙淋巴细胞升高(与 Felly 征类似)库普弗细胞增生,脾肿大。

- 源于脾功能亢进的严重贫血特别在育龄女性多见,静脉曲张出血不常见。

- 治疗包括终身抗疟治疗和贫血的支持性治疗。

3. 巴贝虫病

• 是由巴贝虫属引起的,通过蜱传播,引起疟疾样症状,在美国东北部和中西部流行。

• 患者有发热、贫血、肝(脾)大和异常的肝脏生化检查。

• 免疫缺陷或无脾的患者经常更严重。

• 治疗用阿托伐醌 750mg 每日 2 次及阿奇霉素 500mg,随后 250mg 每日 1 次或克林霉素 600mg 每日 3 次及奎宁 650mg 每日 3~4 次,共 7 天。

4. 利什曼原虫病

内脏利什曼原虫病的病原体是利什曼杜诺凡复合体寄生虫,流行于地中海、中东、亚洲、非洲和拉丁美洲。

a. 生活周期

• 细胞内期寄生虫(无鞭毛体)被白蛉摄入体内并成为有鞭毛的原鞭毛虫。在进入人类宿主后,原鞭毛虫体在网状内皮组织被吞噬细胞吞噬并在那里繁殖,并被白蛉摄入体内。

b. 临床表现

• 早期感染中,60%~95% 的感染是亚临床型的。

• 内脏的感染始于白蛉叮咬部位皮疹或溃疡样皮损(伴有皮肤病表现),潜伏期 2~6 个月,随之出现间歇性发热、体重下降、腹泻(源于杆菌、阿米巴或利什曼原虫)及进行性疼痛性肝脾肿大、常伴有全血细胞减少和多克隆高丙球蛋白血症,肝脏生化检查通常异常。

• 由于病原体浸润和网状内皮细胞功能抑制,常发生继发性细菌感染(包括肺炎),肺炎球菌感染和结核病是致死的重要原因。

• 体格检查所见包括肝大,常见严重脾肿大,病情严重时出现黄疸和腹水,全身性淋巴结病和肌肉萎缩。皮肤灰色色素沉着过多,所以有 Kala-azar(黑热病)名称,尤其见于印度。由于肉芽肿形成可见到口腔和鼻咽部结节。

c. 组织病理学

• 肝、脾、骨髓和淋巴结单核吞噬细胞内可见病原体,库普弗细胞内有无鞭毛体增殖,偶而含寄生虫的细胞聚集在非干酪样肉芽肿内。

• 与皮肤利什曼原虫病相比,肝细胞坏死程度轻,治愈后伴有纤维素样沉着类似于先天性梅毒,偶而肝脏看起来像肝硬化(Rogers 肝硬化),但肝硬化并发症少见。

d. 诊断

• 根据病史,体格检查和组织的无鞭毛体。

• 在组织中找到寄生虫或寄生虫 DNA 可诊断。脾穿刺阳性率最高, 95% 的病例可见寄生虫。肝组织活检较安全,且有 70%~85% 敏感性。骨髓穿刺几乎同样敏感。淋巴结穿刺阳性率 60%。

• 通过 ELISA 或直接凝集血清学检查对内脏利什曼原虫病的诊断有帮助,利什曼原虫素皮肤试验对急性内脏疾病的诊断没有意义。

e. 治疗

• 不需要特殊治疗肝脏病变。治疗继发性细菌感染是必要的,应该立即开始抗利什曼原虫治疗。

• 脂质体两性霉素 B 被应用于治疗,美国疾病控制中心(CDC)认定葡萄糖酸锑钠有效,替代药物包括巴龙霉素和戊烷脒(毒性明显)。

• AIDS 患者利什曼原虫感染治疗常常无效或常规剂量的治疗后复发。

5. 弓形体病

世界范围内可见鼠弓形体的感染。在美国,血清学检测显示人群中 20%~40% 的人曾暴露于鼠弓形体导致慢性或潜伏感染。弓形体病是一种传播性疾病同时也是 AIDS 并发的机会性感染。

a. 生活周期

• 猫是寄生虫复制的终宿主。人类和其他动物偶尔可因摄入卵囊感染。

• 卵囊在人类肠道内成熟形成子孢子体,穿透肠黏膜后变成速殖子,进入循环系统侵害多种细胞。它们可造成组织囊肿,内含许多裂殖子,是造成潜伏感染的原因。

• 已观察到在严重的播散性的感染中可累及肝脏。

b. 临床表现

• 获得性弓形体病可以表现为伴有发热、寒战、头痛和淋巴结病的类单核细胞增多症的疾病。肝脾肿大不常见,血清转氨酶水平轻度升高。

• 感染免疫耐受的宿主可以导致脑炎、视网膜炎、肺炎、心肌炎和不常见的肝炎。

• 弓形体病可以表现为非典型淋巴细胞增多症,一种不常见的寄生虫病表现。

c. 诊断

• 最好通过间接免疫荧光或酶免疫测定法检测特异性 IgM 和 IgG 抗体或从血液、体液、组织中分离出弓形体确定诊断。

d. 治疗

• 有严重感染的免疫状态正常个体和免疫低下或妊娠患者应该使用抗菌素治疗(乙胺嘧啶 25~100 mg 每日 1 次和磺胺嘧啶 1~1.5 g 每日 4 次),用甲酰四氢叶酸减轻血液毒性,用药 3~4 周。

蠕虫感染:线虫(见表 29.1)

1. 蛔虫病

据估计在世界范围内蛔虫感染占世界人口的 25%,特别多见于热带地区国家及社会经济水平低下的地区。

a. 生活周期

• 人通过摄入生蔬菜中的受精卵而感染。卵在十二指肠内孵化,迁移到盲肠,成为幼虫后穿透黏膜,进入门静脉循环,到达肝脏、肺动脉和肺。幼虫在肺泡内成长,然后逆行到咽部咽下,在小肠经 2~3 个月发育为成虫,最终长度可达 15~35cm,因此重复自身循环。

b. 临床表现

• 大多数感染的患者在幼虫移行期间无症状或症状极少,症状常与成虫数量相关。

• 在感染的最初两周可见咳嗽、发热、呼吸困难、喘息和胸骨下段不适,当幼虫穿行于肝脏时有肝大。

• 慢性感染常见发作性上腹部或脐周疼痛,如果蛔虫特别多,可以发生小肠梗阻、肠套叠、肠扭转或穿孔及阑尾炎。

• 胆道内蛔虫分解的片段可以是胆结石的核。原先存在的胆道疾病或胰腺疾病可以使蛔虫倾向于移行胆道,导致阻塞性黄疸、胆管炎、胆囊炎、胰腺炎、门静脉炎或肝内脓肿。

c. 诊断

• 如果无排虫、吐虫史,在粪便标本查到虫卵可建立诊断。在痰或洗胃液可检出幼虫,肝组织活检中肉芽肿周可发现有虫卵。

• 有胆囊或胰腺症状的患者可行超声检查或内镜逆行胰胆管造影术(ERCP)或直接胆道镜,可以查明病原体,同时取出蛔虫。

d. 治疗

• 单剂量阿苯达唑 400mg;甲苯达唑 100mg 每日 2 次共用 3 天,或伊维菌素 200μg/kg 1 次。

• 肠道梗阻的患者可用枸橼酸哌嗪(75mg/kg 用 2 天,最大量成人为 3.5g,儿童体重少于 20kg 者最大量 2g,)能使虫体麻痹有利于排出。

• 肠道或胆道梗阻可能需要外科手术或内镜介入治疗,如没有肠穿孔或缺血,可以先尝试保守治疗 24 小时。

2. 弓蛔虫病

犬弓蛔虫和猫弓蛔虫分别感染狗和猫,在其他宿主体内,寄生虫的幼虫被清除。感染发生在世界范围内,特别是在儿童多见。

a. 生活周期

• 摄食含有虫卵的污染物或食物后,虫卵在小肠内孵化并释放出幼虫,幼虫穿透肠壁后进入门静脉循环,然后到达肝脏和体循环。未成熟的蛔虫钻孔穿过血管壁并通过组织移行,导致继发性炎性反应。它们没有回到肠腔,因此粪便中没有虫卵。

• 当幼虫在组织中被包围时,形成嗜酸性细胞为主的肉芽肿。肝脏、大脑和眼是最常受影响的器官。

b. 临床表现

• 大多数感染没有症状。已认识两种主要的临床综合征:
—有腹痛、厌食发热和喘息等非特异性症状的隐性感染。

—内脏幼虫移行最常见于有异食癖病史的儿童,可见发热、肝脾大、荨麻疹,伴有持续性嗜酸性粒细胞增多的白细胞增多、高γ-球蛋白血症及血细胞凝集素升高,肺、心、神经系统和眼的临床表现常见。

c. 诊断

• 诊断内脏弓蛔虫病应考虑有异食癖病史,曾接触猫、狗,持续嗜酸性细胞增多的人。

• 粪便检查对弓蛔虫病无效,因为这类寄生虫在人类体内不产卵,并且不在胃肠道停留。

• 虽然盲目活检阳性率低并且不是常规推荐的检查,但在受累组织中查到幼虫能肯定诊断。超声引导下肝脏活组织检查对区分内脏幼虫移行症和肝毛细线虫病是必要的。

• 通过排泄分泌幼虫抗原酶联免疫吸附试验(ELISA)阳性结果可提供支持感染的证据。

d. 治疗

• 阿苯达唑 400mg 每日 2 次, 5 天或甲苯达唑 100~200mg 每日 2 次,共用 5 天。有明显的肺、心、眼部或神经系统的临床表现者可考虑应用皮质类固醇。该疾病很少导致死亡。

3. 肝毛细线虫病

肝毛细线虫病是一种世界性人兽共患的传染病,它是通过进食毛细线虫受精卵污染的污染物、食物或水而感染,特别是在卫生条件特别差的孩子更易感染。

a. 生活周期

• 从盲肠释放的幼虫穿透肠黏膜,进入门静脉循环,并寄居于肝脏内,在其内发展成成虫需要 3 周,可长达 20mm。随后,成熟蠕虫分解,释放虫卵入肝实质并引起强烈的炎性反应,导致肉芽肿和纤维化。

b. 临床表现

• 肝毛细线虫病特点类似于内脏幼虫移行,通常表现为急性或亚急性肝炎,患者可有轻度肝大,偶有脾肿大。检查可见显著的嗜酸性粒细胞增多,血清转氨酶、碱性磷酸酶和胆红素水平中度升高,贫血、红细胞沉降率升高。

c. 诊断

• 肝活检或尸解的标本中查到成虫或卵可明确诊断。相关的肝组织学发现包括坏死、纤维化、嗜酸性粒细胞浸润和肉芽肿结构形成。在粪便中找到肝毛细线虫卵对诊断没有帮助,因为虫卵可能来源于进食未煮熟的感染动物的肝脏。

d. 治疗

• 肝毛细线虫病的治疗常不成功。可用甲苯达唑 200mg,每日 2 次 20 天,也可以用阿苯达唑,每日 400mg10 天。

4. 类圆线虫病

粪类圆线虫流行于热带和亚热带、南欧和东欧以及美国。感染常是无症状性的。

a. 生活周期

- 人类常被丝状幼虫感染,幼虫穿透完整的皮肤到达肺,通过肺泡移行,被吞咽后到达小肠,而后成熟。通常在十二指肠及空肠近端发现蠕虫。

- 如果杆状幼虫在小肠内转变为有感染性的丝状幼虫,则可以发生自体感染,引起持续性感染甚至几十年后暴发性感染;丝状幼虫穿过肠壁或肛周皮肤进入门静脉及肝脏发生再感染。

- 有症状的感染一般是重度的感染或免疫耐受的患者感染,特别是人类 T 淋巴细胞白血病患者,但不包括人类免疫缺陷病毒感染的患者,由于线状幼虫播散入组织而引起的严重感染综合征,在线虫的生活周期中不常见。

b. 临床表现

- 如其他的蠕虫感染一样,急性感染可能导致瘙痒、皮疹,随后发热、咳嗽、喘息、腹痛、腹泻和嗜酸性粒细胞增多。

- 当肝脏受影响时,可见淤胆性肝功异常。肝活检可见汇管区周围炎,可在肝内胆小管、淋巴管和门脉的小侧支中发现幼虫。

c. 诊断

- 根据粪便或肠活检标本查到幼虫。如果组织不能被查到,免疫试验可明确。确诊的类圆线虫病的患者有阻塞性肝胆疾病的表现则提示感染播散的可能性。

d. 治疗

- 对于急性感染,药物选择为伊维菌素 200μg/kg 2 天,或选择阿苯达唑。对于免疫缺陷或有感染播散的患者第二疗程的重复治疗是必须的。

- 重度感染综合征需要较长疗程的治疗。

- 播散感染后的治疗是有限的,死亡率可高达 85%。

5. 旋毛虫病

a. 生活周期

- 人类通过进食未加工的或半生的带有幼虫的猪肉而感染旋毛线虫,在上段胃肠道幼虫释放,进入小肠并穿透黏膜通过体循环播散。可以在心肌、脑脊液、大脑发现幼虫,少数在肝脏和胆囊中也可以见到。在小肠内幼虫发育成成虫,并释放幼虫到达横纹肌,在那里变成包囊。

b. 临床表现

- 当蠕虫很多时出现症状,包括腹泻、发热、肌痛、颜面水肿、结膜炎和伴有显著的嗜酸性粒细胞增多的白细胞增多。胆道梗阻时可见黄疸。严重的并发症有心肌炎、中枢神经系统症状和肺炎。

c. 诊断

- 根据发热、嗜酸性粒细胞增多的特征性病史。血清学查旋毛虫抗体在感染急性期可能没有帮助。肌肉活检可以明确诊断。

- 肝脏组织活检很少发现入侵肝血窦的幼虫。

d. 治疗

- 服用皮质类固醇减轻过敏性症状,随后以阿苯达唑 400mg,每日 2 次 8~14 天,或选择甲苯达唑 200~400mg,每日 3 次 3 天,然后 400~500 mg,每日 3 次 10 天。

蠕虫感染:吸虫(详见表 29.1)

1. 血吸虫:血吸虫病

血吸虫病(裂体吸虫病)由血吸虫属的吸虫引起,在全世界每年约 2 亿人感染,20 万人死亡。估计在美国有 40 万人感染,大多数是流行地区的移民,人和动物是终宿主(见表 29.1)。

a. 生活周期(见图 29.2)

- 首先淡水中游动的尾蚴穿透皮肤,在 24 小时之内,尾蚴到达小静脉周围、淋巴管及肺血管,穿过肺脏后到达肝脏寄居,发育为 1~2cm 长的成虫后交配。

- 交配后的成虫随后移行至它们最终目的地即肠系膜下静脉内(曼氏血吸虫)、肠系膜上静脉(日本血吸虫)或膀胱周围静脉(埃及血吸虫)。这些与临床并发症相关的位置与其各自种属有关。虫卵在终末微静脉中沉积,并最终移行至肠道和泌尿道,在粪便或尿中排泄。

- 遗留在器官的虫卵可引起严重的肉芽肿反应。排泄出的虫卵在淡水中立即孵化,释出早期中间体毛蚴,并感染中间宿主钉螺。毛蚴在钉螺内转变为尾蚴,然后释放入水,再次感染人类。

b. 临床表现

- 临床症状的严重性与血吸虫数量相关。取决于遗传因素的对血吸虫的宿主反应引起症状。

- 急性毒血症性血吸虫病(Katayama 综合征)被认为是一种宿主对成熟蠕虫和虫卵免疫反应的结果,在暴露后约 4~8 周发生。其表现包括头痛、发热、寒战、咳嗽、腹泻、肌痛、关节痛、触痛性肝大、脾肿大和嗜酸性粒细胞增多。

- 未经治疗的急性血吸虫病常常进展为慢性疾病。肠系膜感染导致肝脏并发症,包括门静脉周围纤维化、窦前性阻塞,最终发展为窦前性门静脉高压,这是对沉积于肝脏的虫卵产生炎性反应的结果。在严重的血吸虫感染,门静脉高压为进行性,导致腹水、胃食管静脉曲张和脾肿大。

- 慢性血吸虫感染并发沙门氏菌属感染的可能性增加,同时感染乙型肝炎及丙型肝炎病毒常见于居住在特殊地区的人群中,并且可以加速肝病及肝细胞癌的进展。

- 慢性血吸虫病的实验室所见包括源于频发的胃肠出血或脾功亢进的贫血、嗜酸性粒细胞增多、红细胞沉降率升高以及血清 IgE 水平增高。直到疾病晚期,肝功检查常正常。

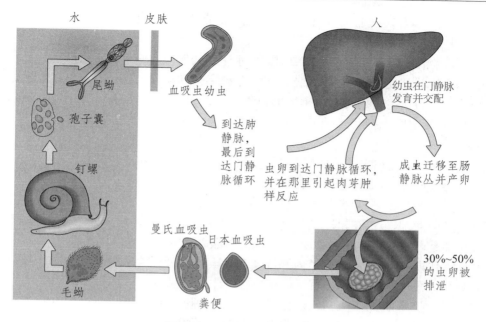

图 29.2 血吸虫的生活周期。

c. 诊断

有暴露史、腹痛、腹泻和发热应考虑急性血吸虫病的诊断。要求应用 Kato-Katz 涂片多次粪检虫卵证明诊断,因为在疾病早期结果常为阴性。

• 血清学检测对早期诊断有效。乙状结肠镜检查或结肠镜检查证明该病波及直肠、乙状结肠或横结肠,当慢性感染少量虫卵在粪便排出时可能有用。

• 超声检查和肝活检对证实门脉周围(或"直管型")纤维化有效,但对诊断急性感染没有帮助。

d. 治疗

• 吡喹酮 40mg/kg,1 日内 2 次分服,治疗埃及血吸虫,曼氏血吸虫及刚果血吸虫,治愈率达 60%~90%。治疗日本血吸虫及渭公河血吸虫要求 60mg/kg,分 2 或 3 次分服。

• 治疗急性血吸虫毒血症则增加吡喹酮剂量至 75mg/kg,一日 3 次,在某些病例,前 2~3 日内用泼尼松,以抑制免疫介导的蠕虫或药物反应。

• 疫区患者定期治疗能维持较低水平的血吸虫负荷,降低并发症的发生率。

• 硬化注射疗法或静脉套扎法对控制肝硬化窦前性门静脉高压导致的严重的静脉曲张出血有效。治疗晚期慢性血吸虫肝病可能需要远侧脾肾分流,同时伴或不伴脾胰断开及食管胃血流阻断和脾切除。幸运的是,自从吡喹酮出现后,血吸虫肝病已不常见。

2. 肝片吸虫病

片吸虫病由羊肝吸虫即片吸虫引起,流行于欧洲和拉丁美洲的许多地区、北非、亚洲、西太平洋和美国的某些地区。世界范围内有 2 百万感染者。

　　a. 生活周期(详见图 29.3)

　　• 其生活周期在草食动物和中间宿主水生动物钉螺之间进行。虫卵通过已感染的哺乳动物的粪便排入淡水释放出毛蚴,毛蚴穿透钉螺,形成尾蚴,包裹在水生植物如水芹中。当宿主食用带有包裹体的植物后可以感染,尾蚴钻孔入肠壁,进入腹腔,穿透肝被膜,定居于胆道,在那里经 3~4 个月发育成熟,可长达 20~30mm。

　　b. 临床表现

　　• 分为三期而相当于三种综合征:急性侵袭、慢性潜伏和慢性阻塞。

　　—急性期:幼年吸虫通过肝脏移行,显著发热,右上腹疼痛及嗜酸性粒细胞增多,常见伴皮肤划痕的荨麻疹,同时有非特异性胃肠道症状。体格检查常发现发热和触痛性肝脏肿大,据报道在超过 25% 中的病例中有脾大,但是黄疸少见。嗜酸性粒细胞增多可能是严重的(偶尔有 >80%)。肝功能检测异常少见。

　　—潜伏期:吸虫定居于胆道内并持续数月至数年,受影响的患者可能有不明确的胃肠症状,嗜酸性粒细胞增多持续存在,并且可以出现发热。

　　—慢性阻塞期:是由成虫引起的肝内和肝外胆道炎症和增生的结果,可能表现为明显的复发性胆绞痛、胆管炎、胆石症和胆道梗阻,少量出血可能由于上皮损伤,明显胆道出血的病例少见。肝脏生化指标通常表明胆汁淤积。长期感染可能导致胆汁性肝硬化和继发性硬化性胆管炎,但与肝脏及胆道恶性肿瘤相关却是没有证据的。

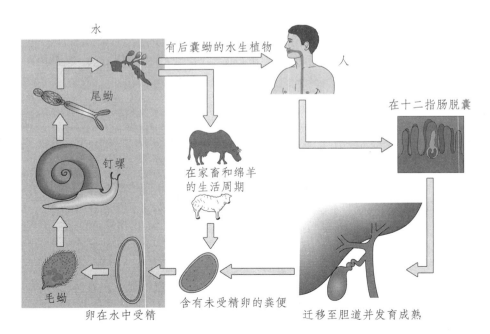

图 29.3　肝片吸虫的生活周期。

c. 诊断

• 长期发热、腹痛、腹泻、轻度肝大和嗜酸性粒细胞增多者应考虑片吸虫病。在急性期中，因为没有虫卵排出，诊断依据通过 EIA 检测排泄分泌抗原的抗体。在潜伏期或慢性期，通过检测粪便、十二指肠引流物或胆汁中的虫卵而明确诊断。偶尔超声检查或 ERCP 可以证实胆囊及常见于胆道的吸虫。

• 肝组织学发现包括伴有嗜酸性粒细胞浸润和夏科－莱登氏结晶的坏死或肉芽肿结构。嗜酸性脓肿、胆管上皮增生和门静脉周围纤维化也常出现。

d. 治疗

• 与其他血吸虫感染不同，吡喹酮无效。

• 单剂量的三氯苯达唑 10mg/kg 1~2 次（Egaten，由厂商直接提供）有效。或硫氯酚别丁 30~50mg/kg 隔日 1 次共 10~15 次，由疾病预防与控制中心直接提供，或硝唑500mg 每日 2 次，共 7 天。

3. 肝吸虫：肝吸虫病和后睾吸虫病

华支睾吸虫、麝猫后睾吸虫和猫后睾吸虫是后睾科吸虫。华支睾吸虫和麝猫后睾吸虫广泛分布于东亚和东南亚，感染约 7 万 ~170 万人口，不发达地区发病率高，在欧洲东部猫后睾吸虫感染人类和家畜。这三种吸虫有类似的生活周期及相似的临床表现。

a. 生活周期

• 所有肝吸虫都需要两个中间宿主，水生小螺和淡水鱼。虫卵通过粪便排入淡水中，被小螺食入，孵化成为自由游动的尾蚴，进入鱼或龙虾体内，后囊蚴包裹在皮肤或肌肉中。哺乳动物食入生的或半生的鱼类后被感染。后囊蚴在小肠中脱囊移行入法特壶腹后进入胆道，在那里发育为 10~20mm 成年吸虫。感染可以持续 20 年或更长时间。

b. 临床表现

• 没有或有非特异性的临床症状，如发热、腹痛和腹泻。

• 慢性病的表现与吸虫的数量相关，主要有发热、右上腹痛、触痛性肝大和嗜酸性粒细胞增多。由于胆道内有大量蠕虫，可以引起慢性或间歇性胆汁阻塞，并常伴有进展性胆石病、胆囊炎、黄疸以及最终可能是复发性的化脓性胆管炎。

• 血清碱性磷酸酶和胆红素水平升高，也可见轻度至中度转氨酶水平升高。如果不治疗，长期感染导致高度增生的炎症改变，从而引起门静脉周围纤维化、明显的胆道上皮增生和发育异常、胆管癌的风险明显增加。

• 源于肝吸虫病或后睾吸虫病的胆管癌，表现为多中心且发生在肝门处的次级胆管根部。伴有体重减轻、黄疸、上腹部疼痛或腹部包块的感染患者应怀疑该病。

c. 诊断

• 诊断根据粪便中特征性的吸虫卵。除了在疾病晚期胆汁梗阻时，粪检常为阳性。在胆道梗阻手术时胆道或胆囊内、术后导管中、经皮引流的胆汁中查到吸虫可确定诊断。

- 内镜或术中胆管造影可见肝内胆道狭窄、均匀一致的充盈缺损、类似硬化性胆管炎的扩张和狭窄。
- 血清学检查对诊断常无帮助。

d. 治疗

- 所有的肝吸虫病和后睾吸虫病的患者应使用吡喹酮治疗,每日 75mg/kg 分 3 次 2 天。不良反应不常见,包括头痛、头晕和恶心。或可选阿苯达唑 10mg/kg 7 天。治疗后,在粪便或引流出的胆汁中可见死亡的吸虫。
- 当体内吸虫过多时,死亡吸虫和包裹的碎屑或结石可能引起胆道梗阻,需要内镜或手术治疗。

蠕虫感染:绦虫

包虫病(见第 28 章表 29.2)。

四、真菌性肝病

念珠菌病

念珠菌遍布于世界各地,是常见的共生生物。念珠菌可以在免疫缺陷的人群中引起侵袭性全身感染,此时肝脏可以被感染。

1. 在很多情况下容易发生播散性念珠菌病,如妊娠、免疫缺陷、HIV 感染、糖尿病、严重的铁和锌缺乏。

2. 更多的播散性感染,尤其是肝脾念珠菌病发生在大剂量化疗的白血病患者,并在严重的中性粒细胞减少的恢复过程中表现出来。在某些主要为白血病组成的患者中,肝念珠菌病达 51%~91%,死亡率极高。

- 免疫低下的患者少见的表现是孤立的或局灶性肝念珠菌病,局灶性念珠菌病被认为是胃肠道念珠菌迁移的结果,由于大剂量的化疗白细胞减少和黏膜损伤,肠道病菌播散引起门静脉真菌血症肝脏播散,导致肝的大小脓肿。

a. 临床表现

- 累及肝脏的局限性或弥漫性念珠菌病,临床特征包括发热、右上腹痛和腹胀、恶心、呕吐、腹泻、厌食和触痛性肝大。血清碱性磷酸酶水平几乎常有升高,血清转氨酶和胆红素水平升高。

b. 诊断

- 腹部 CT 是检查肝和脾肉芽肿或脓肿的最敏感的方法,往往是多病灶的。
- 大多数病例肝活检可见肉眼可见的结节,在肝门及门静脉周围伴有微小脓肿坏死,在肉芽肿组织周围有嗜性粒细胞脓肿,以及特征性酵母菌及念球菌的菌丝。大多数病例活检培养阴性。

- 聚合酶链式反应检测已用于诊断。
- 腹腔镜检查也可用于证实诊断。

c. 治疗

- 肝局灶性念珠菌病,静脉注射二性霉素 B 0.5~1mg/(kg·d)(几乎 60% 应答)的疗效好于播散播疾病,脂质体两性霉素 B 不良反应较少,尤其是肾毒性。
- 其他方案包括两性霉素 B 联合氟胞嘧啶、伊曲康唑或氟康唑。最近的研究结果显示,两性霉素 B 耐药的患者卡泊芬净治疗有效。
- 然而,治疗效果还不理想,偶尔可以试行外科切除(如局灶性脾大)。尽管采取一切手段,死亡率仍很高。

组织胞浆菌病

荚膜组织胞浆菌感染需要通过呼吸道。大多数患者无症状。在有症状大多数病例中,疾病局限于肺部。然而,在流行区严重的免疫缺陷的人群(如伴有 AIDS)易感染播散性的组织胞浆菌病,主要感染富含巨噬细胞的器官。

a. 临床表现

- 肝脏侵袭见于播散性组织胞浆菌病的急慢性两种形式,除了发热、体重下降和口咽部溃疡,肝大和脾肿大可见于慢性型。
- 急性肝病的儿童肝脾肿大伴有高热、淋巴结病。
- 血清转氨酶和碱性磷酸酶水平常升高。肝(脾)大见于 30% 急性型成人患者(常是确定的 AIDS)。

b. 诊断

- 肝活检切片标准苏木精和曙红染色可见酵母菌(3~4μm),用环六亚甲基四胺银法在肝窦广泛浸润区或肉芽肿结构的区域中更容易发现酶母菌。病原体培养困难,几乎不能在活检标本中生长。
- 血清学检测补体结合抗体对证实诊断有所帮助。但在免疫缺陷的人群中,不可能出现有效的抗体反应。在尿液和血清中检测荚膜组织胞浆菌抗原有助于诊断。皮肤致敏试验对荚膜组织胞浆菌无诊断价值。

c. 治疗

- 播散性组织胞浆菌病应静脉内给予二性霉素 B 治疗。
- 伊曲康唑用于轻到中度感染或对两性霉素 B 有较好反应后续贯治疗。

Wolfam Goessling, Raymond T.Chung　著

汪杨　李杰　译

参考文献

Albrecht H. Bacterial and miscellaneous infections of the liver. In: Zakim DS, Boyer TD, eds. *Hepatology*. Philadelphia: Saunders; 2003:1109–1124.

Bryan RT, Michelson MK. Parasitic infections of the liver and biliary tree. In: Surawicz C, Owen RL, eds. *Gastrointestinal and Hepatic Infections*. Philadelphia: Saunders; 1995:405–454.

Canto MIF, Diehl AM. Bacterial infections of the liver and biliary system. In: Surawicz C, Owen RL, eds. *Gastrointestinal and Hepatic Infections*. Philadelphia: Saunders; 1995:355–389.

Diaz-Granados CA, Duffus WA, Albrecht H. Parasitic diseases of the liver. In: Zakim DS, Boyer TD, eds. *Hepatology*. Philadelphia: Saunders; 2003:1073–1107.

Drugs for parasitic infections. *Med Lett* 2007; 5(Suppl):e1–e15.

Hay RJ Fungal infections affecting the liver. In: Bircher J, Benhamou JP, McIntyre N et al, eds. *Oxford Textbook of Clinical Hepatology*. Oxford: Oxford University Press; 1999:1025–1032.

Kibbler CC, Sanchez-Tapias JM. Bacterial infection and the liver. In: Bircher J, Benhamou JP, McIntyre N, et al, eds. *Oxford Textbook of Clinical Hepatology*. Oxford: Oxford University Press; 1999:989–1016.

Kim AY, Chung RT. Bacterial, parasitic, and fungal infections of the liver, including liver abscess. In: Feldman M, Friedman LS, Brandt LJ, eds. *Gastrointestinal and Liver Disease: Pathophysiology/Diagnosis/ Management*. 9th edn. Philadelphia: Saunders Elsevier; 2010:1359–1370.

Lucas SB, Other viral and infectious diseases and HIV-related liver disease. In: MacSween RNM, Burt AD, Portmann BC, et al, eds. *Pathology of the Liver*. London: Churchill Livingstone; 2002:363–414.

Maguire JH. Disease due to helminths. In: Mandell GL, Bennet JE, Dolin R, eds. *Mandell, Douglas, and Bennett's Principles and Practice of Infectious Diseases*, 7th edn. Philadelphia: Churchill Livingstone Elsevier; 2009:3573–3575.

Palomo AM, Warell DA, Francis N, et al. Protozoal infections. In: Bircher J, Benhamou JP, McIntyre N, et al, eds. *Oxford Textbook of Clinical Hepatology*. Oxford: Oxford University Press; 1999:1033–1058.

Warren KS, Bresson-Hadni S, Miguet JP, et al. Helminthiasis. In: Bircher J, Benhamou JP, McIntyre N, et al, eds. *Oxford Textbook of Clinical Hepatology*. Oxford: Oxford University Press; 1999:1059–1086.

<table>
<tr><td rowspan="2">**第 30 章**</td><td rowspan="2">**肝脏疾病的手术治疗和术后黄疸**</td></tr>
</table>

要　　点

1. 术后常见轻度肝功能异常；明显的肝功能异常少见，其主要发生于术患肝病的患者。
2. 麻醉、失血以及其他血液动力学紊乱使肝血流减少。
3. 在急性肝炎、酒精性肝炎、严重的慢性肝炎和 Child 分级 B、C 级（当使用 Child 分级方法时）的肝硬化患者中，手术引起的死亡率增高。其余危险因素还包括：外科急诊手术、胆道手术、心脏手术、肝切除、腹水和低氧血症。
4. 终末期肝病模型评分（MELD）可用于预测手术相关的死亡率，较 Child-Pugh 分级更为精确。当 MELD 评分高于 8 分时，评分与术后死亡率呈显著线性相关。美国麻醉医师协会（ASA）评估第四类增加 5.5 分，年龄大于 70 岁增加 3 分。
5. 术后黄疸可能源于输血或溶血导致的血色素负载增加，以及肝血流减少、药物毒性、感染或胆道梗阻（少见）所致的肝功能异常。

一、麻醉和手术对肝脏的影响

概述

- 大多数外科手术，无论是全身或局部麻醉（如脊髓或硬膜外麻醉），都将伴随肝脏生化检查的改变。
- 术后血清转氨酶、碱性磷酸酶或胆红素水平升高通常是轻微的、短暂的，未患肝硬化患者出现这些变化无显著临床意义。
- 术前患急性肝脏疾病或肝硬化的患者可能发生有临床意义的肝功能障碍，肝脏合成功能受损的患者可能性更高。

麻醉剂对硬变肝脏的影响

1. 在基线水平时,硬变肝脏由于如下原因动静脉灌注均减少:
- 门静脉高压使门静脉血流减少。
- 自身调节功能障碍导致动脉血流减少。
- 肝脏动静脉分流。
- 内脏血流减少。

2. 硬变肝脏基线水平的灌注减少使之对手术时的缺氧和低血压状态更为敏感;这可能会使肝脏血流减少 30%~50%。

其他术中因素

术中因素可能通过降低肝脏血流或增加内脏血管阻力导致肝脏供氧减少,其原因如下:
- 低血压引发肝肾综合征或休克。
- 术中出血。
- 腹水、肝性胸水、肝肺综合征、门肺高压或异物吸入引起的缺氧。
- 高碳酸血症。
- 心衰。
- 血管活性药物。
- 间歇正压通气。
- 腹腔镜手术导致的气腹。
- 腹腔内脏牵引:反射性牵张引起内脏血管扩张。

麻醉剂在肝脏中的代谢

1. 吸入性麻醉剂是脂溶性化合物,需要在肝脏转化为水溶性化合物,以便从胆道排泄。

2. 肝代谢的结果:

a. 肝病患者的麻醉作用延长(也可能源于低蛋白血症和胆汁排泄障碍)。

b. 毒性中间代谢产物或活性氧生成,特别是伴有低氧血症或肝血流减少时:

—氟烷→肝脏炎症(极少见)。

—恩氟烷→肝炎(更少见)。

3. 异氟烷、地氟醚、七氟烷和一氧化二氮适宜用于肝脏疾病患者,因为它们很少在肝脏中代谢或者改变肝动脉血流,其极少引起肝炎。

4. 异丙酚是极其适合肝病患者的麻醉剂。异丙酚通过肝脏葡萄糖醛酸化作用代谢,但即便在肝硬化患者中,它的血清半衰期仍处于较短水平,而且不会导致肝性脑病。

其他可用于肝脏疾病患者的麻醉药物

1. 麻醉剂和镇静剂一般用于肝脏功能代偿期良好耐受的肝脏疾病患者

a. 在失代偿期肝脏疾病患者中,这些药物的作用时间延长。

• 麻醉剂在肝脏中存在较高的首过效应:

— 肝脏血流量减少致血浓度增加。

— 由于门体分流导致其生物效应增加。

— 首选使用芬太尼和舒芬太尼,其在健康人群和肝硬化患者中的作用时间相似。

— 苯二氮卓类肝脏首过效应较低:

— 此类药物通过葡萄糖醛酸化作用代谢清除(如去甲羟基安定和氯羟去甲安定),通常不受肝脏疾病影响。

— 不通过葡萄糖醛酸化作用清除的药物(如安定、利眠宁),对肝脏疾病患者的镇静作用增强,因此应该避免使用。

b. 用于严重肝病患者可能引发肝性脑病。

c. 因此,在肝脏代谢功能受限的患者中这些药物的使用剂量应小于标准剂量。

2. 肌肉松弛剂

a. 应该避免使用琥珀酰胆碱。肝脏疾病患者的药物抵抗部分源于肝脏拟胆碱酯酶生成减少。因此,肝脏疾病患者需要加大用药剂量,但是这可能引起术后难以逆转的副反应。

b. 去极化类肌肉松弛剂的分布容量增加。因此需要加大用药剂量。

• 首选阿曲库铵和顺—阿屈库铵,因为这些药物不经肝脏和肾脏清除。

• 长期用药患者优先选择多撒库铵,如肝移植患者,因为多撒库铵经肾代谢。

手术影响

1. 与麻醉相比,手术性质和程度可能是术后肝脏功能异常更为重要的决定因素。

2. 胆道和腹部开放手术增加围术期风险,而心脏手术和肝切除风险最大。

a. 胆囊炎患者,腹腔镜胆囊切除术可以用于 Child-Pugh A 级患者,或选择性用于 Child-Pugh B 级无门静脉高压患者;然而,存在更为严重进展程度的伴有门静脉高压的肝硬化患者适宜选择胆囊造口术。

b. 心脏手术后肝功能失代偿的危险因素包括体外循环时间、使用搏动式体外循环而不是非搏动式旁路的时间,以及围手术期需要血管加压药物的支持;体外心肺支持可能加剧凝血功能障碍。

c. 创伤较小的心血管操作(如血管成形术、瓣膜成形术、动脉瘤修复术)较开放性手术适用于进展期肝硬化患者。然而,大型心脏手术(包括心脏移植)偶尔可以考虑与肝移植同时进行。

评估肝脏疾病患者的手术风险

绝对手术禁忌证（除外肝移植）如表 30.1 所示。

评估手术风险的问题：

- 缺乏大型前瞻性和随机对照试验研究。
- 急慢性肝炎患者的数据有限。
- 手术风险并存状况的影响很难量化。

表 30.1　肝脏疾病患者的选择性手术禁忌证

急性肝衰竭
急性病毒性肝炎
酒精性肝炎
急性肾衰竭
严重心肌病
低氧血症
严重凝血功能障碍（即使经过治疗）
美国麻醉医师协会（ASA）评估第四类

急性肝炎（见第 3 章）

1. 病因包括如下因素：
- 病毒（如甲型、乙型、丙型、丁型和戊型肝炎病毒，巨细胞病毒，EB 病毒）。
- 药物（包括中草药制剂和非处方药）。
- 毒物（包括酒精）。
- 自身免疫性肝病。
- 基因异常（如 Wilson 病）。
- 缺血性肝炎。
- 肝静脉血栓。

2. 任何原因的急性肝炎都增加手术风险。

3. 急性肝炎患者通常应避免择期手术。以前开腹探查术通常用于鉴别病毒性肝炎与胆汁淤积障碍。目前，这种鉴别主要结合血清学、放射影像，胆道造影和（或）经皮肝脏活检等检查方法。

4. 急性肝炎几乎都是自限性或可治疗的疾病。最好推迟择期手术直至明确肝功能异常的病因。患者病情改善后可以进行择期手术。

慢性肝炎（见第 4 章和第 5 章）

1. 慢性肝炎定义为持续肝损害超过 6 个月。手术风险似乎应结合临床状况、生化指标和疾病的组织学严重程度进行评估。

- 疾病活动期、症状明显时是择期手术的禁忌证,尤其是合成及分泌功能受损或存在门静脉高压时。
- 正在接受糖皮质激素治疗的自身免疫性肝炎患者手术时,要求给予"应激"处理剂量。

2.HBV 或 HCV 携带者

a. 此类患者手术风险无明显增加。

b. 通常在围手术期不能中止抗病毒治疗。

c. 存在患者(病毒载量越高风险越大)感染医护人员和手术人员的风险时,应采取如下控制措施:

- 接触任何患者体液后都应接受综合预防措施。
- 所有高危人员应该注射乙型肝炎疫苗。
- 持续暴露于 HBV 而未接种乙型肝炎疫苗的工作人员,应立即注射乙型肝炎免疫球蛋白并按程序接种乙型肝炎疫苗。
- 针对 HCV 推荐暴露前预防。

酒精性肝病与非酒精性脂肪性肝病(见第 6 章和第 7 章)

1. 酒精性脂肪肝
- 肝功能正常时,酒精性脂肪肝不是择期手术的禁忌证。
- 但是应考虑手术延期,直到营养缺陷纠正和酒精的急性作用缓解。

2. 酒精性肝炎
- 病情严重时手术的危险性增加。
- 严重酒精性肝炎是择期手术的禁忌证。
- 择期手术之前,通常需要戒酒和支持性治疗至少 12 周。

3. 酗酒是独立于肝脏疾病的围手术期风险因素
- 药物代谢改变(如对乙酰氨基酚毒性可能发生在标准剂量后的嗜酒患者)。
- 应该观察酒精戒断后患者的症状和体征。

4. 非酒精性脂肪性肝病(NAFLD)
- 随着总体人群中肥胖比例的增加,NAFLD 发病率也随之增加。
- 进行减肥手术时,大约 3% 的患者偶然发现存在肝硬化。
- 肝脏脂肪变性超过 30% 时增加肝切除术后 NAFLD 的发病率和死亡率。
- 减肥手术不是代偿期肝硬化患者的禁忌证;然而,出现临床症状门脉高压会增加手术风险。
- 90% 的患者在减肥手术后 NAFLD 出现改善。

肝硬化（见第9章）

1. 肝硬化是一种病理学诊断，其特征是肝内出现小结节以及血管畸形导致门静脉高压。

2. 失代偿期肝硬化是一种临床诊断，其特征是如下一种或几种表现：

- 腹水。
- 肝性脑病。
- 静脉曲张。
- 肝肾综合征。
- 合成功能障碍[低清蛋白血症或凝血时间（PT）延长]。

3. 检测及诊断困难：

- 病因多样化。
- 严重程度不同。
- 缺乏与肝硬化相关的肝功能生化检测指标。
- 详细的病史分析和查体非常重要（如皮肤蜘蛛痣、毛细血管扩张、肝掌）。

4. 手术后的严重并发症：

- 水电解质紊乱、肾衰。
- 低氧血症（右至左分流）。
- 药物代谢变化。
- 感染易感性增加（腹腔脓肿、败血症）。
- 营养消耗。
- 门静脉高压（腹水、静脉曲张出血）。
- 肝性脑病。

运用 Child-Pugh 分级方法评估手术危险性（表30.2）

1. 根据几项小规模的非门体分流手术回顾性研究确定了一系列手术危险因素

急诊手术、上腹部手术（特别是胆道手术）、低清蛋白血症、凝血酶原时间（PT）或部分凝血活酶时间（PTT）延长、胆红素升高、贫血、腹水、肝性脑病、营养不良、术后出血、门静脉高压，低氧血症，感染以及 Child 分级（表30.3）。

2. 个体研究难以解释

- 小样本。
- 回顾性研究：选择性偏差。
- 任意选择观察参数。

3. 在一项27年的个体研究中 Child-Pugh 分级（表30.2）可以有效预测术后致死率（Garrison 等[1984]；Mansour 等[1997]；Neff 等[2011]）。

- Child-Pugh 分级 A 级死亡率：10%。

- Child-Pugh 分级 B 级死亡率:17%~30%。
- Child-Pugh 分级 C 级死亡率:63%~82%。

4.Child-Pugh 分级存在的问题

- 名词定义不明确(如,"无腹水"指临床诊断或超声检查提示没有腹水?)。
- 参数主观(如肝性脑病:"轻度"与"明显"相对)。
- 总体评分根据不同类型的组分(Child-Turcotte-Pugh 评分使用积分制将大幅增加精确度;见表 30.2)。

表 30.2　Child-Turcotte-Pugh 分级系统和 Child-Pugh 分级

	1	2	3
腹水	无	易控制	不易控制
肝性脑病	无	轻微	明显
清蛋白(g/dL)	>3.5	2.8~3.5	<2.8
胆红素(mg/dL)	<2.0	2.0~3.0	>3.0
延长的凝血酶原时间(秒)	≤ 4	4~6	>6
总积分	5~6	7~9	10~15
分级	A	B	C

表 30.3　肝硬化患者手术危险因素

患者特征	贫血
	腹水
	Child-Pugh 分级 B 级和 C 级
	肝性脑病
	低清蛋白血症
	低氧血症
	感染
	营养不良
	高 MELD 评分
	门静脉高压
	延长的 INR>1.5,且维生素 K 治疗无效
	高 ASA 分类
手术类型	心脏手术
	急诊手术
	肝切除
	开腹手术

INR(international mormalized ratio),国际标准化比例;MELD(Model for End-stage Liver Disease),终末期肝脏疾病模型

5.Child-Pugh 分级广泛用于预测手术风险,回顾性研究证实其应用价值,但在前瞻性研究中未得到证实。其与手术后死亡率和发病率有关(肝衰竭、肝性脑病、出血、败血症、腹水、肾衰、肺功能衰竭)。这些发病率甚至高于死亡率。

当使用 Child-Pugh 分级评分系统时,附加的围手术期死亡率的风险预测因素如下:

- 急诊手术。
- 胆道手术:门静脉高压患者出现明显的血管性胆囊出血。
- 肝切除:通常是失代偿期肝硬化患者的手术禁忌证,但适用于 Child-Pugh A 级的肝硬化患者(发病率和死亡率的风险与术前门静脉高压以及肝切除质量有关)。
- 肝切除的附加危险因素:活动性肝炎、开胸手术、肺部疾病、糖尿病、恶性肿瘤以及脂肪肝。
- 心脏手术(见前文)。
- 低氧血症(氧分压 $PO_2 < 60$ mm Hg):如肝肺综合征或门肺综合导致。
- 呼吸道手术风险:慢阻肺和肝硬化患者风险增加。
- 腹水:腹壁疝和伤口裂开的危险因素。

终末期肝病模型(MELD)评估手术风险

1. 终末期肝病模型(MELD)被开发用于预测插入式经颈静脉肝内门体静脉分流术(TIPS)的预后。其一般适用于评价肝移植候选者的优先次序,现也越来越多地用来预测肝硬化患者的手术风险。MELD 是一种线性回归模型,其基于血清胆红素、国际标准化比率(INR)和血清肌酐。

2. 与 Child-Pugh 评分相比 MELD 评分方法的优势:

- 客观。
- 权衡变量。
- 不依赖于任何截断值。

因此其预测术后死亡率更加准确。

3. 有关 MELD 的大样本回顾性研究 [Teh 等(2007)] 结果提示,其可作为围手术期死亡率的预测指标:

a.MELD 评分 7 分:死亡率为 5.7%。

b.MELD 评分为 8~11 分:死亡率为 10.3%。

c.MELD 评分为 12~15 分:死亡率为 25.4%。

d.MELD 评分高于 8 分后,死亡率增加的风险几乎与 MELD 评分呈线性相关(图 30.1)。

e. 局限性:

- MELD 评分中值 8 分;极少数患者 MELD 评分高于 15 分。
- 大多数患者血小板计数高于 60,000/mm³,同时 INR<1.5。

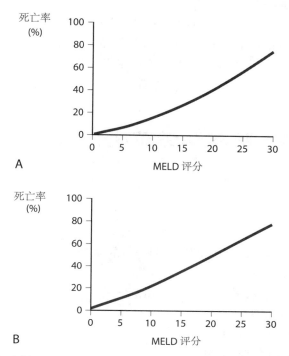

图 30.1　肝硬化患者手术期死亡率与 MELD 评分的相关性。(A)30 天死亡率；(B)90 天死亡率。（From Teh SH,Nagorney DM,Stevens SR,eral.Risk factors for mordity after surgery in 771 patients with cirrhosis. Gastroenterology 2007;132;1261–1269.）

4. 运用 MELD 评分预测手术风险时,附加的预测围手术期死亡率的危险因素如下:

a. ASA 分类(表 30.4)

• ASA 分类第四类,MELD 分值增加 5.5 分。

• ASA 分类第五类是手术的绝对禁忌证,肝移植除外；预期死亡率达 100%。

b. 老年患者；年龄高于 70 岁的患者,MELD 评分增加 3 分

表 30.4　美国麻醉医师协会 ASA 分类

类别	
I	健康患者
II	患者疾患轻微系统性疾病但无功能受限
III	患者疾患严重系统性疾病且功能受限
IV	患者疾患严重系统性疾病且经常危及生命
V	垂死患者,无论手术与否预期生命不超过 24 小时
VI	急诊性质手术(分类为以上 I ~ IV类)

5. 根据 MELD 评分、ASA 分类和年龄,使用如下在线计算方法 http：//www.may-oclinic.org/meld/mayomodel9.htmL 分别计算 7 天、30 天、90 天和 1 年的手术致死率。

6. 当患者 MELD 评分 ≥ 15 时,血清蛋白水平 ≤ 2.5 mg/dL 的术后死亡率(60%)显著高于血清蛋白水平 > 2.5 mg / dL 的患者。

二、阻塞性黄疸(见第 33 章和 34 章)

手术风险

1. 死亡率:8%~20%。

2. 根据 373 例手术治疗缓解胆道梗阻患者的多变量分析研究,危险因素如下：

a. 初始红细胞比容低于 30%。

b. 初始血清胆红素水平大于 11 mg / dL。

c. 恶性肿瘤引发梗阻。

• 三者均有→死亡率 60%。

• 三者均无→死亡率低于 5%。

3. 梗阻性黄疸术后并发症发生率和死亡率的附加风险因素包括:氮质血症、低清蛋白血症和胆管炎。

4. 胆总管结石外科手术危险因素为:

• 血清胆红素水平。

• 其他内科疾病(但不是内镜下括约肌切开术的危险因素)。

• 术前内镜下括约肌切开术。

5. 内镜下括约肌切开术治疗胆总管结石的适宜手术条件:

• 患者存在较高的手术风险。

• 胆囊切除术后仍存在胆道结石。

• 严重急性胆道炎。

阻塞性黄疸患者围术期并发症

可能是胆盐释放入肠道障碍以及肝网状内皮功能减低,从而引起循环内毒素水平增加所致。

1. 肾衰竭

• 肾小球滤过率(GFR)降低至 60%~75%(无黄疸患者发生率低于 1%)。

• 显著肾衰患者占 8%,其死亡率高于 50%。

2. 弥散性血管内凝血(DIC)。

3. 胃应激性溃疡和出血。

4. 切口愈合延迟,切口裂开以及切口疝。

5. 减少潜在并发症的策略:

- 减少或预防内毒素血症:试验性方法——口服胆盐、抗菌素或乳果糖。
- 术前静脉注射抗生素,防止切口感染。
- 围手术期足够的静脉补液:可能是一个关键因素。
- 避免氨基糖苷类和非甾体类抗炎药物,因为这些药物可能导致肾衰竭。

术前胆道减压

1. 内镜手术或经皮胆道引流术适用于条件良好的肝硬化患者。

- 凝血障碍或血小板减少症患者,括约肌切开术出血风险相应增加;这些患者适宜采用球囊扩张术。

2. 恶性肿瘤所致梗阻的手术治疗前,常规胆道减压手术不会降低术后死亡率,反而增加术后并发症的发病率:

- 未减少死亡率。
- 经肝脏胆道引流术的并发症包括胆管炎、败血症、脱水和导管移位。
- 胰腺癌切除术患者,常规术前内镜内胆道引流增加并发症的发病率但不会降低死亡率,因此不推荐使用该手术方法,除非患者延期手术而且伴有胆管炎或瘙痒。

3. 内镜胆道减压术可选择性用于疾患无法手术治疗的恶性肿瘤或存在手术风险的患者;然而它通常不能延长生存期。对于特定的患者,内镜插管也可作为合理的手术分流的合理替代治疗;内镜支架的早期并发症较少,手术的晚期并发症较少。

三、肝切除（见第 27 章）

1. 肝细胞癌是肝硬化的常见并发症之一;其发生率为每年 1%~4%。

2. MELD 是预测肝硬化患者肝切除术后并发症发生率和死亡率的最佳指标。

- 一项 1017 例患者的大型队列研究提示, MELD 评分高于 8 分时其相关的死亡率为 4%,而并发症的发生率为 16%。虽然队列中大多数的患者接受了小部分肝切除术而且 MELD 评分均值为 6 分。

- 在另一项研究中, MELD 评分为 9 分或更高时患者的术后死亡率为 29%,而 MELD 评分低于 9 分时死亡率为 0%。

3. 替代肝切除治疗肝癌的方法包括射频消融术、经皮酒精注射、动脉化疗、阿霉素 - 或钇 - 90 - 浸渍微球栓塞、体外放射射波刀和肝脏移植;肝移植后,患者无病生存率最高。

4. 切除术肝衰竭定义为"50-50"原则:

- PT 指数(患者的 PT 相对于对照 PT)低于 50%(INR 远大于 1.7)。
- 血清胆红素水平高于 50μmol / L(2.9 mg / dL)。
- 满足这些条件时死亡率达 59%,而达不到这些条件时死亡率仅为 1.2%。

四、术前评估和术前准备

一般措施

1.病史及体检
- 对未明确肝脏疾病诊断的患者应该进行筛查(无症状健康患者不需要常规肝脏生化检查)。
- 肝硬化患者可能实验室检测结果正常;实验室检查筛查不能替代病史及体格检查。
- 明确肝病诊断的患者需要进行状态评估(如 Child 分级、MELD 评分和 ASA 分类)。
- 详细用药史和饮酒史。
- 肝硬化的体格检查特征可能包括肝掌、蜘蛛痣、肝脏大小或轮廓异常、脾大、肝性脑病、腹水、睾丸萎缩和男性女乳症。

2.肝脏生化检查
天冬氨酸转氨酶(AST)、丙氨酸转氨酶(ALT)、碱性磷酸酶、胆红素和清蛋白

a.健康无症状患者检测肝脏功能的成本效率仍不清楚。

b.有规律饮酒史和长期肝炎病史或存在疾患肝炎危险(如注射毒品)的患者;检测乙型肝炎病毒表面抗原及丙型肝炎病毒抗体。

c.患者需要进一步检查的有关肝脏疾病的临床或生化指标:

- 肝细胞功能障碍:生化和血清学检查有关病毒性肝炎、自身免疫性肝病和代谢紊乱的相关指标;尽可能进行肝活检。
- 胆汁淤积:放射或内镜成像检查(腹部超声,可能的话进行磁共振、内镜或经肝胆管造影术),可选择性肝脏活检。

凝血机制障碍治疗

1.肝脏疾病可以引起凝血功能障碍
a.维生素 K 缺乏:使凝血因子 Ⅱ、Ⅶ、Ⅸ、Ⅹ 水平降低。

b.肝脏蛋白合成减少:除凝血因子 Ⅷ 增加以外其他所有因子均减少。

c.低级别的播散性血管内凝血导致纤维蛋白溶解增加。

d. 凝血异常的表现：

- 凝血酶原时间 PT 延长。
- PTT 正常或增加。
- 凝血酶时间延长。
- 低血浆纤维蛋白原水平。
- 抗凝血酶、蛋白质 C 和蛋白质 S 的血浆水平下降。

e. 血小板减少症：脾机能亢进或饮酒导致骨髓抑制的结果。

f. PT 延长的程度与患者出血的风险不相关，因为抗凝和促凝因素的水平在肝硬化患者的血浆中均有改变。

2. 术前准备

- 维生素 K 10mg 肌注（1~3 次）：纠正营养不良或肠道胆盐缺乏相关的低凝血酶原血症，但不能纠正肝细胞损伤引起的凝血障碍。
- 肝功能障碍的患者用新鲜冻干血浆：目标是控制 INR 低于 1.5（需要大剂量以及短半衰期限制其疗效）。
- 输注血小板：当血小板低于 5 万 /mm³ 时，可以输注血小板悬液 8~10U。
- INR 大于 1.5 或血小板低于 5 万 /mm³ 的患者的手术风险和出血风险未知，因为未进行相关研究。
- 辅助治疗被认为仅针对活动出血而不应作为标准措施：1- 脱氨 -8-d- 精氨酸血管加压素（DDAVP、因子 VIII 激动剂，缩短出血时间，临床有效性不确定），抗纤溶因子（ε- 氨乙酸、氨甲环酸，应用价值不确定），重组因子 VIIa（价格昂贵，半衰期短，有效性未证实）

腹水治疗方案（见第 11 章）

1. 肝脏疾病导致一系列紊乱

a. 肝硬化患者腹水（有或无胸水）生成的因素：

- 门静脉高压。
- 血浆胶体渗透压降低（低蛋白血症）。
- 肝脏淋巴液增多。
- 继发性醛固酮增多症。
- 外周血管扩张→激活肾素血管紧张素系统→肾血管收缩→显著钠潴留。

b. 与其相关的电解质紊乱：

- 低钠血症（自由水清除障碍）。
- 低钾性碱中毒。

2. 解决方案

a. 对新发或恶性腹水患者进行诊断性穿刺：排除感染或恶性肿瘤，区分自发性与继发性（手术）细菌性腹膜炎。

b. 在腹部手术前控制腹水,以伤口裂开或发生裂口疝的风险:

• 严格限盐(2g 钠盐饮食)。

• 组合使用利尿剂:如必要的话螺内酯 100 → 400 mg/d+ 呋喃苯胺酸 40 → 160 mg/d。

• 术前 TIPS:可以降低 MELD 评分,无肝性脑病、难治性腹水或大型静脉曲张,需要进行腹腔手术患者的手术风险。

• 监测患者体重、出入量、尿钠浓度(利尿剂有效时,大于 25mq/L),如有必要还应监测中心静脉压。

• 如果存在低钠血症,还应限制液体入量,即每日 1 L(血钠低于 125 mq/L 时)。

c. 当术中需要补充血容量时,可以选择血液制品、静脉注射 25% 低盐清蛋白、5% 葡萄糖水(D5W)(无低钠血症时)处理;如果可能的话应尽量避免补充晶体。

肾功能异常的治疗方案(见第 12 章)

1. 失代偿肝硬化导致内源性血管舒张因子水平升高,外周血管舒张,慢性高动力性的循环和低血压

• 血清肌酐可能高估了肾功能,因为肌肉萎缩导致尿素合成减少。

• 血清肌酐和血尿素氮(BUN)应用于围手术期监测。

2. 应避免以下肾毒性药物

• 氨基糖苷类药物。

• 非甾体类抗炎药物。

• 静脉注射造影剂。

3. 鉴别诊断肝硬化患者的急性肾损伤的因素

• 血容量不足。

• 药物肾毒性。

• 急性肾小管坏死。

• 肝肾综合征。

4. 肝肾综合征的特征是血清肌酐水平 > 1.5 mg / dL,即使停用利尿剂、静脉补充低盐清蛋白扩张血容量处理肝硬化腹水,而且无实质性肾脏疾病、未使用肾毒性药物

a. 其可能因为血容量缺失而突然发生(如出血、快速利尿、穿刺术),感染(如自发性细菌性腹膜炎)或心输出量下降

b. 可能的治疗方法如下:

• 口服米多君(α 受体激动剂),皮下奥曲肽,静脉注射清蛋白(未经美国食品与药物管理局 [FDA] 允许)。

• 静脉注射去甲肾上腺素(维持滴注可增加平均动脉压 10mmHg)和静脉注射清蛋白(未经 FDA 批准)。

- 静脉注射特利加压素（正在研究但不允许在美国使用）、静脉注射低盐清蛋白。

肝性脑病治疗（见第 13 章）

1. 病理生理学

这种中枢神经系统功能异常的特征为意识、行为和人格障碍。其致病因素包括以下几点：

- 门静脉血液分流进入体循环。
- 肝脏功能障碍导致无法消除神经毒性成分，如氨。

2. 诊断

a. 患者出现明显意识紊乱或昏迷、扑翼样震颤、血氨水平升高。

b. 可能出现的轻微症状：

- 睡眠障碍，如昼夜颠倒。
- 人格改变。
- 震颤。
- 反射亢进。

c. 术前鉴别的重要性：术后高发的促发或加剧因素：

- 消化道出血。
- 便秘。
- 氮质血症。
- 低钾性碱中毒。
- 脓毒症。
- 缺氧。
- 使用中枢神经系统镇静药物（如麻醉药物或苯二氮卓类药物）。

3. 治疗

a. 术前控制临床症状明显的脑病（早期治疗的收益尚未经证实）。

b. 纠正诱发因素。

c. 乳果糖：口服无法吸收的双糖，其剂量需要达成每天排便 3 次。

- 将肠道内的氨（NH_3）转换为不吸收的铵（NH_4^+）。
- 促进非氨合成的肠道细菌增长。

d. 乳果糖控制不佳时口服抗生素（如利福昔明 550mg，每日 2 次）。

其他问题

1. 急性肝衰竭存在低血糖风险，但相对肝硬化患者则风险较小：当这一风险存在时，应静脉输注 10% 葡萄糖液（D10W）。

2. 胃食管静脉曲张:初级预防使用非选择性 β 受体阻滞剂或内镜下结扎治疗以防止静脉曲张出血。

3. 全部肝硬化患者都存在高风险,即能量营养不良;营养不良患者的术后死亡率增加。

- 当时间允许时,术前肠内营养补充以提高免疫力并改善短期预后。
- 经皮胃造口术是腹水或凝血功能障碍患者的禁忌证。

术后监测肝代谢失代偿的症状

- 发生脑病、黄疸、腹水。
- 血清胆红素上升、PT 延长、肾功能恶化、低血糖。

术后黄疸

患者术后可能出现黄疸,无论既往有无基础肝脏疾病。术后病理生理机制通常为多因素(见表 30.5)。

表 30.5 术后黄疸的原因

胆红素载量增加
输血后溶血
血肿吸收
潜在的溶血性贫血
吉尔伯特综合征 *
肝功能障碍
麻醉药物:氟烷、安氟醚、异氟烷、地氟醚、七氟醚
其他药物:如吩噻嗪类、异烟肼、甲基多巴、雄激素、雌激素
抗生素:四环素、氯霉素、红霉素、磺胺类药、呋喃妥英
全静脉营养
病毒性肝炎
缺血性肝炎
脓毒症
术后良性肝内胆汁淤积
肝外梗阻
肝道结石
胆囊炎、胆管炎、脓肿
胆道狭窄、泄漏、肿瘤
胰腺炎

* 先天性缺陷所致非结合的胆红素升高,主要源于肝细胞摄取血胆红素障碍。

1. 色素荷载增加(主要为高间接胆红素血症)

- 血肿或腹腔积血吸收。
- 输血:输注血库存放 14 天的红细胞后,24 小时内 10% 患者发生溶血。
- 溶血(罕见):通常存在明确的先天性红细胞缺陷,如葡萄糖 6 磷酸脱氢酶(G6PD)缺乏症或镰状细胞病。
- 心脏术后:危险因素包括术前血清胆红素水平和右心房压力升高,瓣膜置换(以及更换瓣膜的数量)以及使用主动脉内球囊反搏;在这种情况下,高胆红素血是死亡率增加的一个标志。
- 胆红素代谢相关的遗传疾病(如吉尔伯特综合征):手术后诊断可能属于巧合。

2. 肝功能障碍

a. 术后良性肝内胆汁淤积:肝细胞功能障碍源自多种压力,如低氧血症、麻醉、出血、败血症、大量输血;通常在长时高难度手术且术后多器官功能衰竭的情况下发生:

- 术后第 2~10 天血清胆红素峰值达 40 mg/dL,同时伴有碱性磷酸酶升高以及仅有的轻度转氨酶升高。
- 疑似肝外梗阻。
- 预后取决于患者的总体状况,而非肝脏状态;如果患者恢复,肝功能也可恢复正常。

b. 细菌感染所致的脓毒症性高胆红素血,特别是革兰阴性脓毒症和肺炎球菌肺炎。

c. 病毒性肝炎:

- 疑似肝外梗阻。
- 丙型肝炎:历史上最常见的输血后肝炎病因(最高可达 90%~95% 的感染病例);现在罕见;急性肝炎常发生在输血后 6~7 周。
- 乙型肝炎:目前对供体进行血清学筛查,因此并不常见;潜伏期 12~14 周。
- 少见 EB 病毒、巨细胞病毒或丁型肝炎(伴随乙型肝炎感染)。

d. 药物性肝炎

- 氟烷:罕见, 1/35 000 的发生率;初始症状为发热,常在用药 2~10 天内发生;病理生理机制涉及对三氟乙酸乙酰化肝脏蛋白的免疫敏感性,其由氟烷氧化代谢后形成,该过程受可能存在遗传倾向的细胞色素 P 450 2 E1 调控。
- 安氟醚:不如氟烷所致肝炎常见。
- 其他药物(如红霉素、磺胺类药、苯妥英、异烟肼、安灭菌);某些药物可能会引起肝内胆汁淤积(例如氯丙嗪、合成代谢的类固醇)。

e. 缺血性肝炎(休克肝):在创伤、休克、高热情况下;特征性地与血清转氨酶水平升高显著相关(通常超过 5000 U/L),同样与乳酸脱氢酶水平升高相关,当患者病情稳定后则迅速下降;随继常出现胆红素上升且大于 20 mg / dL。

　　f. 全静脉营养：可能与肝大、血清转氨酶水平小幅升高、脂肪浸润（推测可能由于高葡萄糖负荷，或可能是肉毒碱、胆碱不足），肝内胆汁淤积和非特异性门静脉周围炎症（可能由于静脉注射氨基酸或脂肪乳剂引起，也可能是毒性胆盐如石胆酸所致）。脂肪肝可能是可逆的，通过减少葡萄糖和卵磷脂摄入比例并补充胆碱。

　　3. 肝外梗阻（术后黄疸的不常见原因）

- 不明原因的胆管损伤，常发生于胆囊切除术后。
- 胆管炎、膈下或肝下脓肿继发的胆道梗阻。
- 胆总管结石、胆道或胰腺肿瘤。
- 如果怀疑胆道梗阻，超声或 CT 结合胆管造影术进行评估（磁共振胰胆管造影或 ERCP）可能是必需的。

Jacqueline G,O'Leary,Lawrence S. Friedman　著

张锦前　丁艳华　译

窦晓光　牛俊奇　校

参考文献

Azoulay D, Buabse F, Damiano I, et al. Neoadjuvant transjugular intrahepatic portosystemic shunt; a solution for extrahepatic abdominal operation in cirrhotic patients with severe portal hypertension. *J Am Coll Surg* 2001; 193:46–51.

Dixon JM, Armstrong CP, Duffy SW, et al. Factors affecting morbidity and mortality after surgery for obstructive jaundice: a review of 373 patients. *Gut* 1983; 24:845–852.

Fernandes NR, Schwesinger WH, Hilsenbeck SG, et al. Laparoscopic cholecystectomy and cirrhosis: a case-control study of outcomes. *Liver Transpl* 2000; 6:340–344.

Garrison RN, Cryer HM, Howard DA, et al. Clarification of risk factors for abdominal operations in patients with hepatic cirrhosis. *Ann Surg* 1984; 199:648–655.

Hsu KY, Ghau GY, Lui WY, et al. Predicting morbidity and mortality after hepatic resection in patients with hepatocellular carcinoma: the role of Model for End-Stage Liver Disease score. *World J Surg* 2009; 33:2412–2419.

Lee KK, Kim DG, Moon IS, et al. Liver transplantation versus liver resection for the treatment of hepatocellular carcinoma. *J Surg Oncol* 2010; 101:47–53.

Mansour A, Watson W, Shayani V, Pickleman J. Abdominal operations in patients with cirrhosis: still a major surgical challenge. *Surgery* 1997; 122:730–736.

Merli M, Nicolini G, Angeloni S, et al. Malnutrition is a risk factor in cirrhotic patients undergoing surgery. *Nutrition* 2002; 18:978–986.

Mummadi RR, Kasturi KS, Chennareddygari S, et al. Effect of bariatric surgery on nonalcoholic fatty liver disease: systematic review and meta-analysis. *Clin Gastroenterol Hepatol* 2008; 6:1396–1402.

Neeff H, Miriaskin D, Spangenberg H-C, et al. Perioperative mortality after non-hepatic general surgery in patients with liver cirrhosis: an analysis of 138 operations in the 2000s using Child and MELD scores. *J Gastrointest Surg* 2011; 15:1–11.

Northup PG, Wanamaker RC, Lee VD, et al. Model for End-Stage Liver Disease (MELD) predicts non-transplant surgical mortality in patients with cirrhosis. *Ann Surg* 2005; 242:244–251.

O'Leary JG, Yachimski PS, Friedman LS. Surgery in the patient with liver disease. *Clin Liver Dis* 2009; 13:211–231.

Teh SH, Christein J, Donohue J, et al. Hepatic resection of hepatocellular carcinoma in patients with cirrhosis: Model of End-Stage Liver Disease (MELD) score predicts perioperative mortality. *J Gastrointest Surg* 2005; 9:1207–1215.

Teh SH, Nagorney DM, Stevens SR, et al. Risk factors for mortality after surgery in patients with cirrhosis. *Gastroenterology* 2007; 132:1261–1269.

Telem DA, Schiano T, Goldstone R, et al. Factors that predict outcome of abdominal operations in patients with advanced cirrhosis. *Clin Gastroenterol Hepatol* 2010; 8:451–457.

Tripodi A, Primignani M, Chantarangkul V, et al. An imbalance of pro- vs anti-coagulation factors in plasma from patients with cirrhosis. *Gastroenterology* 2009; 137:2105–2111.

van den Broek MA, Olde Damink SW, Dejong CH, et al. Liver failure after partial hepatic resection: definition, pathophysiology, risk factors and treatment. *Liver Int* 2008; 28:767–780.

van der Gaag NA, Rauws EA, van Eijck CH, et al. Preoperative biliary drainage for cancer of the head of the pancreas. *N Engl J Med* 2010; 362:129–137.

Ziser A, Plevak DJ, Wiesner RH, et al. Morbidity and mortality in cirrhotic patients undergoing anesthesia and surgery. *Anesthesiology* 1999; 890:42–53.

第31章　肝移植

要　点

1. 肝移植是终末期肝病患者重要的治疗选择,通过肝移植可以延长患者的生存期。
2. 随着免疫抑制药物的进展,可以使移植物排斥率降低并且治疗不良反应减少,从而改善肝移植受体长期生存期。
3. 评估肝脏疾病的严重程度以及肝移植相关的预期生存期是评估候选者肝移植时机的主要因素。
4. 供体器官的短缺与等待肝移植患者数目的增加所造成的失衡,使部分肝移植包括活体肝移植、劈离式肝移植以及边缘肝移植数目增加。
5. 移植术后的长期管理包括治疗并发症以及减少应用免疫抑制剂相关的风险。

一、概述

1. 终末期肝病(ESLD)患者行肝移植术后生存获益大,否则短期死亡率高。

2. 在美国,目前肝移植名单上共有 16 000 名患者,每年约有 6000 名患者进行肝移植。

在 21 世纪 90 年代末,等待肝移植患者的数目比较稳定。

每年大约 2000 名患者在等待肝移植过程中死亡。

3. 外科手术技术的进展以及肝移植术后的管理可以改善受体长期生存期。

尸体供体肝移植后总的调整后生存率大约为 1 年 87%、5 年 73% 以及 10 年 59%。

基于术前不同的诊断,移植术后受体生存期存在差异。

肝移植后 5 年生存率最高的为胆汁淤积性肝病或代谢性疾病,而非胆汁淤积性肝病如慢性病毒性肝炎、酒精性肝病以及自身免疫性肝炎生存率低。

二、肝移植患者的选择

肝移植适应证

1. 由于急性或慢性肝脏疾病导致不可逆性肝衰竭和肝脏恶性疾病的患者应该考虑肝移植（表 31.1）。

表 31.1　成人肝移植的适应证

分类	疾病
非胆汁淤积或炎症	慢性丙型肝炎
	慢性乙型肝炎
	酒精性肝病
	自身免疫性肝炎
	隐源性肝硬化
	非酒精性脂肪肝
	药物诱导的肝损伤
	类肉状瘤病
胆汁淤积性	原发性胆汁性肝硬化
	原发性硬化性胆管炎
	继发性胆汁性肝硬化
	特发性成人肝内胆管减少症
	囊性纤维化
	家族肝内胆汁淤积综合征
代谢性	α_1 抗胰蛋白酶缺乏症
	遗传性血色病
	Wilson 病
	糖原累积病
恶性	肝细胞癌
	神经内分泌瘤
	纤维板层肝细胞癌
肝外	家族淀粉样变性
	原发性高草酸尿症
	纯合性家族性高胆固醇血症
其他	急性肝衰竭
	布加综合征
	多囊肝
	巨大海绵状血管瘤
	非肝硬化性门脉高压症
	再移植

2. 肝移植前应已尝试过所有有效的治疗。

3. 评估一名患者是否应该进行肝移植应重点考虑肝脏疾病的严重性以及肝移植的潜在好处。

评估肝脏疾病的严重性

患者转入肝移植中心的时机以及移植优先次序取决于对进展期终末期肝病（ESLD）发生率和死亡率风险的准确评估。

1. Child‑Turcotte‑Pugh（CTP）评分（表 31.2）

可预测由于静脉曲张出血需要进行门体分流术的肝硬化患者手术死亡率。

Child-Pugh 评分 B 和 C 与肝移植生存期相关。

既往用于供体器官的分配，目前仍广泛用于预测肝硬化患者外科围术期死亡风险（见第 30 章）。

表 31.2　Child‑Turcotte‑Pugh（CTP）评分系统和 Child‑Pugh 分级

	分数		
	1	2	3
腹水	无	轻度—中度	张力性
肝性脑病分期	0	1~2	3~4
血清蛋白水平（g/dL）	>3.5	2.8~3.5	<2.8
血清胆红素水平（mg/dL）	<2	2.0~3.0	>3.0
INR（或 PT 大约正常值）	<1.7	1.7~2.3	>2.3
	（<4）	（4 到 6）	（>6）

Child-Pugh 分期（Child-Turcotte-Pugh 评分）

A（5~6）

B（7~9）

C（10~15）

INR，国际标准化比值；PT，凝血酶原时间

改编自：Murray KF, Carithers RL Jr. AASLD practice guidelines: evaluation of the patient for liver transplantation. Hepatology 2005; 41:1407–1432.

2. 终末期肝病模型（MELD）

MELD 最初用于预测经颈静脉肝内门体分流（TIPS）患者 3 个月的死亡率。

在预测终末期肝病短期死亡率（3 个月）方面优于 CTP 评分。

美国于 2002 年引入作为供体器官分配的依据。

3.Baveno IV 共识研讨会根据并发症的发生将终末期肝病分为 4 期，不同的分期可能用于预测死亡率（表 31.4）。临床失代偿和疾病进展的风险，每年约 10% 的代

偿期终末期肝病患者发展为进展期。

表 31.3 终末期肝脏疾病模型

MELD 评分 $=9.57\times \log_e($ 血清肌酐 $[mg/dL])+3.78 \times \log_e($ 血清胆红素 $[mg/dL])+11.20 \times \log_e(INR)+6.43$

INR，国际标准化比值；MELD，终末期肝病模型

改编自：Wiesner R, Edwards E, Freeman R, et al. Model for End-stage Liver Disease (MELD) and allocation of donor livers. Gastroenterology 2003; 124:91–96.

表 31.4 肝硬化的临床分期以及死亡风险

分期	并发症	1 年死亡风险(%)
1	无静脉曲张	1
	无腹水	
2	存在静脉曲张	3.4
	无腹水	
3	存在静脉曲张	20
4	静脉曲张出血	57

改编自：D'Amico G, Garcia-Tsao G, Pagliaro L.Natural history and prognostic indicators of survival in cirrhosis: a systematic review of 118 studies. *J Hepato*l 2006; 44:217–231.

肝移植的获益

Merion 等对美国肝移植名单上的 12 000 成年患者进行生存分析，移植受体随访 1 年以上与没有进行肝移植的患者进行生存比较。

移植受体生存期显著延长，总体死亡率降低 79%。

从肝移植中获益最大的为 MELD 评分≥ 15 分的患者。

MELD 评分< 15 分时，移植后死亡率高于等待死亡率。特别是 MELD 评分< 11 分，移植后死亡率是等待死亡率的 3 倍。

转入肝移植中心

1. 下列情况应考虑转诊给肝移植中心：

• 患者存在失代偿期肝病的证据表现在 MELD 或 CTP 评分增加。

• 患者出现并发症如肝性脑病、静脉曲张出血、有或无自发性腹膜炎的腹水或肾功能不全。

2. 美国器官分配的优先次序完全基于患者的 MELD 评分，没有最低资格标准。

3. 肝移植优先顺序取决于 MELD 评分，而非肝移植候选时间。因此，早期进入肝

移植候选名单的患者没有优势。

肝移植的评估

除了肝病和移植外科会诊,肝移植评估包括多种实验室检查、影像学检查以及其他科室会诊(表 31.5)。

表 31.5　肝移植评估

全面的实验室检查可以准确评估患者目前的临床状态,评估慢性肝脏疾病的潜在原因并且筛查并发疾病
准确的评估肾功能
影像学检查筛查 HCC,评估肝脏血管系统以及肝脏解剖
心肺功能评估,根据风险因素可能需要右侧或左侧心导管检查
社会心理评估
适龄筛查包括肠镜、乳房 X 线片、前列腺特异性抗原(PSA)水平以及早期子宫颈癌涂片检查(Pap)

HCC,肝细胞癌;PAS,前列腺特异性抗原

肝移植的禁忌证(表 31.6)

表 31.6　肝移植的禁忌证

活动性未控制的感染或败血症
严重的神经系统损伤包括脑死亡
心血管疾病
严重的或症状性的冠状动脉疾病
心衰
瓣膜病
肺脏疾病
氧依赖的慢性阻塞性肺病
肺纤维化
严重的肺动脉高压
同时存在肝外恶性疾病
缺乏心理社会支持或不能遵守治疗方案
嗜酒或药物滥用
解剖异常妨碍肝移植术
代偿期肝硬化无并发症(Child-Pugh A 级)
获得性免疫缺陷综合征

1. 相对禁忌包括营养状态差、身体质量指数高、没有控制好的慢性病包括糖尿病、门静脉和肠系膜血栓、未控制的精神疾病以及既往恶性病史。

2. 绝对禁忌包括严重的心肺疾病、感染以及心理社会问题。

肝移植候选名单上患者的临床治疗

1. 应定期更新 MELD 评分与肝移植候选名单。

2. 筛查肝细胞癌：HCC 的诊断可以影响移植的优先次序（参见第 27 章）。

3. 治疗终末期肝病的并发症。

三、供体的选择

选择合适的肝移植供体器官对确保肝移植效果以及考虑是否应用部分肝移植很重要。

供体的选择标准

1. 供体肝体积要充足以防止小肝综合征发生：

- 供体肝体积至少为受体正常肝脏体积的 35%~40%。

- 供体肝与体重比值最小为 0.8%。

2. ABO 血型相容。

3. 无显著的肝纤维化或脂肪变性（＜ 20%~30%）。

4. 供体年龄＜ 60 岁。

5. 确认脑死亡。

6. 无细菌或真菌感染的证据。

7. 无风险因素慢性病毒性肝炎或 HIV 感染。

8. 无严重并发症如糖尿病、肥胖或肝外恶性疾病。

部分肝移植

1. 活体供体肝移植（LDLT）

a. 美国每年进行大约 200~300 例 LDLT，不到肝移植总数的 5%。

b. 从 2000 年开始 LDLT 受体年龄大小不一，目前大约 3/4 的活体肝移植患者为成人。

c. 一般情况说，MELD 评分过高（>30）的患者不宜进行 LDLT，因为这部分患者肝移植后死亡率较高，为尸体肝移植的三倍。

d. 考虑供体的主要风险：

- 死亡率为 0.1%~0.5%。
- 并发症发生率大约为 30%~40%。
- 随着 LDLT 经验的增多风险下降（临界值为 20 例以上）

2. 劈离式肝移植

供体器官劈离分给两个受体。

最常见的技术为将受体肝分给一名儿童和一名成人。

扩大标准供体（ECD）

1. 供体自身特征导致移植物功能不佳风险增高：

从 2000 年开始由于供体器官需要的增加 ECD 逐渐增多（表 31.7），心脏死亡的供体增多，目前占所有肝移植的 5%。

表 31.7　ECD 的可能特征

年龄＞60 岁
心脏死亡后捐赠
长时间在重症监护病房住院或应用血管加压素
肝脏脂肪变性（>30%~40% 肝脏体积）
体重指数高或肥胖
糖尿病
高钠血症
乙肝核心抗体（HBcAb）阳性
HCV 抗体阳性
HBV、HCV 或 HIV 暴露高风险
人类嗜 T 细胞病毒阳性
肝外恶性疾病
次选同种异体移植
热或冷缺血时间延长
区域以外的器官共享

2. 应用边缘性供体（即 ECD）可能对某一部分的移植候选人来说是有益的，特别是对于进展期肝病 MELD 评分不高未能进行死者供体肝移植的患者。

3. ECD 可能影响疾病的复发，特别是 HCV。慢性丙型肝炎患者行 ECD 移植，与肝纤维化进展以及受体生存期缩短有关的因素如下：

- 供体年龄大。
- 热或冷缺血时间延长。
- 心脏死亡后捐献。
- 移植物脂肪变性。

- 考虑肝移植的主要疾病。

病毒性肝炎（参见第 3、4 章）

1. 慢性丙型肝炎

a. 慢性丙型肝炎为肝移植最常见的适应证，在美国占 40%~50%。

b. 肝移植前对所有潜在肝移植候选者考虑聚乙二醇干扰素 α 和利巴韦林抗病毒治疗，如获得持续病毒学应答（SVR）可能使一部分患者不再需要肝移植或消除需要肝移植患者的复发风险（见第 4 章）。

c. 慢性丙型肝炎患者肝移植后，普遍存在 HCV 感染复发和病毒血症。

- 5 年内肝病复发进展为肝硬化者达 30%。

- 一部分患者（不足 5%）进展为纤维化淤胆型丙型肝炎，特点为黄疸、胆汁淤积、对抗病毒治疗产生抵抗以及 1 年内死亡率高。

d. 尽管 SVR 率低，肝移植后仍可以考虑抗病毒治疗。

2. 慢性乙型肝炎

- 血清中可检测到 HBV DNA 的所有肝硬化患者推荐核苷或核苷酸类似物抗病毒治疗，推荐选用高效、低耐药的口服药如恩替卡韦或替诺福韦。

- 肝移植后应用核苷或核苷酸类似物以及乙肝免疫球蛋白（HBIG）可以显著降低 HBV 感染的复发以及改善移植后生存期。

酒精性肝脏疾病（见第 6 章）

1. 失代偿期酒精性肝病患者长时间戒酒可能显著改善临床症状。

2. 在大多数移植中心，如患者考虑肝移植至少需要戒酒 6 个月，并接受全面的心理社会评估。

3. 肝移植后，患者重新酗酒的比率变化很大，可高达 33%。然而重新酗酒似乎对总体移植物或患者生存期无影响。

隐源性肝硬化（见第 9 章）

1. 大多数诊断为隐源性肝硬化患者，均存在非酒精性脂肪性肝炎（NASH）以及代谢综合征（参见第 7 章）。

2. 隐源性肝硬化或 NASH 患者进行肝移植评估时应考虑心血管风险因素。

胆汁淤积性肝病

1. 原发性胆汁性肝硬化（PBC）（见第 14 章）

- Mayo PBC 风险评分用于评价疾病的严重性。

- PBC 自然史早期应用熊去氧胆酸（UDCA）治疗可以改善生存期。

- 肝移植后应用 UDCA 的疗效不确定。

2. 原发性硬化性胆管炎(PSC)（参见第 15 章）

PSC 患者胆管癌风险增加,一旦出现黄疸每年发生率为 1.5%,故应评价主胆管是否存在恶变。

肝移植术中常同时行 Roux-en-Y 胆总管空肠吻合术。

因为 PSC 与炎症性肠病、潜在的结肠高度异型增生或肿瘤有关,所以肝移植前后应密切筛查结肠癌。

肝细胞癌（见第 27 章）

1. 从 2000 年开始，HCC 患者行肝移植的比率逐渐增加,在美国目前占所有肝移植的 13%。

2. 早期 HCC 患者进行肝移植与无 HCC 患者相比生存率相同。米兰标准明确规定了可接受肝移植的 HCC 患者肿瘤大小。

- 单一病灶最大直径＜ 5 cm。
- 如果存在两个或三个病灶,每个病灶最大直径＜ 3 cm。
- 需要确定肿瘤是否侵犯血管以及肝外转移。

3. 满足米兰标准的 HCC 患者,即使 MELD 评分不足,仍应优先进行肝移植。

4. 许多移植小组提出了扩大标准,即肿瘤大小超过米兰标准,而不影响移植后生存期,但这些标准还没有得到证实。

代谢性肝脏疾病

1. α_1 抗胰蛋白酶缺乏症（见第 18 章）
- 终末期肝病患者血清 α_1 抗胰蛋白酶水平低,所以为了进行诊断需要蛋白酶抑制剂(Pi)表型分析。
- 肝移植后,可使 α_1 抗胰蛋白酶 Pi 转换为供体表型,移植后 α_1 抗胰蛋白酶迅速恢复正常。

2. 遗传性血色病（见第 16 章）

过去报道移植后生存期下降,可能是因为相关的非肝脏疾病,包括心衰和心律失常。选择合适的患者进行肝移植,可改善生存率。

3.Wilson 病（见第 17 章）
- 所有对螯合剂治疗无应答的终末期肝病患者均应考虑肝移植。
- 肝移植可以纠正铜过度沉积的代谢缺陷。
- 暴发性 Wilson 病患者死亡率高,符合美国器官共享网络(UNOS)1A 分类。

自身免疫性肝炎（见第 5 章）

1. 免疫抑制剂效果不佳并且进展为失代偿期 ESLD 的自身免疫性肝炎患者可能需要肝移植。

2. 肝移植后移植排斥风险可能增加。

急性肝衰竭（ALF）（见第 2 章）

1. ALF 不常见，但死亡率高。

2. 许多 ALF 患者最终需要肝移植。

3. ALF 患者在移植分配的次序上是最优先的一类 1A。

表 31.8　ALF 指定美国器官共享网络（UNOS）1A 分类的标准

年龄＞ 18 岁
不进行肝移植预计生存期＜ 7 天
肝病首次出现症状 8 周内出现肝性脑病
无肝病病史
进入重症监护病房（ICU）以及存在下列情况：
依赖呼吸机
需要肾脏替代治疗
INR>2
暴发性 Wilson 病

INF，国际标准化比值

肝移植候选名单上的例外情况

终末期肝病的多种并发症或个体的疾病诊断会显著影响发病率及死亡率风险。有时，MELD 评分可能无法反映这些风险，此时可以根据器官分配政策应用 MELD 例外评分。

肾衰竭

肾衰竭在终末期肝病的患者中最常见，MELD 评分中存在血肌酐指标，血肌酐水平升高是肝移植前死亡率的独立预测因素。

1. **肝肾综合征（HRS）（见第 12 章）**

- 住院的终末期肝病患者出现急性肾损伤的比率达 20 %。

- 进展为 HRS 与高死亡率相关，腹水的患者 1 年及 5 年生存率分别达 18 % 和 39 %。

- I 型 HRS 的中位生存期只有 2 周,II 型 HRS 约 6 个月。
- 患者进展为 I 型 HRS(急性起病 2 周内)应抓紧肝移植评估。

2.肝肾联合移植

a. 一些等待移植的患者可能需要同时进行肝肾双重移植评估。

b. 自从引入 MELD 系统以来,肝肾联合移植显著增多,不同移植中心进行肝肾联合移植的不病例数多少不同。

c.2008 年共识会议提出了确定肝肾联合移植候选者的主要因素:

- 存在末期肾脏疾病。
- 急性肾损伤需要肾脏替代治疗 8 周以上。
- 肾脏组织学标本显示严重的慢性肾脏疾病。
- 慢性肾功能不全肾小球滤过率低于 30 mL/min。

肝肺综合征(见第 9 章)

1. 定义是肝硬化存在门静脉高压、动脉低氧血(Po_2 低于 70 mm Hg)以及肺内血管扩张三联征。

2、肺内分流可通过心脏声学造影(微泡)或锝 -99m(^{99m}Tc)大颗粒凝聚清蛋白扫描证实。

3. 如不行肝移植,肝肺综合征将显著增加患者死亡风险。死亡风险随低氧血症严重程度增加。

4. 显著低氧血症(PO_2 低于 60 mm Hg)可以考虑 MELD 例外评分。

5. 肝移植后,肝肾综合征可以完全缓解。

肺动脉高压

1. 特征为肝硬化门静脉高压,肺毛细血管楔压正常,平均肺动脉压升高(> 25 mm Hg),肺血管阻力升高(> 240 dynes/second/cm⁵),应行右心导管检查进行诊断。

2. 肺动脉高压与死亡率风险增加相关,1 年死亡率可达 50%。平均肺动脉压升高(> 35 mm Hg)与围手术期死亡率增加相关,为肝移植的禁忌证。

3. 所有肺动脉高压患者都需考虑血管舒张药物治疗。

4. 一些报道提示扩血管舒张药物治疗有效后,再行肝移植可能比较安全。 然而数据有限。

其他

其他诊断如小肝综合征、家族性淀粉样变性、囊性纤维化、原发性高草酸尿症,为了降低肝移植候选时期的死亡率以及控制肝外疾病可能接受 MELD 例外评分。应用 MELD 例外评分的政策通常由地区的伦理委员会决定。

四、免疫抑制剂

激素

1. 可以抑制补体和抗体介导的免疫以及细胞因子的产生包括白介素（IL）1、IL-2以及干扰素 α。

2. 为肝移植免疫抑制剂的重要组成，包括诱导药物、维持治疗或移植物排斥反应的治疗。

3. 不良反应包括糖尿病、高血压、高脂血症以及骨质疏松。

环孢素和他克莫司（钙调神经磷酸酶抑制剂）

1. 阻断 IL-2 的转录和产生并且抑制 T 细胞活化。

2. 从 20 世纪 80 年代开始，环孢素的应用使移植物排斥反应显著下降。

3. 他克莫司为肝移植后最常用的免疫抑制剂。

4. 这些药物通过细胞色素 P-450（CYP450）系统代谢，所以血药浓度受诱导或抑制 CYP450 代谢的药物影响。

5. 不良反应包括肾毒性、神经毒性、高血压、糖尿病以及高脂血症。

霉酚酸酯和霉酚酸

1. 这些抗代谢药通过干扰嘌呤合成抑制淋巴细胞活化。

2. 与其他药物联合主要用于维持方案。

3. 不良反应包括骨髓抑制以及胃肠道症状，无肾毒性。

西罗莫司

1. 药物主要抑制细胞因子介导的信号通路以及淋巴细胞周期进程并且使细胞活化和增殖减少。

2. 不良反应包括高脂血症、骨髓抑制、胃肠道症状、伤口愈合延迟以及肝动脉血栓可能，无肾毒性。

3. 可能作为肾衰竭患者的选择药物。

抗体治疗

1. 抗胸腺细胞球蛋白为一种针对 T 细胞的多克隆抗体，使 T 细胞清除，用于诱导治疗或急性排斥反应的治疗。

2.OKT-3 为一种单克隆抗体,结合 CD3 灭活 T 细胞受体,使淋巴细胞耗减。

3. 抗胸腺细胞球蛋白和 OKT-3 可以导致严重的骨髓抑制。

4. 针对 IL-2 受体的单克隆抗体达克珠单抗和巴利昔单抗越来越多被用于小量激素方案的诱导药物。

五、肝移植后并发症

移植肝原发性无功能

1. 肝移植术后迅速出现。

2. 特点为出现转氨酶进行性升高以及凝血功能恶化,而血管无异常。

3. 可能需要再次移植。

肝动脉血栓或狭窄

1. 与缺血性损伤导致的胆道并发症有关。

2. 超声可以用于诊断。

3. 可能需要手术治疗,肝动脉狭窄可行血管成形术或植入支架。

胆道并发症

1. 肝移植受体胆道并发症的发生达 25%,通常发生在术后第一年内。

2. 狭窄为最常见的胆道并发症,根据部位可分为解剖性或非解剖性。

• 最常见的胆道狭窄(80%)为解剖性的。

• 非解剖性的狭窄与肝动脉血栓显著相关。

3. 评估可疑胆管狭窄需检查动脉是否通畅。

移植物排斥反应

1. 急性细胞排斥反应常见,发生率达 40%。尽管发病率高,但对移植后生存期没有显著影响。

2. 慢性排斥反应的特点为组织学上胆管消失,可能导致进行性的移植物功能不全以及需要再次移植。

感染

1. 由于应用免疫抑制剂,肝移植后细菌和病毒感染最常见,真菌感染风险也增加。

2.CMV 感染最常于供体血清巨细胞病毒(CMV)阳性而受体血清 CMV 阴性,感染可能与全血细胞减少有关,可能导致严重的播散性疾病、肝炎、小肠结肠炎或肺炎。

3. 免疫抑制的情况下,单纯疱疹病毒可能再活化。

4. EB 病毒原发感染或再活化与肝移植后淋巴增殖性疾病的发生有关。

5. 肝移植术后需要预防性抗感染治疗以及免疫接种,以降低严重的院内感染、社区感染以及机会性感染风险。

肾衰竭

1. 常见的移植后并发症。

2. 最常见于长期钙调磷酸酶抑制剂治疗的患者。

3. 应用无肾毒性的西罗莫司可能获益。

疾病复发

1. 丙型肝炎复发可能导致移植物功能不全、纤维化进展并且最终导致移植物衰竭,许多肝移植方案,定期行肝穿刺活检以评价疾病复发以及是否需要抗病毒治疗。

2. HCC 患者肝移植术后应密切监测,超出米兰标准的患者复发风险更高。

3. 自身免疫性肝炎、存在脂肪性肝炎的 NAFLD、PBC 和 PSC 移植后也可以复发。

恶性疾病

1. 肝移植后患者患肝外恶性疾病的风险增加,包括肝移植后淋巴增殖性疾病和皮肤、结直肠、妇科肿瘤。

2. 建议行标准癌症筛查试验以密切监测。

肝移植后代谢综合征

1. 肝移植后常出现高血压、高脂血症、肥胖和糖尿病。

2. 这些并发症由于激素和免疫抑制药物的联合作用的结果。

3. 心血管事件风险和相关的死亡率可能增加。

Stevan A.Gonzalev,Emmet B. Reeffe　著

蔡艳俊　丁艳华　译

参考文献

D'Amico G, Garcia-Tsao G, Pagliaro L. Natural history and prognostic indicators of survival in cirrhosis: a systematic review of 118 studies. *J Hepatol* 2006; 44:217–231.

Eason JD, Gonwa TA, Davis CL, et al. Proceedings of Consensus Conference on Simultaneous Liver Kidney Transplantation (SLK). *Am J Transplant* 2008; 8:2243–2251.

Freeman RB, Gish RG, Harper A, et al. Model for End-Stage Liver Disease (MELD) exception guidelines: results and recommendations from the MELD exception study group and conference (MESSAGE) for approval of patients who need liver transplantation with diseases not considered by the standard MELD formula. *Liver Transpl* 2006; 12(Suppl):S128–S136.

Kamath PS, Wiesner RH, Malinchoc M, et al. A model to predict survival in patients with end-stage liver disease. *Hepatology* 2001; 33:464–470.

Mazzaferro V, Regalia E, Doci R, et al. Liver transplantation for the treatment of small hepatocellular carcinomas in patients with cirrhosis. *N Engl J Med* 1996; 334:693–699.

Merion RM, Schaubel DE, Dykstra DM, et al. The survival benefit of liver transplantation. *Am J Transplant* 2005; 5:307–313.

Murray KF, Carithers RL Jr. AASLD practice guidelines: evaluation of the patient for liver transplantation. *Hepatology* 2005; 41:1407–1432.

Pomfret EA, Washburn K, Wald C, et al. Report of a national conference of liver allocation in patients with hepatocellular carcinoma in the United States. *Liver Transpl* 2010; 16:262–278.

Wiesner R, Edwards E, Freeman R, et al. Model for end-stage liver disease (MELD) and allocation of donor livers. *Gastroenterology* 2003; 124:91–96.

第32章　胆石症与胆囊炎

要　点

1. 胆结石主要有两种类型,胆固醇结石及胆色素结石,这两种结石形成的原因不同,但临床表现相似。

2. 多数胆囊结石是无症状的,若出现症状,胆绞痛是最常见的表现。胆绞痛的特点是发作性,局限于上腹部,通常在右上腹。

3. 对于有症状的胆囊结石可行腹腔镜胆囊切除术,若不成功,可选择开腹胆囊切除术。磁共振胰胆管造影(MRCP)和内镜逆行胰胆管造影(ERCP)可用于术前了解胆管结石情况。

4. 急性胆囊炎是胆囊结石最常见的并发症,治疗上应选择胆囊切除术。内科医生、胃肠病学专家、外科医生及放射线专家的会诊可保证最有效的治疗方案。

5. 应高度警觉急性无结石胆囊炎的诊断,病情通常非常严重,应快速治疗。

一、胆囊结石的分类

• 胆囊结石是世界范围内常见的疾病,多数无症状,但也可引起多种症状及表现。

• 胆结石主要有两种类型:胆固醇结石及胆色素结石。

• 胆固醇结石与胆色素结石有截然不同的成分、成因及临床表现。

• 在美国及其他西方国家,胆囊结石绝大多数是胆固醇结石,其余部分的80%~90%是胆色素结石。在南美一些国家,胆色素结石罕见。而在其他东亚国家,胆色素结石的发病率要较西方国家高。

• 不同类型的胆囊结石临床症状相似。

胆固醇结石

- 主要由胆固醇(通常 >60%)、黏蛋白、胆红素钙盐、磷酸盐、碳酸盐、软脂酸盐及微量其他物质构成。完全由胆固醇构成的结石约占所有胆固醇结石的 10%~15%。
- 一些结石含胆固醇少于 60%,但有典型胆固醇结石的形态学及微细结构特征,这通常称为混合性结石。

> - 以下因素与胆固醇结石相关:
> 老年、女性、肥胖症、妊娠、快速消瘦、美国土著人、遗传因素。 **!**

胆色素结石

- 主要由胆色素及钙盐组成。
- 有两种类型的胆色素结石:黑色和棕色。

1. 黑色胆色素结石

黑结石主要由胆色素及其他色素、黏蛋白、磷酸盐、碳酸盐的钙盐及微量其他多种物质所组成。几乎都见于胆囊中,偶见于胆管。

- 绝大多数患者无明显易患因素。目前已知的相关因素主要有:
—老年人。
—肝硬化。
—溶血(特别是镰形细胞贫血和遗传球形红细胞增多症)。
—完全胃肠道外营养(可能)。

2. 棕色胆色素结石

通常棕色,棕色结石主要由胆红素钙、胆固醇、软脂酸钙及微量的其他物质组成。主要见于胆道,在东亚也常见于胆囊;在西方国家,胆囊内棕色结石不常见。多数胆道内棕色结石的患者的易患因素是胆汁淤积和感染,此类结石可发生于胆囊切除术后多年的患者。

二、胆结石的形成

胆固醇结石

1.胆汁内胆固醇过度饱和(胆固醇饱和指数 CSI>1.00)是必要但不充分的条件。

胆囊内黏蛋白、其他成核因素和钙离子的绝对或相对增加及抗成核因素的减少也起重要作用。在一些情况下,胆囊内胆汁淤积也参与胆固醇结石的。

2.胆固醇结石形成起始于胆汁胆固醇磷脂泡中胆固醇单水结晶成核,以及钙盐、色素、黏蛋白聚积形成石巢。胆固醇结石患者的胆汁的成核时间(形成胆固醇结晶的时间)要明显短于正常对照组。

胆色素结石

1.黑结石:钙盐与色素的沉积是主要的病理生理学因素。黑结石形成的重要条件是溶液中钙盐过饱和,胆红素钙、磷酸钙及碳酸钙沉积。胆囊黏蛋白被认为是成核因素,也可能有其他成核因素参与。

2.棕结石:胆红素钙及脂肪酸钙盐的沉积是重要的病理生理基础。来源于细菌或组织的β葡萄糖核苷酶可水解结合胆红素,导致非结合胆红素与钙离子形成钙盐沉积。脂肪酸沉积也经由类似的过程。所以胆汁淤积及胆道细菌被认为是结石形成的重要原因。

三、诊断

1.超声
- 快速、容易操作、非侵袭性。
- 受操作者技术限制。
- 在测定结石的大小和数目方面作用有限。
- 结石直径≥1.5 mm应用超声检查敏感性为95%。

2.CT
- 提供的信息量多于超声检查。
- CT难以检测出钙含量不高的结石,故没有超声敏感。
- 在检测胆道结石方面具有优势。
- 可用于疑似胆源性胰腺炎的诊断。

3.磁共振胰胆管造影(MRCP)
- 不建议用于胆囊结石的诊断。
- 当胆管结石可能性中或低时,应用价值高。
- 在胆管结石诊断方面已经取代内镜逆行胰胆管造影。
- 检测胆管结石的敏感性为85%。

4.超声内镜
- 尤其适合检查壶腹结石。
- 无肠内气体、肝脏和皮下组织的干扰时,胆囊和胰胆管系统可视性极好。

- 可以检测超声阴性的胆石症患者。
- 在胆囊结石(图 32.1)或胆管结石的诊断方面敏感性 > 90%。

四、自然史

无症状胆囊结石

超声检查被广泛用于腹痛患者的评估后,检查中偶然发现的胆囊结石也相应增多。多数患胆结石的患者是无症状的,在几十年的随访中仍可保持无症状。无症状胆囊结石发展至胆绞痛的发生率每年大约在 1%~2%。早期大部分仅仅是胆绞痛,有并发症的可能性非常低。因为胆囊结石发展为有症状的比率较低,因此一般认为无症状的胆囊结石患者不应行预防性的胆囊切除术。

胆绞痛

胆囊疼痛这一术语比胆绞痛更恰当,因为胆囊疼痛并不是真正的绞痛而是由于胆道被结石及胆泥一过性阻塞引起的。

1. 特征

- 疼痛通常位于右上腹或上腹部,可放散至右背中下部或偶至右肩。
- 疼痛程度可由轻至重,性质有痉挛性、压榨性、牙痛样、针刺样、类似分娩疼痛或沉重感。疼痛发作时辗转不安,部分患者感到恶心,但呕吐少见,无全身中毒征象。

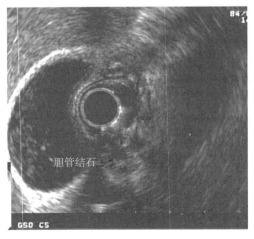

图 32.1　胆囊结石的超声图像。(经 David M. Friedel,MD. 授权)

> - 通常发作时间是确定的，15~30 min 至 3~4h，超过 12h 者少见，除非发生急性胆囊炎。在疼痛缓解后，可仍有短暂的腹部不适。
> - 典型发作的间隔可从每日至几个月或更长时间一次，部分患者每年或更长时间内仅发作一次。很少有患者仅发生一次胆绞痛。

！

- 在许多病例中，胆绞痛并非象描述的那样典型。
- 术语"慢性胆囊炎"仍被临床医生用于描述患者反复出现胆绞痛的情况，严格地讲该名称应该用于描述胆囊的组织学改变。
- 胆囊的病理改变和临床症状的常常无确切关联。

2. 右上腹及上腹部疼痛的鉴别诊断

—消化性溃疡。

—胆总管结石。

—胰腺炎。

—胃食管反流。

—心绞痛。

—肠梗阻。

—肝脏相关性疾病。

—低位肋骨痛。

—肠道激惹综合征。

—肾结石。

3. 自然史

- 大约 75% 的患者在 2 年时间内会至少有一次发作。
- 初次胆绞痛发作的患者发生严重的并发症的风险(急性胆囊炎、胰腺炎或胆管炎)约为每年 1%~2%。

五、胆囊结石的手术治疗

- 目前一般不主张对无症状胆结石行胆囊切除术，极少数出于患者自己的意愿和医生的推荐选择手术。但陶瓷样胆囊是例外，因为有癌变的危险(见下)。
- 对于腹部症状不典型的胆绞痛是否行胆囊切除术，在外科医生中意见不一致。

胆绞痛外科治疗的选择

- 腹腔镜胆囊切除术(LC)可用于有症状胆结石的治疗。
- 大约 5%~10% 的患者行胆囊切除术时发现胆管结石，通常无症状，手术前应根据临床、影像学及实验室检查所见评估胆管结石的可能性（见第 33 章）。

• 大约 5% 计划行 LC 的患者由于外科医生慎重起见而改为开放性的胆囊切除术，原因为粘连或其他技术因素。既往手术造成右上腹部大面积瘢痕的患者可能不适合 LC。

胆囊切除术中胆管结石的探查

• 约 5%~10% 行胆囊切除术的患者还存在胆管结石，通常是无症状的。根据临床表现决定在术前、术中还是术后对患者进行评估。

• 目前标准的诊断方法是术前 ERCP，如果胆总管结石的可能性不大，可行 MRCP。

• 当胆总管结石可能性大时，ERCP 更有用，因为能同时诊断和治疗，可行内镜括约肌切开术和植入支架。

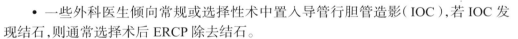

> • 在 LC 前行 ERCP 的指征包括：
> —黄疸、血清 ALP、AST、ALT 的明显升高（超过正常上限 3 倍）。
> —超声可见胆管扩张。
> —胆管炎。

• 一些外科医生倾向常规或选择性术中置入导管行胆管造影（IOC），若 IOC 发现结石，则通常选择术后 ERCP 除去结石。

• 也可以在术中将一胆总管镜插入胆囊管行胆管造影来探查并清除胆总管结石。

六、胆囊结石的内科治疗

胆盐（熊去氧胆酸）

• 通常不用药物治疗胆囊结石，除非患者手术风险高或者拒绝手术。

• 只有 20%~30% 的患者结石能完全溶解，在结石直径 < 5 mm 的患者中成功率约 60%~70%，如果 OCG 显示结石是漂浮着的，则溶解率会更高。超过 20 mm 的结石不推荐口服溶石治疗。

• 频发或相对严重的胆绞痛不是内科治疗的适应证，因为在多数病例溶解结石需要 12~24 个月。

• 熊去氧胆酸的推荐剂量为 10 mg（kg·d）。

• 完全溶解后 5 年内结石再发率大约为 50%。

体外碎石

• 美国不使用但其他地区使用。碎石后,口服胆盐以溶解结石碎片,这种方法主要用于直径 <20 mm 的单个结石,溶解率大约在 80%。在放射线指引下经皮取胆囊结石很少应用。

经皮放射线引导的胆囊结石摘除

• 这种技术很少应用。

七、胆结石急性并发症

在处理胆结石急性并发症时,诊断步骤、方法及治疗方案取决于患者的全身状况。

急性胆囊炎

急性胆囊炎是胆囊结石最常见的急性并发症,常为急诊胆囊切除术的指征。通常诊断很明确,但某些病例的临床表现并不典型。急性胆囊结石并发症的治疗中,诊断评估的速度、检查的数量和类型以及开始干预的时机均取决于患者总体情况。

1. 发病机制

• 突发的胆囊管梗阻通常由结石引起,也可由黏液、胆泥及黏性的胆汁也起一定的作用,胆囊管梗阻加剧病情发展。

• 细菌并非初始因素,尽管发炎的胆囊后来可出现继发感染。

• 胆汁淤积使细胞内酶释放以及炎症介质激活引起胆囊黏膜的炎症。

2. 临床表现

程度可以非常轻,以致难以察觉,也可以非常严重,伴有全身中毒症状。

• 多达 75% 的急性胆囊炎患者既往发生过胆绞痛。

• 轻重不一,多数患者表现为上腹痛或右上腹中度疼痛,可放射至右肩背部。在就医前疼痛通常持续几个小时,一般为 3~6 h。

• 许多患者有恶心,部分有呕吐,但多不严重。可有发热,但多不超过 102° F,高热提示菌血症或脓肿。

• 患者有右上腹触痛及通常 Murphy 征阳性(吸气时触诊胆囊疼痛加重)。

• 在部分病例种,很难判断患者是轻度急性胆囊炎或是胆绞痛发作演唱,可收入院持续观察及检查鉴别。

• 急性胆囊炎的多种表现:

—可以没有或仅有轻度疼痛及触痛,特别是老年人或感觉迟钝的患者。所有不能解释的菌血症或脓毒症、腹腔内脓肿及腹膜炎的患者应考虑是否为急性胆囊炎。

—有些患者表现出高热、剧烈腹痛、触痛、菌血症及显著的白细胞增多症等中毒症状,当怀疑化脓性并发症如脓肿时 CT 检查往往有帮助。

—部分患者表现为典型的胆道疾病的症状及体征,和一个或多个器官系统的失代偿或多系统器官功能衰竭,对于这样的患者,比起行胆囊切除术,更应保持患者全身状态的稳定。在这些病例应考虑胆囊造瘘术引流。

—伴有轻度部分胆囊壁坏疽或坏死患者的临床表现与无并发症病例的表现无明显不同。

—而更严重并发症如积脓、坏疽、穿孔、腹膜炎或积脓性胆囊炎,临床表现通常严重伴全身中毒症状,这是急诊外科手术的指征。

3. 实验室检查

• WBC 计数通常为 10 000~15 000/mm³。

• AST、ALT、ALP 及胆红素水平正常或轻度升高。

• 若与转氨酶相比,ALP 呈不相称的升高,则应考虑是否存在胆管结石。影像学检查如超声或 CT 可确定胆管内径。

4. 诊断

> 急性胆囊炎的诊断根据临床特征和确切的放射学检查。
> 可应用超声或亚胺乙酰乙酸衍生物(HIDA 或 DISIDA)放射性核素肝胆扫描。

a. 肝胆核素扫描

• 给禁食患者注射放射性标记的 HIDA 或 DISIDA,它由肝脏摄取经胆道排泄,正常时放射性核素进入胆囊在 1~2 h 内排入十二指肠。如果 1 h 胆囊内没有显像,可以静脉注射吗啡促进胆囊显像(吗啡激发肝胆扫描)。急性胆囊炎时,放射性核素不能进入胆囊但可进入十二指肠(胆总管高度梗阻时除外)。

• 阳性结果为注射后 3~4 h 胆囊未充盈而放射性核素排泄入小肠。

• 对急性胆囊炎肝胆核素扫描的灵敏性为 95%,特异性为 90%。

• 在胆囊内胆汁淤积时,可出现假阳性。这使怀疑急性无结石胆囊炎(ACC)患者的诊断出现问题(见下文)。

b. 超声

• 急性胆囊炎的超声征象包括胆结石、扩大的胆囊、胆囊壁(> 4 mm)增厚、水肿或胆囊周围渗液。

• 超声较肝胆扫描更易受操作者的因素影响,但可提供更多的信息,更快捷地进行,24 h 之内都可以进行且可发现胆管扩张。

• 超声诊断急性胆囊炎的灵敏性大约为 90%~95%,特异性为 80%。

5. 治疗

若怀疑为急性胆囊炎,则应在入院后最初几小时内检查:

- 全血分类细胞计数。
- 血生化。
- 血培养。
- 超声或肝胆核素扫描。
- 外科会诊。

a. 最初治疗措施

- 对所有急性胆囊炎患者应用抗生素,抗菌谱通常应覆盖肠球菌及革兰阴性需氧菌。中毒症状极度严重的患者,针对厌氧菌用药亦为明智之举。
- 应立即静脉补液。
- 纠正电解质紊乱及酸碱平衡失调(特别是 K、Mg、Ca、P)。
- 禁食。少部分情况,若呕吐严重可下鼻胃管。
- 可用相对缓和的止痛药,但不应掩盖症状及体征。
- 迅速、全面地准备手术者相关内科疾病的治疗。

b. 入院后治疗

- 在未经外科治疗的情况下,多数患者病情在 24~72 h 内得到改善,这为手术前改善水电解质失衡及治疗并存的内科疾病提供了时间。
- 一些患者在入院后病情并无改善甚至加重。对这样的病例,应坚决采取急诊外科手术。
- 若患者存在严重的失代偿内科疾病,如充血性心衰、肺功能不全,手术或其他治疗之前应注意到这些情况。对这种患者,应慎重考虑是手术还是行放射线引导下的胆囊造口术作为减轻胆囊炎的临时措施。

6. 手术时机

- 怀疑急性胆囊炎的患者应立即外科会诊。

7. 急性胆囊炎的治疗选择

- 腹腔镜胆囊切除术。
- 开放性胆囊切除术。
- 外科或放射线引导下胆囊造口术。一旦合理地做出诊断且患者状态稳定足以耐受手术时,则应行胆囊切除术,通常在入院后 2~4 d 内进行。对多数患者,可行腹腔镜胆囊切除术。

- 已发生或怀疑有并发症的病例,如脓肿、胆囊壁的坏疽、穿孔,则适合行开放性胆囊切除术。
- 肝硬化患者手术风险很高,术前需要使患者内科疾病稳定。必要时可输注新鲜血浆,以纠正严重的凝血机制的缺陷(见第 30 章)。

急性非结石性胆囊炎(AAC)

在胆囊内无结石情况下也可发生急性胆囊炎,称为非结石性胆囊炎;所有胆囊炎患者中 ACC 不超过 5%。ACC 在住院患者中最常见,也偶见于门诊患者。

1. 发病机制

• 与有结石的胆囊炎一样,胆囊管闭塞是主要的病理生理改变,胆道阻塞可由于胆泥、微小结石、黏稠的胆汁、黏膜的炎症和水肿引起。

• 胆汁淤积是原因之一,胆囊缺血也起着重要的作用。

• AIDS 患者中,感染因素特别是病毒感染常见。

2. 临床相关因素

最常继发于非胆道手术、严重的烧伤、严重的创伤、脓毒症、TPN 的应用。

• 其他相关因素包括 AIDS、脉管炎、变应性动脉炎及沙门氏菌感染。

• 有时没明确的基础疾病。

3. 诊断

• 对 AAC 应持高度的警觉性,因为症状及体征均不如结石性疾病那样明显。特别是伴有严重基础疾病和机械通气的住院患者。部分患者可仅仅表现为发热及菌血症。

• 若怀疑有 AAC,应立即进行超声检查或肝胆核素扫描。除结石性胆囊炎的超声所见外还显示胆囊腔内有胆泥,肝胆核素扫描在 AAC 患者中的阳性率＞ 90%。

• 肝胆核素扫描及超声检查仍不能确定诊断的病例,特别是有败血症表现的,应考虑诊断性超声引导下经皮胆囊穿刺,若吸出的胆汁检查提示感染,则可留置导管胆汁引流,因此也有治疗作用。

• 若治疗不及时, AAC 死亡率高。胆囊坏疽、穿孔及脓肿较结石性胆囊炎发生率高。

4. 治疗

• 内科治疗与结石性胆囊炎相同,广谱抗菌素的应用是必要的。

• 及时行胆囊切除术是最佳治疗方法,与结石性疾病相比,更常需要进行开放性手术。

• 若患者过度虚弱以致不能耐受胆囊切除术,可进行外科或放射线引导的胆囊造口术进行胆汁引流。

• 相关的胆囊周围脓肿亦应引流。

八、胆囊切除术后问题

- "胆囊切除术后综合征"是指胆囊切除术后持续存在的症状。适用于手术期后（以区别术后的切口疼痛）的患者，该术语是非特异性的，不足以概括这种情况下的鉴别诊断，不主张继续使用（见第33章）。
- 大多数时候，胆囊切除术后的持续症状，都是由术前存在的疾病引起的，与胆囊结石无关，例如胃食管反流、消化性溃疡或肠道激惹综合征。
- 一小部分患者在胆囊切除术后仍可有残存的胆管结石。这些患者可出现肝酶水平升高以及超声下胆管扩张（见第33章）。
- 胆囊切除术后引起症状的其他原因包括胆管结石或狭窄、胰腺炎或在手术时漏诊的其他疾病如结肠或胰腺肿瘤等，非胃肠道原因亦可成为病因，胆结石在LC时溢至腹腔偶可引起并发症，多形成严重的脓肿。
- 详细询问病史及进行体格检查可缩小鉴别诊断的范围，确定出疼痛是否在术前即已存在是非常重要的，必要时行放射学、内镜及其他检查。

九、胆泥

胆泥也可引起与胆囊结石相同的症状及并发症，尽管可能并不常见。

1. 定义

- 胆泥即在显微镜下聚集成团的胆固醇结晶、黏蛋白、胆红素钙盐及其他胆色素结晶。有时存在小球结石（微结石）。

2. 发病机制

- 胆泥不一定进展成结石。
- 对胆囊内胆泥的形成知之甚少，胆泥是否是结石形成的先决条件仍不明确。而一旦胆泥形成，它并非不可避免地形成结石。
- 多数胆泥病例没有明确的易患因素，长期的胃肠道外营养，妊娠以及抗生素的应用可能与之有关。
- 胆泥形成的机制可能为胆固醇结晶在胆汁中沉淀，胆汁郁积也可能起着重要的作用。维持钙在胆汁中溶解状态的因素被破坏可导致胆红素钙盐的沉淀。

3. 诊断

- 标准方法是超声检查。胆泥为胆囊内随体位而改变的回声物质，不伴声学的显影。超声内镜可以用来检查胆泥。
- 超声内镜也可检查结石。

4. 自然史

- 尚未明确。可自然消退及反复发生。
- 胆囊胆泥与急性胆囊炎、急性胆管炎、急性胰腺炎有关。

5. 治疗

- 根据临床情况,与胆结石治疗相似。无症状病例观察即可。

十、其他与胆结石有关的不常见的综合征

- 胆囊壁钙化(陶瓷样胆囊)出现时可能发展多年,若密度较大,腹部 X 线片可见;若密度不够大, CT 可确诊。胆囊壁钙化者,特别是黏膜钙化患者,胆囊癌的发生率不确定。对这些患者,推荐预防性胆囊切除术。

- Mirizzi 综合征:位于胆囊管或胆囊颈的胆结石外源性压迫导致总肝管阻塞所致,临床表现通常类似于急性胆管炎:高热、右上腹痛、黄疸。

—治疗主要是行胆囊切除术,术前 ERCP 主要用于胆道减压以及降低手术导致胆管结石的风险。

- 胆囊肠道瘘:是胆结石侵蚀胆囊壁的结果,通常为大的结石通过胆囊壁侵入邻近器官。

最常形成瘘管的部位是十二指肠、右半结肠、胃以及空肠;> 2.5 cm 的结石可能导致肠梗阻,通常称为胆石性肠梗阻;回肠末端为最常见的梗阻部位。

无症状的瘘管通常不需要治疗;有症状时需要闭合肠管以及胆囊切除术。

- 气肿性胆囊炎:其临床表现与急性胆囊炎相似,但更重;胆囊壁继发产气菌感染。影像学证实胆囊窝存在气体。建议立即应用合适的覆盖厌氧菌的抗生素以及尽早胆囊切除术。

Peter F. Malet, Jay P. Babich　著

蔡艳俊　丁艳华　译

窦晓光　牛俊奇　校

参考文献

Elwood DR. Cholecystitis. *Surg Clin North Am* 2008; 88:1241–1252.

Everhart JE, Yeh F, Lee ET, et al. Prevalence of gallbladder disease in American Indian populations: findings from the Strong Heart Study. *Hepatology* 2002; 35:1507–1512.

Glasgow RE, Mulvihill SJ. Treatment of gallstone disease. In: Feldman M, Friedman LS, Brandt LJ, eds. *Sleisinger and Fordtran's Gastrointestinal and Liver Disease: Pathophysiology/Diagnosis/Management*, 9th edn. Philadelphia: Saunders Elsevier, 2010:1121–1138.

Grundy SM. Cholesterol gallstones: a fellow traveler with metabolic syndrome? *Am J Clin Nutr* 2004; 80:1–2.

Halpert RD. Biliary system and gallbladder. In: *Gastrointestinal Imaging*. 3rd edn. St. Louis: Mosby Elsevier; 2006: 221–260.

Harinck F, Bruno MJ. Endosonography in the management of biliopancreatic disorders. *Best Pract Res Clin Gastroenterol* 2009; 23:703–710.

Napolean B, Markoglou C, Lefort C, Durivage G. EUS in bile duct, ampullary and gallbladder lesions. In: Hawes RH, Fockens P, eds. *Endosonography*. Philadelphia: Saunders Elsevier; 2006:217–238.

Paumgartner G, Greenberger NJ. Gallstone disease. In: Greenberger NJ, Blumberg R, Burakoff R, eds. *Current Diagnosis and Treatment: Gastroenterology, Hepatology, and Endoscopy*. New York: McGraw-Hill; 2009:537–546.

Portincasa P, Moschetta A, Palasciano G. Cholesterol gallstone disease. *Lancet* 2006; 368:230–239.

Ryu JK, Ryu KH, Kim KH. Clinical features of acute acalculous cholecystitis. *J Clin Gastroenterol* 2003; 36:166–169.

Sakorafas GH, Milingos D, Peros G. Asymptomatic cholelithiasis: is cholecystectomy really needed? A critical reappraisal 15 years after introduction of laparoscopic cholecystectomy. *Dig Dis Sci* 2007; 52:1313–1325.

Tse F, Liu L, Barkun AN, et al. EUS: a meta-analysis of test performance in suspected choledocholithiasis. *Gastrointest Endosc* 2008; 67:235–244.

Wang DQ-H, Afdhal NH. Gallstone disease. In: Feldman M, Friedman LS, Brandt LJ, eds. *Sleisinger and Fordtran's Gastrointestinal and Liver Disease: Pathophysiology/Diagnosis/Management*. 9th edn. Philadelphia: Saunders Elsevier; 2010:1089–1120.

Yosoff IF, Barkun JS, Barjun AN. Diagnosis and management of cholecystitis and cholangitis. *Gastroenterol Clin North Am* 2003; 32:1145–1168.

第 33 章

胆道疾病

要 点

1. 胆管疾病的症状和体征往往与胆管阻塞有关。这些症状或体征包括疼痛、黄疸、瘙痒、发热以及血清肝脏生化指标异常。
2. 胆总管结石是最常见的良性胆道疾病,常发生于胆囊完整但存在胆囊结石或有胆囊切除术史的患者。患者发生胆总管结石的预测指标包括:肝功能指标的异常,胆管扩张,影像学检查可见胆管内结石以及胆管炎的早期表现。
3. 在腹腔镜胆囊切除术之前,进行诊断和治疗胆总管结石的过程中,逆行胰胆管造影(ERCP)仅限于那些高度怀疑胆总管结石和需要进行干预性治疗的患者。磁共振胰胆管成像(MRCP)是一种常用的无创检查方法。内镜超声也具有较高的敏感性和特异性。
4. 无论在胆囊切除术前或术后,内镜括约肌切开术都是清除胆道结石的最常用技术。当胆囊切除术中胆管造影显示阳性且具备手术条件时,采用腹腔镜胆道取石也是一种可选择的手术治疗方式。
5. 内镜是诊断和治疗胆囊切除术并发症如胆漏、胆道狭窄等的重要手段。
6. 解剖学和先天的畸形,如胆总管囊肿,若未能正确诊断及治疗,可能会引发黄疸、胰腺炎,甚至导致胆管癌。

一、胆管结石

成分

1. 大多数胆道结石是胆固醇结石,其形成于胆囊。

2. 黑色结石也在胆囊中形成,与溶血性疾病如镰刀型贫血密切相关。在肝硬化患者中也比较常见。

3. 在胆道结石中,大部分为黑色结石而少部分为棕色结石,与慢性胆汁淤积、胆道狭窄、复发性化脓性胆管炎相关。

临床表现

1. 胆道结石的临床表现
- 疼痛。
- 胆管炎。
- 胰腺炎。
- 黄疸。

2. 胆道结石患者的疼痛类似于胆囊结石
- 上腹或右上腹疼痛。
- 胆囊炎患者的腹部压痛较单纯胆道结石患者更为明显。
- 结石引起的梗塞性黄疸多伴有疼痛。
- 恶性肿瘤引起的黄疸患者大多数无明显疼痛。

3. 胆管炎的特征
- Charcot 三联征——腹痛、发热和黄疸:并非每种特征都会发生于所有胆管炎患者。
- Reynold 五联征——Charcot 三联征以及低血压和神志改变。
- 高热伴严重的寒战。
- 胆道结石较恶性胆道梗阻更易发生胆管炎。
- 严重的胆管炎可能危及生命,需要紧急治疗。

4. 胆道结石可能出现于各种时期
- 胆囊切除术前。
- 术中胆道造影时。
- 胆囊切除术后短期内。
- 胆囊切除术后数月、数年甚至数十年。

5. 胆源性胰腺炎(如下文)
- 小结石较大结石导致胰腺炎的风险更大(因为它们更容易掉入壶腹部胆道)。

实验室检查

1. 肝功能指标异常包括血清丙氨酸氨基转移酶(ALT)、天冬氨酸氨基转移酶(AST)、碱性磷酸酶、γ- 谷氨酰氨转肽酶(GGT)和胆红素水平升高。

- 血清 ALT 和 AST 水平可显著升高,甚至可以瞬时超过 1000U/L,尤其常发生于胆管炎患者。
- 水平迅速下降,如发生结石嵌顿可导致碱性磷酸酶水平升高。

- 这种情况下可能与肝炎混淆。
2. 血清淀粉酶和脂肪酶升高提示伴发急性胰腺炎。
3. 胆管炎或胰腺炎患者,其白细胞计数升高。
4. 胆管炎患者可能出现血培养阳性。

影像学检查

1. 超声
- 胆囊结石的最佳诊断方法;对胆道结石的敏感性欠佳。
- 可能受肥胖和肠腔积气影响。
- 能够很好地显示胆道扩张的胆管。
- 当胆管扩张时,对胆管结石更敏感。
- 未发现胆管扩张或可检测到的结石时,不能除外胆管结石。

2.CT
- 胆管结石的敏感性低于 50%。
- 取决于结石是否存在钙化。
- 检查胆管扩张的敏感性与超声相近。
- 初次检查时应避免口服增强剂(可能与胆道结石影混淆)。

3. 磁共振胰胆管造影(MRCP)(图 33.1)
- 依据 T2 加权影像检测胆管结石。
- 胆管内的液体可以提供对照。
- 敏感性和特异性超过 90%。
- 对小结石的敏感性差。
- MRCP 的缺陷是实用性差而且价格昂贵;禁忌证包括装有起搏器、除颤器或其他金属植入物。

4. 超声内镜(EUS)(图 33.2)
- 其灵敏度和特异性可与 ERCP 媲美。
- 内镜操作仍需要使用镇静剂,但风险较 ERCP 更小。
- 当 EUS 和 ERCP 均可采用时,EUS 更适宜胆总管石。

5. 内镜逆行胰胆管造影(ERCP)(图 33.3)
- 为胆管结石诊断的金标准。
- 但可能会漏掉小结石,尤其是在扩张的胆管内。
- 常用尤其是采用治疗干预时。
- 主要的风险是胰腺炎、出血(常源于括约肌切开术),十二脂肠穿孔以及麻醉相关的并发症。

6. 经皮肝穿刺胆管造影(THC)
- 目前已很少用于胆总管结石的诊断和治疗,除非因急性胆管炎不能进行 ERCP

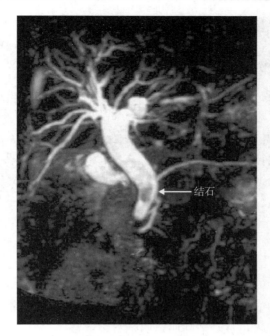

图 33.1 MRCP 可见远端胆管中的结石。

操作或 ERCP 失败,或者由于既往胆道手术无法辨别解剖结构。

- 单行 ERCP 失败时,偶尔联合使用(即 THC 联合 ERCP)。

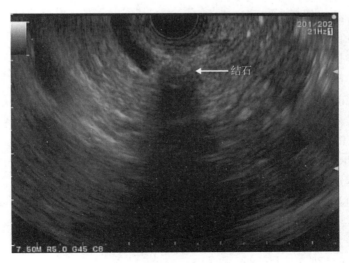

图 33.2 胆管结石的 EUS 造影。

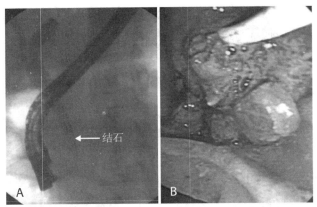

图 33.3 （A）取出结石前 ERCP 显示远端胆管结石（箭头）。（B）气球取石后括约肌切开术点旁边的结石。（见彩插）

治疗

1.ERCP 和内镜下括约肌切开术：多数治疗中心的治疗选择

• 90% 以上的患者可成功清除胆道内结石。

• 胆囊切除术后患者进行胆管结石的明确治疗方式。

• 当已确诊或高度怀疑胆管结石并计划进行腹腔镜胆囊切除术时,是治疗胆管结石最常用的方法。

• 在行 ERCP 术后因高手术风险允许保留完整胆囊的患者;因 5~10 年后约10%~20% 的患者仍应行胆囊切除术。

2. 术前与术后 ERCP 的意义

a. 术前没有必要常规行 ERCP。

b. 胆总管结石的危险因素：

• 血清肝功能指标升高。

• 影像学提示胆道扩张。

• 影像学提示胆管结石。

• 胆管炎的早期表现。

c. 当高度怀疑胆道结石时,适宜术前 ERCP。

d. 术后 ERCP 可有效治疗术中胆管造影明确的胆道结石。

e. 术后 ERCP 失败应行二次手术(在有经验的中心这种情况很少发生)。

3. 腹腔镜胆囊切除 + 胆管切开取石术

• 据报道当术中胆管造影明确胆总管结石时,有经验的外科医生手术成功率高达 80%~90%。

• 常用的方法是经胆囊管途径。

• 可行腹腔镜胆管切开取石术。

- 所需手术经验并未广泛采用。
- 许多外科医生倾向于选择术前或术后 ERCP。

4. 开放性胆道切开术

- 在 19 世纪 70 代 ERCP 出现之前,该方法是胆道结石的标准治疗方式;近年来极少采用,除非是其他方法不能取出的大型残留结石。
- 这种手术在胆囊切除术的同时或者患者出现胆总管结石相关症状后进行。
- 如果胆囊内存在结石,常采用 ERCP 胆道取石后行腹腔镜胆囊切除术,但是高危患者通常保留完整胆囊。

5.ERCP 技术治疗胆总管结石

- 采用导丝引导下括约肌切开是常用技术;括约肌切开优先于使用导丝引导。
- 当置管困难时,则采用针刀预切括约肌切开术治疗胆道结石。

6. 大型结石:可能需要更先进的 ERCP 技术

- 超大容量机械碎石术。
- 体外冲击波碎石术(在美国极少使用)。
- 经胆道镜激光碎石术:使用通道侧视内镜小范围插入胆管。
- 小范围体内液电压碎石术。

7.ERCP 术和内镜下括约肌切开术的并发症

a. 胰腺炎的发生率约 5%,可能是诊断过程或术中烧灼导致胰管口损伤的结果。

- 症状一般于术后 6~12 h 出现。
- ERCP 术后胰腺炎的处理与其他类型的胰腺炎相似。
- 没有确实有效的药物方法能够防止 ERCP 相关胰腺炎的发生。
- 插管困难、疑似或明确括约肌功能障碍(SOD),或采用针刀预切的括约肌切开术更容易引发胰腺炎。
- 胰腺导管短暂置入支架能够降低 ERCP 术后胰腺炎发生的风险和严重程度。

b. 出血:发生率约 2%~3%,常为自限性。

- 偶尔需要输血甚至血管造影栓塞术或手术。
- ERCP 术中可采取局部肾上腺素注射、气囊压迫或电灼等方式止血。

c. 穿孔:(常发生于十二指肠后壁)发生率约 1%。

- 应采用非手术方式治疗,如胃肠减压、鼻胆管引流(如果明确是 ERCP 引起的并发症),同时应用广谱抗生素。
- 如果应用抗生素不能控制感染症状应手术治疗。

d. 感染:仅发生于 ERCP 术后引流不充分时。

- 应采取内镜置管替代外引流管,直至结石清除干净。

8. 长期植入支架

- 用于上述方法结石不能取出的患者。

- 适用于体弱或老年患者。
- 1 年后胆管炎的发生率约 10%~40%。

9. 内置管引流外,使用熊去氧胆酸可致结石明显缩小甚至使残存结石溶解,因此有利于后继置入支架后继续清除胆道内结石。

10. 单独口服胆盐的溶石治疗方式不适宜单独治疗胆管结石。

11. 手术条件良好的患者应采取手术治疗方式取出其他无法清除的胆管结石。

12. 严重胆管炎患者应行急诊 ERCP,依据血培养的结果联合使用广谱抗生素（如哌拉西林联合他唑巴坦或者甲硝唑联合氟喹诺酮）。

胆石性胰腺炎

1. 由胆石嵌顿于 Vater 壶腹阻塞胰管开口所致

2. 特征性临床表现

- 上腹部疼痛,放射到背部。
- 恶心、呕吐。
- 低热。
- 心动过速。
- 低血压,由阻断或第三间隙血流引发。

3. 实验室检查

- 白细胞增多。
- 肝功能指标升高（一般较酒精或其他原因引起的胰腺炎要高得多）。
- 血清淀粉酶、脂肪酶水平升高。
- 如果第三间隙血流足够弥补肾血流时,血液尿素氮和肌酐升高。
- 中重度病例可出现低血钙症。
- 高血糖。
- 严重病例可出现低血氧症,其由肺毛细血管渗漏引起还可导致 ARDS。

4.Ranson 标准:预测急性胰腺炎严重程度的最常用分类系统,入院时应注意下列指标:

- 年龄 >55 岁。
- 血糖升高 >200 mg/dL。
- 白细胞计数 >16 000/mm^3。
- LDH>350IU/L。
- AST>250U/L。

48h 后应注意的检测指标：

- 红细胞比容减少超过 10%。
- 血钙 <8 mg/dL。
- 碱缺乏 >4 mmol/L。
- BUN 水平升高 >5 mg/dL。
- 评估血容量增加 >6 L。
- 动脉氧分压 <60 mm Hg。

符合三条以下标准提示轻度胰腺炎。

符合三条或者三条以上标准提示重度胰腺炎和高死亡率。

一个更简单的评分系统是 BISAP（血尿素氮 >25 ng/dL，精神异常，全身炎症反应，年龄 >60 岁，胸腔积液），该系统正在研究中。

5. 治疗：与其他类型的胰腺炎相似

- 初始阶段严格禁食；恢复期倾向于早期肠内营养。
- 静脉补液。
- 注意记录液体出入量。
- 重症急性胰腺炎患者应用抗生素预防感染（存在争议）。
- 监测实验室检查指标，包括血细胞和电解质。
- 对疾患中、重度胰腺炎，可能发展为胰腺坏死、假性囊肿或脓肿的患者进行连续增强 CT 监测。

6. 已发表的随机对照研究揭示的 ERCP 在治疗胆石性胰腺炎中的作用

- 对轻度胆石性胰腺炎无益，除非存在明确的残留结石。
- 一项研究提示可减少重症胰腺炎的局部和全身并发症，同时缩短住院时间。
- 另一项研究提示可降低胆管炎发生的风险。
- 第三项研究提示：急诊 ERCP 无益。

7. 同时发生胰腺炎和胆管炎是急诊 ERCP 和括约肌切开术的重要指征。

二、胆囊切除术后问题

定义

胆囊切除术后综合征是指胆囊切除术后患者发生的一系列持续存在的胃肠症状，常见为胆系疼痛。

1. 原因很多，往往与胆囊切除术或胆道无关。

2. 于胆囊切除术后不久出现，则应先行除外手术后并发症如胆汁泄漏。

鉴别诊断

除了胆总管结石外，在此类患者中尚需考虑几个非胆道疾病，包括：
- 肠激惹综合征。
- 胃食管反流。
- 食管痉挛。
- 消化性溃疡。
- 慢性胰腺炎。

奥狄氏括约肌功能障碍（SOD）

1. 括约肌功能障碍可能是胆囊切除术后综合征的病因之一。

2. 临床诊断标准
- 胆系疼痛。
- 胆管扩张。
- 血清氨基转移酶和碱性磷酸酶水平升高，尤其在疼痛过程中反复多次升高。

3. 诊断
- 诊断的金标准是 ERCP 时采用 SO 测量法测量括约肌压力超过 40 mm Hg。
- 并不是所有 ERCP 中心都能进行这项检查。
- ERCP 中检测括约肌压力可能增加胰腺炎的风险。
- 非侵入性影像学技术如核素肝胆扫描可以辅助。

4. 1 型括约肌功能障碍
- 符合以上三项临床标准。
- 几乎可以确定括约肌功能障碍，不需进行 SO 括约肌压力检测。

5. 2 型括约肌功能障碍
- 符合 1~2 项临床标准。
- 大约一半的患者有括约肌功能障碍。
- 括约肌切开术仅对 SO 检测结果异常的患者具有长期良好疗效。

6. 3 型括约肌功能障碍
- 患者仅有胆系疼痛。
- 无上述临床标准。
- 一半以上的患者 SO 检测异常。
- 括约肌切开术疗效尚无较好研究。
- 应采取个性化治疗。

7. 括约肌功能障碍可发生于胆囊完整的患者

- 对于不明原因的胆系右上腹疼痛,甚至不存在胆管炎的患者,某些临床专家推荐初次治疗行经验性胆囊切除术,而不是胆道镜治疗。

三、手术后胆管损伤和胆漏

概述

1. 据报道胆囊切除术后这些并发症的发生率大约为 0.2%。

2. 胆漏导致腹膜腔内胆汁聚集则引起急性疾病。

3. 最严重的并发症是主要胆管损伤导致胆管狭窄,可引起反复发生胆管炎、肝萎缩,严重的导致继发性胆汁性肝硬化。

4. 胆漏或者胆道损伤也是肝移植的并发症(见第 31 章)。

分类

1. 胆囊切除术过程中的胆管损伤分型

- 胆漏但胆管保持连续。
- 一处或多处胆管损伤,或者胆管完全离断但是未发生胆漏。
- 胆漏并发胆管损伤造成胆流中断。

2.Strasberg 等构建了一个胆管损伤的分类体系(1995 年)

- A 型:胆漏发生于小胆管,而肝脏和十二指肠之间的胆管连续完整(如 A 型泄漏包括胆囊管残端或 Luschka 胆管损伤,一种连接胆囊与肝床的辅助胆管)。
- B 型:右肝管或其分支闭塞(胆囊切除术中,患者存在解剖结构变异,胆囊管连接右肝管而非胆总管,导致手术医生将右肝管误认为是胆囊管)。
- C 型:异常的右肝管横断而非闭塞,导致胆漏。
- D 型:胆管与十二指肠通畅,肝外胆管侧壁损伤。
- E 型:肝管汇合部至十二指肠之间任意水平的胆管闭塞性损伤。

诊断

1. 胆漏或胆管损伤可在术中发现,或延误诊断于术后数年。

2. 胆漏的症状和体征

- 疼痛。
- 低热。
- 腹部压痛。

- 白细胞增加。
- 轻度肝功指标升高。

3. 严重胆管闭塞性损伤的症状和体征

- 黄疸。
- 皮肤瘙痒。
- 肝脏生化指标升高。
- 胆管炎。

4. 影像学检查

- 肝胆亚氨基二乙酸（HIDA）核素扫描可用于诊断胆漏。
- 超声或 CT 可以检测到腹腔内胆汁积液。
- 良性胆管狭窄可能不会引起胆管扩张的影像学表现。
- 磁共振胰胆管造影（MRCP）可显示胆管损伤；MRCP 是诊断近端胆管损伤或缺失的最佳初始检查方法。
- ERCP 更适于诊断主要胆管损伤。

5. 某些情况下可能需要 THC（ 经皮经肝胆管造影 ）

- 涉及分叉以上胆系损伤的情况下，THC 可定位近端部分并评价胆道损伤状况，较 ERCP 具有明显优势。
- 怀疑肝脏至远端胆管间，胆管部分缺失。

治疗

1. 胆漏的治疗目标是降低胆汁流入十二指肠的阻力

- ERCP 过程中置入支架，选择或不选择括约肌切开术。
- 支架不需要跨越胆漏部位。

2. 胆汁渗漏引起大量胆汁积聚则需要经皮或手术引流。

3. 使用抗生素直至胆漏完全控制或者胆汁引流干净。

4. 手术治疗

- 主要胆管损伤时，应结扎胆管并在近端胆管树和空肠之间行 Roux-en-Y 吻合。
- 修复小胆管损伤需缝合胆道并留置 T 管引流。
- 对于术中的胆管完全离断，缝合胆道并留置 T 管引流的治疗方案长期成功率极低。

5. 术后胆管狭窄的内镜治疗

- 扩张胆管并置入支架（更适合采用多塑料支架），至少一年内每 3~6 个月更换一次支架。
- 关于置入支架前是否需要采用针形球囊扩张狭窄胆道，已发表的研究结果未达成一致意见。

- 50%~80% 的患者能取得满意的远期效果。
- 回顾性对照研究显示内镜治疗和手术治疗的效果相似。

四、复发性化脓性胆管炎

概论

1. 其特征为与肝内胆管狭窄有关的原发性肝胆管结石。
2. 远东地区高发,在美国罕见。
3. 结石的主要成分是胆红素钙盐。
4. 既往将这种综合征命名为东方胆管肝炎。

病原学

1. 与胆汁细菌感染密切相关。
- 细菌分泌 β 葡萄糖醛酸酶水解结合胆红素。
- 肝内结石的主要成分是非结合胆红素与钙结合形成的胆红素钙盐。
- 寄生虫感染如蛔虫、华支睾吸虫也起一定作用。

2. 在流行地区中,农村发病率高于城市。
- 农村地区,普遍的低蛋白饮食使胆汁中的葡萄糖醛酸减少,而葡萄糖醛酸可以抑制 β 葡萄糖醛酸酶。
- 内源性 β 葡萄糖醛酸酶活性增强,进一步水解结合胆红素最终导致胆红素钙盐沉积。

临床表现

1. 与西方胆石症相比,其发病年龄更低。
- 其至主要发生于青壮年和儿童。

2. 临床特点
- 腹痛。
- 黄疸。
- 感染。

3. 实验室检查特征
- 白细胞增多。
- 血清碱性磷酸酶和胆红素水平升高。

4. 潜在后果

- 肝脓肿（见第 28 章）。
- 受累肝段萎缩。

诊断

1. 超声或 CT 显示肝内胆管局灶性扩张和肝内结石。
2. 确诊应行 ERCP 或者 THC 检查。

治疗

1. 推荐静脉使用广谱抗生素治疗急性胆管炎（见下文）。
2. 根据患者个体情况个性化选择手术治疗方案以期获得最佳的长期疗效。
- 切除萎缩的肝段（甚至可能是整个肝叶）同时进行受累肝脏部位的病灶胆管引流。
- 将空肠与病灶近端肝内段进行吻合。
- 建立永久性经皮胆道引流通路，为后继治疗方案创造条件。
- 建立 T 管或空肠襻使皮下与胆管吻合。

3. 内镜治疗

- 对于胆管的近端狭窄或结石，采用内镜治疗比较困难。
- 首选 ERCP 治疗干预，但清除肝内胆管结石可能需要 THC，而 ERCP 则难以胜任。

五、胆总管囊肿

概况

1. 是以肝内外胆管部分囊性扩张为特征的胆管畸形。
2. 亚洲地区更常见。
3. 男女比例 1:3。
4. 多见于少年和青壮年，但报道的年龄范围存在较大差异。

病因：已有理论

1. 明确的胎儿期胆管内皮异常增生导致胆管某段异常扩张，远端正常或狭窄。
2. 远端胆管狭窄引起近端囊性扩张。
3. 自主神经功能障碍。

- 囊壁上某些部位胆碱能节后神经元功能障碍。

4. 胆胰管交汇处解剖异常（图 33.4）

- 可引起括约肌功能障碍而反流入胆管的胰酶增加，导致胆管渐进性损伤和扩张。

- I 型常见，II、III、V 型不常见。

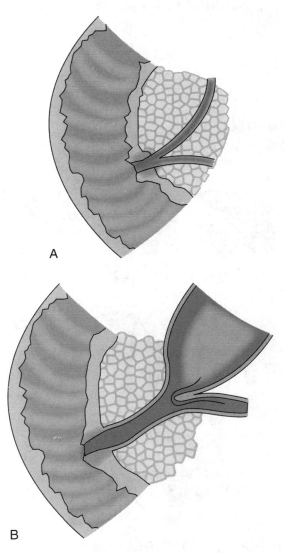

A

B

图 33.4　正常解剖（A），古胆胰管交汇处解剖异常（B），被认为是引起胰胸反流和胆管渐进式损伤的原因。

Todani 分型（Todani 等,1977 年）:最常用的分型系统（图 33.5）

- Ⅰ型:仅有肝外胆管扩张,最常见的类型。
- Ⅱ型:肝外胆管憩室。
- Ⅲ型:胆总管囊肿,仅涉及十二指肠段胆管。
- Ⅳ（A）:多发性肝内外胆管囊肿。
- Ⅳ（B）:仅为多发性肝外胆管囊肿。
- Ⅴ型:单发或多发肝内胆管囊肿（Caroli 病）列入框内。

临床特征

1. 右上腹痛。
2. 黄疸。
- 婴儿常见的唯一症状。
3. 明显腹部肿块。

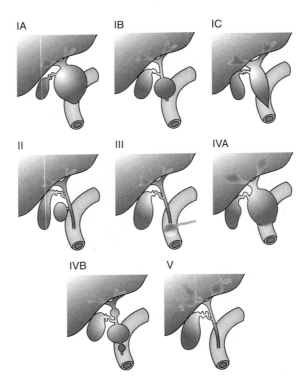

图 33.5 胆总管囊肿的 Todani 分型（1977）（From Savader SJ, Benenati JF, Venbrux AC, et al. Choledochal cysts: classification and cholangiographic appearance. AJR Am J Roentgenol 1991; 156:328.）（见彩插）

4. 发热。

5. 如存在胰腺炎则会出现上腹部或弥漫性腹痛。

诊断

1. 超声或 CT 可能明确或提示诊断；MRCP 为新兴的诊断方法。

2. ERCP 或 THC 直接胆管造影常用于诊断。

• 对分型和治疗对策非常重要。

3. 对于明确近端胆管状态以及提供引流的可能性，THC 最佳。

4. ERCP 能够评估胰管和胰 – 胆管结合部的情况。

• 常揭示异常解剖状态，尤其对于 I 型囊肿。

• 在诸多病例中 MRCP 可代替 ERCP。

并发症

1. 囊肿内结石形成。

2. 胆管炎和肝脓肿。

3. 急性胰腺炎（无论是否存在结石）。

• 胆总管囊肿（III 型囊肿）最常见并发症。

4. 继发性胆汁性肝硬化。

5. 肿瘤。

• 常发生于囊肿内部。

• 非切除性手术后风险明显增加。

• 原发性囊肿切除后显著降低癌变风险，但并非完全排除癌变可能。

• 很难于术前明确诊断癌变。

• 广泛转移导致预后极差。

6. 门静脉高压。

7. 胆管破裂伴胆汁性腹膜炎。

!

治疗

1. 药物治疗发病率和死亡率高。

2. 不适宜采用简单引流。

3. 可供选择的治疗包括囊肿切除和胆道重建。

4. I 型和 II 型囊肿

• 囊肿切除后采用 Roux-en-Y 肝管 – 空肠吻合术重建胆道。

• 腹腔镜手术方式已有成功报道。

5. Ⅲ型囊肿（胆总管囊肿）

- 内镜括约肌切开术可能是确定的治疗方法。

6. Ⅳ型囊肿

- 手术切除肝外囊肿，存在肝内囊肿时部分切除，行肝胆管－空肠吻合术。
- ⅣA 型主要累及肝左叶，应行左叶切除术。

7. Ⅴ型囊肿（Caroli 病）

- 局限性病灶可考虑行部分肝切除术。
- 病变弥漫性 Roux-en-Y 肝胆管－空肠吻合术，同时放置肝内支架。
- 复发结石和胆管狭窄可采用经皮介入技术治疗。
- 严重的弥漫性疾病应采取肝移植。

Ira M. Jacobsom, Douglas M, Weine　著

张锦前　丁艳华　译

参考文献

Fan ST, Lai EC, Mok FP, et al. Early treatment of acute biliary pancreatitis by endoscopic papillotomy. *N Engl J Med* 1993; 328:228–232.

Filip M, Saftoiu A, Popescu C, et al. Postcholecystectomy syndrome: an algorithmic approach. *J Gastrointestin Liver Dis* 2009; 18:67–71.

Folsch UR, Nitsche R, Ludtke R, et al. Early ERCP and papillotomy compared with conservative treatment for acute biliary pancreatitis: the German Study Group on Acute Biliary Pancreatitis. *N Engl J Med* 1997; 336:237–242.

Freeman ML. Pancreatic stents for prevention of post-endoscopic retrograde cholangiopancreatography pancreatitis. *Clin Gastroenterol Hepatol* 2007; 5:1354–1365.

Freeman ML, Nelson DB, Sherman S, et al. Complications of endoscopic biliary sphincterotomy. *N Engl J Med* 1996; 335:909–918.

Jablonska B, Lampe P. Iatrogenic bile duct injuries: etiology, diagnosis and management. *World J Gastroenterol* 2009; 15:4097–4104.

Neoptolemos JP, Carr-Locke DL, London NJ, et al. Controlled trial of urgent endoscopic retrograde cholangiopancreatography and endoscopic sphincterotomy versus conservative treatment for acute pancreatitis due to gallstones. *Lancet* 1988; 2:979–983.

Nguyen T, Powell A, Daugherty T. Recurrent pyogenic cholangitis. *Dig Dis Sci* 2009; 55:8–10.

Petrov MS, Savides TJ. Systematic review of endoscopic ultrasonography versus endoscopic retrograde cholangiopancreatography for suspected choledocholithiasis. *Br J Surg* 2009; 96:967–974.

Petrov MS, van Santvoort HC, Besselink MG, et al. Early endoscopic retrograde cholangiopancreatography versus conservative management in acute biliary pancreatitis without cholangitis: a meta-analysis of randomized trials. *Ann Surg* 2008; 247:250–257.

Soreide K, Korner H, Havnen J, Soreide JA. Bile duct cysts in adults. *Br J Surg* 2004; 91:1538–1548.

Strasberg SM, Hertl M, Soper NJ. An analysis of the problem of biliary injury during laparoscopic cholecystectomy. *J Am Coll Surg* 1995; 180:101–125.

Todani T, Watanabe Y, Narusue M, et al. Congenital bile duct cysts: classification, operative procedures, and review of thirty-seven cases including cancer arising from choledochal cyst. *Am J Surg* 1977; 134:263–269.

Toouli J. Sphincter of Oddi: function, dysfunction, and its management. *J Gastroenterol Hepatol* 2009; 24(Suppl 3):S57–S62.

Williams EJ, Green J, Beckingham I, et al. Guidelines on the management of common bile duct stones (CBDS). *Gut* 2008; 57:1004–1021.

第34章　胆道肿瘤

要　点

1. 胆囊息肉样病变如大于 1cm,则应行胆囊切除术。
2. 胆囊癌临床表现出现较晚,5 年生存率不到 10%。
3. 积极的外科手术治疗,包括肝部分切除术,可使癌症局限于胆囊壁的患者生存率增加。
4. 胆管癌与胆系囊肿疾病(胆总管囊肿、Caroli 病)、华支睾吸虫感染、原发性硬化性胆管炎和肝内胆管结石病密切相关。
5. 近端(肝门侧)胆管癌生存率低,尽管积极的、切缘阴性的肝切除可改善预后。
6. 远端胆管癌,表现类似其他壶腹周围恶性肿瘤,手术成功率较高,较近端胆管癌远期生存率高。

一、胆囊良性肿瘤

假性息肉(胆固醇息肉)

1. 最常见的"胆囊息肉样"病变,约占此类病变的 50%。
2. 不是真正的肿瘤而是胆囊壁黏膜胆固醇沉着而突出于腔内。
3. 通常小于 1cm,胆囊影像学检查(超声、口服胆囊造影)显示为非移动性的充盈缺损。
4. 通常是无症状的,除非伴有结石。
5. 无恶性变倾向。

腺肌瘤

1. 由增厚的胆囊肌层构成,可见 Rokitansky-Aschoff 窦。

2.有三种类型:局限型:最常见,表现为中央凹陷的半球型病变;节段型:表现为环状狭窄;或弥漫型:累及整个胆囊。

3.可表现为继发于胆囊动力障碍的肌层肥厚,胆囊切除术可缓解症状。

4.可能与胆囊癌的发生有关。

腺瘤

1.为起源于胆囊黏膜的真正上皮肿瘤。

2.胆囊超声或口服胆囊造影可见孤立的,不随体位改变的充盈缺损。

3.在较大息肉可见癌前病变和原位癌。

4.在大多数胆囊癌的发病机制中发挥的作用不大。

治疗

1.目前非手术方法不能确定胆囊息肉样病变的组织学性质,因此息肉大于1cm的患者应行胆囊切除术。

2.息肉大小达1cm,不论数目多少,均应每3~6个月复查影像学检查进行随访。

3.任何患有胆囊息肉和胆道症状的患者均应行胆囊切除术。

二、胆管良性肿瘤

1.胆管良性肿瘤不如胆囊良性肿瘤常见。

2.组织学类型

• 乳头状瘤。

• 腺瘤。

• 囊腺瘤:囊腺瘤内层由分泌黏蛋白的上皮细胞、间叶细胞基质构成,外层由透明的纤维组织构成。

3.可以是单发的或多发的。

4.症状多由胆管阻塞引起,表现为间歇性的黄疸或胆管炎。

5.可经磁共振、逆行性内镜检查或经皮经肝胆管造影诊断。

6.治疗措施为手术切除胆管,同时行肝管空肠吻合术重建胆道。

7.如果切除不完整,胆管良性囊腺瘤及多发的乳头状瘤局部复发率高。

三、胆囊癌

发病率

1. 最常见的胆系恶性病,在常见的消化道肿瘤中居第五位(约占消化道肿瘤的3%~4%)。

2. 随着人口老龄化,发病率有所升高。目前每年新确诊患者 6000~7000 例(2.5/100 000)。

3. 女男比例为 3∶1。

4. 发病年龄通常是 60~70 岁。

5. 西南部印第安人、阿拉斯加人、墨西哥人、居住在美国的西班牙人及日本北部、以色列和智利发病率较高。

6. 在非洲裔美国人及印度、尼日利亚及新加坡发病率较低。

病因学

胆囊癌的危险因素:
- 胆囊结石 / 慢性胆囊炎。
- 胆总管囊肿。
- 胰胆管合流异常。
- 致癌物。
- 雌激素。
- 慢性伤寒杆菌感染。
- 陶瓷样胆囊。
- 胆囊息肉。

1. 胆囊结石 / 慢性胆囊炎
- 约 90% 患胆囊癌的患者有胆囊结石;而仅 1% 胆结石的患者患胆囊癌。
- 与较小结石相比,较大结石(>3cm)胆囊癌发生率相应增加 10 倍。
- 胆囊结石可能通过引起慢性炎症导致胆囊癌。
- 胆囊结石成份对发病机制似乎无影响。

2. 胆总管囊肿(见第 33 章)
- 胆总管囊肿相关的胆系肿瘤可发生于胆道任何位置,包括胆囊。
- 随年龄增长,发病风险相应增加。

- 发病风险与胰胆管合流异常相关,常见于胆总管囊肿患者。
- 推荐手术切除胆总管囊肿及胆囊,阻止胆汁反流及淤积,以消除发生肿瘤的危险。

3. 胰胆管合流异常

- 胰腺与胆总管之间共同管道过长(3B 型异常)可能导致胆囊癌发生风险明显增加。
- 胰液反流入胆道或胆汁淤积也是可能的发病机制。

4. 致癌物

- 工业暴露:橡胶工业。
- 动物实验:偶氮甲苯、亚硝胺。

5. 雌激素

流行病学因素,可能与雌激素增加胆石发病率有关。

6. 伤寒沙门氏菌感染

可能与慢性刺激和炎症有关。

7. 胆囊壁钙化

胆囊壁的弥漫性钙化(钙化胆囊)是胆囊切除术的指征,即使患者无症状也有发生胆囊癌的风险。近期研究表明钙化的风险可能被高估了,实际上发生率不到 5%。胆囊黏膜钙化与胆囊癌的高发病率相关。

8. 胆囊息肉

- 腺瘤及腺肌瘤有明确的癌前病变倾向。
- 大于 1cm 的息肉均应行胆囊切除术(如前所述)。

病理及分期

1. 组织学类型

a. 腺癌:90%

- 硬癌(90%):浸润,增生,导致胆囊腔消失,侵犯肝脏。
- 乳头状腺癌(5%):息肉样,生长缓慢,转移晚。
- 胶质样腺癌(5%):柔软,凝胶状的,胆囊内充满黏液性肿瘤。

b. 未分化癌:5%

c. 鳞癌(腺鳞癌):2%

d. 其他类型:3%

2. 转移途径

a. 主要为局部浸润,为基底癌的典型表现。

b. 淋巴转移:首先到达邻近淋巴结群——胆囊管、胆总管周围及肝门淋巴结(N1)。再到胰腺后、腹主动脉和主动脉周围淋巴结(N2)。

c. 静脉转移:经胆囊静脉直接引流到肝实质和肝 V－Ⅳ B 节段的门静脉分支。

d. 直接侵犯邻近结构包括肝总管、十二指肠及结肠。

e. 播散转移到肝脏或腹膜表面。

3. 分期(见表 34.1)

表 34.1　美国癌症分期联合委员会 TMN(肿瘤、淋巴结、远处转移)分期标准——胆囊癌

0 期	原位癌(T0)
I 期(T1N0M0)	肿瘤限于黏膜层(T1a)或肌层(T1b)
II 期(T2N0M0)	肿瘤侵及肌层周围结缔组织但未侵及浆膜或肝脏(T2)
IIIA 期(T3N0M0)	肿瘤穿透浆膜(脏层腹膜)和(或)侵及肝脏和(或)一个其他的临近器官,如胃、十二指肠、结肠、胰腺或肝外胆管(T3),无淋巴结受累
IIIB 期(T1-3N1M0)	T1-3 局限于肝门处淋巴结转移,包括沿着胆管、肝动脉、门静脉和胆囊管处(N1)的淋巴结
IV A 期(T4N0M0)	肿瘤侵及到门静脉或肝动脉或侵犯两个及两个以上的肝外器官(T4);无淋巴结受累
IV B 期(任何T,任何N,M1或任何TN2M0或T4N1M0)	任何一个肿瘤出现远处转移(M1);任何肿瘤出现腹腔淋巴结、十二直肠周围淋巴结、胰周淋巴结和(或)肠系膜上淋巴结转移(N2);T4 伴有 N1 淋巴

改编自: Edge S, Byrd D, Compton C, et al.AJCC Cancer Staging Manual, 7th ed.New York: Springer-Verlag,2010.

临床表现

1. 症状(常见)
- 腹痛(80%):病程通常不超过 1 个月,难与急性胆囊炎或胆绞痛相鉴别。
- 恶心和呕吐(50%)。
- 体重减轻(40%)。
- 黄疸(30~40%):通常是基底癌预后差的表现。
- 偶然在胆结石胆囊切除术中发现(10%~20%;因胆结石症状而行胆囊切除术患者中 1% 是胆囊癌)。

2. 体格检查:体征通常出现在晚期
- 右上腹包块。
- 肝大。
- 黄疸。

诊断及术前分期

1. 实验室检查

- 当肿瘤或门静脉周围淋巴结肿大导致胆道阻塞时可出现肝功能异常。
- 无可靠的肿瘤标志物,包括癌胚抗原(CEA)和糖链抗原 19-9(CA19-9)。

2. 影像学检查

a. 超声

- 敏感性为 75%~80%。
- 超声所见:

—可见胆囊腔内有复杂的包块。

—胆囊壁增厚。

—息肉样胆囊包块。

—胆结石。

—约 10% 患者超声检查正常。

b. 计算机断层扫描(CT)

- 与超声有相似的发现,如胆囊壁增厚或包块。
- CT 确定病变的范围优于超声,可明确肝脏和邻近器官受累、肝脏转移、淋巴结受累、血管受累及胆道阻塞的情况。

c. 磁共振(MRI)

- 磁共振胰胆管造影(MRCP)为一种非创伤性的影像学方法,可以全面了解肝实质、胆管系统、脉管系统和淋巴结。

d. 内镜超声(EUS)有助于明确局部病变和淋巴结受累的程度。

e. 胆管造影

- 内镜逆行胰胆管造影(ERCP)或经皮经肝胆管造影(THC)适用于临床有胆道阻塞证据的患者。
- 典型的胆管造影表现为肝内胆管在分叉下有一较长的狭窄。
- 内镜或术前经皮支架放置胆道减压,有助于手术治疗,或达到长期缓解。

f. 正电子发射断层扫描(PET)缺乏敏感性,不是常规评估的项目。

3. 术前活检及细胞学发现

- 经皮或 EUS 引导下细针穿刺活检用于组织学及细胞学分析,适用于不能切除的较大肿瘤。
- 胆管或胆汁细胞学检查或刷取活检诊断率低。
- 对拟行外科切除治疗的患者不强求术前组织学诊断。

治疗

1. 非手术的姑息治疗

- 适用于术前评估时发现已有局部广泛侵犯或转移而不能切除的患者（ⅣA 或 B 期）。

- 阻塞性黄疸可利用硅胶或金属内镜置管术或内—外经肝硅胶支架来减轻，硅胶支架必须每隔 2~3 个月更换一次。

- 如果疼痛明显，可口服麻醉剂或经皮或超声内镜引导腹腔神经丛毁损治疗。

2. 外科治疗

a. 腹腔镜胆囊切除术中偶然发现胆囊癌。

- 随着腹腔镜胆囊切除术治疗症状性胆结石的广泛推广，许多胆囊癌在此手术中被首次发现。

- 若术前怀疑有胆囊癌存在，则为腹腔镜胆囊切除术的禁忌证。

- 若术中发现胆囊癌，应改为开放性切除手术。

- 若术后病理发现胆囊癌，则处理方法依赖组织学检查。

—若癌症局限于胆囊壁固有层，未侵犯胆囊管边缘（病理分期 T1a 期），行胆囊切除术即可。

—若癌症浸润至肌层（病理分期 T1b 期），则应行扩大性胆囊切除术（类似于病理分期的 T2 期）。

—若癌症穿透肌层至周围结缔组织（病理分期 T2），患者再行手术探查并切除部分肝中叶，包括肝脏的 IVB 段和 V 段及门静脉周围淋巴结和胆囊残端。

—不提倡腹腔镜微创切除术，因为微创切口病变预示着弥漫性腹腔播种。

b. 疑似胆囊癌患者的外科治疗。

- 胆囊癌切除率为 15%~30%。

- 若肿瘤限于固有层或肌层（病理分期 T1 期），对于大多数患者，单纯胆囊切除术即可。

- 若肿瘤穿透胆囊壁，手术范围应包括胆囊，肝脏的 V 段及 IV 段前部，亦应清除肝门、胆总管及胰腺后淋巴结。

- 日本研究者提倡更大范围的切除包括肝切除和胰十二指肠切除。

- 术后复发率及死亡率与手术切除范围直接相关（表 34.2）。

表 34.2　胆囊癌不同切除术后的复发率与死亡率

切除术	总的复发率（%）	30 天死亡率（%）
胆囊切除术	10~15	2
包括肝中叶切除的扩大性胆囊切除术	20~25	<5

（待续）

（续表）

切除术	总的复发率（%）	30 天死亡率（%）
肝大部分切除术	45~55	5~10
肝胰十二指肠切除术	50~65	15~20

3. 切除术后的辅助性治疗

• 远期复发率高,因此需要术后系统辅助治疗。

• 可参考的随机性前瞻性试验极少。

• 一项关于 5- 氟尿嘧啶联合丝裂霉素 C 辅助化疗与单独手术相比较的前瞻性随机 III 期试验发现,辅助治疗组的 5 年生存率(26%)要优于对照组(14%)。他们的 5 年无病生存率分别为 20.3% 和 11.6%。

4. 未行切除术患者的治疗

• 现代化疗(吉西他滨或以铂为基础的药物)应答率接近 20%。

• 放疗,包括外部照射、术中放疗及近距离放射治疗,均未能明显改善生存率。

预后

1. 由于症状出现晚,因此 5 年生存率低于 10%,平均生存期为 6 个月。

2. 生存率与肿瘤的分期有关:

• I 期肿瘤患者在行单纯或扩大性胆囊切除术后 5 年生存率达 100%。

• II 期肿瘤患者在行扩大性胆囊切除术后 5 年生存率为 60%~80%。

• III 期肿瘤患者行肿瘤扩大切除术治疗后 3 年和 5 年生存率分别为 60%~80% 和 25%。

• 不能手术的 IV 期患者平均存活时间仅为 2~3 个月。

• 二次根治性切除术后(第一次手术不完全)的长期生存率与仅接受第一次手术的生存率没有差别的。

四、胆道癌症(胆管癌)

发病率

• 在肝胆癌症中约占 25%。

• 美国发病率为每年 1/100 000。

• 在美国,每年有 3000~4000 例新发病例。

• 男女比例为 1.3∶1。

• 年龄为 50~70 岁。

胆管癌的风险因素

密切相关的：
• Caroli 病
• 胆总管囊肿
• 华支睾吸虫病
• 肝胆结石病
• 原发性硬化性胆管炎
• 溃疡性结肠炎
• 钍造影剂暴露

可能相关的：
• 石棉
• 二噁英（橙剂）
• 异烟肼
• 甲基多巴
• 口服避孕药物
• 多氯联苯
• 放射性核素

1.Caroli 病和胆总管囊肿（参见第 33 章）

a. 据报道，患有胆道囊性病变患者，胆管癌发病率为 2.5%~28%。

b. 患有胆道囊性病变的患者发生胆管癌的可能性较散发性胆管癌患者要年轻 20~30 岁。

c. 多达 75% 的胆管癌患者在成年期首发症状为胆总管囊肿。

d. 胆道囊性疾病的患者发展为胆管癌的可能因素包括：

• 胰胆管合流异常所致的胰液反流。
• 胆汁淤积。
• 囊肿内慢性炎症及细菌感染。
• 囊肿内结石形成。

2. 华支睾吸虫（肝吸虫）感染（见第 29 章）

a. 多见于亚州且与进食生鱼有关。

b. 成虫寄居在肝脏内，少数在肝外胆道，可引起胆汁流排出不畅，胆管周围纤维化，增生，狭窄及结石形成。

c. 泰国肝吸虫是第二种与胆管癌有关的肝吸虫。

3. 肝胆结石病（复发性化脓性胆管炎）（见第 33 章）

a. 胆管癌见于 5%~10% 的肝胆结石病患者。

b. 胆汁淤积、菌胆症及囊性扩张是发展至癌症的危险因素。

c. 无论是否患有胆管癌，1/3 的患者有胆囊结石；因此，这种情况下不认为胆囊结石是胆管癌的危险因素。

4. 原发性硬化性胆管炎（见第 15 章）

• 死于原发性硬化性胆管炎的患者，行尸检时可发现约 40% 患有未被发现的胆管癌；该病患者亦有 10% 进行了肝移植。

• 原发性硬化性胆管炎患者并发胆管癌时通常表现为病情的快速恶化及进行性黄疸。

• 原发性硬化性胆管炎并发胆管癌的患者预后差，中位存活时间不超过 1 年。

5. 溃疡性结肠炎

• 溃疡性结肠炎患者并发胆管癌的发病率为 0.14%~1.4%，为普通人群的 400~1000 倍。

• 溃疡性结肠炎患者较其他患者发生胆管癌的年龄要早 20 年。

• 溃疡性结肠炎并发胆管癌患者，趋于侵及全结肠，且病程长。

• 胆管癌发病的风险不受直肠结肠切除术的影响。

6. 钍造影剂（二氧化钍）

• 几十年前应用的放射性对比剂能发射 α 粒子，静脉注射后，可终身存留在机体的网状内皮系统内。

• 平均潜伏期 35 年后发生胆管癌。

病理及分期

1. 组织学类型

• 腺癌超过 95%。

• 少见的组织学类型包括鳞癌及黏液上皮癌、囊腺癌、类癌和平滑肌肉瘤。

• 腺癌的组织学类型包括结节硬化型（最常见）、硬癌、弥漫性浸润和乳头状突起（通常为多发）。

2. 部位（表 34.3）

表 34.3　各部位胆管癌的发生频率（%）

肝内胆管	5~10
肝胆管分支	40~60
远端胆管（胰腺内）	20~30
弥漫性 / 多发	7~13

3. 转移途径

- 多直接蔓延,侵犯邻近的肝脏、门静脉、肝动脉、胰腺或十二指肠,约占 70%。
- 肝脏和腹膜转移占 50%。
- 局部淋巴结转移占 75%~80%。

4. 分期 (见表 34.4)

临床表现

1. 症状

- 黄疸:是最常见症状,见于约 90% 的患者。
- 瘙痒。
- 体重减轻。
- 腹痛:非特异性的轻微的隐痛,可以是位于肝管分叉以上的肿瘤所表现的唯一症状。
- 胆管炎 (不常见)。

表 34.4　胆管癌分期 (美国癌症分期联合委员会 TMN)

0 期	原位癌
I 期 (T1N0M0)	肿瘤局限于胆管壁 (T1)
II 期 (T2a 或 T2bN0M0)	肿瘤侵入胆管壁外 (T2a);肿瘤侵入肝脏实质 (T2b)
IIIA 期 (T3N0M0)	肿瘤侵犯门静脉分支或肝动脉 (T3),无任何淋巴结转移
IIIB 期 (T1-3N1M0)	T1-3 且伴有局部淋巴结转移
IV A 期 (T4N0-1M0)	肿瘤侵犯门静脉主干或其双侧分支或是侵犯肝动脉;或侵犯双侧的次级胆道根部;或者侵犯对侧的门静脉或肝动脉的次级胆道根部
IV B 期 (任何 TN2M0 或任何 T 任何 NM1)	任何肿瘤伴有主动脉周围、腔静脉周围、肠系膜上静脉或腹腔淋巴结转移 (N2)或出现远处转移 (M1)

改编自:Edge S, Byrd D, Compton C, et al. AJCC Cancer Staging Manual, 7th ed. New York: Springer-Verlag, 2010.

2. 体格检查

- 黄疸。
- 肝大。
- 可触及的胆囊:仅见于远端胆管癌。

诊断及术前评估

1. 实验室检查

- 肝生化检测异常,包括血清胆红素及碱性磷酸酶水平升高。

- 长期胆道梗阻时,凝血酶原时间延长。

2. 肿瘤标志物
- 血清癌胚抗原(CEA)、甲胎蛋白和 CA19-9 诊断价值有限。

3. 影像学研究
a. 超声和 CT
- 肝门部肿瘤可见肝内胆管扩张、胆囊收缩、肝萎缩,肝外胆管及胰腺正常。
- 远端肿瘤可见肝内、外胆管扩张,伴有胆囊扩张。
- 应评估肝门处淋巴结及门静脉受累情况。
- 应该评估远处淋巴结位点(N2 疾病)。

b. MRI 和 MRCP
- 这些技术能确定原发肿瘤、胆管根部受累的水平、肝门血管结构的情况、淋巴结或远处转移及是否有肝萎缩。
- 在评估阻塞性和孤立性的胆管时,比侵入性的导管造影更有价值;也可以避免胆管受损和感染的风险。

c. 胆管造影
- ERCP 或经皮 THC 均可用于明确肿瘤的部位及范围。
- THC 更适用于近端胆道肿瘤,因其能更好明确近端肿瘤的范围。
- 胆管造影所见可预测近端胆管癌的可切除率(阳性预测值为 60%)。
- 经皮或内镜放置导管时,应使得肝门部肿瘤手术切除后,剩余的肝组织也能得到充分引流。
- ERCP 及 THC 均适用于远端胆管癌。

d. PET 可以检测到微小肿瘤,肿瘤晚期的淋巴结转移或远处转移。

e. 术前活检及细胞学检查
- 在被认为是良性狭窄不需要手术治疗,或原发性硬化性胆管炎而预行肝移植的患者中,行组织学检查以排除恶性病变是非常必要的。
- 30% 胆管癌患者胆汁细胞学检查可发现恶性细胞。
- 经皮或内镜刮取细胞阳性率为 40%~50%;多次刮取可提高结果的阳性率;细胞学分子标记法(如荧光免疫原位杂交 [FISH] 分析)就可以提高检出率。
- 经皮细针肝穿刺或胆道镜活检可提高诊断率至 67%。

治疗

1. 非手术姑息治疗
- 适用于局部浸润广泛或远处转移而不能切除者(术前已明确的)。
- 阻塞性黄疸可放入硅胶或金属管及内—外硅胶支架;硅胶支架应每隔 2~3 个月更换一次。
- 对于近端(肝门)胆管癌,通常需要双侧经皮胆囊造口。

- 死亡多由于肿瘤浸润引起近端胆管根部闭塞,导致的胆源性脓毒症和肝脓肿复发。

2. 外科手术姑息治疗

a. 术前分期未明确不能手术切除的低风险患者,均有必要行手术尝试切除。

b. 肿瘤转移或肿瘤广泛累及肝门的患者应行简单的外科治疗。

- 术前留置导管以减轻黄疸。

- 行胆囊切除术以避免急性胆囊炎的发生。

c. 局部不能切除的胆管癌的外科姑息治疗:

近端肿瘤:放置硅胶支架扩张;以及 Roux-en-Y 胆总管空肠吻合术,或用空肠 Roux-en-Y 将 III 段分流至左肝管。

远端肿瘤:肝管空肠吻合术和胃空肠吻合术。

3. 手术切除

a. 肝内胆管癌与肝细胞癌的处理方法相似,即标准的肝叶切除术(见第 27 章)。

b. 肝门周围的胆管癌要切除肝管分叉处以上的肝管以达到镜下阴性边缘,包括肝切除与 Roux-en-Y 空肠吻合重建;应行肝十二指肠淋巴结清扫术。

- 许多外科医师提倡对于肿瘤累及左侧肝管的患者,应常规切除尾叶(Ⅰ 段)。

- 额外的肝叶切除术明显增加了围手术期的复发率和死亡率。

- 肝移植的优势在于切除了所有可能被肿瘤累及的结构(即便是在局限性晚期肿瘤中)。5 年生存率低于 30%,复发率是 50%。现已开发出积极的辅助疗法,包括肝移植后大剂量化疗联合外部射线照射和近距离放射疗法(梅奥指南);该疗法在梅奥诊所挑选的一系列患者中取得成效,但对照组结局却完全不同。因此肝移植不能作为肝门部胆管癌的标准治疗方法。

c. 表 34.5 所示为伴或不伴肝叶切除的肝管分叉处切除及重建术的复发率和死亡率。

d. 远端胆管癌应行胰腺管十二指肠切除术(围手术期死亡率小于 4%,复发率 30%~40%)。

表 34.5　胆管癌不同切除术的复发率与死亡率

	总体复发率(%)	30 天死亡率(%)
肝管分叉切除、重建	25~40	<5
肝管分叉切除、重建及肝叶切除术	40~65	5~15

4. 切除术后的辅助性治疗

- 无可用的随机前瞻性试验数据。

- 至今尚未证实单一化疗药物或联合用药、伴或不伴放疗对于减少局部的复发有明显的疗效。

- 在缺乏前瞻性数据的前提下,大多数学者根据可切除胰腺癌前瞻性试验结果,提倡在远端胆管癌切除术后进行辅助性化疗和（或）放疗治疗。

5. 无法切除的肿瘤的治疗

随机对照试验表明联合化疗方案（吉西他滨＋顺铂）可使总体生存获益 4 个月。

预后

1. 肝内胆管癌

- 多表现为晚期（可切除率仅为 15%~20%）。
- 可切除：3 年生存率是 45%~60%；中位生存期 18~30 个月。
- 无法切除：中位生存期 7 个月。

表 34.6　肝门周围胆管癌的治疗和结局（%）

需要肝切除	75~100
术后切除边缘阴性	50~80
5 年生存率：	
如果切除边缘阴性	30~50
如果切除边缘阳性	0~10

2. 肝门周围胆管癌（见表 34.6）

降低生存率的因素包括阳性切除边缘，术前血清蛋白水平低及术后脓毒症。

a. 未切除者（术中明确）

- 中位生存期 8 个月。
- 1 年生存率 27%。
- 2 年生存率 6%。

b. 未切除者（术前明确）

- 中位生存期 5 个月。
- 1 年生存率 25%。
- 2 年生存率 5%。

3. 远端胆管癌

- 可切除率最高（＞50%）。
- 切除术后中位生存期 24 个月；1 年、3 年和 5 年总的生存率分别为 70%、50% 和 20%~40%。
- 切除后影响生存率的因素包括淋巴结清扫是否彻底及肿瘤分化程度。
- 若肿瘤不能切除，中位生存期 8 个月。

KeithD. Lillemoe, Michael G.House　著

张凯宇　丁艳华　译

参考文献

Aljiffry M, Walsh M, Molinari M, et al. Advances in diagnosis, treatment and palliation of cholangiocarcinoma: 1990–2009. *World J Gastroenterol* 2009; 15:4240–4262.

Burke ED, Jarnigan WR, Hochwald SN, et al. Hilar cholangiocarcinoma: patterns of spread, the importance of hepatic resection for curative operation, and a presurgical clinical staging system. *Ann Surg* 1998; 228:385–394.

Cho C, Ito F, Rikkers L, et al. Hilar cholangiocarcinoma: current management. *Ann Surg* 2009; 250: 210–218.

Fong Y, Jarnigan W, Blumgart L. Gallbladder cancer: comparison of patients presenting initially for definitive operation with those presenting after prior noncurative intervention. *Ann Surg* 2000; 232:557–569.

Ito F, Agni R, Rettammel RJ, et al. Resection of hilar cholangiocarcinoma: concomitant liver resection decreases hepatic recurrence. *Ann Surg* 2008; 248:273–279.

Jarnigan WR, Fong Y, DeMatteo RP, et al. Staging, respectability, and outcome in 225 patients with hilar cholangiocarcinoma. *Ann Surg* 2001; 234:239–251.

Nakeeb A, Pitt HA, Sohn TA, et al. Cholangiocarcinoma: a spectrum of intrahepatic, perihilar, and distal tumors. *Ann Surg* 1996; 224:463–475.

Rea DJ, Heimbach JK, Rosen CB, et al. Liver transplantation with neoadjuvant chemoradiation is more effective than resection for hilar cholangiocarcinoma. *Ann Surg* 2005; 242:451–458.

Rea DJ, Munoz-Juarez M, Farnell MB, et al. Major hepatic resection for hilar cholangiocarcinoma: analysis of 46 patients. *Arch Surg* 2004; 139:514–523.

Shih SP, Schulick RD, Cameron JL, et al. Gallbladder cancer: the role of laparoscopy and radical resection. *Ann Surg* 2007; 245:893–901.

Takada T, Amano H, Yasuda H, et al. Is postoperative adjuvant chemotherapy useful for gallbladder carcinoma? A phase III multicenter prospective randomized controlled trial in patients with resected pancreaticobiliary carcinoma. *Cancer* 2002; 95:1685–1695.

Vauthey JN, Pawlik TM, Abdalla EK, et al. Is extended hepatectomy for hepatobiliary malignancy justified? *Ann Surg* 2004; 239:722–730.

索 引

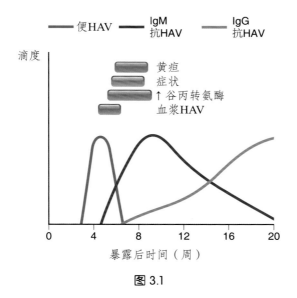

图 3.1

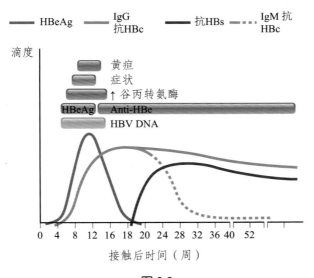

图 3.2

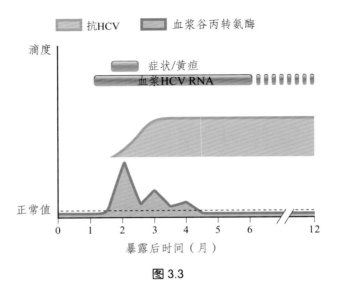

图 3.3

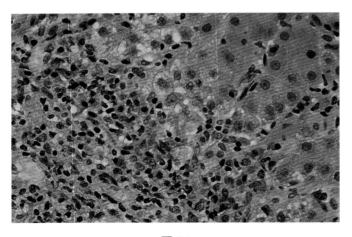

图 5.1

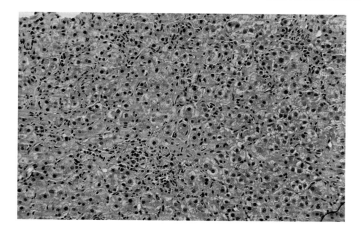

图 5.2

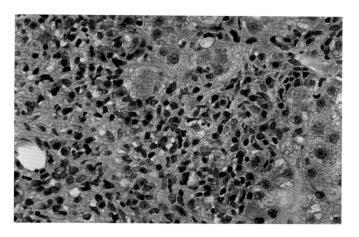

图 5.3

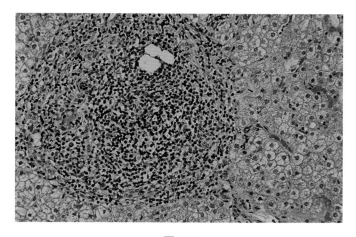

图 5.4

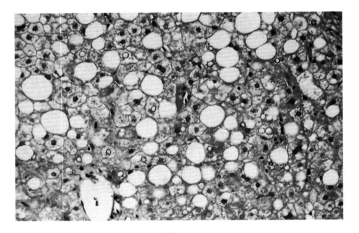

图 6.1

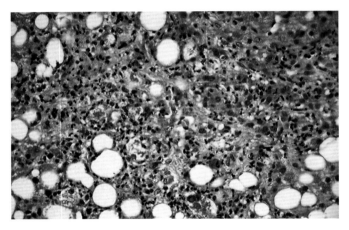

图 6.2

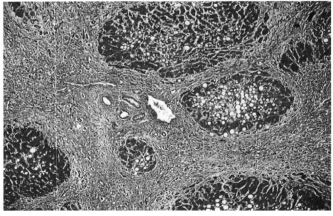

图 6.3

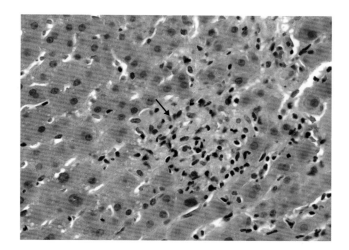

图 8.1

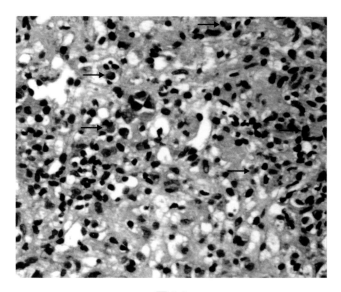

图 8.2

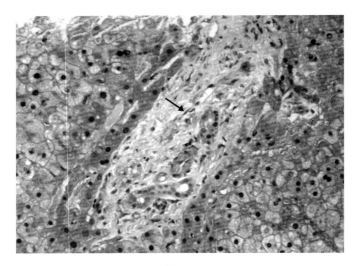

图 8.5

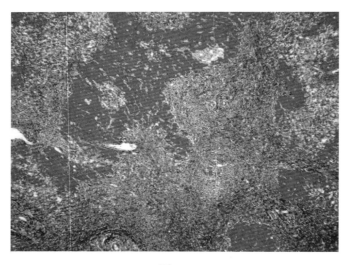

图 8.6

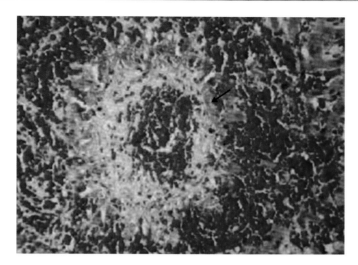

图 8.7

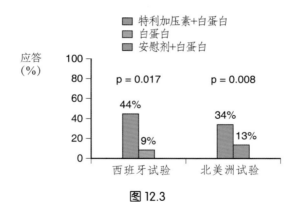

图 12.3

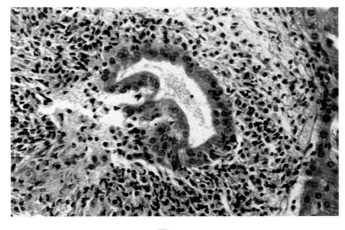

图 14.2

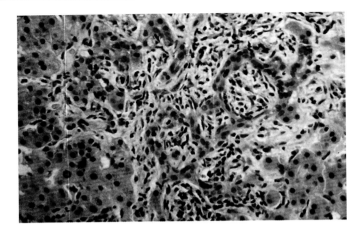

图 14.3

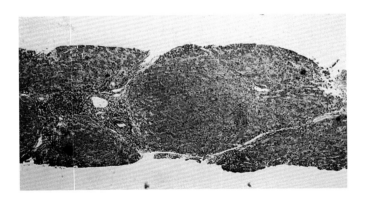

图 14.4

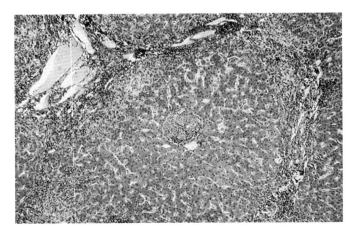

图 14.5

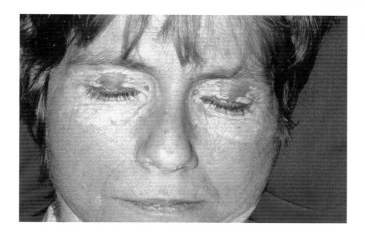

图 14.6

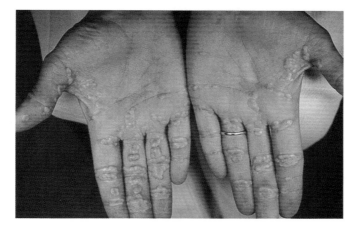

图 14.7

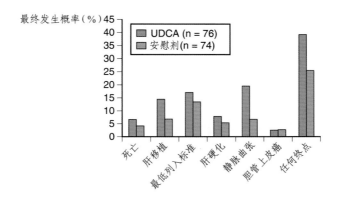

图 15.4

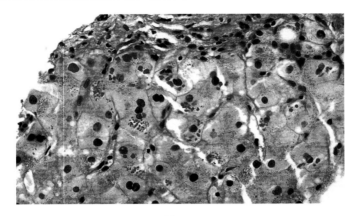

图 18.1

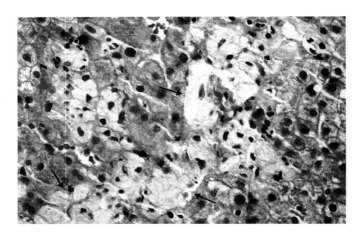

图 18.2

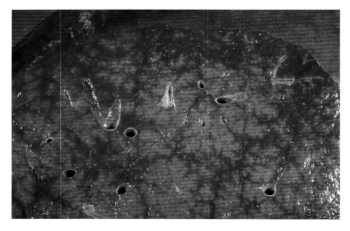

图 20.3

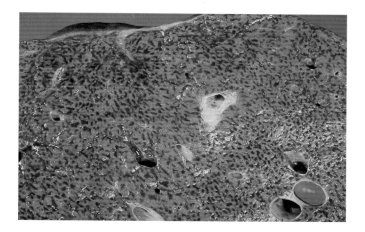

图 20.4

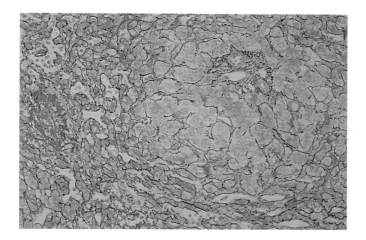

图 20.5

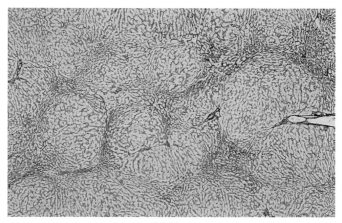

图 20.6

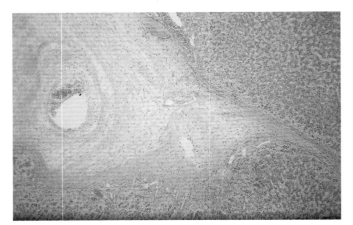

图 20.7

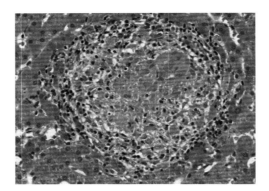

图 26.1

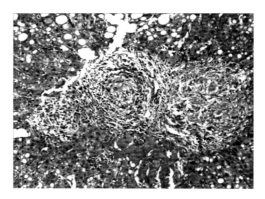

图 26.4

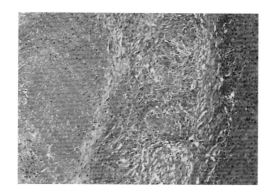

图 26.5

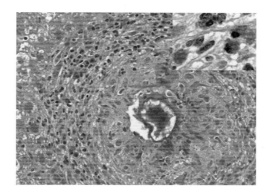

图 26.6

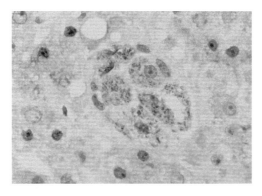

图 26.7

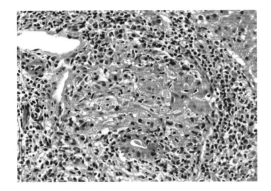

图 26.8

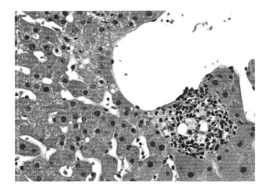

图 26.9

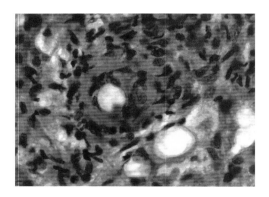

图 26.10

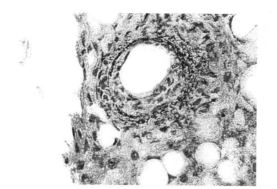

图 26.11

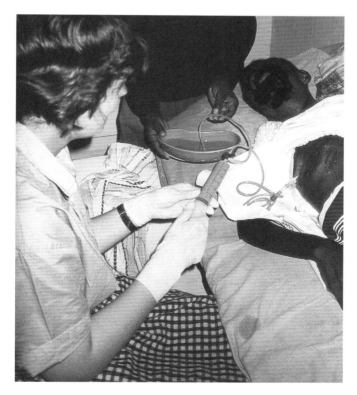

图 28.2

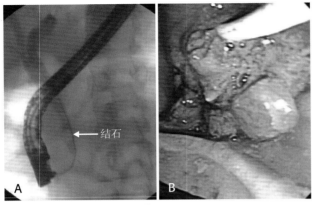

图 33.3

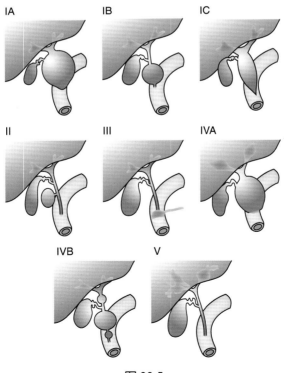

图 33.5